제3판

알기쉬운

의료기기학

MEDICAL INSTRUMENTATION

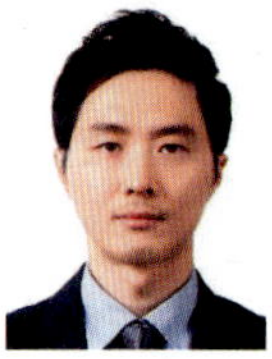

지은이 | 이정율

인제대 의용공학과 졸

(전) 삼성의료원 삼성서울병원 의공학과

(전) 삼성의료원 성균관대부속 삼성창원병원 의공학과

(현) 다음 "한국 의공학 실무 조직(MEASK)"카페 운영자

저서 | 알기쉬운 의료기기학 1판(2009. 여문각)
알기위운 의료기기학 2판(2012. 여문각)

역서 | 의료기기 품질관리 (2011. 여문각)

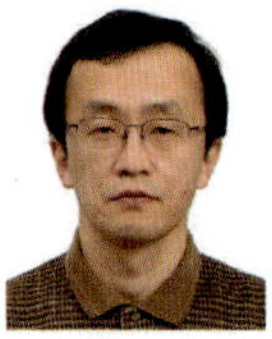

감수 | 신정욱

1993년- 현재: 인제대학교 의용공학과 교수

1999. 02 - 2000. 01: 미국 Duke 대학 정형외과학교실 방문교수

2006년 12월: 보건산업기술대전 보건산업진흥원장상 수상(인공골개발)

2007년 12월: 보건산업기술대전 보건복지부 장관상 수상(골시멘트개발)

2008년 6월: 한국과학재단 국가지정연구실

저서 | 각막굴절 수술의 역학(力學)적 이해(1995, 수문사)
근골격계(book chapter 일부)(2006, 인제대학교 출판사)

제3판

알기쉬운 의료기기학

지은이 | 이정율

발행 | 2019년 01월 28일

발행인 | 장석태

발행처 | 도서출판 여문각

주소 | 서울시 서대문구 충정로 4길 10

전화 | 02) 362-2927, 363-6145

팩스 | 02) 393-3323

등록번호 | 9-62, 1975.5.7

홈페이지 | www.rmgp.co.kr

ISBN | 979-11-87954-12-5

도서가격 30,000원

| 서문 |

최근 의료현장에서는 의료기기의 기술적 발전을 반영한 변화가 급격히 일어나고 있다. 그 예로 몇 해 전만 해도 의료분야에서 표준처럼 사용되던 1.5T MRI는 이제 3T가 보편화되었고, 64채널의 CT는 이미 128채널을 넘어 640채널까지 쓰이고 있다. 이러한 변화를 현장에서 직접 체험한 저자는 빠른 기술적 변화에 두려움마저 들었다.

오늘날 의료기기 분야는 IT 산업과의 접목을 통한 융합학문 및 융합산업화로 인하여 국가 핵심산업 분야로서 그 위상이 더욱 중요해지고 있다. 이러한 변화의 핵심에는 국가 차원의 정책적, 재정적 지원의 확대와 함께 대기업을 포함한 민간 기업체의 적극적인 신규 참여와 투자가 바탕을 이룬다. 이러한 의료기기 산업에서의 환경변화는 관련 산업에 종사하는 사람에게는 그 무엇보다 반가운 소식이 될 것이며, 저자와 같이 의료기기 분야에 몸담고 교육에 관심이 있는 사람들에게는 좋은 정보를 담은 도서를 출간하고자 하는 큰 동기가 된다.

이에 저자는 의료기기 분야의 급격한 환경변화에 발맞추고자 지난 2009년 『알기쉬운 의료기기학』을 초판 발행하였다. 이후 미비한 부분을 개선하여 2012년 개정판을 선보였고 이제 다시 관련한 내용을 보강하여 제3판을 발행하게 되었다. 본서에는 그동안 변화된 의료기기와 관련한 기술적 사항들과 관련 산업 분야에 새롭게 적용되거나 변화된 사항들을 수정 반영하였고, 새로운 의료기기를 다수 첨가하였다. 부디 본서를 통해 관련 분야 전공자뿐만 아니라, 실무에 종사하거나 의료기기 분야에 관심 있는 모든 분이 원하는 기초적인 배경지식을 쌓는데 도움이 되길 바란다.

본서를 준비하는 동안 어려운 여건에도 불구하고 묵묵히 믿고 지켜봐 주신 부모님, 나의 영원한 친구이자 동료 동생, 그리고 언제나 나에게 무한한 사랑과 존경을 표해주는 나의 아내와 천사 같은 두 딸에게도 진심으로 감사의 마음을 전하고 싶다. 끝으로 항상 좋은 아이디어 제공과 조언 그리고 물심양면으로 지원해주시는 도서출판 여문각 장석태 사장님 이하 관계자 여러분께도 진심으로 감사드린다.

2019년 1월

저자 이 정 율

| 감수평 |

병원에서 접할 수 있는 의료기기는 분야별로 그 종류가 다양할 뿐 아니라 하루가 다르게 발전하고 있다는 점에서 일반인은 물론이거니와 심지어 관련 분야 종사자, 연구자들도 의료기기에 대한 이해를 위해서는 많은 시간이 소요되는 실정이다. 이를 돕고자 현재에도 많은 관련 서적이 출간되고 있지만, 대부분이 학문적 이해를 바탕으로 서술되어 처음으로 관련 업무에 접하는 종사자들은 쉽게 접근할 수 없었다.

하지만 본 책은 의공학 전공자가 오랜 기간의 현장 실무경험을 바탕으로 도식적인 설명을 위주로 알기 쉽게 저술되었다는 점이 매우 특이하게 여겨진다. 따라서 의료기기를 처음 접하는 사람들뿐 아니라 의료기기를 공부하는 의공학 관련 전공자, 의료기기 관련 실무자, 의료기사, 간호사 등 의료기기에 관심이 있는 분에게 훌륭한 가이드 역할을 할 수 있다고 믿어 이 책을 적극 추천하는 바이다.

2009년 3월

신 정 욱

| 본서의 구성 |

본서에는 일반적으로 사용되는 대표적인 기기 명칭 이외에 독자들의 이해를 돕기 위해 표의 형식을 빌려 의료기기 품목 및 품목별 등급에 관한 규정에 따른 분류 명칭, 분류코드와 기기의 사용 목적별 분류, 기기의 주된 사용과 및 부서로 나누어 기기마다 나타내었다.

참고로 최신 기기이거나 현재 의료기기로 분류되지 않아 명칭이나 분류코드를 부여받지 못한 기기는 부득이 빈칸으로 나타내었다. 이에 대해서는 향후 분류코드 부여 시 추가 반영할 것이다.

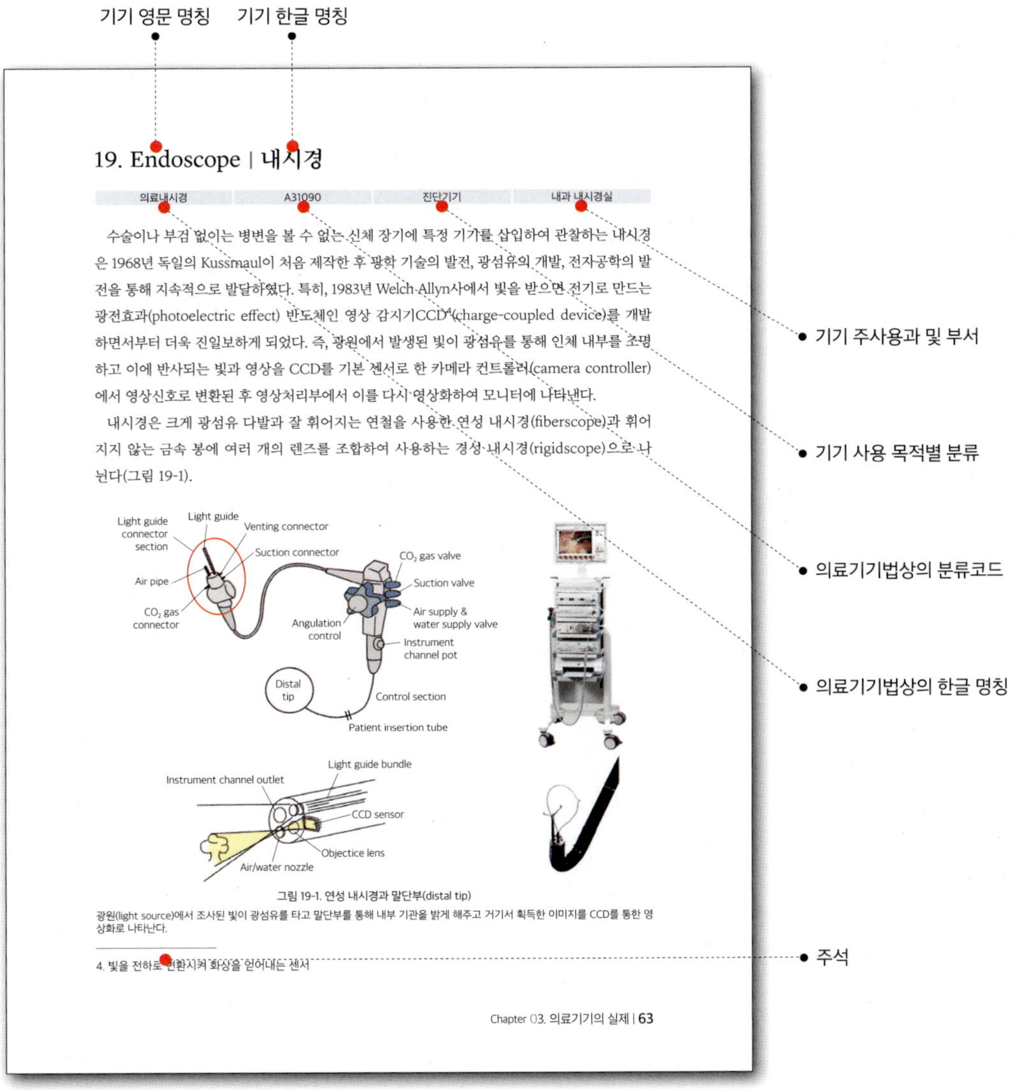

19. Endoscope | 내시경

의료내시경	A31090	진단기기	내과 내시경실

수술이나 부검 없이는 병변을 볼 수 없는 신체 장기에 특정 기기를 삽입하여 관찰하는 내시경은 1968년 독일의 Kussmaul이 처음 제작한 후 광학 기술의 발전, 광섬유의 개발, 전자공학의 발전을 통해 지속적으로 발달하였다. 특히, 1983년 Welch·Allyn사에서 빛을 받으면 전기로 만드는 광전효과(photoelectric effect) 반도체인 영상 감지기CCD[4](charge-coupled device)를 개발하면서부터 더욱 진일보하게 되었다. 즉, 광원에서 발생된 빛이 광섬유를 통해 인체 내부를 조명하고 이에 반사되는 빛과 영상을 CCD를 기본 센서로 한 카메라 컨트롤러(camera controller)에서 영상신호로 변환된 후 영상처리부에서 이를 다시 영상화하여 모니터에 나타낸다.

내시경은 크게 광섬유 다발과 잘 휘어지는 연철을 사용한 연성 내시경(fiberscope)과 휘어지지 않는 금속 봉에 여러 개의 렌즈를 조합하여 사용하는 경성 내시경(rigidscope)으로 나뉜다(그림 19-1).

그림 19-1. 연성 내시경과 말단부(distal tip)

광원(light source)에서 조사된 빛이 광섬유를 타고 말단부를 통해 내부 기관을 밝게 해주고 거기서 획득한 이미지를 CCD를 통한 영상화로 나타난다.

4. 빛을 전하로 변환시켜 화상을 얻어내는 센서

Chapter 03. 의료기기의 실제 | 63

| 차례 |

III. 기타기기 189

Chapter 01

개론

1. 의료기기의 정의

사전적 의미의 의료기기는 병을 고칠 때 필요한 각종 도구를 뜻하지만, 의료기기는 그 범위와 형태, 쓰임새가 매우 다양하므로 더욱 상세하고 구체적인 정의를 알아볼 필요가 있다.

다른 나라보다 의료기기 산업을 먼저 육성하여 기술적으로 앞서 있는 미국의 경우 미식품의약국(food and drug administration, FDA)에서 정한 연방 식품, 의약품 및 화장품법(Federal Food Drug & Cosmetic Act, 201(h))에 따라 다음과 같이 정의하고 있다.

> "의료기기(medical device)란 기구(instrument), 장치(apparatus), 도구(implement), 기계(machine), 고안품(contrivance), 삽입물(implant), 체외진단시약(in vitro reagent)이나 이와 유사 또는 관련한 제품의 부속이나 액세서리로 ① 공식 국가 처방서(Official National Formulary) 또는 미국 약전 또는 그 부록에서 인정하는 것, ② 인간이나 동물의 질병이나 다른 상태를 진단(diagnose), 치료(cure), 완화(mitigation), 처치(treatment), 예방(prevention)을 목적으로 하거나, ③ 화학작용이나 신진대사 작용에 영향을 받지 않으면서 인간이나 동물의 체내 구조나 기능에 영향을 미치는 것"

한편 우리나라에서는 의료기기국제정합화기구(GHTF)의 권장사항을 기반으로 하여 2003년 5월 29일에 제정 공포된 의료기기법에서 다음과 같이 의료기기를 정의하고 있다.

> "의료기기란 사람이나 동물에게 단독 또는 조합하여 사용되는 기구, 기계, 장치, 재료, 소프트웨어 또는 이와 유사한 제품으로서 ① 질병을 진단, 치료, 경감, 처치 또는 예방할 목적으로 사용되는 제품, ② 상해 또는 장애를 진단, 치료, 경감 또는 보정할 목적으로 사용되는 제품, ③ 구조 또는 기능을 검사, 대체 또는 변형할 목적으로 사용되는 제품, ④ 임신을 조절할 목적으로 사용되는 제품"(다만, 약사법에 따른 의약품과 의약외품 및 장애인복지법 제65조에 따른 장애인보조기구 중 의지(義肢), 보조기(補助器)는 제외한다, 개정 2018. 12. 11.).

이러한 의료기기의 구체적인 정의는 이후 의료기기 학습에 중요한 기준을 제시하므로 반드시 기억하는 것이 좋다.

2. 의료기기의 분류

현재 사용하고 있는 의료기기는 그 종류만 해도 수천 종에 이르고 그 용도 역시 매우 다양하다. 따라서 이를 효과적으로 관리하고 이용하기 위해서는 이에 대한 분류가 필수적이다. 이러한 분류에 기본이 되는 우리나라와 외국의 의료기기 등급체계에 대하여 살펴본다.

가. 우리나라의 의료기기 등급체계

우리나라에서는 과거 약사법에 의해 의료용구로 관리되던 의료기기들이 의료기기법 시행 이후 2005년 3월 23일 제정된 '의료기기 품목 및 품목별 등급에 관한 규정'에 따라 위험도를 기준으로 4단계로 구분되어 관리되고 있다. 여기서 위험도의 판단은 ① 의료기기의 인체 삽입여부, ② 인체내 삽입·이식기간, ③ 의약품이나 에너지를 환자에게 전달하는지 여부, ④ 환자에게 국소적 또는 전신적인 생물학적 영향을 미치는지에 대한 여부, ⑤ 체내(구강내 제외)에서의 화학적 변화 유무에 따른다. 이후 여러 차례 관련 규정이 개정고시되었고, 2018년 10월 31일 식품의약품안저처 고시 제2018-83호 '의료기기 품목 및 품목별 등급에 관한 규정'에 의거하여 그동안 공산품으로 관리되었던 코세척용 염화나트륨(소금) 분말, 안구 내 주입용 가스 키트 등 9개 품목이 의료기기로 관리되면서 약 2,370여 개가 넘는 품목으로 세분되어 관리되고 있다. 위험도를 기준으로 한 국내 의료기기 등급별 분류 기준은 다음과 같다.

① 1등급 의료기기: 인체에 직접 접촉되지 아니하거나 접촉되더라도 잠재적 위험성이 거의 없고, 고장이나 이상으로 인하여 인체에 미치는 영향이 경미한 의료기기

예) 내시경결찰기구, 의료용절삭기구, 관장기, 안경 등

② 2등급 의료기기: 사용 중 고장이나 이상으로 인한 인체에 대한 위험성은 있으나 생명의 위험 또는 중대한 기능장애에 직면할 가능성이 작아 잠재적 위험성이 낮은 의료기기

예) 절동식휠체어, 수액세트, 개인온열기, 의료용분무기, 전동식의료용가위 등

③ 3등급 의료기기: 인체 내에 일정 기간 삽입되어 사용되거나, 잠재적 위험성이 높은 의료기기

예) 렌즈, 초음파수술기, 혈액저장용기 등

④ 4등급 의료기기: 인체 내에 영구적으로 이식되는 의료기기로 중추신경, 심장, 중앙혈관계 등에 직접 접촉되어 사용되는 의료기기, 동물의 조직 또는 추출물을 이용하거나 안전성 등의 검증을 위한 정보가 불충분한 원자재를 사용한 의료기기

예) 뇌척수카테터, 심장박동기, 인공혈관 등

* 품목별 분류 기준에 의한 의료기기 분류는 부록에 있는 '식품의약품안전처 제공 의료기기 품목 및 품목별 등급'을 참고하길 바란다.

나. 외국의 의료기기 등급체계

1) 미국

1938년 처음 의료기기 관련 법을 제정한 미국은 모든 의료기기에 대하여 안정성, 효과, 관리의 필요 정도에 따라 총 세 개의 등급으로 분류하고 있다. 현재 16개의 의료분야별로 약 1,700개 이상의 제품군이 분류되어 있다. 기준 명문 규정은 Federal Regulations, Title 21, part 862 to 892(21 CFR 862-892) 코드에 명시되어 있다.

① Class I: 일반적 통제 대상 기기들(general controls)

Class I으로 구분되는 기기는 Class II, Class III에 비해 단순한 디자인이거나 사용자에게 최소한의 해를 입힐 수 있는 기기들이다. 이 기기들은 일반적인 통제가 필요하고 제조사가 시장에 판매하기 전에 상표 부착과 적절한 품질, 양질의 제품 기술, FDA 제조사 규정 신고, 절적한 절차 및 승인을 받은 의료기기가 해당한다.

예) 배드팬(bedpans), 고무밴드(elastic bandages), 실험용 장갑(examination gloves) 등

② Class II: 특별 통제가 필요한 일반적 통제 대상 의료기기(general controls and special controls)

Class II 대상 의료기기들은 Class I의 일반 통제로는 안전과 효과 면에서 확신할 수 없는 의료기기로 이를 위해 특별 통제가 부가되어 있다. 특별 통제 내용으로는 특별한 라벨링과 기초적인 수행 기준, 사후 감시 등이 포함되어 있으며 예) X선 촬영기, PACS, 전동 휠체어, 의약품자동주입기(infusion pump), 수술용 소독포(surgical drapes), 수술용 바늘(surgical needles) 등

③ Class III: 일반적 통제와 사전 승인(general controls and premarket approval

Class III 대상 의료기기들은 Class I 또는 Class II의 규정만으로는 안전성과 효과를 확신할 수 없는 의료기기들로 사전 승인이 필요하며 Class I 또는 Class II의 규정에 대한 확인 검토 절차가 필요하다. 대부분 생명을 유지시키거나 보존, 장애를 방지하는 의료기기가 대상이 된다.

예) 삽입형 페이스메이커(pacemaker), 임플란트(implant) 등

2) 유럽

유럽에서는 의료기기를 위험도에 따라 4가지 등급으로 분류한다. 다른 나라와는 다르게 유럽에서는 제조자가 직접 의료기기의 규제를 주도하고 있다.

① Class I: 낮은 위험의 의료기기(low-risk devices)

예) 수술기구 등

② Class IIa: 하중위험의 의료기기(low-to medium-risk devices)

예) 피하주사침 등

③ Class IIb: 중상위험의 의료기기(medium to high-risk devices)

예) 인공호흡기 등

④ Class III: 고위험의 의료기기(high-risk devices)

예) 이식형 심장제세동기

3) 일본

일본에서는 의료기기를 위험도에 따라 4가지 등급으로 분류하며 국제 의료기기 분류체계와의 조화를 고려하여 후생노동 대신이 정한 약사법 기준에 따라 관리하고 최종 분류에 관한 사항을 지정한다.

① 일반의료기기(등급 I): 안 좋은 상태가 발생했을 경우에도 인체에 미치는 위험도가 극히 낮다고 판단되는 의료기기

예) 거즈 등

② 관리의료기기(등급 II): 안 좋은 상태가 발생했을 경우에 인체에 미치는 위험도가 비교적 낮다고 판단되는 의료기기

예) 체온계 등

③ 고도관리의료기기(등급 III): 안 좋은 상태가 발생했을 경우에 인체에 미치는 위험도가 비교적 높다고 판단되는 의료기기

예) 전기수술기 등

④ 고도관리의료기기(등급 IV): 환자에 침습성이 높고, 안 좋은 상태가 발생했을 경우에 생명의 위험에 직결할 수 있다고 판단되는 의료기기

예) CT, 심전계 등

4) 중국

중국에서는 의료기기를 삽입 또는 접촉되는 시간과 위험도에 따라 3가지 등급으로 분류하며 국제 의료기기 분류체계와의 조화를 고려하여 제품의 특성에 따라 중국 식품의학품감독관리구(SFDA)에서 등급별 허가를 받는다.

① Class I: 일반적 관리로 안전성 및 유효성을 보장할 수 있는 의료기기

② Class II: 안전성 & 유효성 보장을 위해 Class I 이상의 추가적 관리가 필요한 의료기기

③ Class III: 생명의 보조 또는 유지 등에 사용되는 것을 포함하여 인체 내 삽입 또는 잠재적인 위험성 을 지닌 의료기기

앞서 소개한 국내외의 분류방식 외에도 의료기기는 기기의 기능, 목적, 기술에 따른 분류법도 사용하고 있다. 본서에서는 목적별 분류방식을 이용하여 의료기기를 진단기기, 치료기기, 기타 기기로 분류하여 동일 목적의 기기들을 하나로 묶어 취합하였다.

· 진단기기: 기기를 사용함으로써 각종 질병의 진단을 주목적으로 하는 의료기기

· 치료기기: 기기를 사용함으로써 각종 질병의 치료를 주목적으로 하는 의료기기

· 기타기기: 기기를 사용함으로써 질병의 진단 및 치료를 보조하는 것을 주목적으로 하는 의료기기

참고로 실무에서는 의료기기와 의료기구를 혼재하여 사용하고 있지만, 본서에서는 이를 기기로 통칭하여 사용한다.

3. 의료기기의 관리

의료기기의 관리에 관해 미국은 FDA(food and drug administration)에서, 영국이나 유럽은 MHRA(the medicaines and healthcare products regulatory agency), 한국은 식품의약품안전처(MFDS)에서 관련된 제반 규제를 시행하고 있다.

본서가 의료기관에서 주로 사용하는 기기를 다루는 만큼 의료기기의 관리 방법에 관한 이해가 필수적이라 의료기기를 실질적으로 사용하는 의료기관에서 실시하고 있는 여러 관리 방법을 간단히 소개하고자 한다.

의료기기의 관리 방법으로는 크게 행정지원관리, 기술지원관리, 진료지원관리로 나눌 수 있다.

가. 행정지원관리

1) 의료기기 예산관리 및 기획

의료기기의 경우 구매가가 대체로 고가이기 때문에 사전 계획에 따른 예산관리 및 기획이 중요하다. 이 과정이 제대로 수행되지 않을 경우 필요한 의료기기의 구매가 지체되거나 구매한 고가의 의료기기의 사용효율이 떨어질 수 있는 위험성이 커진다.

2) 의료기기 구매

의료기기는 특성과 용도, 원리에 대한 해박한 지식이 있는 전문가를 통해서 구매해야 한다. 그렇지 않으면 기술적 유용성이 배제된 채 가격적 합리성만 따져서 자칫 성능이 떨어지는 기기를 구매하게 될 가능성이 커진다.

3) 의료기기 자산관리

의료기기관리에서 가장 핵심적인 과정으로 의료기기와 관련한 기본적인 정보를 축척하는 과정이다. 자산관리의 경우 의료기기 구매와 동시에 시작되는 것이 중요하며 자산관리 시 필요한 정보로는 기기명, 기기모델, 기기고유번호, 기기의 구매연도, 기기설치 및 유지보수 업체 정보, 기본 부속품 종류, 사용부서 등을 꼽을 수 있다. 이러한 포괄적이고 다양한 정보를 다루기 위해서는 관련한 전산시스템을 갖추는 것 또한 매우 중요하다.

4) 의료기기 부속품 및 소모품 재고 관리

기기 고장으로 인한 중지시간인 다운 타임(down time)을 최소화하기 위해 의료기기 부속품 및 소모품의 재고 관리는 필수적이다. 의료기기의 부속품 및 소모품의 경우 구매가격이 대체로 높으므로 재고 관리의 성공적 운영 여부는 의료기관의 수익성을 높이는데 직접적 영향을 끼치게 된다.

5) 유지보수 서비스 계약

크기가 크고 복합적 기술이 적용되는 영상의학관련기기, 치료방사선관련기기, 핵의학 관련기기, 중앙공급실 관련 기기 등의 경우 고장으로 인한 다운 타임이 길어지면 의료기관의 수익에 심각한 영향을 미친다. 또한, 사용되는 부속품의 가격이 매우 고가이기 때문에 유지보수 서비스를 제공하는 업체와 연간 혹은 분기 단위의 계약을 체결하는 것이 중요하다. 계약의 성공적 체결 여부에 따라 의료기관에서는 다운 타임을 줄일 수 있을 뿐만 아니라 고가의 부속품 구매 비용을 최소화할 수 있다. 일반적으로 제3의 검사기관을 통해 품질관리검사를 법적으로 받아야 하는 특수의료기기(MRI, CT, MAMMO)는 이러한 유지보수 서비스계약을 통해 관리되고 있다.

6) 계측기 관리

의료기기의 정확하고 일관적인 데이터 측정을 위해 사용되는 계측기의 관리는 의료기기의 정확성과 밀접한 관련이 있기 때문에 항상 일정한 수준으로 계측기의 상태를 관리하는 것은 중요하다. 국내의 경우 국가표준기본법 제14조에 의거하여 계측기를 주기적으로 검교정하도록 규정되어 있다.

나. 기술지원관리

1) 의료기기 유지보수

의료기기의 경우 고장으로 인한 불편을 최소화하고 신뢰성 있고 정확한 사용이 가능해야 한다. 따라서 의료기기 빠르고 효율적인 유지보수는 매우 중요하다. 유지보수의 개념에는 수리를 포함하여 사전예방점검이 포함된다.

2) 의료기기 사용 중지 및 폐기

고가인 의료기기는 사용중지 및 폐기 여부가 매우 중요하다. 의료기기가 사용이 중지되거나 폐기되는 경우는 보통 부속품 단종으로 인해 수리가 불가한 경우, 기기의 노후로 인해 수리하여도 제 기능을 발휘하지 못하는 경우, 수리보다 신규구입이 더 효율적인 경우 등이다. 일반적으로 의료기기의 사용연한은 10년을 기준으로 기기의 중지 및 폐기 여부를 판단하게 된다. 의료기기의 사용중지 및 폐기는 의료기관의 재무구조에 직접적인 영향을 주기 때문에 의료기기에 관련된 전문적 지식과 경영적 지식을 갖춘 전문가의 판단이 필수적이다.

3) 구매 전 사전기술평가

의료기기는 비록 동일한 용도, 동일한 가격의 기기라 할지라도 기술적 부분에 차이가 있을 수 있으므로 도입 전 반드시 기술적 평가가 시행해야 한다. 이러한 평가는 사전기술평가를 통해 이루어지는데 이를 통해 기기의 기술적 차이를 인식하고 기술적으로 우위에 있는 기기를 구매할 수 있다.

4) 예방점검

의료기기는 고장을 최소화하기 위해 예방점검을 반드시 수행해야 한다. 이를 위해 일간, 주간, 월간, 연간 단위로 점검 기간을 세분하여 시행한다. 이러한 예방점검은 기기의 정확도 유지를 위해 시행하는 정도관리와는 다른 개념이다.

5) 의료기기 사고조사

의료기기 사고조사는 의료기기로 발생한 사고의 원인을 명확히 밝히는 과정으로서 추후 발생할 수 있는 사고의 위험을 줄이고 안전을 확보하는 데 의의가 있다. 사고조사 시에는 원인을 찾기 위해 반드시 사고 현장과 기기의 상태를 그대로 보존해야 한다.

6) 사용자 교육

급격한 기술발전으로 인해 의료기기의 적용되는 원리와 사용방법이 복잡해지고 있다. 따라서 사용자가 기기의 원리와 기능을 제대로 이해하지 못하면 자칫 과실에 의한 안전사고가 발생할 수 있다. 이러한 상황을 방지하기 위해 기기의 원리와 핵심기능, 안전기능 등을 사용자가 반드시 익힐 수 있도록 교육해야 한다.

다. 진료지원관리

1) 임상지원

임상지원이란 실제 임상에서 임상의와 함께 활동하면서 의료기기의 올바른 사용을 유도하고 발생할 수 있는 의료기기의 오작동이나 고장에 빠르게 대응하기 위한 목적에서 이뤄지는 다양한 행위이다.

2) 의료기기 변형, 디자인, 개발

의료기기의 변형, 디자인, 개발은 임상의들이 수술이나 기타의 의료행위를 할 때 상황이나 용도에 맞게 필요한 의료기기나 기구를 새롭게 변형하고, 더욱 사용하기 쉽게 디자인하여, 새로운 기기나 기구를 개발하는 일련의 과정을 의미한다. 이러한 방식은 각종 특허나 의료 신기술로 연계할 수 있어서 부가가치가 매우 높은 관리 방법이다. 단, 변형의 경우 의료기기법상 기기나 기구의 본연 기능은 그대로 유지해야 한다.

4. 의료기기학이란?

의료기관 등에서 사용되고 있는 의료기기에 대한 원리나 이용방법 등에 관련된 전반적인 내용을 다루며 이를 통해 의학과 공학적 접목방법에 대한 이해를 돕고 나아가 더 나은 의료기기를 연구, 개발하거나 디자인하는 데 도움을 주는 학문이다. 따라서 의료기기를 다루고 연구하고자 하는 사람에게는 반드시 이해하고 공부해야 하는 중요한 학문이다.

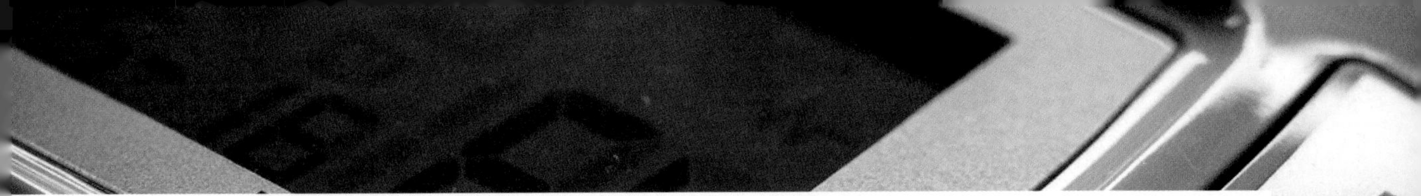

Chapter 02

의료기기의 역사

1. 의료기기의 역사

인류가 의료기기를 사용한 흔적은 원시 의료에서부터 찾아볼 수 있다. 특히, 고대 이집트, 그리스, 중국, 인도 등지에서는 다양한 의료 관련 기구들을 제작하여 직접적인 치료와 주술적 의식에 사용하였다.

서구에서는 중세와 르네상스를 거치면서 확립된 의학 교육 체계가 17세기 과학혁명과 접목되어 이전과는 다르게 보다 과학적이고 복잡한 구조로 이뤄진 의료기기들이 제작되었다. 그러다 산업혁명을 거치면서 도시화에 따른 공중위생의 중요성이 확대되고 식민지 쟁탈에 의한 풍토병 연구가 활발히 진행되면서 이에 따른 각종 진단 의료기기들이 많이 개발되었다. 이후 20세기 초까지 이어진 많은 전쟁으로 인하여 외과학 관련 기기들이 급속하게 개발되고 발전하였다.

실제로 오늘날 사용되는 것과 유사한 복잡한 공학적 개념이 의학, 의료기기에 적용된 것은 전기, 전자, 기계기술 등이 크게 발전한 2차 세계대전 이후로 이 시기부터 현대 의료기기의 기틀이 마련되었다. 그 후 방사선학, 재료 공학, 컴퓨터공학에 기반을 둔 기술들이 의료기기에 적용되면서부터 의료기기는 가히 혁명적인 발전을 이루게 되었다.

2. 의사학적으로 중요한 의료기기와 개발자

1630년
산과겸자 개발

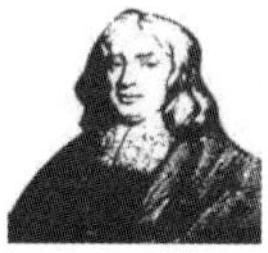

피터 챔벌린(Peter Chamberlen)

영국 왕 제임스 1세, 찰스 1, 2세와 왕후들의 궁중의사로 수치료와 산부인과 분야에 지대한 공적을 남긴 피터 챔벌린은 가문에서 발명한 산과겸자(obstetric forceps)를 발전시켰다.

1714년
파렌하이트
화씨온도계 개발

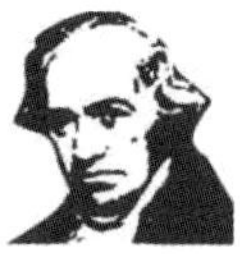

가브리엘 파렌하이트(Gabriel Fahrenheit)

폴란드에서 태어나 네덜란드에서 활동했던 독일 국적의 실험기재 제작자였던 파렌하이트는 1709년 포도주에서 얻은 알코올로 처음 온도계를 만들었고 1714년에는 현재 사용하는 수은 온도계를 개발하여 화씨(℉) 온도 단위를 개발하였다.

1775년
원, 근시 겸용
안경 개발

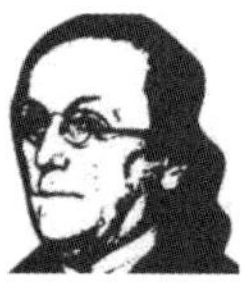

벤저민 프랭클린(Benjamin Franklin)

미국의 정치가이자 과학자인 벤저민 프랭클린은 하나의 안경에 근시용은 위쪽에 원시용은 아래쪽에 위치하는 원, 근시 겸용 안경(bifocal lenses)을 개발하였다.

1792년
앰뷸런스 개발

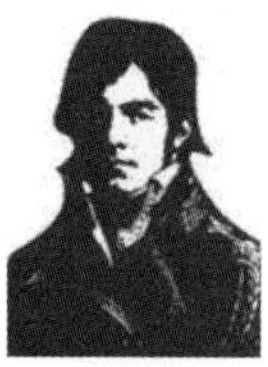

라레이(Dominique Jean Larrey)

나폴레옹 군대에서 수술책임자였던 라레이는 전쟁터에서 야전 병원, 구급차(ambulance) 서비스 그리고 응급처치를 전장에 도입했다.

필립 보지니(Phillip Bozzini)

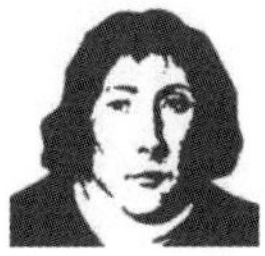

독일의 필립 보지니는 살아있는 사람에게 처음으로 빛을 비추는 기능을 가진 Lichtleiter라는 기기를 제작하여 요도, 방광, 질 내부 등을 관찰하였다. 이것이 바로 내시경(endoscope)의 시초이다.

1805년

최초의
내시경 개발

라에넥(Rene Laennec)

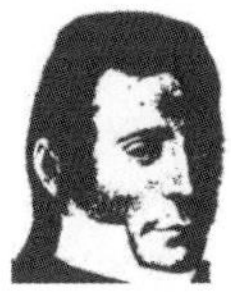

프랑스 의사인 라에넥은 심장병을 앓는 비대한 여성을 진찰하는 과정에서 청진기(stethoscope)를 고안하였다. 그는 소리가 단단한 물체를 통해 전달되는 원리를 이용하여 여러 장의 종이를 원통으로 말아서 한쪽 끝은 환자의 가슴에, 다른 쪽 끝은 자신의 귀에 대어 환자의 폐나 심장에서 나는 소리를 들을 수 있었다. 그 후 둥근 나무통으로 만든 최초의 청진기를 개발하여 진찰에 사용하였다.

1816년

최초의
청진기 개발

헬름홀츠(Hermann von Helmholtz)

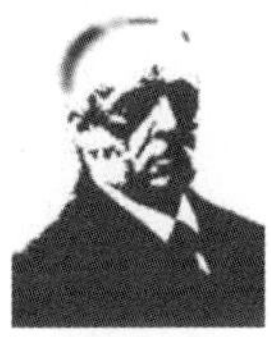

독일의 생리학자이자 물리학자인 헬름홀츠는 에너지 보존 법칙에 대한 실험을 준비하면서 판지와 접착제, 현미경 렌즈를 이용해 최초의 검안경(ophthalmoscope)을 만들었다.

1851년

검안경 개발

알렉산더 우드(Alexander Wood)

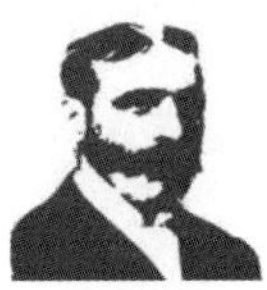

스코틀랜드 의사인 우드는 가느다란 바늘로 약물주입에 성공한 후 통증이 있는 부분에 직접 가느다란 바늘로 약물을 주입하는 피하주사기(hypodermic syringe)를 개발하였다.

1853년

피하주사기 개발

조셉 리스터(Joseph Lister)

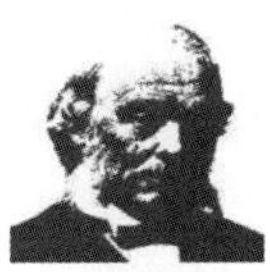

영국의 외과의사 리스터는 소독제, 무균법의 개발에 주력하였고 봉합사도 개발하였다. 그는 부패에 관한 파스퇴르의 논문을 접한 후 수술 후 2차 감염의 원인이 조직에 서식하거나 공기 중에 떠도는 미생물로 추정하여 다리 복합 골절 환자수술에 최초로 페놀산(carbolic acid)을 이용하여 소독하였다.

1865년

최초로
페놀에 의한
무균수술 시행

1887년
콘택트렌즈 개발

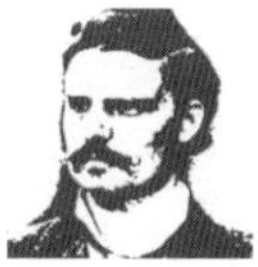

아돌프 피크(Adolf Fick)

스위스의 의사인 아돌프 피크는 1887년 유리병 제조공인 프레데릭 뮬러(Fredric Muller) 등과 함께 무거운 갈색 유리로 최초의 콘택트렌즈를 개발하였다. 그는 토끼를 대상으로 한 실험에서 효과를 확인한 후 자신과 소수 지원자에게 실험하여 효과를 입증하였다.

1895년
X-ray 발견

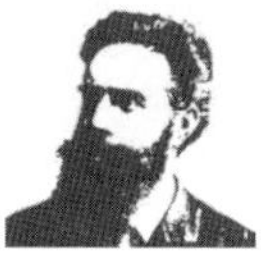

빌헬름 콘라드 뢴트겐(Wilhelm Conrad Roentgen)

독일의 물리학자 빌헬름 콘라드 뢴트겐은'크루크관(Crooke's tube)'이라는 장치를 이용하여 의학 역사의 가장 위대한 업적의 하나로 불리는 X선(X-ray)을 발견했다.

1903년
심전도 개발

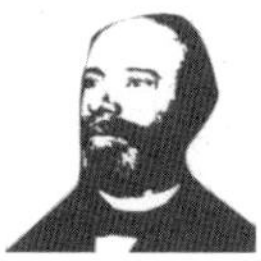

윌리암 에인트호벤(Willem Einthoven)

네덜란드의 생리학자 윌리암 에인트호벤은 신경이나 근육에서 발생하는 활동전류를 측정하는 현 전류계를 고안하여 심장 전기생리연구발전에 크게 이바지하였다.

1905년
혈압계 개발

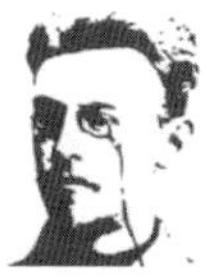

니콜라이 코로트코프(Nikolai Korotkov)

러시아의 외과의사인 코로트코프는 황제 국군 병원 아카데미에서 처음으로 수은을 이용한 혈압측정 방법을 개발하였다. 이 측정법은 그의 이름을 붙여 코르트코프 청진법으로 불리며 오늘날까지도 가장 보편적인 혈압측정법으로 이용되고 있다.

1920년
전기수술기 개발

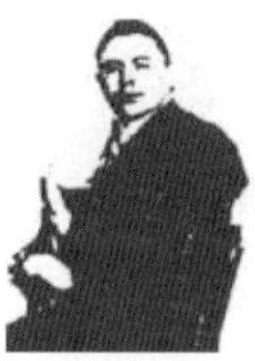

윌리엄 보비(William T. Bovie)

미국의 생체 물리학자인 보비는 전류로 열이 만들어지는 원리를 이용해 처음으로 절개나 지혈에 사용하는 전기수술기(electro surgical unit)를 개발하였다. 이후 오늘날까지 전기수술기는 수술에 꼭 필요한 의료기기가 되었다.

한스 베르거(Hans Berger)

독일의 신경정신학자인 한스 베르거는 처음으로 인간의 뇌파를 증명하였고 뇌전위를 측정하는 뇌파측정기(EEG)를 개발하여 뇌파 연구발전에 초석이 되었다.

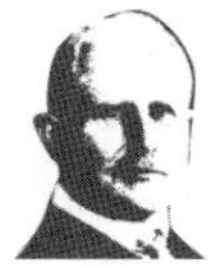

1924년

뇌파측정기 개발

어니스트 로렌스(Ereest O. Lawrence)

미국의 물리학자인 로렌스는 높은 전압을 사용하지 않고도 높은 질량의 핵입자를 고속으로 가속시킬 수 있는 원형입자가속기인 사이클로트론(cyclotron)을 개발하였다. 이를 계기로 핵의학을 포함한 원자력 에너지의 활용 범위가 확대되었고 이에 공로를 인정받아 1939년 노벨물리학상을 수상하였다.

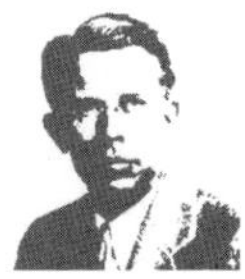

1932년

싸이클로트론 개발

바질 힐스코위츠(Basil Hirschowitz)

미국의 소화기병학 전문가인 그는 미시간대학에 재직시절 광 굴절률이 높은 유리섬유를 이용한 광학 위내시경을 개발하여 십이지장 궤양을 내시경으로 진단하였다. 유리섬유로 제작한 이 내시경은 가늘고 유연성이 있어 의료진단뿐 아니라 산업체에서도 많이 사용되었다.

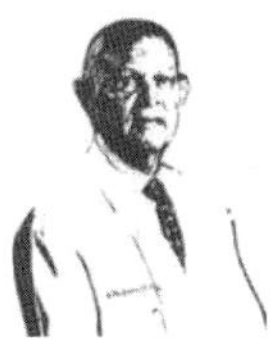

1956년

광섬유를 사용하여 최초의 연성 내시경 개발

월턴(Walton Lillehei, 상)과 얼 바켄(Earl Bakken, 하)

미국의 유명한 개심술 권위자인 월턴은 엔지니어였던 바켄과 함께 이동할 수 있는 배터리 구동방식의 삽입형 심장 페이스메이커를 개발하였다.

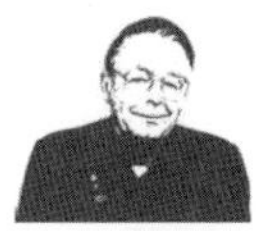

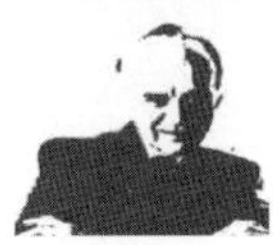

1957년

페이스메이커 개발

이안 도널드(Ian Donald)

스코틀랜드의 의사인 이안 도널드는 자궁 속의 태아가 마치 수면 아래에 떠 있는 잠수함과 유사한 점에서 착안하여 잠수함 탐지에 사용되던 초음파를 이용하여 2차원 접촉형 복부 초음파진단기를 개발하였다. 그의 초음파진단기 개발로 진단 초음파 분야가 개척되었다.

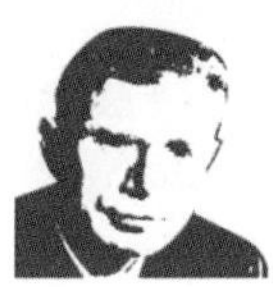

1958년

최초로 초음파 진단기 개발

1972년
상업용 CT 개발

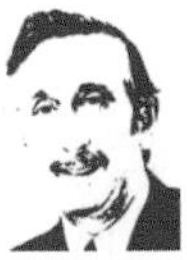

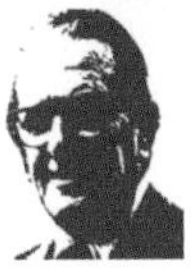

가드프리 하운즈필드(Godfrey Hounsfield, 상)와 앨런 코멕(Allan Cormack, 하)

방사선을 이용하여 골과 연부조직의 단명상을 촬영하는 전산화 단층촬영의 원리는 1950년대에 이미 앨런 코멕이 정리하였다. 이를 토대로 영국 EMI사의 엔지니어 하운즈필드가 2차원 프로젝션 데이터를 처리한 2차원 영상을 구현할 수 있는 CT를 개발하였다. 두 사람은 이러한 공로를 인정받아 1979년 노벨 의학상을 공동수상하였다.

1973년
MRI 개발

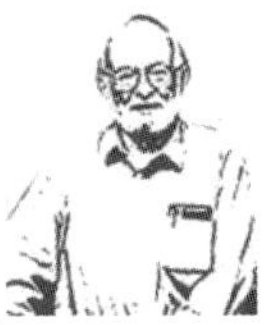

폴 로버터(Paul Lauterbur)

미국의 화학자인 로버터는 뉴욕주립대 재직 중 핵자기 공명(NMR)으로 얻어진 신호로 영상을 만드는 방법을 개발하여 핵자기공명영상을 획득하는 데 성공하였다. 이러한 공을 인정받아 2003년 노벨 의학상을 수상하였다.

1975년
원형 PET 개발

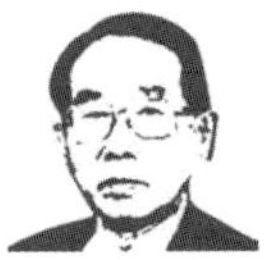

조장희

미국 UCLA 교수였던 한국의 조장희 교수와 미국의 마이클 펠프스(Michael E. Phelps), 마이클 터 포고시언(Michel Ter-Pogossian)은 1950년대 초반 발견된 양전자 방출 이론을 발전시켜 방사성 동위원소를 사용하는 독자적인 3차원적 영상을 얻을 수 있는 양전자방출단층촬영기(positron emission tomography, PET)를 개발하였다. 조 박사의 원형 PET는 현재 사용되는 PET 개발에 토대가 되었다.

1982년
최초로 인공심장 개발

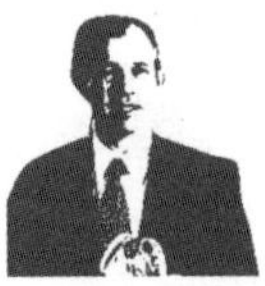

로버트 자빅(Robert Jarvik)

미국의 과학자이면서 사업가인 자빅은 인공심장(artificial heart) Jarvik-7을 은퇴한 61세의 치과 의사인 바니 클라크에게 이식하여 112일간 생존시켰다. 그 후 두 번째 시술자는 이 인공심장기로 600일이 넘게 생존하였고 2000년 새롭게 개발된 티타늄재질의 인공심장인 Jarvik 2000을 이식한 영국인은 7년 동안 생존했었다.

론 넛(Ron Nut, 상)과
데이비드 타운젠드(David Townsend, 하)

미국의 엔지니어 넛과 치료방사선과 교수인 타운젠드는 양전자방출단층촬영기(PET)와 인체의 정확한 형태와 구조의 정보를 제공하는 컴퓨터단층촬영기(CT)의 개념을 합친 의료기기를 개발하였다.

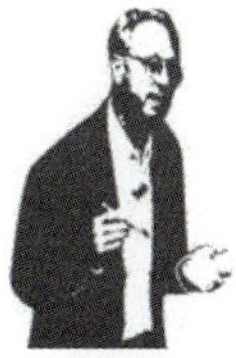

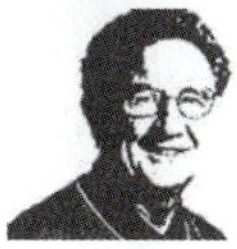

1988년

PET-CT 개발

3. 의료기기 관련 노벨상 수상자

노벨상 수상자 중에는 의료기기의 원리 확립이나 직접제작의 공로를 인정받은 경우가 많다. 다음에 소개하는 인물들은 의료기기와 관련한 대표적 수상자들이다.

1895년

Roentgen(독일)
노벨 물리학상
X선 발견, X선을 이용한 인체 촬영

1903년

Finsen(덴마크)
노벨 생리·의학상
1893년에 최초로 두창, 낭창에 광선요법을 성공

1924년

Einthoven(네덜란드)
노벨 의학상
심전계 개발, 심장에서 발생하는 전기신호 기록

1939년

Emest O. Lawrence(미국)
노벨 물리학상
사이클로트론 개발, 핵의학용 방사성 의약품 생산으로 인체 기능적 영상 촬영

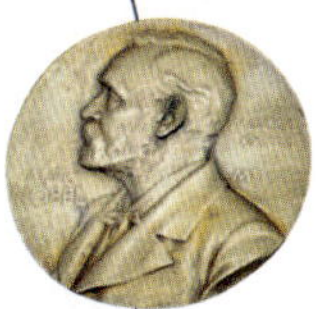

1952년

Felix Bloch와 Edward M.Purcell(미국)
노벨 물리학상
자기공명영상의 근원이 된 NMR 발견

1956년

Cournand(미국)
노벨 의학상
삽입관(catheter)을 이용한 심장치료방법

1979년

Hounsfield(영국)
노벨 의학상
CT 개발, X선을 이용 인체의 단면 영상 촬영

2003년

Lauterbur(미국)
노벨 의학상
MRI 개발, 자기장을 이용한 단면 영상 촬영

Chapter 03

의료기기의 실제

I. 진단기기

1. Aneroid sphygmomanometer | 아네로이드 혈압계

혈압계	A23010.01	진단기기	병원공통

아네로이드 혈압계는 수은 등의 유체를 사용하는 대신 아네로이드 다이얼(게이지)을 사용하여 혈압을 측정한다(그림 1-1). 다이얼, 커프, 벌브로 간단하게 구성되어 있으며 측정방식은 수은 혈압계와 같지만, 수은주 눈금 대신 다이얼을 보고 혈압 값을 측정하는 차이점이 있다(그림 1-2).

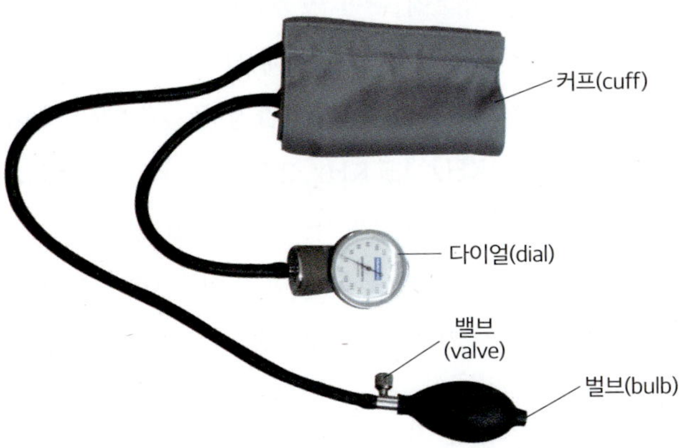

그림 1-1. 아네로이드 혈압계

공기압이 벌브로부터 가해질 경우 커프가 팽창하면서 다이얼 게이지의 눈금이 움직이게 된다.

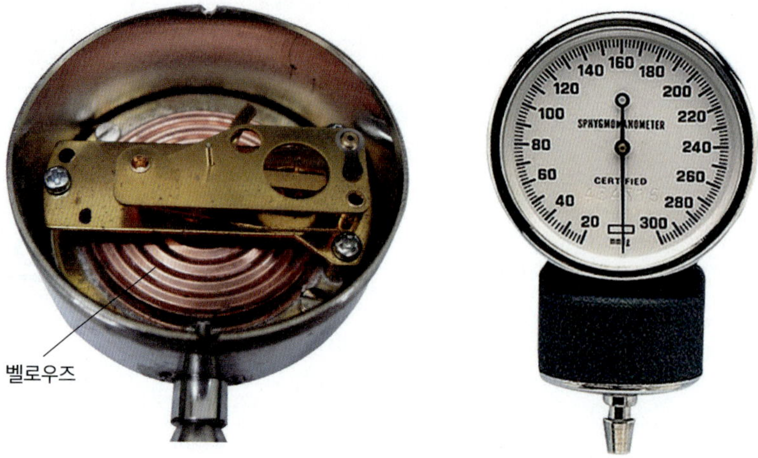

그림 1-2. 아네로이드 혈압계 부위별 명칭과 다이얼(gauge) 분해 모습

아네로이드 혈압계는 다른 혈압계에 비해 판독이 쉽고, 크기가 작으며, 유지관리가 쉽고, 이동이 편리한 장점이 있지만, 단점으로는 게이지에 기계적인 손상이나 오차가 발생할 수 있으므로 주기적으로 수은혈압계를 이용하여 눈금을 점검해야 한다.

2. Audiometer | 청력검사기

청력검사기	A29010.01	진단기기	이비인후과, 종합검진 등

청력검사기란 병소나 기타 이유로 듣는(hearing) 것에 문제가 있는 사람들에게 인위적으로 일정한 음(=순음)을 들려주어 이것에 대한 반응을 확인함으로써 환자의 청력 소실여부, 소실유형, 소실 양상에 대해 객관적으로 진단하는 데 사용되는 기기이다(그림 2-1). 청력검사기에서 사용되는 순음으로는 인간이 들을 수 있는 가청 주파수대의 음이 사용되는데 그중에서도 특히 125Hz, 250Hz, 500Hz, 1KHz, 1.5 KHz, 2 KHz, 3 KHz, 4 KHz, 6 KHz, 8KHz의 주파수대의 음이 사용되며 세기를 -10dB~90dB 사이에서 5~10dB 간격으로 변화시켜 사용된다. 사용하는 음은 연속음, 단락음, 주파수 변조음 등이 있다. 청력검사과정은 우선 피검자가 외부소음과 단절된 부스(booth)에 들어가 머리에 헤드폰을 쓰고 손에 음확인 버튼을 쥐고 검사를 받을 준비가 되면 검사자가 주파수와 세기(dB)를 변화시켜가며 소리를 들려주게 되는데 이때 피검자는 소리를 들리면 손에 쥐고 있는 버튼을 눌러 확인하는 방식으로 진행된다.

청력검사기로 실시하는 검사의 종류로는 귀를 통해 음을 인위적으로 주고 그 음에 대한 피

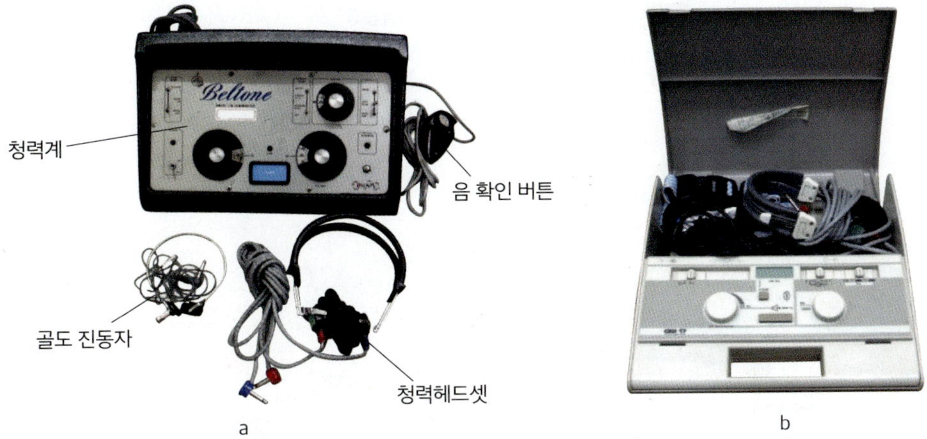

그림 2-1. 청력검사기

a. 청력검사기의 명칭, b. 케이스가 있는 이동형 청력검사기

검자의 청력도를 측정하는 기도검사(air conduction test)와 귀 뒤의 골 혹은 이마에 골도 진동자를 접촉시켜 이를 통해 발생하는 음에 대한 청각을 측정하는 골도검사(bone conduction test)로 나누어지며 이런 검사들을 통해 귀에 이상이 있는지 아니면 청신경계통에 이상이 있는지 확인해 볼 수 있다. 참고로 청력검사의 종류에는 위와 같이 청력검사기를 사용하는 순음청력검사(pure tone audiometry)외에 임피던스 청력검사(empedance audiometry), 유발반응청력검사(evoked response audiomery), 전기와우도검사(electrocochleargraphy), 뇌간유발반응 청력검사(audiotory brainstem evoked response audiometry), 이음향방사검사, 유희청력검사 등이 있다.

3. Auto blood pressure meter | 자동혈압계

혈압계	A23010.04	진단기기	내과, 외래 등

자동혈압계는 혈압을 자동으로 측정하여 이를 수치화시켜 주는 기기이다(그림 3-1). 기본 원리는 펌프에서 커프에 압력을 가하여 팔에 흐르는 혈액의 흐름을 막았다가 서서히 압력을 떨어뜨려 혈액이 다시 흐를 때 발생하는 미세한 진동을 압력센서로 검출한다. 처음으로 진동이 발생하는 지점을 최고혈압, 그 후에 진동이 소멸하는 지점을 최저혈압으로 결정하는 오실로매트릭(oscillometric) 방식을 이용한다(그림 3-2).

일반적으로 혈압을 측정할 때 사용하는 수은혈압계에 비해 빠르게 측정할 수 있고 코르트코

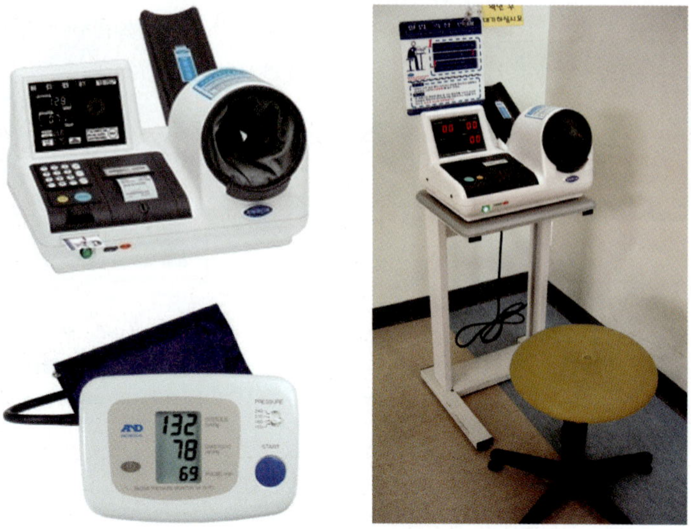

그림 3-1. 자동혈압계

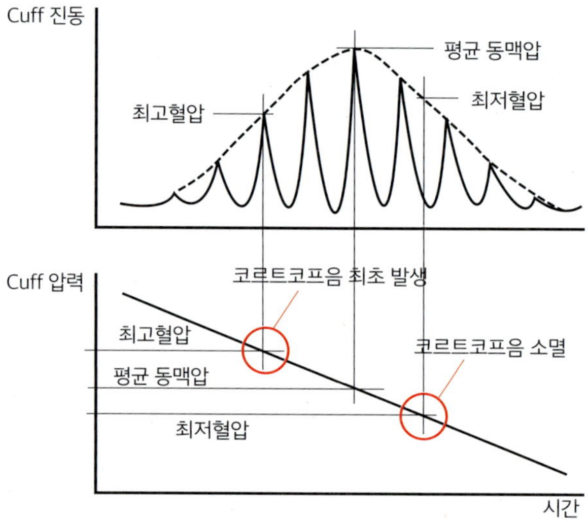

그림 3-2. 수은혈압계와 자동혈압계의 측정방식 비교

수은혈압계는 코드트코프음 처음 들리는 부분이 최고혈압, 코르트코프음이 소멸하는 부분이 최저혈압이다. 이에 반해 자동혈압계는 첫 진동 부분이 최고혈압이며, 진동이 소멸하는 부분이 최저혈압이다.

프음(korotkoff sound) 측정법을 이용하는 수은혈압계의 단점인 소음에 의한 오진이 없다는 것과 누구나 편리하게 측정할 수 있는 장점 외에 단점으로 수은혈압계로 측정하는 것에 비해 정확도가 떨어지고 초고혈압을 측정하지 못하며 측정시간이 상대적으로 긴 단점이 있다.

4. Automatic chemistry analyzer | 자동생화학분석기

의료용분리방식임상화학자동분석장치	A22011.01	진단기기	진단검사의학과

자동생화학분석기는 수동으로 이루어지던 검체의 운반, 분석, 결과정리작업들을 자동화한 기기로서 검체의 준비와 확인장치, 시약 보존 장치, 검체와 시약의 첨가 장치, 혼합장치, 반응기, 항온장치, 반응결과 비색장치, 결과출력 장치로 구성되어 있다(그림 4-1).

기본 분석 원리는 효소, 전해질, 당, 콜레스테롤 등의 혈청 성분과 특정한 화학 반응을 나타내는 시약을 혈액과 함께 혼합한 후 할로겐램프 빛을 투과하여 나타나는 파장을 분석하여 질병 유무를 진단한다.

자동생화학분석기로는 T.Protein, Albumin, Globulin, Glucose, ALP, T.Bilifubin, D.Bilirubin, I.Bilirubin, Ca, Na, K, Cl, Acid 등을 검사 할 수 있으며 이런 항목분석을 통해 간기능, 신장기능, 알코올성 지방간, 심혈관계질환 등을 검사할 수 있다.

분석기는 샘플에 시약을 분주하는 방식에 따라 프로브(probe)형과 노즐형(nozzle)으로 나뉜다. 프로브형은 프로브를 사용해서 한 샘플에 한 시약을 단독으로 주입하기 때문에 속도는 느리지만, 단독 검사를 할 수 있고, 노즐형은 다수의 샘플에 다수의 시약을 일괄 주입하므로 속도는 빠르지만, 단독 검사는 할 수 없다(그림 4-2).

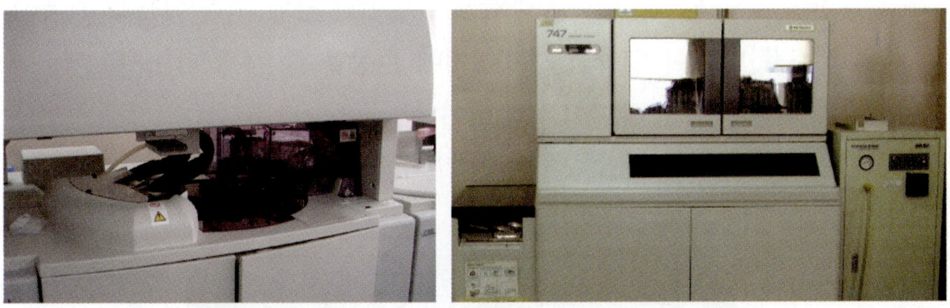

그림 4-1. 자동생화학분석기

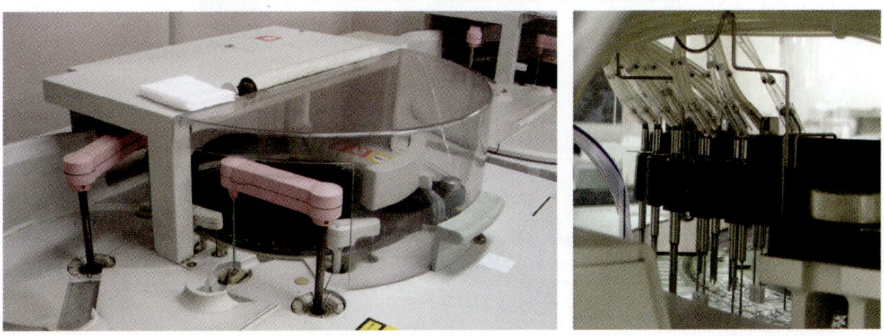

a. 프로브형　　b. 노즐형

그림 4-2. 자동생화학분석기의 종류

5. Biopsy gun | 생검총

생체검사용도구한벌	A66110.01	진단기기	외과, 영상의학과

생체검사 또는 바이옵시(biopsy)라 불리는 생검은 신체 부위의 조직을 채취하여 육안이나 현미경 등의 검사기구를 이용하여 관찰하는 것이다. 생검에는 마취 후 병변 부위의 피부를 절개한 후 조직 일부를 잘라내어 검사하는 절개생검(incisional biopsy), 병변 부위의 피부를 절개한 후 병변을 모두 잘라내는 절제생검(excisional biopsy), 그리고 유방, 간, 신장 등에 바늘로 천자하여 조직을 취해 검사하는 침생검(needle biopsy)이 있다.

침생검에는 대표적으로 세침흡인생검(fine needle aspiration cytology, FNAC), 중앙부절침생검(core-cutting needle biopsy)이 있다. 세침흡인생검은 국소마취 후 원하는 검사부위에 가는 주사침으로 찌른 뒤 여러 번 흡인하는 방법이다. 이 방식은 외래에서 즉시 시행할 수 있으며, 사용이 간단하고, 정확도가 높고, 비용이 저렴하다.

최근에는 좀 더 굵은 침과 자동 침생검 기구인 생검총을 이용하여 충분한 조직을 얻을 수 있는 중앙부절침생검이 많이 시행되고 있다. 이 생검법은 먼저 국소마취 후 피부를 2~3mm 정도 절개하여 바늘 속에 조직을 담을 수 있는 홈이 파인 바늘이 있는 이중 구조의 침을 두 개의 강한 스프링의 힘으로 바늘을 밀어낼 수 있는 총(gun)에 장착하여 시행한다(그림 5-1).

이 방법은 충분한 조직을 얻을 수 있어 정확도가 뛰어난 반면 조직 획득을 위해 여러 번 찔러야 하며, 빠른 속도로 바늘이 발사되므로 흉벽에 손상을 줄 수 있다. 보통 생검 시에는 초음파나 CT, MRI를 이용한 위치 확인이 이루어진다.

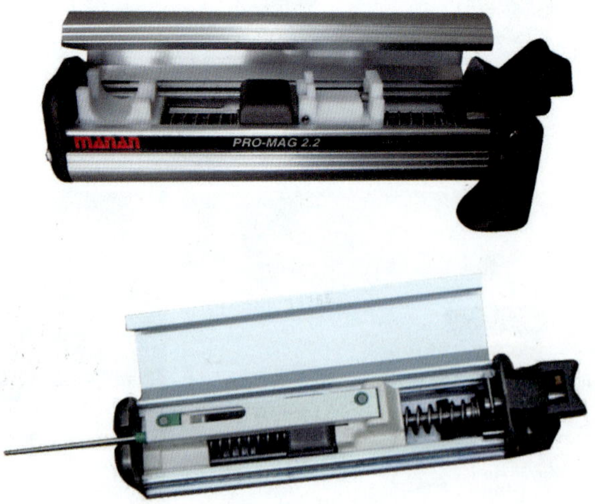

그림 5-1. 생검총과 생검침

6. Bladder scanner | 초음파방광검사기

초음파펄스진단장치	A26420.01	진단기기	비뇨기과, 중환자실

초음파방광검사기는 프로브에서 발생한 초음파가 방광에 도달한 후 되돌아오는 초음파를 분석함으로써 방광의 부피를 비침습적으로 측정하는 기기이다(그림 6-1). 방광 내 잔류 소변량을 측정할 수 있어서 방광 관련 수술 전 소변의 잔존 여부를 확인하여 불필요한 방광의 카테터리제이션[1](catheterization)을 방지하여 요로감염(urinary track infection)을 예방, 요실금(incontinence) 관리, 방광의 기능장애를 진단할 수 있다. 또한, 침습적인 방법에 비하여 환자의 만족도가 높고 빨리 결과물을 획득할 수 있어 많은 병원에서 쓰이고 있다.

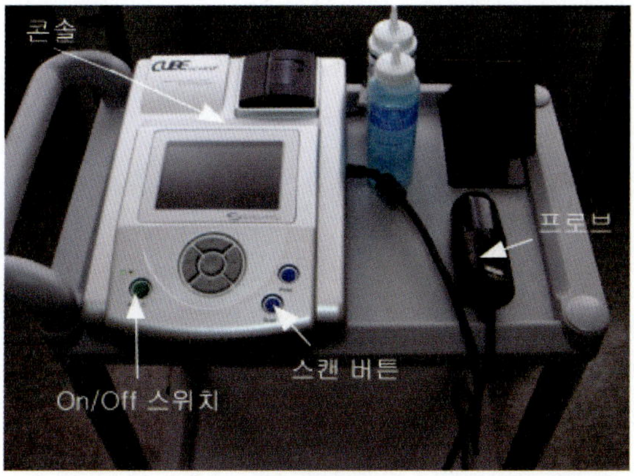

a. 프로브형

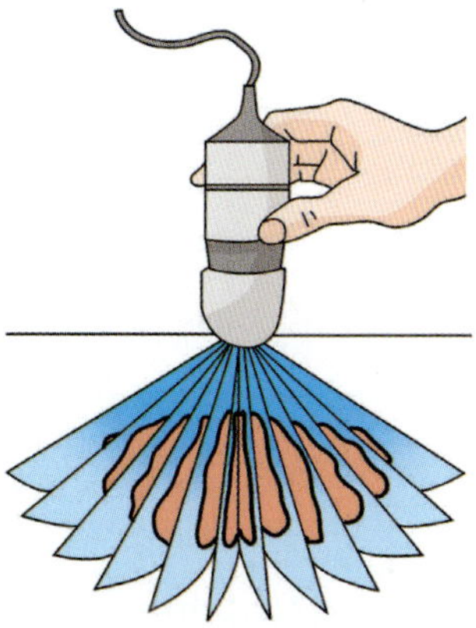

b. 노즐형

그림 6-1. 자동생화학분석기와 측정 원리

7. Blood gas analyzer | 혈액가스분석기

혈액가스분석기	A22020.01	진단기기	진단검사의학과, 마취통증의학과 등

동맥혈가스분석기(arterial blood gas analyzer, ABGA)라고도 불리는 혈액가스분석기는 응급환자나 수술 환자의 동맥혈이나, 심장, 폐 기능에 문제가 있는 중환자의 혈액으로 pO_2(산소포화도), pCO_2(이산화탄소분압), pH(산-염기 상태) 등을 빠르고 정확하게 측정, 평가하여 폐 기능, 신진대사, 콩팥기능을 진단할 수 있는 기기이다(그림 7-1). 그 외에도 일반적으로 사용되는 산소포화도측정기 등을 통해 간접 측정한 산소포화도 값이 이상이 있을 때 그

1. 명확한 X선 이미지를 얻기 위해 사용하는 진단용 약재

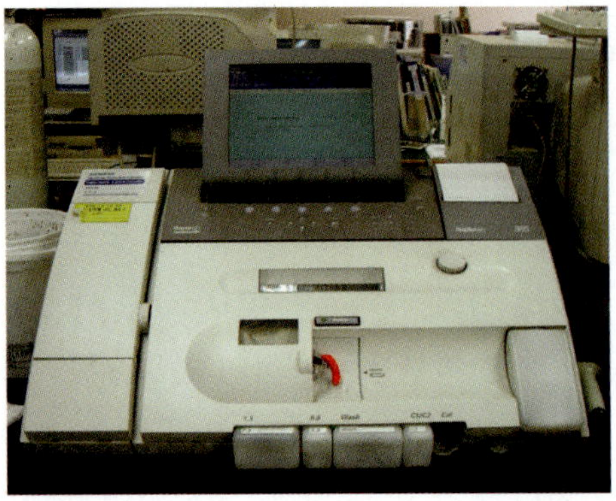

a

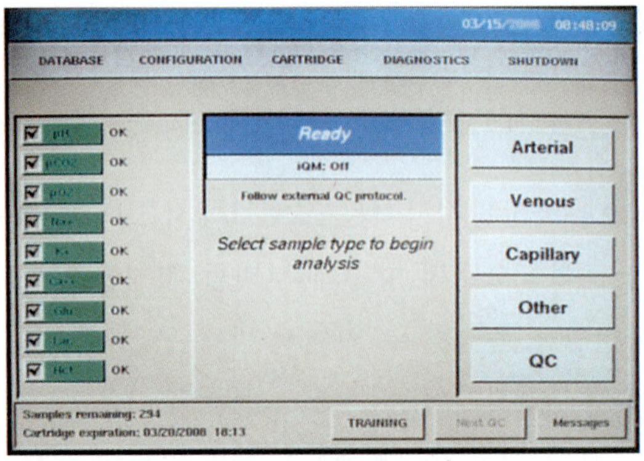

b

그림 7-1. 혈액가스분석기

값을 정확하게 다시 측정, 확인하는 데 쓰인다.

혈액가스분석기를 통해 측정할 수 있는 항목에는 아래와 같은 것들이 있다.

혈액가스 및 pH: pH, pO_2, pCO_2
전해질: cNa^+, cK^+, cCa^{2+}, cCl^-
대사물질: ctBil, cLac, cGlu
Oximetry: ctHb, FCOHb, FO_2Hb, FMetHb, sO_2

일반적으로 정상 수치는 표 7-1과 같다.

표 7-1. 가스분석결과의 정상 수치

Partial pressure of oxygen(PaO_2)	75~100mmHg
Partial pressure of carbon dioxide($PaCO_2$)	35~45mmHg
pH	7.35~7.45
Oxygen saturation(SaO_2)	94~100%
Bicarbonate-(HCO_3)	22~26mEq/liter

mEq/liter = milliequivalents per liter, mmHg = millimeters

측정 원리는 특정 물질에 반응하는 가스 전자화학 센서(gas electrochemical sensor)가 기준전위를 유지하는 상태에서 가스 등이 흡수되면 전위차를 발생시켜(그림 7-2, 3) 그 값을 그림 7-4와 같은 회로를 통해 분석하여 가스의 정도를 측정한다.

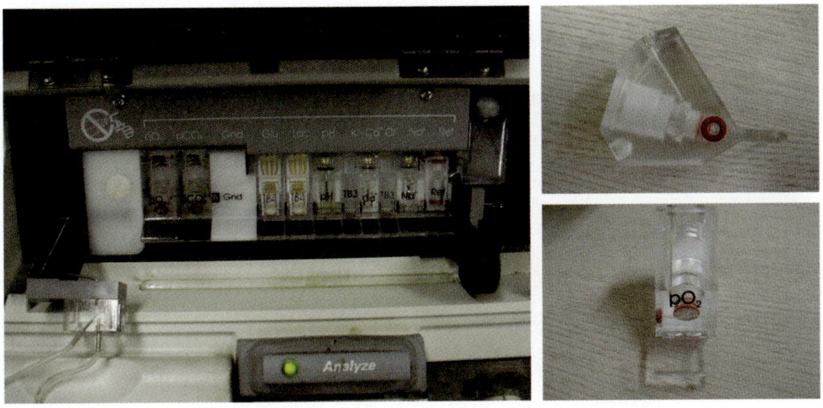

그림 7-2. 혈액가스분석기에 사용되는 가스 전자화학 센서

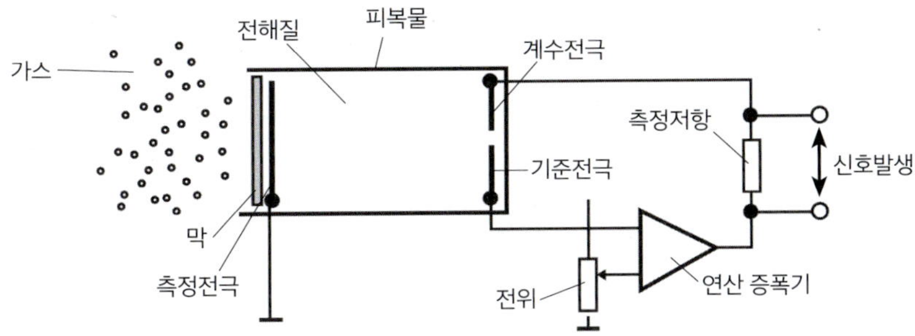

그림 7-3. 혈액가스분석에 이용하는 가스 전자화학 센서의 원리도

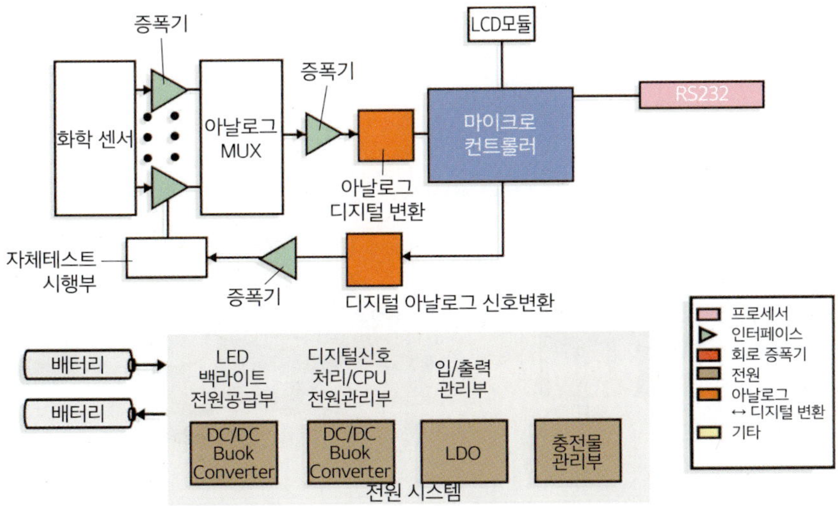

그림 7-4. 이동형 혈액가스분석기의 구성도

8. Bone densitometer | 골밀도측정기

엑스선골밀도측정기	A11100	진단기기	산부인과 등

BMD(bone mineral density)라고도 불리는 골밀도측정기는 X선이나 초음파로 뼈의 칼슘농도를 측정하여 골다공증을 진단하는 기기이다(그림 8-1). 측정방식에 따라 단일 X선 방식, 이중 X선 방식, 초음파 방식, 전산화 단층촬영방식으로 나뉘며, 이중(dual) X선 방식이 단일 X선 방식이나 초음파 방식 등에 비해 촬영시간이 짧고 정확도, 정밀도, 해상도가 높은 장점이 있어 현재 국제적으로 이중 X선 방식의 DEXA(dual energy x-ray absortionmetry)-scanner가 가장 많이 사용된다(그림 8-2). 이중 X선 방식의 골밀도 측정가의 원리는 우선 테이블에 누워있는 환자를 향해 2개의 각기 다른 필터를 통과한 저에너지와 고에너지의 X선이 조사되며 이렇게 조사된 X선 중 저에너지의 X선은 부드러운 조직을, 고에너지의 X선은 단단한 뼈를 지난 후 검출기에서 검출된다. 이 검출된 신호를 컴퓨터 영상처리 프로그램을 이용하여 저에너지 X선으로 검출된 부드러운 조직의 정보만을 제거하면 결과적으로 뼈의 상태를 알 수 있게 된다.

골밀도측정기는 측정부위별로 central DEXA(hip, spine)와 peripheral DEXA(wrist,

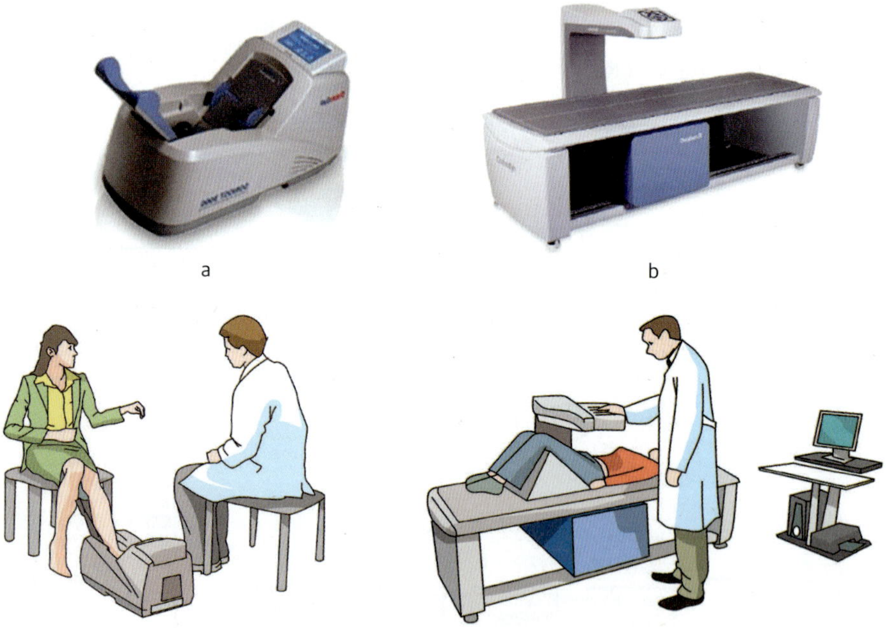

그림 8-1. 골밀도측정기(사진 제공: 오스테오시스, 모델: SONOST-3000, DEXXUM3, 02-2052-1650)
a. Peripheral DEXA, b. central DEXA, c. Peripheral DEXA를 이용한 검사, d. central DEXA를 이용한 검사

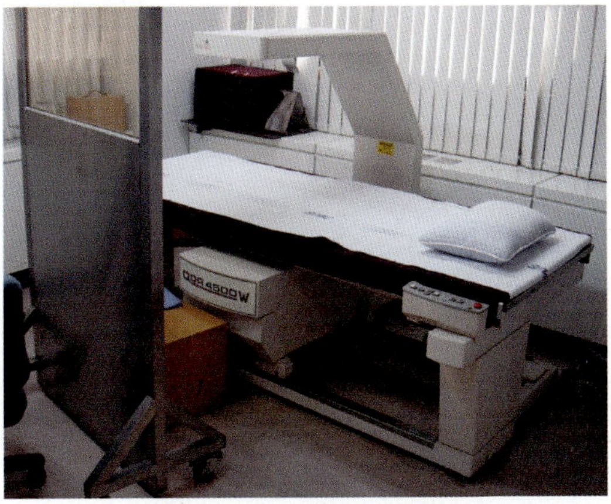

그림 8-2. 듀얼 X선 골밀도측정기

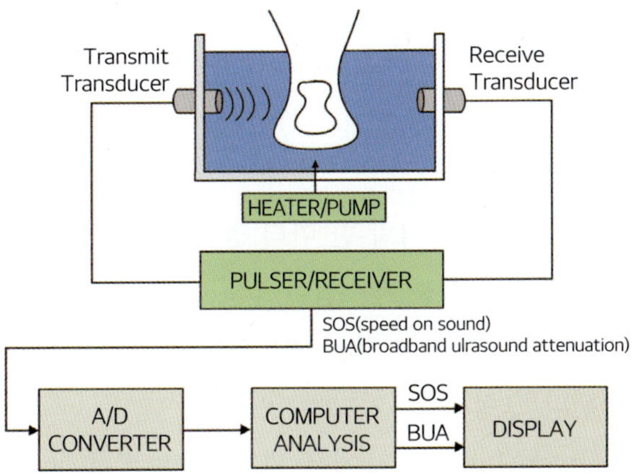

그림 8-3. Quantitative ultrasound의 동작 원리도

heel, finger)로 나눌 수 있다. 초음파 방식을 사용하는 골밀도측정기의 경우 quantitative ultrasound(QUS)라고도 불리는데 이 방식은 골밀도뿐만 아니라 골의 질적인 면을 파악할 수도 있다(그림 8-3).

9. Capsule endoscopy | 캡슐형 내시경

의료내시경	A26140.01	진단기기	내과

작은 알약 모양의 캡슐형 내시경은 전통적으로 사용되던 연성 내시경에 의한 구토 유발이나 수면 내시경 검사 시 실시하는 마취에 따른 부작용 없이 인체 내부 영상을 얻을 수 있는

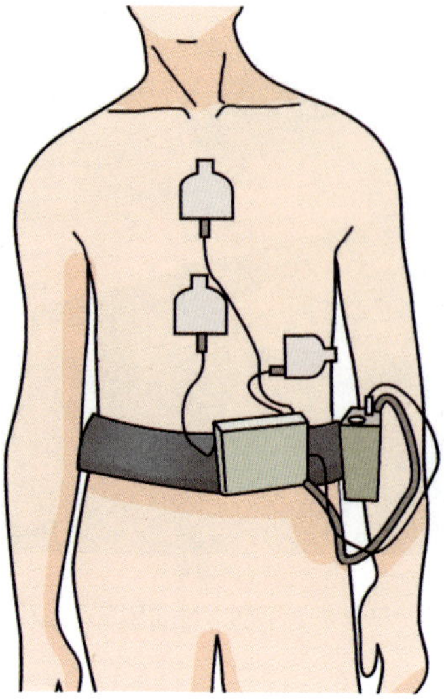

그림 9-1. 캡슐형 내시경 측정 모습

최첨단 내시경 기기이다.

기본적인 동작 원리는 검사자가 손가락 한 마디 정도의 크기의 내시경 기기를 간단히 삼키게 되면 삼켜진 캡슐형 내시경이 식도, 위, 십이지장, 소장, 대장 등의 연동운동에 따라 기기가 몸속을 이동하면서 촬영한 실시간 영상을 외부의 수신기로 보내고 수신기로 수신된 영상을 컴퓨터를 통해 보게 된다(그림 9-1).

2000년 이스라엘의 Given Imaging사에서 세계최초로 PillCam이라는 캡슐형 내시경을 개발한 이후, 2003년 국내에서 세계에서 두 번째로 미로(MiRO)라는 이름의 캡슐형 내시경을 개발하였다. 캡슐형 내시경은 광학돔, 광학렌즈, 시야확보용 LED, CMOS, 배터리, 이미지 무선전송회로, 안테나 등으로 구성되어 있다(그림 9-2).

캡슐형 내시경의 장점으로는 크기가 작고 이동하면서 내장 전체를 촬영할 수 있으므로 기존의 연성 내시경으로 볼 수 없었던 소장 질환 진단에 적용할 수 있으며, 내시경 촬영 중에도 일상생활이 가능하다. 또한, 일정 시간동안 촬영이 이루어지고 난 후에는 병원에 수신기만 반납하고 내시경은 대변과 함께 배출되기 때문에 매우 편리하다.

그러나 캡슐형 내시경은 내부 장기의 연동에 의해 움직이기 때문에 장기의 연동 기능이 약하면 캡슐형 내시경이 효과적으로 이동하지 못해 제대로 촬영된 영상을 획득하지 못하거나, 소장의 크기가 좁아 캡슐형 내시경의 이동이 막히면 외과적 수술이 필요할 수 있는 단점이 있다. 또한, 주 동력원은 배터리를 이용하기 때문에 사용 시간상의 제한과 자체 이동 기능이 없어 집중 관찰이 필요한 부위의 정밀 촬영이 어렵고 내시경의 핵심 역할인 조직 채취가 불

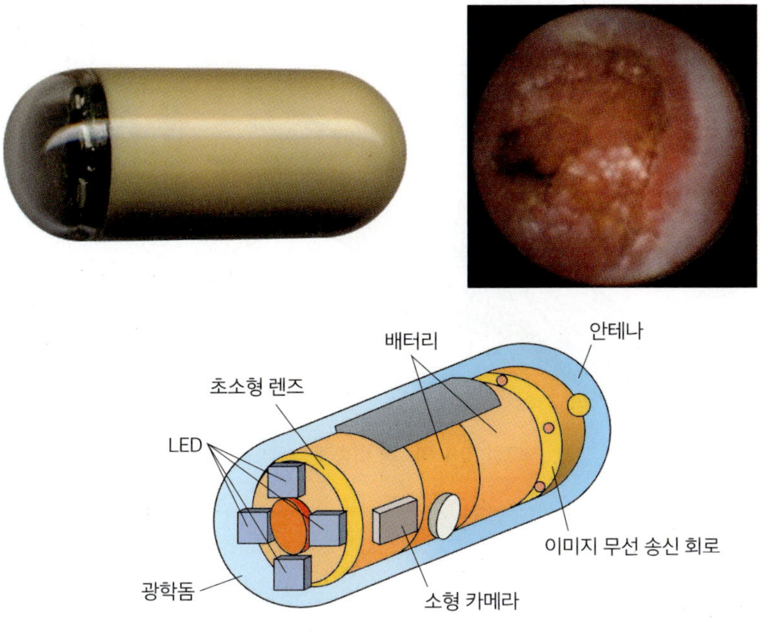

그림 9-2. 캡슐형 내시경의 구조와 획득 영상

가능하다.

캡슐형 내시경으로 적용 가능한 질환에는 원인 모를 위장관 출혈, 원인불명의 만성복통이나 설사, 소장의 종양, 염증성 장 질환, 흡수장애, 약제 유발성 소장 점막 손상 등이 있다. 이전의 전통적 연성 내시경 검사 방법으로는 정확한 진단이 곤란했던 소장 질환의 진단 외에 점차 그 적응증이 넓어지는 추세이다.

캡슐형 내시경은 더욱 소형화되고, 높은 화질을 얻을 수 있으며, 현재의 배터리를 통한 전력 공급방식 대신 무선을 통한 전력 공급방식으로 전환을 꾀하고 있다. 그 밖에 특정 부위에 약물을 주입하는 기능, 조직 및 체액의 채취, 정밀 조사를 위한 정지 및 주행 등의 자체 구동 기능 등이 개발, 사용되고 있다.

10. Clinical refractometer | (의료용)비중계

요비중계	A24015.01	진단기기	비뇨기과

의료용 비중계는 소변(urine)에 녹아 있는 당농도나 혈액 속 혈청 단백질의 농도를 빠르고 쉽게 측정할 수 있는 기기로 비중계를 처음 개발한 독일의 과학자 브릭스(Adolf Brix)의 이

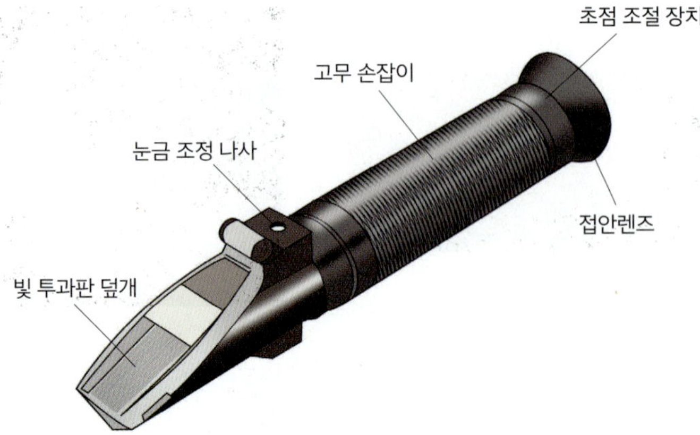

그림 10-1. 의료용 비중계

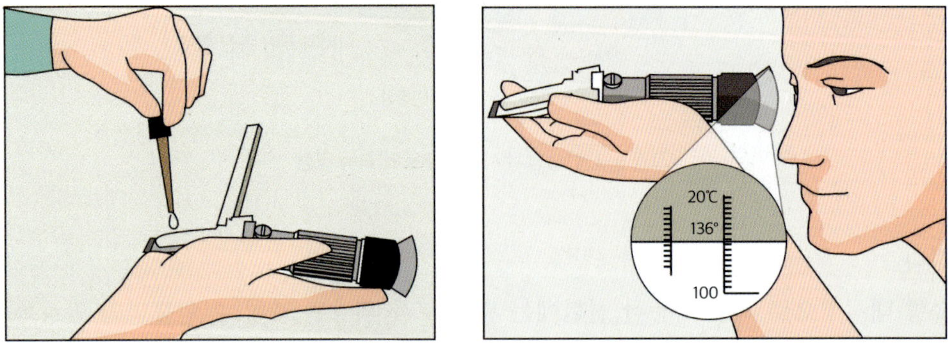

그림 10-2. 의료용 비중계의 사용방법

름을 따서 브릭스 검사기라고도 부른다(그림 10-1).

의료용 비중계를 이용한 측정방법은 비중계의 광선굴절 투명 커버를 열고 소변이나 혈액을 한 방울 떨어뜨린 후 덮개를 덮고 측정 유리면을 밝은 부분으로 향하고서 밝고 어두운 부분의 경계 눈금을 읽어서 측정한다(그림 10-2).

의료용 비중계에 적용되는 기본원리는 빛이 당이나 단백질 등을 통과할 때 굴절각이 달라지는 현상을 이용한 것으로 일반적으로 소변의 비중은 1.000~1.005 사이 값을, 혈청 단백질은 0~12g /100ml의 값을 가진다. 비중계는 수치의 정확도를 유지하기 위해서는 주기적인 보정(calibration)이 필요하며 보정 방법은 비중계의 측정 패널을 깨끗이 한 다음 그 위에 증류수를 한 방울 떨어뜨려 맑은 날 햇빛을 보면서 어두운 부분과 밝은 부분 경곗값이 1.000이 되도록 조정하는 것이다. 비중계는 전해질도 측정할 수 있어서 부동액, 엔진오일 등을 측정하는 산업용으로도 사용되며 산업용 비중계는 측정 대상물에 따른 굴절각이 다르므로 사용하는 눈금의 종류가 각각 다르다.

11. Computed radiography(CR)

진단용엑스선촬영장치	A11020.01	진단기기	영상의학과

CR은 기존의 아날로그 타입의 X선 촬영기를 사용하여 손쉽게 디지털 영상을 추출할 수 있는 기기로 디지타이저를 이용한 디지털 전환보다 한층 진일보한 방식이다. 일본 후지(Fuji) 사에서 처음 개발된 이후 DR(digital radiography)이 개발되어 보급되기 전까지 많이 사용되었다(그림 11-1).

CR의 원리는 방사선 필름 대신 방사선에 반응하는 인광물질(일반적으로 europium-doped barim fluorohalide(BaFX복합체))로 구성된 이미징 플레이트(imaging plate)를 사용하여 방사선의 광자에 의해 인광물질 내의 전자가 여기되면서 잠상이 형성된다(그림 11-2). 이렇게 여기된 전자에 633nm 파장대의 헬륨-네온레이저나 680nm의 반도체레이저 광선을 조사하면 전자가 제자리에 돌아오면서 빛의 형태로 방출되고 이 빛이 PMT(photo multiplier tube)를 통하면서 증폭된 전기신호를 획득하거나 ADC(analog digital coverter)에 의해 디지털 신호로 변환되어 영상을 디지털화 시킨다(그림 11-3). 이 방식은 X선을 인광

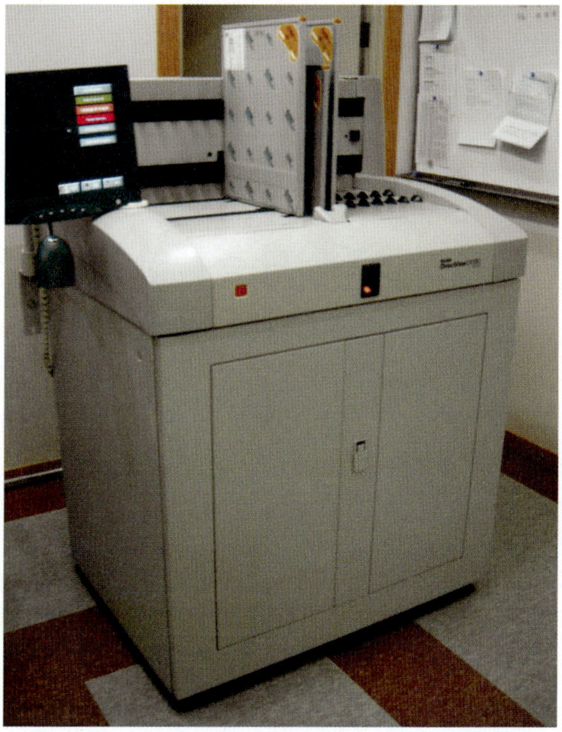

그림 11-1. CR

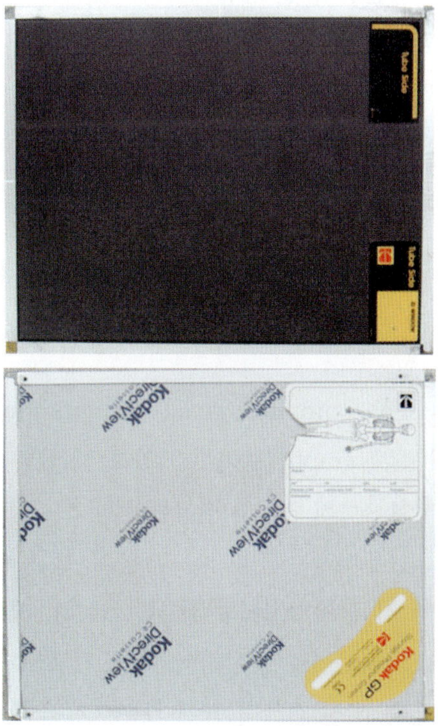

그림 11-2. 이미징 플레이트

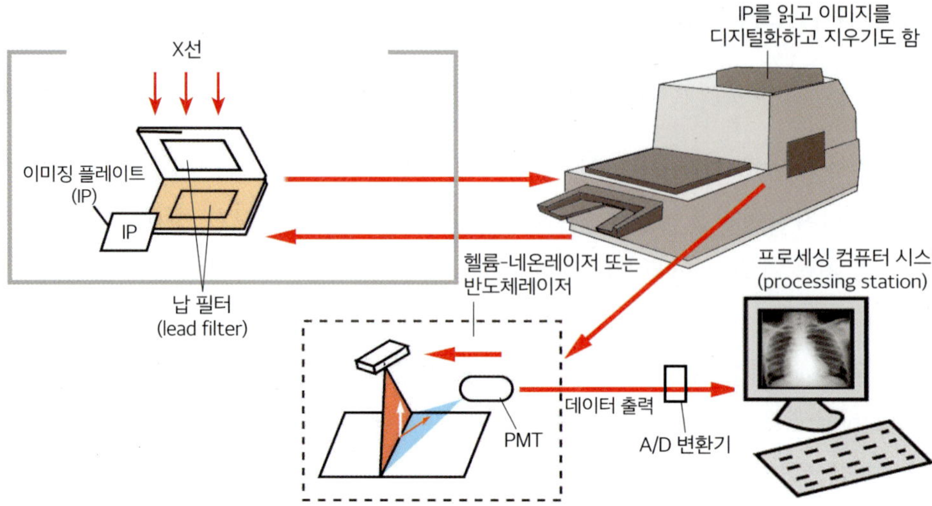

그림 11-3. CR의 영상획득 원리

물질에 부딪히게 하여 간접적으로 영상을 얻을 수 있어 간접 방식이라고도 불린다.

기존의 방사선 필름은 재사용이 불가능하지만, CR에 사용되는 이미징 플레이트는 그 구성 인광물질이 열 반응에 의해 급격히 붕괴하기 때문에 재사용이 가능하고, 넓은 범위에 적은 양의 X선 투과로도 필름 영상에 뒤지지 않을 만큼 선명하고 민감도가 높은 영상을 얻을 수 있는 장점이 있다. 그러나 산란하는 방사선에 영향을 민감하게 받는 단점이 있다.

12. Computed tomography(CT) | 컴퓨터단층촬영기

전산화단층엑스선촬영장치	A11010.01	진단기기	영상의학과

CAT(computed axial tomography) scanning으로도 불리는 컴퓨터단층촬영기는 Tomo(단층)+graphy(보여주다)의 합성어에서 알 수 있듯이 X선을 이용하여 체내를 단층영상으로 구현함으로써 인체의 정확한 형태와 구조적 정보를 제공하는 방사선 진단기기이다(그림 12-1).

컴퓨터단층촬영기는 지름이 보통 60~70cm 정도의 구멍을 가지는 갠트리(gantry), 촬영 시 환자가 눕는 테이블(table), 영상 재구성을 위한 워크스테이션 컴퓨터(workstation computer)로 구성되어 있다. 컴퓨터단층촬영기의 원리는 기본적으로 X선 촬영기의 원리와 같다. 우선 갠트리 안에 있는 X선을 발생시키는 튜브가 360° 회전하면서 X선을 발생시켜 이를 환자에게 조사한다. 그 후 인체 내의 구성 조직에 따라 흡수되거나 반사되면서 만들어진

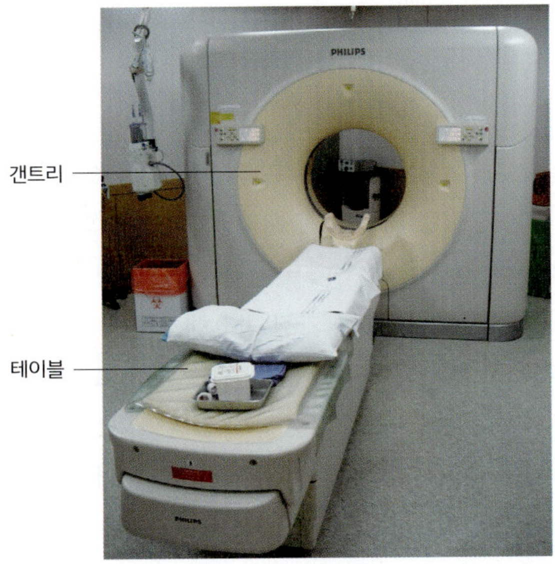

그림 12-1. 컴퓨터단층촬영기

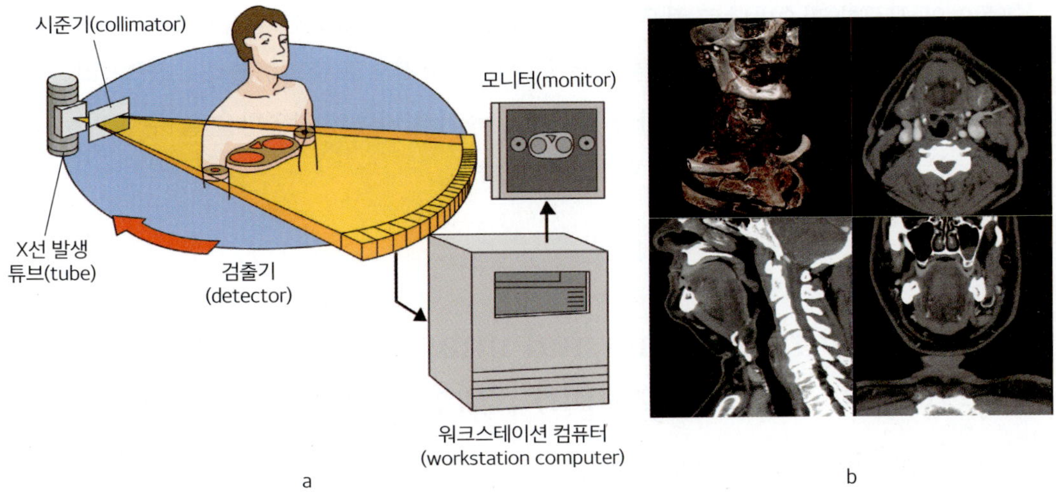

그림 12-2. 컴퓨터단층촬영기의 원리와 획득이미지
a. 컴퓨터단층촬영기의 작동 원리, b. 컴퓨터로 재구성된 컴퓨터단층촬영기의 영상

X선의 농도 차이 값을 검출기(detector)가 인지하여 수치화시킨 후 컴퓨터에 전송하고 이렇게 전송된 기초 자료가 소프트웨어를 통해 이미지로 재구성된다(그림 12-2).

컴퓨터단층촬영기는 1972년 영국의 EMI 연구소의 엔지니어 하운즈필드(Godfrey Houndsfield)와 터프츠(Tufts) 대학의 앨런 코맥(Allan Cormack)에 의해 개발된 이후 1974년 처음으로 1개의 X선 발생 튜브와 1개의 검출기로 구성된 머리만 촬영할 수 있는 1세대 컴퓨터단층촬영기가 설치되었다. 그 후 전신촬영이 가능하도록 다수의 검출기를 사용하는 2세대와 원형의 검출기를 사용하는 3세대, 나선형 검출기를 사용하는 4세대(spiral CT)로 발전하였으며, 최근에는 다수의 검출기를 여러 층으로 배열한 MDCT(multidetector computed tomography)가 사용되고 있다. 특히 MDCT는 기존의 컴퓨터단층촬영기의 전기케이블 방식 대신 전도성 금속 링을 사용한 슬립링 기술이 사용되어 갠트리 내의 검출기가 빠르게 회전하면서 방사선을 주사하기 때문에 검사 속도가 매우 빠르다. 또한 다수의 검출기로 이미지 정보를 취합하기 때문에 2, 3차원적인 고해상도를 가진 공간해상도에 용적을 가지는 영상을 만들어 낼 수 있다. 따라서 과거에는 환자의 움직임(숨쉬기, 소화)으로 인하여 오류영상(artifact)이 있었지만, 현재는 심장, 대장, 뇌 등의 움직이는 장기 촬영도 가능해졌다.

최신의 컴퓨터단층촬영기는 640멀티 슬라이스 컴퓨터단층촬영기로 이 기기는 한 번 촬영으로 0.5mm 간격의 정밀영상을 640장 찍을 수 있어서 움직이는 장기의 순간 촬영이 가능하다. 따라서 심혈관 및 혈관 질환 검사에 탁월한 우수성이 있어서 협심증 등의 심장질환을 검사하는 심혈관조영술이나 대장암을 검사하는 대장 내시경을 대체하여 사용할 수 있다.

그동안의 꾸준한 기술발달로 컴퓨터단층촬영기는 적은 양의 X선 피폭으로도 선명한 영상을 획득할 수 있게 되었고 이에 따른 이용 횟수도 폭발적으로 증가하였다. 그러나 최근에는 컴퓨터단층촬영기의 과다 사용에 따른 방사선 피폭이 환자에게 악영향을 줄 수 있다는 연구가 발표되는 등 그 단점에 대해서도 논의되고 있다.

13. Digital infrared thermal imaging (DITI or Thermograph) | 체열진단기

의료용적외선촬영장치	A21030.01	진단기기	신경외과, 재활의학과

체열진단기는 분자의 활성도나 대사 정도를 알 수 있는 미세, 미량의 인체에서 발생하는 적외선을 감지한 후 영상으로 나타내어서 통증 부위나 기타 질병 부위의 생리적, 병리적 변화를 파악할 수 있는 기기로 적외선 감지카메라, 영상변환 컴퓨터 시스템, 질소 탱크로 구성되어 있으며, 감지기는 액화질소나 기타 냉각제를 이용하여 대기의 열이 차단된 상태에서 동작한다.

동작 원리는 체열(body temperature)의 낮은 온도 변화를 적외선 감지기로 감지한 후 컴퓨터를 이용하여 흑백 또는 컬러 영상으로 전환하여 각종 질환의 조기 진단과 치료 전, 후의 경과 파악과 신체의 이상 유무를 진단하게 된다(그림 13-1).

체열진단기는 해부학적 이상 유무를 진단하는 CT나 MRI, 방사선 장비와는 달리 인체의

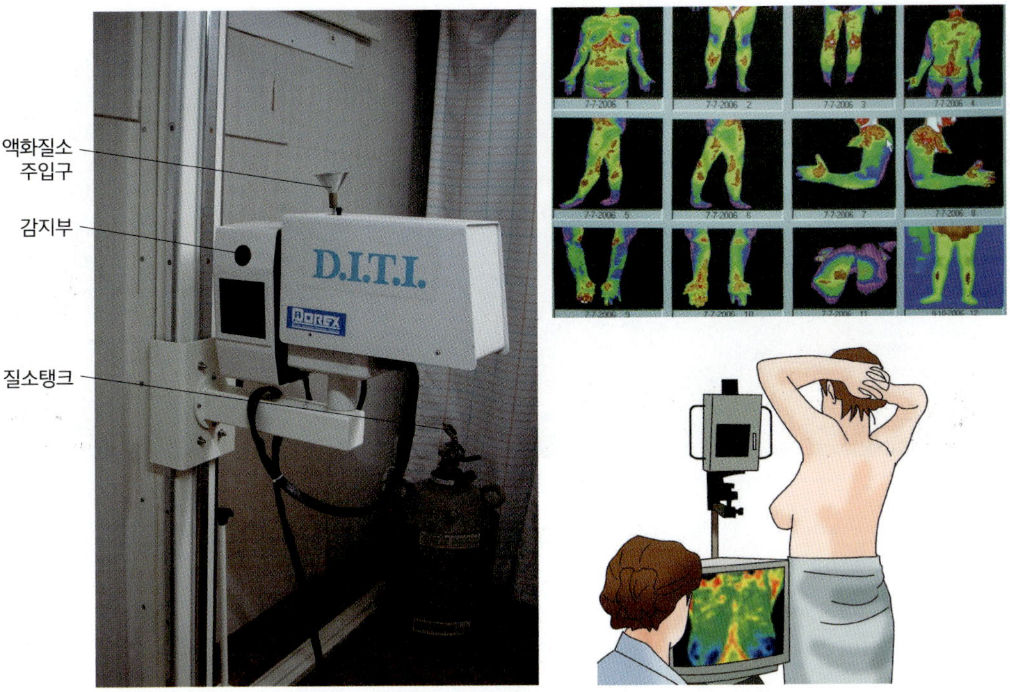

그림 13-1. 체열진단기와 촬영 영상

생리학적인 기능 이상과 변화를 찾아내는 새로운 영상 진단법으로 주목받고 있다.

체열진단기는 인체에서 자연적으로 방출되는 적외선을 이용하기 때문에 어린이나 임산부 그리고 조영제 부작용이 있는 환자에게도 안전하게 반복적으로 사용할 수 있으며 통증이 전혀 없다.

그 외에도 임상적 증상에 의한 진단 정확도가 매우 높다. 그러나 복부나 엉덩이처럼 지방층이 두꺼운 부위는 측정하기가 어려우며, 암을 제외한 내상이나 약물을 복용한 후에는 약 기운 때문에 진단이 어렵다. 그 밖에 검사에서 판독까지 약 1시간 이상이 소요되는 단점이 있다.

14. Digital radiography(DR)

디지털엑스선촬영장치	A11110.01	진단기기	영상의학과

아날로그 방식의 병원 시스템이 디지털화로 전환되는 과정에서 X선 영상의 디지털 처리를 위해 사용되었던 디지타이저나 CR은 진정한 디지털 영상처리기인 DR에 의해 대부분 대체되었다(그림 14-1). DR은 방사선을 인식할 수 있는 센서, 또는 방사선 매개체인 빛 사용 여부에 따라 간접변환방식과 직접변환방식으로 구분되며 사용하는 센서와 패널에 따라서

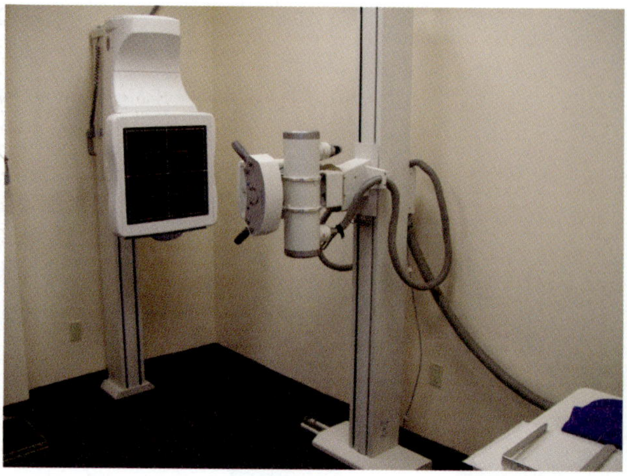

a

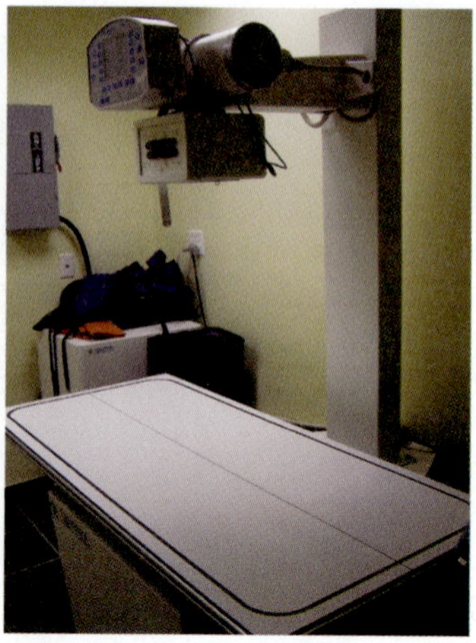

b

그림 14-1. DR

CMOS/CCD법과 평판패널(flat panel)법으로 나뉜다.

가. 간접변환방식

1) CMOS/CCD법

조사된 방사선은 섬광층(scintillator)을 통과하면서 가시광선으로 변환되고 다시 CMOS(-complementary metal oxide semiconductor)나 CCD(charged coupled device) 같은 광소자 센서로 전달되어 디지털 전기신호로 변환된 후 영상으로 재구성된다.

CMOS는 CCD에 비해 전력 소모가 적고, 영상 제작이 쉬워 경제적이지만, 영상에 노이즈(noise)가 많고 촬영 영역이 좁아서 최근에는 CMOS보다는 CCD가 많이 사용된다.

CCD는 사용하는 CCD의 수가 많을수록 해상도가 높은 영상을 얻을 수 있으며 구조가 간단하여 제작이 쉬운 장점이 있는 반면, 제작 단가가 높고 방사선을 받아들일 수 있는 CCD의 크기가 최대 5×5cm 정도로 한정되어 있어 섬광판 이후 CCD까지 도달하는 과정에서 빛 손실이 크다.

또한 다수의 CCD를 사용하면 신호를 영상화시키는 시간이 길어져 비효율적이다. 최근에는 중간에 렌즈나 광파이버(fiber)를 이용해 작은 면적에 모든 광선이 도달되도록 하는 demagnification optical coupling 기술을 사용하여 문제점을 보완하고 있다(그림 14-2).

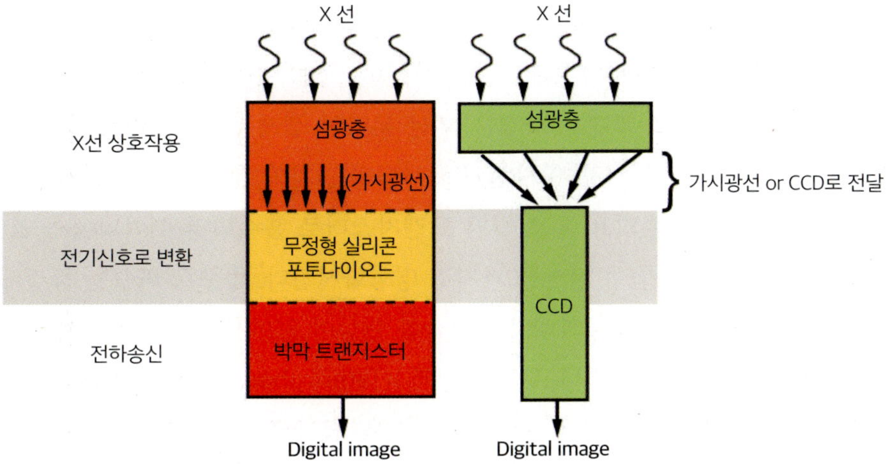

그림 14-2. 간접변환방식의 아몰퍼스실리콘 기반의 평판패널과 CCD 법

2) 아몰퍼스실리콘 기반의 평판패널(amorphous silicon based flat panel)

가장 많이 사용하는 DR 방법으로 중간에 X선을 가시광선으로 변환시키기 위한 섬광층을 사용한다. 즉, 조사된 방사선은 섬광층 스크린(scintillating layer screen)을 통과하면서 가시광선으로 변환되고 이 가시광선은 아몰퍼스실리콘(amorphous sillcon) 포토다이오드에서 전기신호로 바뀌고 나서 박막 트랜지스터(thin film transistor, TFT)로 전달되고 이것이 컴퓨터로 전달되어 영상화된다.

지금까지 개발된 DR 중에서 소비전력이 가장 낮고, 촬영 후 영상변환 속도가 가장 빨라 거의 실시간으로 영상확인이 가능하다. 섬광층의 재료로 가장 많이 사용되고 있는 요오드화세슘(cesium iodide, Csl)이 방출하는 빛 파장대가 포토다이오드에서 인식할 수 있는 빛 파장 영역대와 매우 흡사하여 가시광선 발생효율이 높고, 결정구조상 빛의 산란이 적은 특징이 있다. 따라서 필름에 비교해 50~70%의 방사선만으로도 노이즈가 거의 없이 좋은 영상을 얻을 수 있다. 반면에 고가의 요오드화세슘 사용으로 인해 경제성이 떨어지고, 섬광층 사용에 따른 빛의 산란, 간섭, 확산이 나타나 신호 손실이 발생한다(그림 14-2).

나. 직접변환방식

1) 아몰퍼스셀레늄 기반의 평판패널(amorphous selenium based flat panel)

DR 방법 중 가장 최근에 개발된 방식으로 섬광판을 사용하지 않고 방사선에 직접 반응하는 셀레늄(selenium)을 사용하여 방사선을 전기신호로 변환시켜 박막 트랜지스터로 전달한 후 컴퓨터에서 영상으로 구현한다.

방사선이 전기신호로 바뀌는 과정은 우선 무정형 셀레늄(amorphous selenium)이 수천 볼트의 고전압으로 걸려 있고, 방사선이 조사되면 전자와 홀로 분리되면서 전자는 수천 볼트로 대전 된 곳으로 흡수되고 홀은 박막 트랜지스터로 흡수되면서 여기에서 영상 신호를 가진 전하를 축적하였다가 이 전하를 가지고 영상화시킨다. 빛으로 바꾸는 중간매개체가 없어서 신호의 손실이 적고, 신호의 확산 및 간섭 현상이 없어서 기타의 DR 방식보다 해상도가 아주 높은 장점이 있다. 그러나 무정형 셀레늄(amorphous selenium)의 물성이 온도에 민감하기 때문에 온도를 적정하게 유지해야 하는 단점이 있다(그림 14-3).

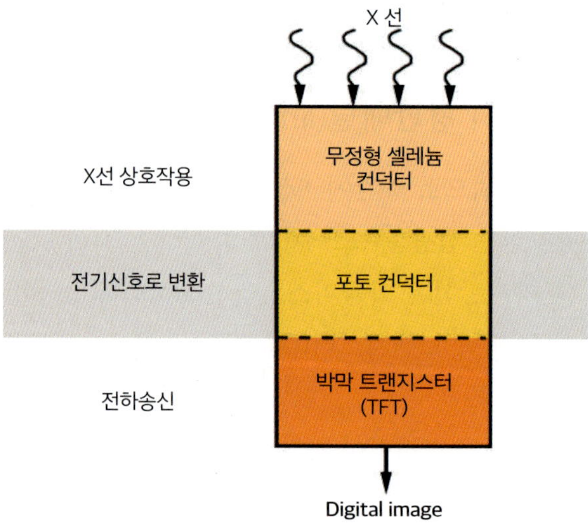

그림 14-3. 직접방식

15. Electrocardiograph(ECG) | 심전계

심전계	A26010.01	진단기기	수술실, 중환자실 등

심장 근육의 수축과 이완으로 발생하는 활동전위로 인해 몸에 흐르는 전류는 위치에 따라 수 밀리볼트(mV)의 전위차를 발생시킨다. 이때 전위차를 몸의 표면에서 유도하면 일정한 파형을 획득할 수 있는데 이렇게 발생하는 전위차를 유도 및 증폭하여 파형으로 보여주는 기기가 심전계이다(그림 15-1). 심전계는 측정 시 간단히 전극(electrode)만을 붙이기 때문에

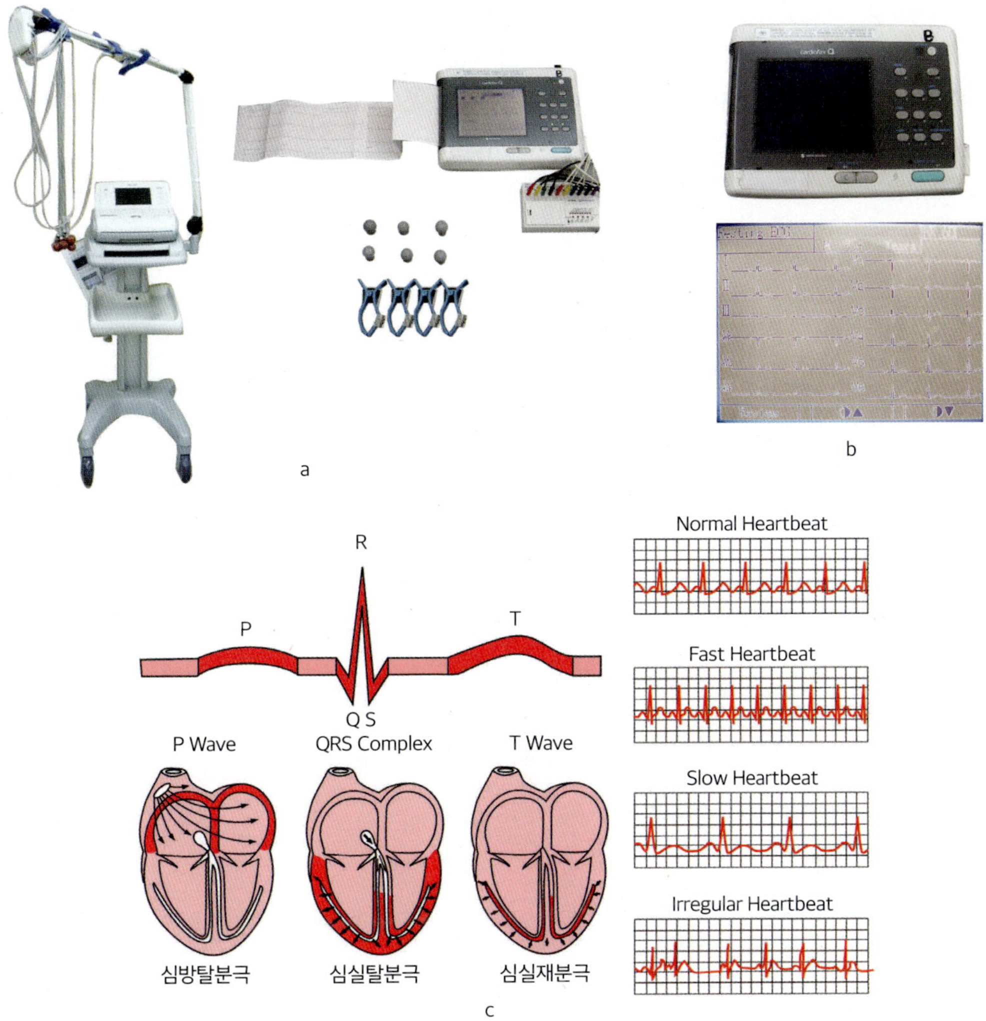

그림 15-1. 심전계

a. 심전도 신호발생 시뮬레이터의 작동, b. 이동형 심전도, c. 심장의 활동과 심전도 그래프간의 관계도

통증이 없고 편리할 뿐만 아니라 심장의 이상유무(부정맥, 협심증, 전해질이상, 심근경색, 전도장애, 심근 비대 및 기타 심장의 구조적 이상 등)를 심도 있게 판단할 수 있다.

가. 심전도 측정방법

심전계를 이용하여 심전도 전위를 유도하는 방법에는 표준사지유도(또는 쌍극유도), 증폭단극 사지유도, 단극흉부유도의 표준12유도법이 사용된다.

1) 표준사지유도(standard lib leads(I, II, III)) 또는 쌍극유도(bipolar limb lead): 왼팔, 오른팔, 왼발을 통해 기준전극과 탐색전극 사이의 전위차를 유도하는 방법(그림 15-2)
2) 증폭단극사지유도(augmented unipolar limb leads(aVR, aVL, aVF)): 표준단극사지유도방법에서 각 유도지점 사이의 중간 값과의 전위차를 유도하는 방법(그림 15-3)
3) 단극흉부유도(unipolar chest leads(V1~V6): 전흉벽의 지정된 위치에 부착된 전극과 3개의 사지에 연결된 전극을 이용하여 전위차를 유도하는 방법(그림 15-4)

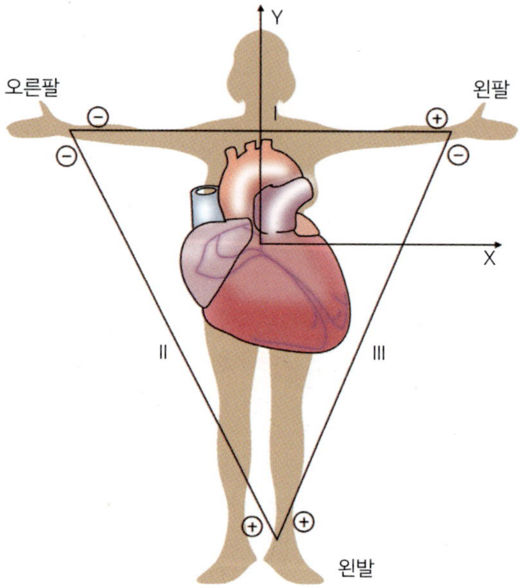

그림 15-2. 표준사지유도

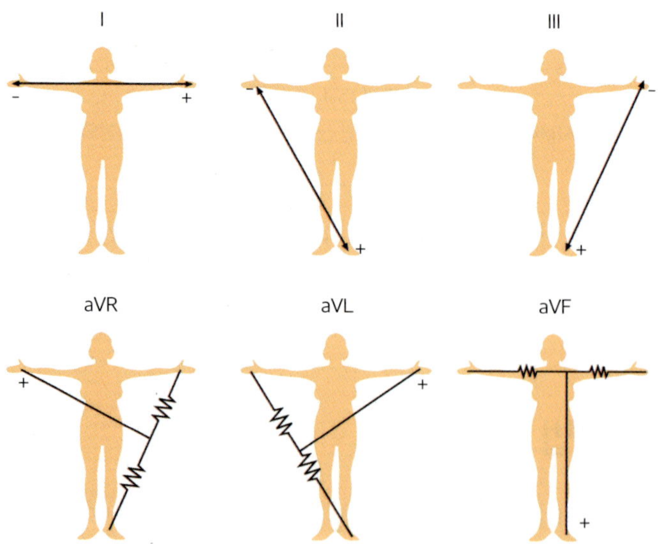

그림 15-3. 증폭단극사지유도

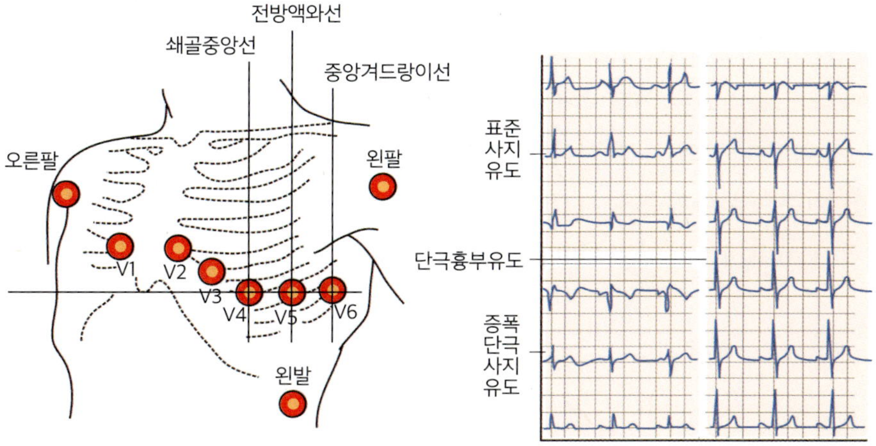

그림 15-4. 단극흉부유도

V1: 흉골의 오른쪽 제4늑간 부위, V2: 흉골의 왼쪽 제4늑간 부위, V3: V2 유도와 V4유도의 중간, V4: 쇄골중앙선과 제5늑간이 만나는 곳, V5: 전방액와선과 V4와 V4와 수평 되는 선이 만나는 곳 V6: 중앙겨드랑이선과 V4와 수평 되는 선이 만나는 곳

심전도의 경우 수 밀리볼트의 약한 전압을 대상으로 하기 때문에 근육이나 환자의 움직임 등의 기타 외부잡음이 발생할 수 있다. 따라서 실제로는 이런 잡음을 제거하기 위해 오른발에도 전극을 연결하여 오른 다리 구동회로(driven right leg circuit)를 이용해 접지의 역할을 하게 한다.

참고로 약한 전위를 잘 받아들이면서 측정 위치와 용도에 따라 달리 디자인된 전극의 종류를 아래 사진에 첨부하였다(그림 15-5).

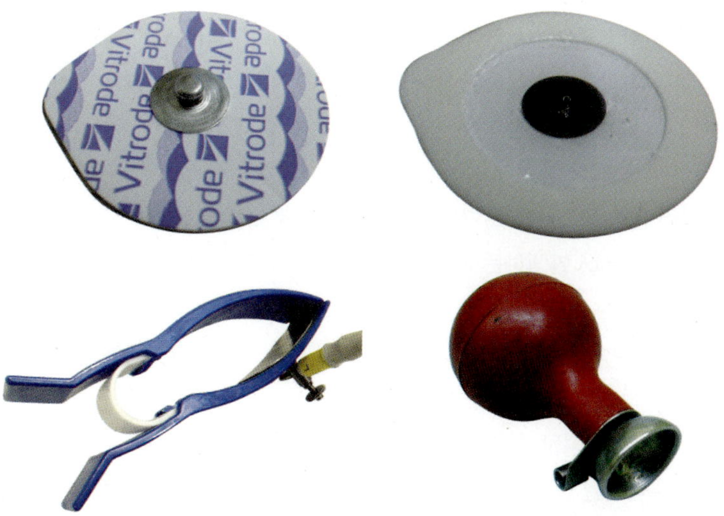

그림 15-5. 1회용 금속판 전극(상), 재사용이 가능한 금속판 전극과 흡착전극(하)

나. 심전도 기록지

보통 심전도에서 출력되는 기록지에는 12유도법에 의해 획득된 모든 전위차 신호가 함께 나오는데 각 출력된 파형의 구분은 아래 그림과 같다. 표준기록지의 출력 속도가 25mm/sec일 경우를 기준으로 수평축은 시간(거리)을 수직축은 전압(진폭)을 의미하며 작은 사각형 1칸은 전압 0.2mV, 40msec를 의미한다(그림 15-6).

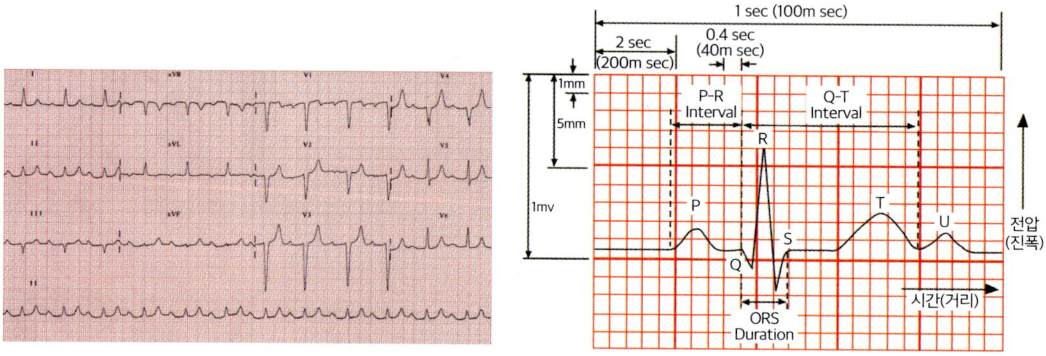

그림 15-6. 심전도기록지와 파형 설명

다. 심전도 내부 구성회로

- 측정전극: 환자로부터 심전 신호를 측정하기 위한 전극
- 리이드 탈락 검출: 측정전극에서 심전도로 연결되는 선의 단선 여부를 검출
- 증폭기 보호회로: 외부로부터 고전압이 가해지더라도 심전도 회로가 파손되지 않도록 보호하는 회로
- 리이드 선택기: 환자로부터 신호를 측정하기 위해 연결된 표준 12개의 선 중 필요한 선만을 선택
- 교정신호: 환자로부터 발생한 신호를 정확히 측정할 수 있는지를 테스트하기 위해 잠시동안 가하는 인위적인 신호
- 전치증폭기: 환자로부터 발생된 신호를 초기에 증폭해주는 부분으로 주로 차동증폭기가 사용됨
- 오른 다리 구동회로: 환자로부터 발생하는 기타 노이즈나 증폭기로부터의 간섭을 감소시키기 위해 접지 역할을 하는 회로
- 분리회로: 60Hz의 교류 신호의 전류가 유입되는 것을 막아 마이크로컴퓨터 등에 영향을 주는 것을 방지하는 회로
- 구동증폭기: 신호가 적절하게 측정될 수 있도록 레벨을 증폭하거나 대역필터(low-pass filter) 기능을 수행함
- A/D 변환기: 아날로그로 측정된 신호를 0, 1의 디지털 신호로 변환해 주는 기능을 함
- 메모리 시스템: 디지털화된 환자 신호와 환자의 정보를 저장하는 역할을 함

- 마이크로컴퓨터: 심전도에서 가장 중요한 부분으로 심전도의 주된 동작을 제어하고 측정된 신호를 예비로 분석하는 기능을 함
- 기록기, 인쇄기: 측정된 신호를 최종적으로 출력해 주거나 인쇄해 줌

16. Electroencephalogrm(EEG) | 뇌전도측정기, 뇌파측정기

뇌파계	A26150.01	진단기기	신경과

뇌파측정기는 뇌세포의 전기적 활성을 기록하는 기기로, 흥분 뉴런의 세포막을 투과하며 지나가는 이온에 의해 발생하는 미세한 전류를 두피에 부착한 전극을 통해 검출한 후 약 100만 배 정도 전압 증폭시켜 측정하는 비침습적 측정기이다(그림 16-1).

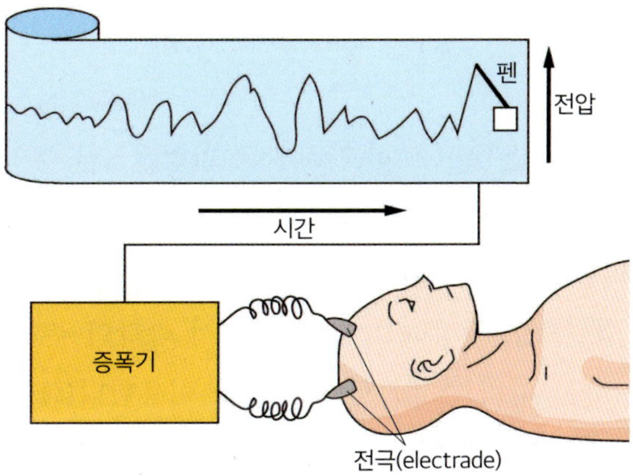

그림 16-1. 뇌파측정의 기본원리

뇌파측정기는 뇌파 증폭기, 뇌파 분석용 컴퓨터 시스템, 모니터, 프린터 등으로 구성되어 있고 측정한 환자의 뇌파는 뇌 손상, 뇌종양, 뇌혈관장애, 간질, 치매 등의 각종 뇌 질환 평가 분석에 이용되며, 또한 뇌사판정의 법률적 확정은 뇌파측정기상의 뇌파의 정지로 결정된다(그림 16-2).

뇌파측정기로 측정되는 뇌파는 피측정자의 심신 상태에 따라 다르게 나타나기 때문에 뇌의 활동 상황을 나타내는 중요한 지표로 사용된다. 뇌파의 측정방법은 뇌파 측정을 방해하는 임피던스[2](impedance)를 줄이기 위해 측정 부위의 머리를 깎고, 전도성 겔(gel)을 바른 후

2. 임피던스는 주파수를 가지는 AC 회로에서 응용되는 개념으로 주파수와 무관한 저항 R에, 주파수 개념이 포함된 저항소자인 L(인덕터)과 C(커패시터)에 대한 개념이 포함된 AC 개념의 보다 넓은 의미의 저항

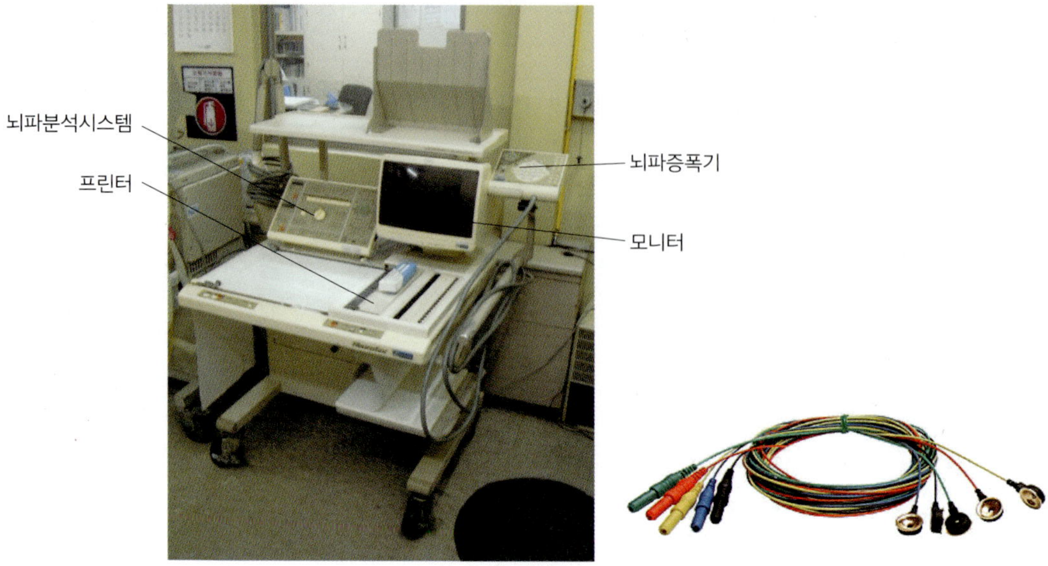

그림 16-2. 뇌파측정기와 구성물

그 부위에 은(Ag) 또는 은염화은(AgClAg)으로 만든 원형전극을 부착하거나 핀전극을 사용하여 측정하며 경우에 따라서는 뇌피질에 직접 전극을 부착하기도 한다.

뇌파는 매우 복잡한 패턴의 파형형태로 나타나기 때문에 뇌파가 특정 주파수로 진동하는 단순 진동들을 선형적 결합으로 가정하고, 이 신호에서 각각의 주파수 성분을 분해하여 그 크기(또는 파워)를 표시하는 파워 스펙트럼 분석법을 이용한다(그림 16-3). 최근에는 신호처리 방법의 발전과 함께 고차 통계 분석, 모드 분석, 카오스 분석, 웨이블렛, PCA, 바이스펙트럼, 고차통계분석 등의 방법이 연구되고 있다. 이렇게 분석된 뇌파는 기본적으로 0~30Hz의 주파수와 약 20~200μV의 진폭을 가지고 있고 주파수 따라 델타파(δ), 세타파(Θ), 알파파

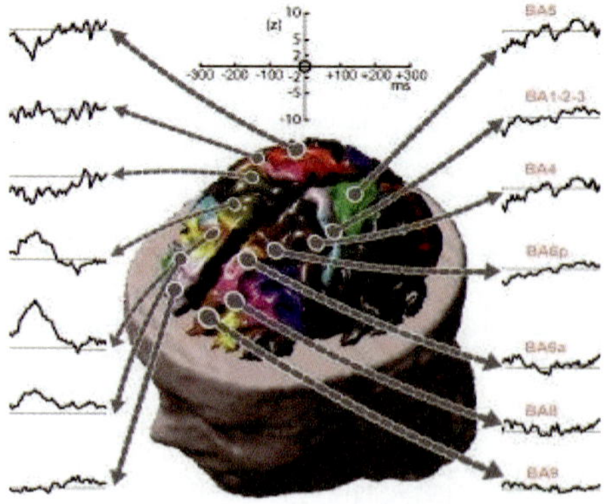

그림 16-3. 파워스펙트럼 분석에 의한 뇌 부위별 파형

표 16-1. 뇌 부위별 파형

감마파(γ)	30~50Hz 이상의 주파수를 가진 파로서 극도의 각성과 흥분을 할 때 발생한다.
베타파(β)	13~30Hz 사이의 주파수를 가진 파로서 불안, 긴장 등의 상태에서 발생을 하기 때문에 스트레스파라고도 불리며 일반적으로 일상생활에서 대부분의 사람에게서 발생한다.
알파파(α)	8~12.99Hz 사이의 주파수를 가진 파로서 심신이 이완 되고 안정되어 있을 때 발생하기 때문에 명상파라고도 불린다.
세타파(θ)	4~7.99Hz 사이의 주파수를 가진 파로서 얇은 수면 상태일 때 발생하기 때문에 서면수면파라고도 불린다.
델타파(δ)	2~3.99Hz 사이의 주파수를 가진 파로서 깊은 수면 상태일 때 발생하기 때문에 수면파라고도 불린다.

(α), 베타파(β), 감마파(γ)로 분류한다(표 16-1).

현재 뇌기능 연구에는 뇌파측정기, fMRI[3](functional MRI), PET 등을 이용하는데 fMRI와 PET의 경우 뇌파측정기에 비해 공간해상도가 높지만 시간해상도가 낮아서 뇌의 빠른 변화를 볼 수 없다는 단점이 있다. 또한 뇌파측정기에 비해 고가일 뿐 아니라 특수한 측정실을 갖추어야 하는 제약이 있어서 저렴하면서도 시간 및 공간해상도가 뛰어난 뇌기능 측정장치가 개발되지 않는 한 뇌파측정기는 뇌기능연구의 중요한 도구로 그 지위를 유지할 것이다.

17. Electronic fetal monitor | 전자태아감시장치

분만감시장치	A26230.01	진단기기	분만실

NST(non-stress testing)기기 라고도 불리는 전자태아감시장치는 분만 전 산모 자궁(uterus)의 수축 정도를 이용하여 태아의 움직임을 관찰하여 태아의 척수압박, 심장이상, 산소결핍, 감염, 위치이상(malposition), 피로(distress)의 정도 등을 알아보기 위해 사용하는 기기이다. 전자태아감시장치는 크게 외부형 전자태아감시(external electronic fatal monitoring, EEFM)와 내부형 전자태아감시(internal elelctronic fetal monitoring, IEFM)의 방법으로 측정한다.

가. 외부형 전자태아감시법(그림 17-1)

외부형 전자태아감시법은 태아와 직접적인 접촉 없이 산모의 복부(abdomen)에 자궁수축변환기(tocotransducer)와 초음파변환기(ultratransducer)로 구성된 센서(그림 17-2)를 장

3. 뇌 속의 산소 흐름과 같은 역동적인 상황의 촬영이 가능한 뇌단층 촬영기로 3차원적인 촬영을 하는 일반 MRI와 달리 4차원적으로 매 순간 변화하는 것을 곧바로 측정할 수 있어 뇌 기능 연구에 많이 이용되고 있음

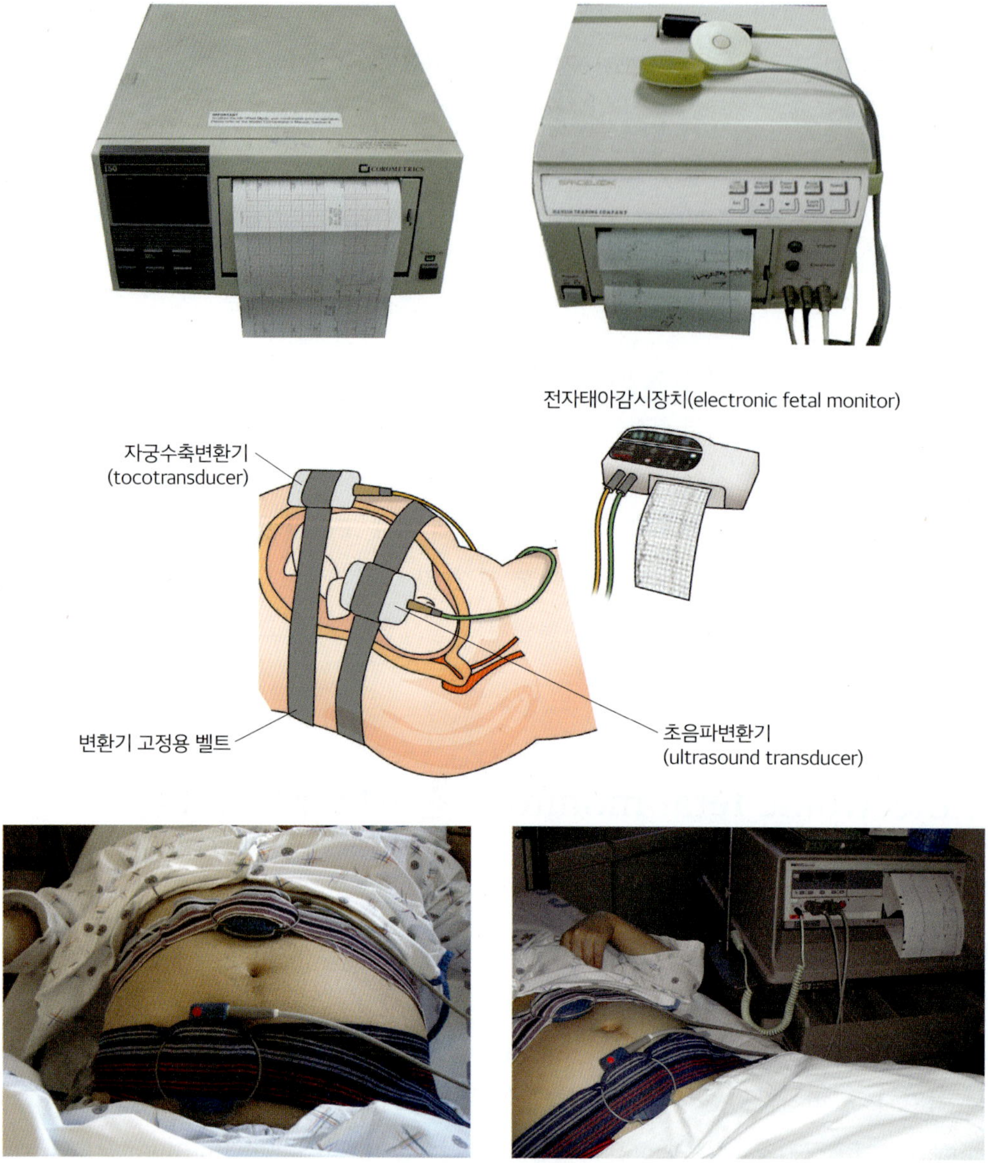

그림 17-1. 외부형 전자태아감시장치
외부형 전자태아감시장치의 구성 및 검사 방법

착한 후 움직이지 않도록 벨트로 고정하는 간접적인 방법이다. 장착한 센서들을 통해 산모 자궁의 수축 정도와 태아의 심박수(fetal heart rate, FHR)를 측정하여 그래프의 형태로 나타낸다.

자궁수축변환기에서는 주로 고감도의 압력센서를 이용하여 자궁의 수축 정도를 측정하며, 초음파변환기에서는 초음파 도플러 효과를 이용하여 태아의 심박수를 측정한다. 출력되는

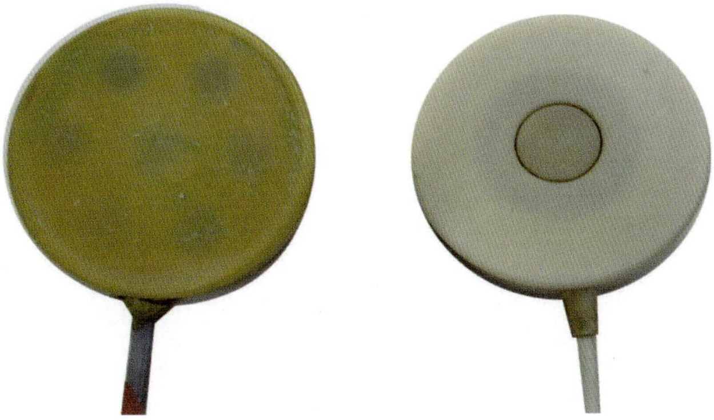

그림 17-2. 외부형 전자태아감식기의 센서
초음파변환기(좌), 자궁수축변환기(우)

용지에는 크게 상단에 태아의 심박수가 하단에 자궁의 수축 정도가 그래프의 형태로 나뉘어 그려지며 자궁의 수축 정도에 따라 태아의 심박수가 상응하여 빨라지거나 느려지게 되는데 서로 상응도가 높으면 태아의 상태가 양호한 것이고 그렇지 않으면 태아가 어떠한 스트레스의 상태 하에 있다고 판단할 수 있다. 참고로 정상적인 태아의 심박수는 120~160회 정도인데(그림 17-3) 자궁의 수축이 될 때 태아의 심박수가 일정하게 떨어지지 않고 오히려 160회 이상으로 높아진다면 태아 심장이 빈맥(tachycardia)의 상태임을 짐작해 볼 수 있다(그림 17-4). 외부형 전자태아감시법의 단점으로는 자궁수축 정도와 태아의 심박수를 측정하는 변환기들이 기기본체와 케이블로 연결 되어 있어 태아 정상적 분만이 되어야 할 때 움직임을 제한함으로써 분만시간 지연으로 인해 산모나 태아에게 좋지 않은 영향을 줄 수 있는 것 외에는 큰 단점이 없다.

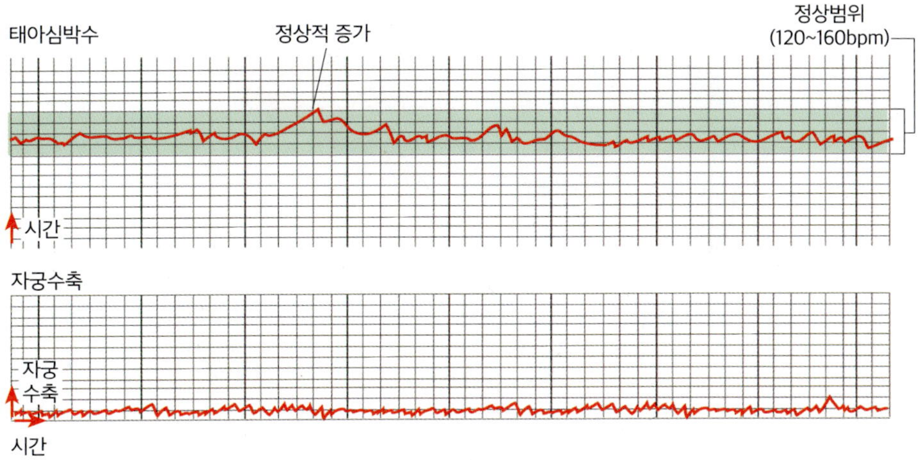

그림 17-3. 정상 상태 시 출력되는 그래프의 예

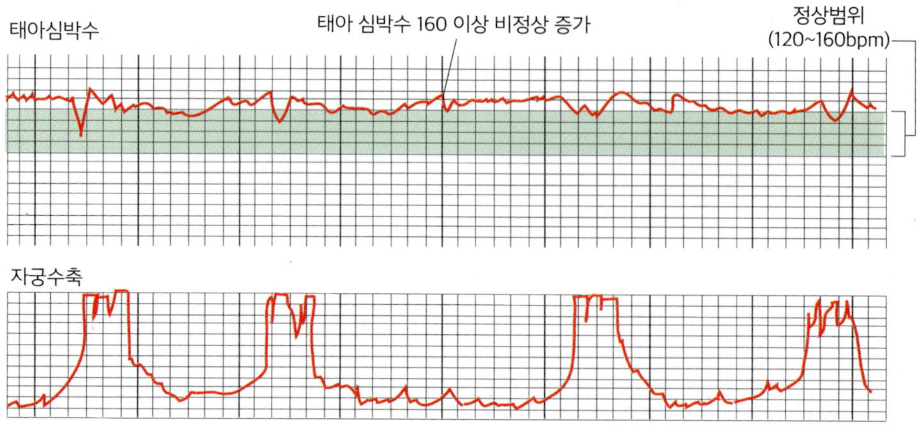

그림 17-4. 태아 빈백 시 출력되는 비정상 그래프의 예

나. 내부형 전자태아감시법

외부형 전자태아감시법으로 정확한 데이터를 얻지 못하거나 혹은 획득된 데이터를 믿을 수 없어 좀 더 확실한 데이터를 얻고자 할 때 자궁경부(cervix)을 통해 인위적으로 직접 전극(electrode)을 삽입하여 태아의 두피(scalp)에 찔러 위치시켜 태아의 심박수를 측정하고, 압력센서가 달려있는 자궁내압카테터(intrauterine pressure catheter, IUPC)를 삽입하여 자궁내압을 측정하여 더욱 정확한 데이터를 획득하는 방법이다(그림 17-5). 단점으로는 양막낭

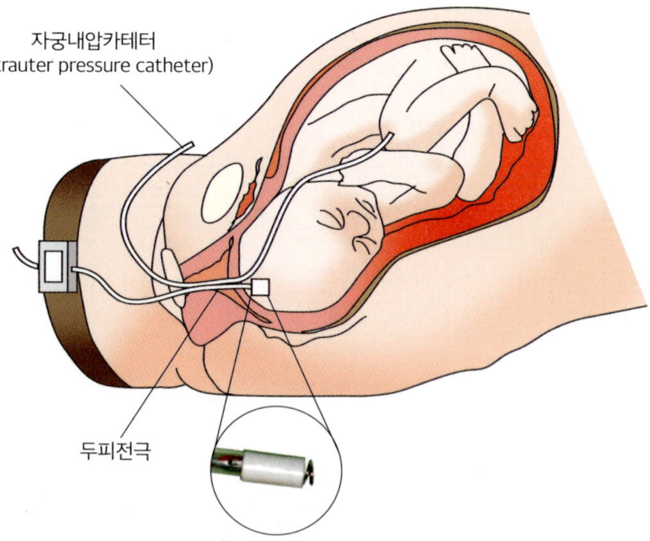

그림 17-5. 내부형 전자태아감시법

(amniotic sac)을 터지거나 터트린 이후에만 측정할 수 있다는 것과 센서의 직접 삽입으로 인한 태아나 산모의 감염, 태아 두피 손상 등이 있을 수 있다.

18. Electro-oculogram(EOG) | 안전도

망막전위계	A28250.01	진단기기	안과 등

안전도는 안구의 움직임으로 유발된 생체 전위 즉, 안구 내 망막의 휴지 전위(resting potential)를 측정하여 이를 영상으로 출력하는 기기로서 안과에서 안구의 움직임을 관찰하거나 눈의 상태를 진단하기 위해 사용한다(그림 18-1).

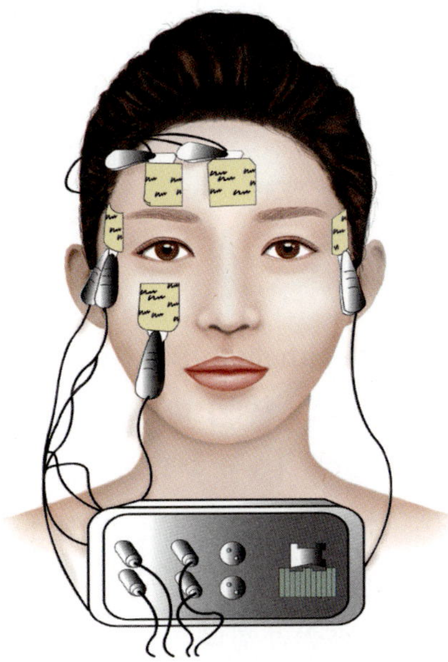

그림 18-1. 안전도와 착용예

가. 안구의 움직임 측정

먼저 한 쌍의 전극을 안구 상하 또는 좌우에 붙인다. 안구가 중앙에서 한쪽 전극 쪽으로 움직이면 안구 내 망막(retina)은 양(+)의 신호를, 또 다른 쪽으로 움직이면 음(-)의 신호를 발생한다. 휴지기 상태에서 안구의 전위가 일정하다고 가정하면, 측정한 전위차로 안구의 위치

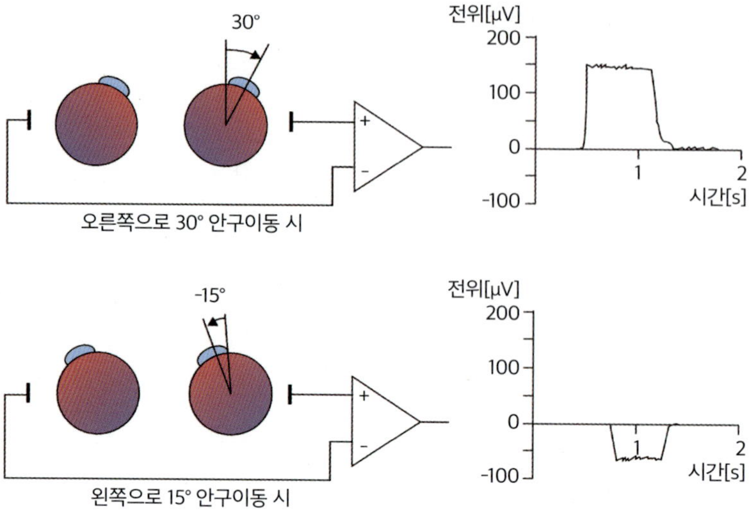

그림 18-2. 안전도를 이용한 안구의 움직임 측정 원리

를 측정하여 안구의 움직임을 확인할 수 있다(그림 18-2).

나. 안과적 진단

진단목적으로 색소상피(pigment epithelium)의 기능을 평가하는 데 사용된다. 안구는 암순응(dark adaptation) 과정 동안 휴지 전위가 미세하게 감소하다 몇 분 후 최소치에 도달(dark through)하게 되는데 이후 불이 켜졌을 때 휴지 전위가 상당한 값(light rise)으로 증가하였다가 망막이 빛에 완전히 적응하게 되면 몇 분 후 떨어지게 된다. 이런 전위변화의 비율을 측정함으로써 색소상피가 정상인지 비정상인지 평가할 수 있다. 참고로 이 전위변화의 비율을 아덴비(Arden ration, 그림 18-3)라 한다.

$$\text{아덴비} = \frac{\text{(light rise)}}{\text{(dark trough)}} \times 100$$

비정상 안전도 < 165%

그림 18-3. 아덴비 공식

19. Endoscope | 내시경

의료내시경	A31090	진단기기	내과 내시경실

수술이나 부검 없이는 병변을 볼 수 없는 신체 장기에 특정 기기를 삽입하여 관찰하는 내시경은 1968년 독일의 Kussmaul이 처음 제작한 후 광학 기술의 발전, 광섬유의 개발, 전자공학의 발전을 통해 지속적으로 발달하였다. 특히, 1983년 Welch Allyn사에서 빛을 받으면 전기로 만드는 광전효과(photoelectric effect) 반도체인 영상 감지기 CCD[4](charge-coupled device)를 개발하면서부터 더욱 진일보하게 되었다. 즉, 광원에서 발생된 빛이 광섬유를 통해 인체 내부를 조명하고 이에 반사되는 빛과 영상을 CCD를 기본 센서로 한 카메라 컨트롤러(camera controller)에서 영상신호로 변환된 후 영상처리부에서 이를 다시 영상화하여 모니터에 나타낸다.

내시경은 크게 광섬유 다발과 잘 휘어지는 연철을 사용한 연성 내시경(fiberscope)과 휘어지지 않는 금속 봉에 여러 개의 렌즈를 조합하여 사용하는 경성 내시경(rigidscope)으로 나뉜다(그림 19-1).

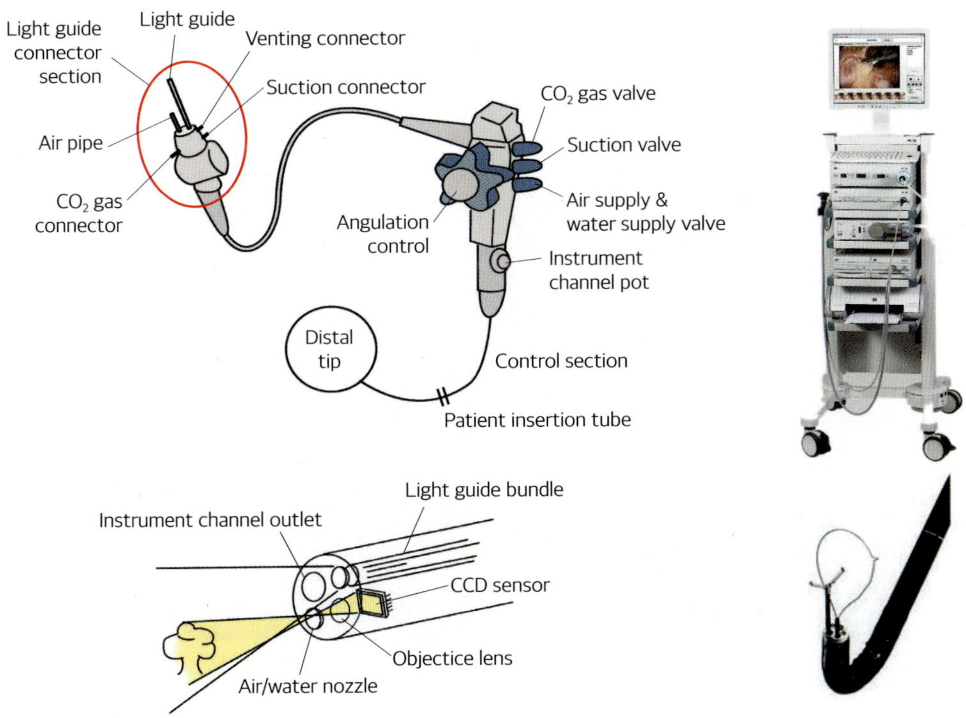

그림 19-1. 연성 내시경과 말단부(distal tip)

광원(light source)에서 조사된 빛이 광섬유를 타고 말단부를 통해 내부 기관을 밝게 해주고 거기서 획득한 이미지를 CCD를 통한 영상화로 나타난다.

4. 빛을 전하로 변환시켜 화상을 얻어내는 센서

연성 내시경은 크기가 1~2인치 정도의 종양으로 의심되는 조직의 관찰과 처치에 사용되며, 특히 X선 촬영기, CT, MRI 등의 간접 검사법의 도움 없이도 실시간으로 결과를 직접 확인할 수 있는 측면에서 실시간 내부 검사에 있어 독보적인 기기라고 할 수 있다. 연성 내시경은 스코프, 모니터, 프린터, 사진촬영기, 흡인기 등으로 구성되어 있으며 스코프에는 수술기구 삽입을 위한 채널, objective lens, light guide, air/water 노즐 등이 기본적으로 장착되어 있다. 그 밖에 내시경 세척을 위한 세척기가 별도로 필요하다(그림 19-2).

연성 내시경의 종류는 사용 부위에 따라 위경(gastroscope), 결장경(colonoscope), 기관지경(bronchoscope), 십이지장경(duodenoscope), S결장경(sigmoidscope), 담낭경(choledochscope), 방광경(cystoscope), 비경(rhinolaryngoscope), 후두경(laryngoscope), 요도경(ureteroscope), 자궁경(hysteroscope), 흉경(thorascope) 등이 있다.

연성 내시경은 시술 시 구토를 유발하여 환자의 거부감이 크고, 시술 후 통증이 나타나며 검사부위가 제한적이다. 또한 마취를 통한 수면내시경 시술은 마취 관련 합병증이 나타날 수 있다. 최근에는 이러한 단점을 극복한 캡슐형 내시경과 가상현실을 이용한 가상 내시경, 내시경과 초음파를 결합하여 동시에 기관 내부, 주위의 림프샘, 혈관 등의 정밀 관찰과 고품질의 영상을 얻을 수 있는 내시경초음파(endoscopic ultrasound, EUS) 등이 개발되어 진단에 큰 도움을 주고 있다(그림 19-3).

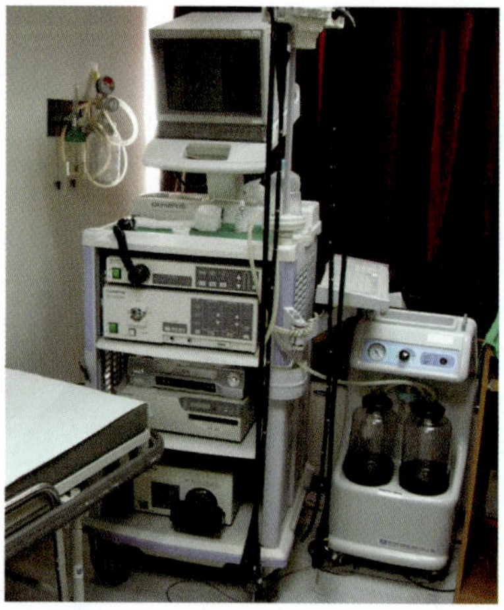

a

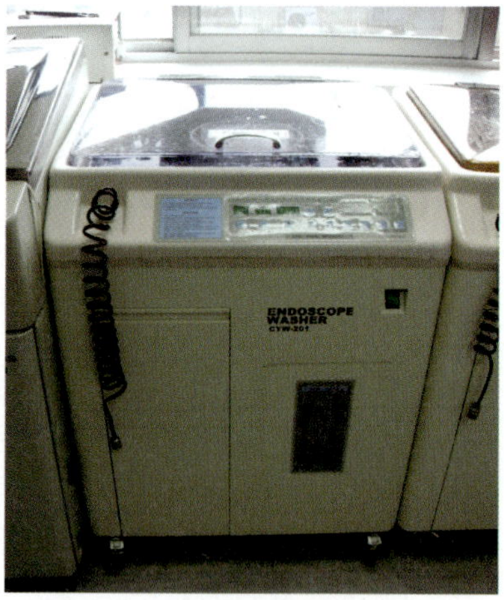

b

그림 19-2. 내시경 시스템과 함께 사용되는 흡입기와 내시경 세척기

a. 흡입기는 내시경 시술 시 발생하는 적출물이나 혈액 등을 진공을 통해 병으로 빨아들인다.
b. 세척기는 내시경 시술 후 내시경을 세척하기 위해 사용한다.

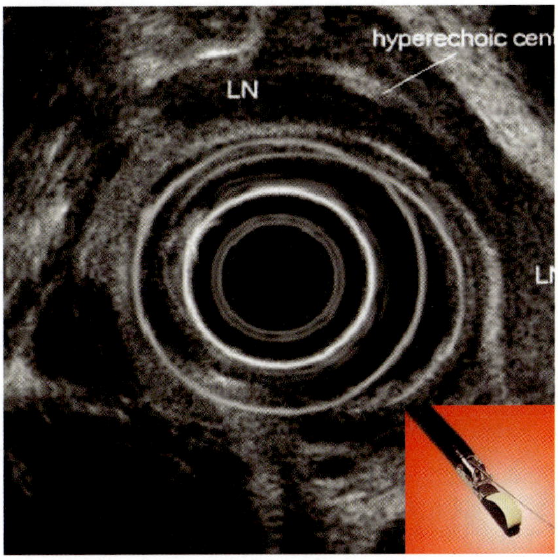

그림 19-3. 내시경초음파 영상과 내시경 말단부

대표적인 내시경 제조업체로는 Olympus, Pentax, Fujinon, ACMI, Storz, Schott, Welch Allen 등이 있다.

경성 내시경의 영상획득 원리는 연성 내시경과 같지만, 연성 내시경과 달리 시술을 위한 채널이 없고, air/water 노즐이 없어 시술이 필요할 경우에는 다른 부위에 구멍을 뚫어 시술하는 차이가 있다(그림 19-4). 경성 내시경은 경성 내시경 카메라, 카메라 컨트롤러, 프린터, 모니터, 빛 발생장치(light source) 등으로 시스템이 구성된다(그림 19-5).

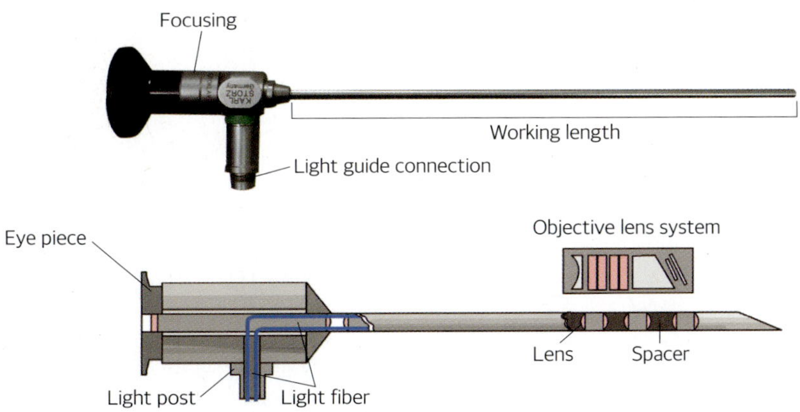

그림 19-4. 경성 내시경의 구조와 원리

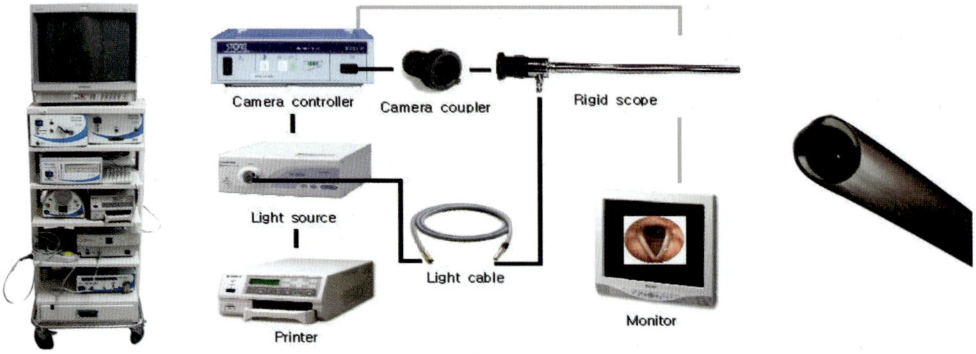

그림 19-5. 경성 내시경 시스템의 구성도와 내시경 말단부

오직 렌즈의 조합인 경성 내시경은 연성 내시경보다 영상의 재현성, 선명도, 밝기 등이 뛰어나며 때문에 상대적으로 고가이며, 내시경 외형이 직선의 모양을 갖추고 있기 때문에 관찰 부위가 정면이 아니고 측면이라면 관찰이 곤란하다. 따라서 이런 문제를 해결하여 원활한 시야 확보를 위해 경성 내시경은 끝단이 여러 각도를 가진 종류로 나누어진다(그림 19-6).

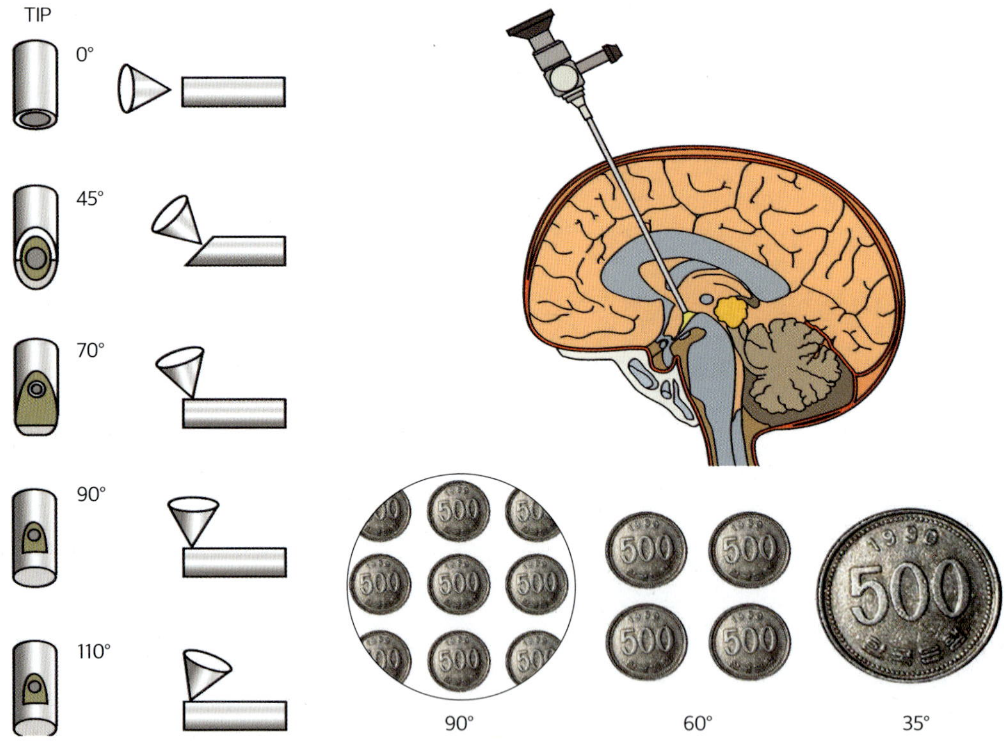

그림 19-6. 경성 내시경의 시방(direction of view, DOV)(좌)과 시야(field of view, FOV)(우)
보고자 하는 부위를 더 잘 볼 수 있도록 끝단이 여러 가지 각도를 가지는 형태로 나누어진다.

경성 내시경은 주로 관절, 고막, 자궁경부, 대장 등에 대한 진단과 치료를 실시간으로 확인하면서 진행할 수 있으며, 사용 부위에 따라 기관지경(bronchoscope), 식도경(esophagoscope), 직장경(rectoscope), 복강경(laparoscope), 관절경(arthroscope), 방광경(cystoscope), 자궁경(hysteroscope), 후두경(laryngoscope), 이경(otoscope) 등으로 나뉜다.

대표적인 경성 내시경 제조사로는 Aesculap, Cabot, Circon-ACMI, Dyonics, Guidant, Linvatec, Richards, Richard Wolf, Smith-Nephew, Storz, Stryker 등이 있다.

20. Facial nerve monitor | 안면신경검사기

안면신경자극장치	A26290.03[2]	진단기기	수술실

안면신경은 7번째 뇌 신경으로서 눈물샘과 침샘, 혀의 앞쪽과 안면근육의 운동을 지배한다. 안면신경검사기는 주로 수술 시 안면신경에 미세 전류를 흘려 전기적 자극을 가한 후 그 자극에 대한 신경이나 근육의 반응 정도를 나타내는 기기로 수술로 인한 신경 손상을 사전에 방지하거나 수술 후 신경의 기능을 평가하는 데 쓰인다(그림 20-1).

동작 원리는 눈이나 입 주위 부분에 전류를 받아들이는 전극을 서로 닿지 않게 간격을 좁

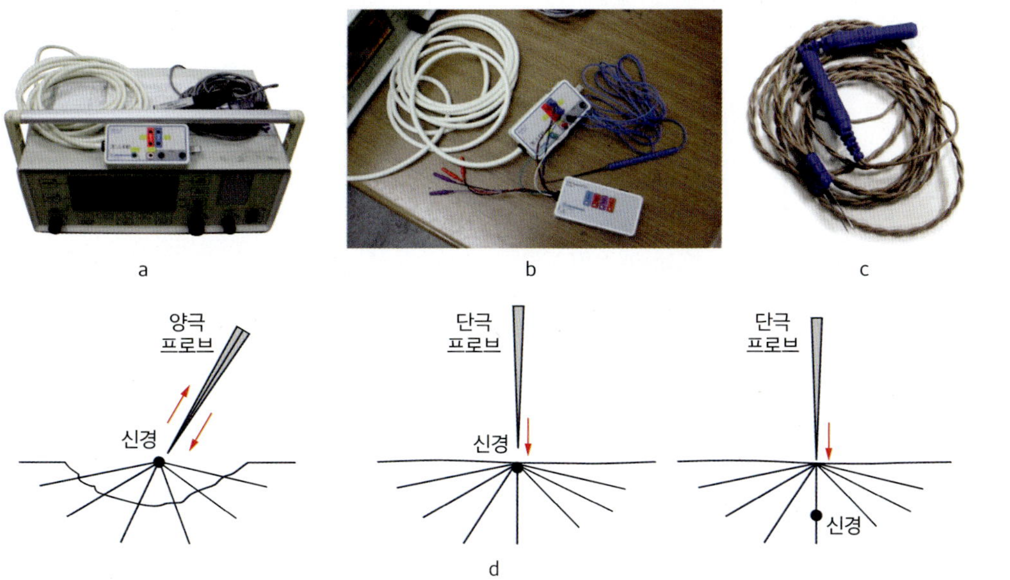

그림 20-1. 안면신경검사기

a. 안면신경검사기, b. 시뮬레이터(simulator)장착, c. 수술 환자에게 삽입하게 되는 전극과 기기를 연결해주는 연장선(extension cable), d. 양극 프로브와 단극 프로브를 통해 전류가 가깝거나 먼 신경 쪽으로 흘러나가는 모식도

혀 삽입하고 그 외 다른 하나는 접지 전극으로 이마나 목 부분에 삽입한다(그림 20-2). 이후 프로브(probe)로 신경세포의 활동전위를 최소한으로 유발하는 0.2~1mA의 미세 전류를 가하면, 전류가 신경을 통해 전달되고 신경과 연결된 근육을 거쳐 최종적으로 삽입된 접지 전극으로 통해 빠져나가면서 모니터에 그래프나 음성 신호로 신경의 존재 여부나 기능을 나타낸다(그림 20-3). 이를 통해서 수술 전 신경의 위치를 미리 확인할 수 있어서 신경 손상을 예방할 수 있고 수술 후에도 신경의 기능을 평가할 수 있다.

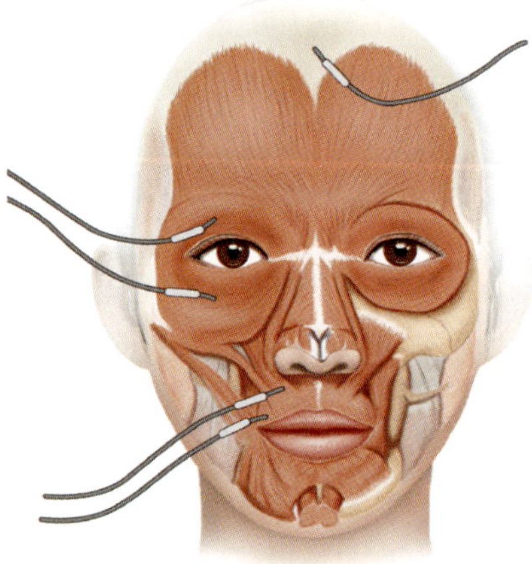

그림 20-2. 안면신경검사기의 전극 삽입

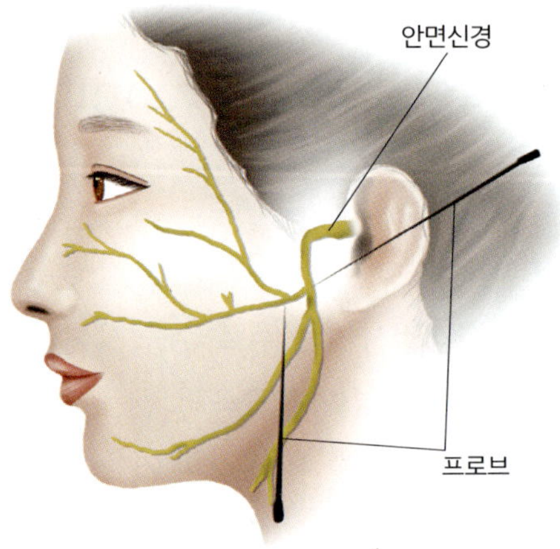

그림 20-3. 프로브로 신경을 확인함

21. Fetal doppler | 태아심음검사기

태아심음측정기	A26210.01	진단기기	산부인과 분만실

태아심음검사기는 낮은 주파수의 초음파 파장으로 임신 중 태아의 심음(heart sound)이나 심박동(fetal heart rhythm, FHR)을 측정할 수 있는 기기이다. 크기는 보통 손바닥 정도이며 본체, 이동형 배터리 구동체제, 초음파를 송수신하는 변환기(transducer), 탐촉자(probe) 등으로 구성되어 있다(그림 21-1).

태아심음검사기의 기본원리는 탐촉자에서 발생한 초음파가 태아의 심벽 등에 부딪혀 반사되 고, 이 반사된 초음파가 다시 탐촉자에서 감지되는데 이렇게 감지된 신호를 본체의 신호변환 보드(signal convert board)를 통해 사람이 들을 수 있는 소리로 변환된다(그림 21-2).

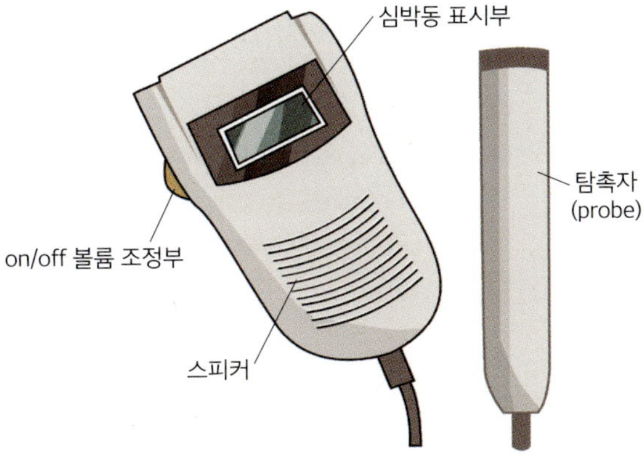

그림 21-1. 태아심음검사기

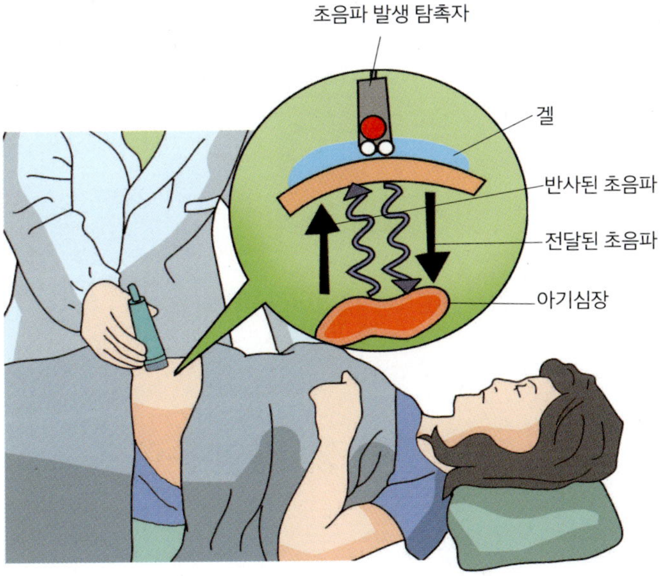

그림 21-2. 태아심음검사기 측정 원리

태아심음검사기의 경우 부가적으로 진단하고자 하는 부위의 깊이에 따라 다양한 주파수(Hz)의 탐촉자를 교체 사용함으로써 태아의 심음뿐만 아니라 일반 혈관의 혈액 흐름 등도 확인할 수 있는 특징이 있다. 부위별로 사용하는 탐촉자 종류는 표 21-1과 같이 다양하다.

태아심음검사기는 초음파를 이용하기 때문에 반드시 겔(gel)과 같은 음향전달물질을 중간 매개 물질로 사용하여 공기층으로 인한 방해 없이 초음파가 효율적으로 전달되도록 해야 한다는 점에 주의해야 한다(그림 21-3).

표 21-1. 프로브 종류에 따른 진단 부위 분류

프로브 주파수	초점 깊이	관찰부위
2MHz	100mm	Fetal(태아)
4MHz	20mm	Middle or deep vessels(중간 혹은 깊은 부위의 혈관부)
5MHz	15mm	Middle or deep vessels(중간 혹은 깊은 부위의 혈관부)
8MHz	10mm	Peripheral extremity vessels(말초혈관)
10MHz	5mm	Superificial vessels(표재혈관)

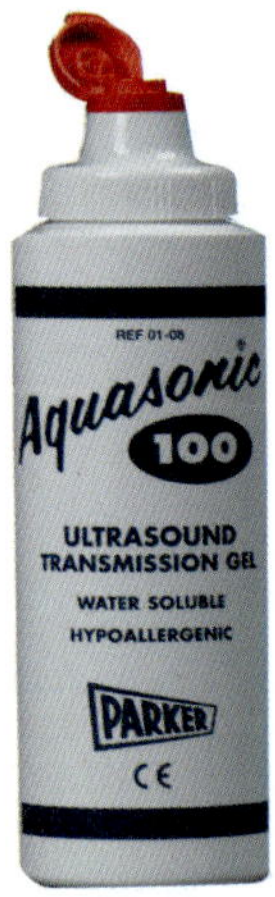

그림 21-3. 태아심음검사에 사용되는 겔

22. Frenzel glass | 프렌첼안경, 검안용렌즈

검안용렌즈	A28170.01	진단기기	이비인후과

프렌첼안경(Frenzel glass) 또는 고글(goggle)로도 불리는 검안용렌즈는 어지럼증의 주요 원인인 안구진탕(nystagmus)[5]을 관찰할 수 있는 기기로 안구진탕을 유발하는 전정기관[6]의 장애(vestibular disorders) 유무를 평가할 수 있다(그림 22-1).

기본 구성은 안구를 확대 관찰하는 데 필요한 확대 렌즈와 빛을 내는 광원으로 구성되어 있다. 보통 프렌첼안경을 사용할 때에는 주변을 어둡게 하는데 이는 환자의 눈을 더 밝게 확

5. 안진, 눈 떨림이라고도 하며 눈의 위치가 주시하고 있는 점에서 서서히 한쪽으로 움직이게 되면 뇌가 무의식적으로 이를 원래의 위치로 되돌리게 되는데 이런 현상이 반복적으로 나타나나 눈이 떨리는 현상을 말함. 선천성 안진, 중추성 안진, 말초성 안진(전정기관, 전정신경부분원인의 안진)으로 구분되며 이 중 말초성 안진의 경우 심한 어지럼증이 유발된다.
6. 머리의 수평, 수직 선형 가속도, 회전 운동을 감지하여 중추평형기관에 전달하여 신체의 균형을 유지하는 평형기관으로 특히 눈의 움직임에 의한 평형감각을 담당하고 있다. 좌, 우 귀에서의 신경자극이 균형적이지 못하면 안구의 떨림이 유발되어 어지럼증이 나타난다.

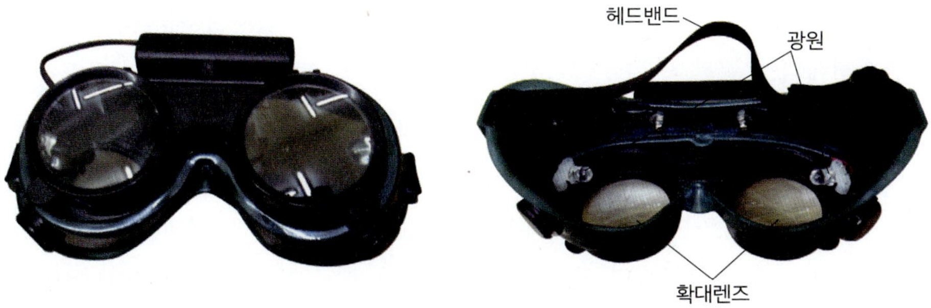

그림 22-1. 프렌첼안경

대할 뿐만 아니라 실제 느끼는 어지럼증과 유사한 환경을 조성하여 더욱 세밀하게 안구진탕을 관찰할 수 있기 때문이다. 최근에는 비디오 시스템을 접목하여 안구의 움직임을 영상으로 편집하여 더욱 정밀하게 관찰하고 있다.

23. Fundus camera | 안저카메라

안저카메라	A28100.01	진단기기	안과

안저(fundus)는 해부학적으로 안구의 내부 후면에 해당하는 부위로 공막, 황반, 맥락막 등이 있으며 특히, 맥락막 안에는 시신경 세포가 막 모양으로 층을 형성하는 망막이 있다(그림 23-1). 망막은 시각 능력을 전적으로 담당하는 매우 중요한 부위지만 안저카메라와 같은 특

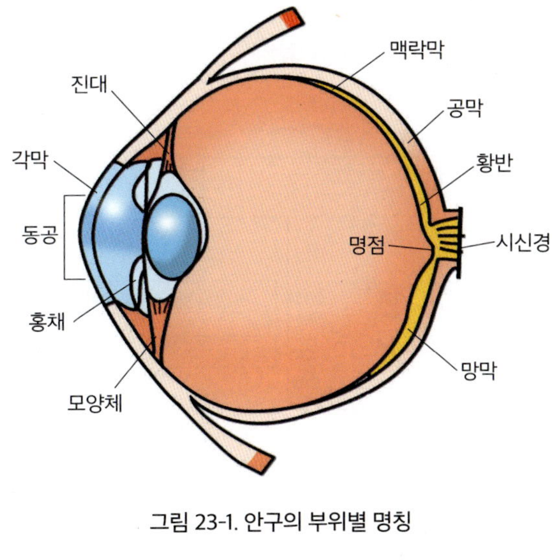

그림 23-1. 안구의 부위별 명칭

별한 기구의 도움 없이는 검사가 불가능하다. 따라서 망막의 검사를 위해서는 안저카메라의 사용이 필수적이다.

안저카메라는 동공확대제의 사용 여부에 따라 인위적으로 동공을 넓혀 촬영하는 산동(散瞳, mydriasis)카메라와 암실에서 동공이 자연스럽게 확대되는 현상을 이용한 무산동카메라로 나눌 수 있다. 무산동카메라는 동공 확대제 없이도 촬영할 수 있기 때문에 빠르고 편리하게 촬영할 수 있는 장점이 있지만 산동카메라에 비해 촬영 각도가 좁아 정밀 촬영이 상대적으로 어려운 단점이 있다. 최근에는 이동성이 더해진 안저카메라도 많이 사용되고 있다(그림 23-2).

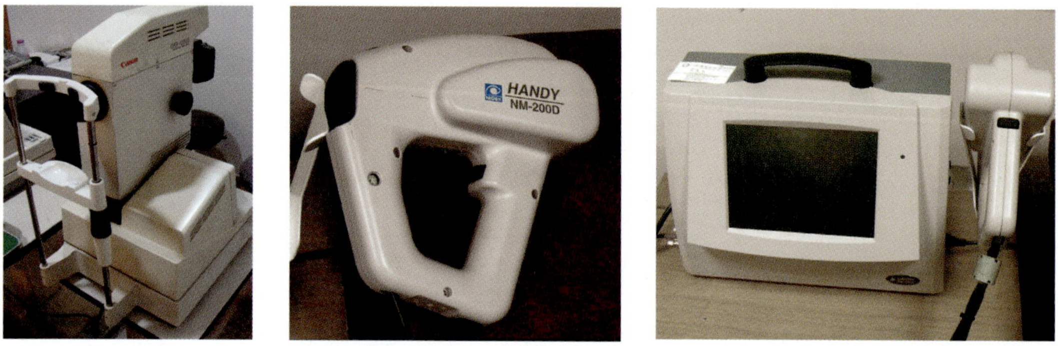

a b c

그림 23-2. 안저카메라

a. 일반적으로 사용되는 안저카메라, b, c. 이동성이 강화된 안저카메라

안저카메라를 이용한 안저 촬영은 망막 이상과 여러 안과질환이 의심될 때 기본적으로 시행하는 검사로 기기 내의 조명장치에서 발생된 빛이 반사거울을 통해 피검자의 눈에 인입되고 이 후 망막 쪽에서 반사된 빛을 관찰하게 된다(그림 23-3). 이를 통해 망막의 변성, 외상성

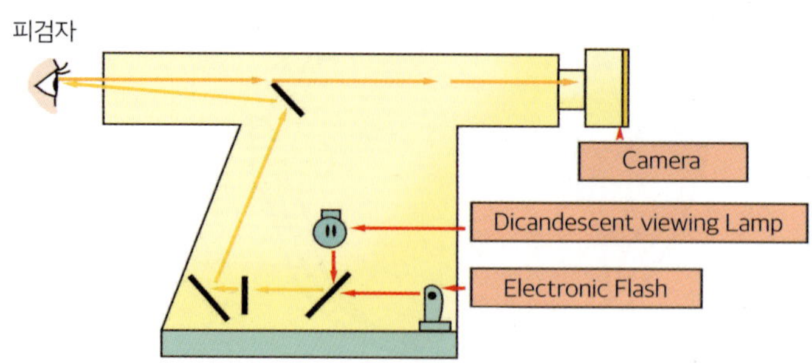

그림 23-3. 안저카메라의 동작 원리

발생된 빛이 반사거울을 통해 피검자의 눈에 인입되고 이 후 망막쪽에서 반사된 빛을 관찰하게 된다.

질환, 당뇨 및 고혈압으로 인한 손상 정도를 파악할 수 있다. 또한 순차적으로 촬영한 영상들 비교, 대조하여 녹내장과 같은 병변의 진행 여부를 알 수 있다.

안저 촬영은 일반카메라, 폴라로이드카메라, 디지털카메라 등을 안저카메라에 장착하여 안구를 찍어 관찰하며 실행하며 질환이 의심되는 특정 부위를 집중적으로 확대 촬영할 수 있다. 또한 더욱 정밀한 안저의 병적상태를 관찰하기 위해 조영제를 이용한 '형광안저촬영' 기법이 사용된다.

이 기법은 정맥에 주입된 조영제가 혈액과 섞여 순환하면서 비정상적인 혈관이 있을 때는 망막에서 누출되거나 주변 조직을 착색시키는 현상을 이용하여 망막 손상이나 비정상적인 신생 혈관의 출현 등을 찾을 수 있다. 또한 형광안저촬영기법은 1초에 수십 장의 영상을 연속으로 촬영함으로써 조영제 투입 변화를 동영상으로 포착할 수도 있다.

형광안저촬영에 쓰이는 조영제로는 형광안저혈관조영술(fluorescein anglography, FAG)에 사용하는 플루오레신과 인도시아닌 그린 형광안저혈관조영술(indocyanine green angiography, ICG)에 사용하는 인도시아닌 등이 있다. 플루오레신은 일반 촬영으로는 확인하기 어려운 당뇨합병증이나 고혈압 등으로 인한 미세혈관에 혈액성분의 누출될 때 누출 부위와 양상을 파악하는 데 사용된다. 인도시아닌은 약물 특성상 플루오레신을 이용한 조영으로도 잘 보이지 않는 망막의 색소층, 맥락막질환, 출혈 등의 병변을 적외선 촬영을 통해 관찰할 수 있다(그림 23-4).

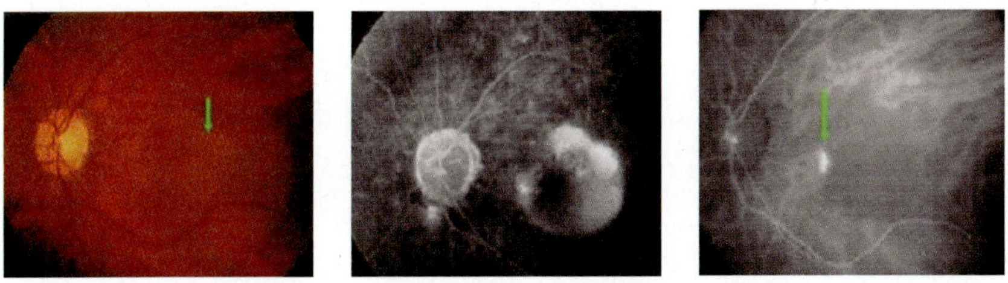

a b c

그림 23-4. 조영제에 따른 안저 촬영의 예
a. 기본 촬영영상, b. FAG 촬영영상, c. ICG 촬영영상

안저카메라를 이용한 검사로 파악할 수 있는 질환이 대단히 많기 때문에 웬만한 종합검사에서는 기본적으로 사용되며 대표적인 안저카메라 생산업체로는 CANON, NIDEK, KOWA, TOPCON 등이 있다.

24. Gamma camera | 감마카메라

감마카메라	A13110.01	진단기기	핵의학과

감마카메라는 생체 내 생물학적 현상을 나타내는 특정 기관에 반응하는 방사성 의약품의 분포를 영상으로 표현하여 생체 현상 규명과 질병 진단을 위해 쓰인다. 특히 감마카메라는 카메라 헤드가 환자 주위를 돌면서 3차원적 영상을 획득하는 단일 광자 방출 전산화 단층촬영(single photon emission computed tomography, SPECT) 기술을 사용하기 때문에 SPECT 감마카메라라고도 불린다(그림 24-1).

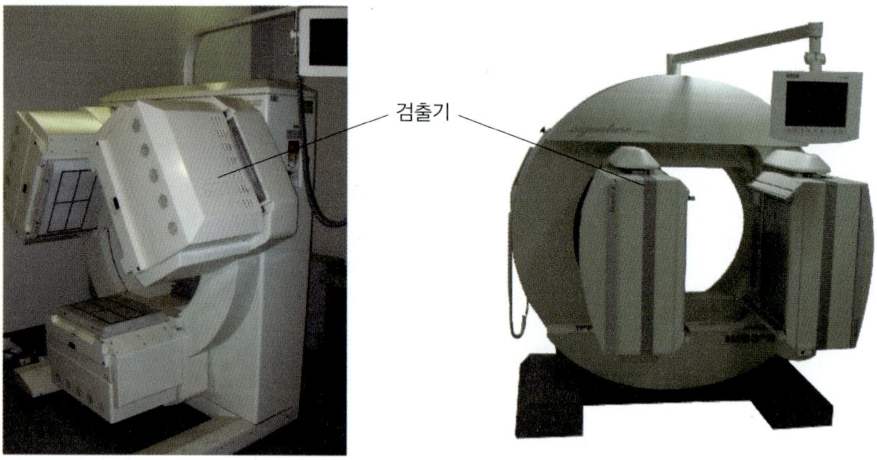

a b

그림 24-1. 감마카메라

a. 카메라 헤드가 3개인 감마카메라, b. 카메라 헤드가 2개인 감마카메라

감마카메라는 일반적으로 시준기(collimator), 검출크리스털(detector crystal), 광전자증배 관 어레이(photomultiplier tube array), 위치논리회로(position logic circuit), 데이터 분석 컴퓨터(data analysis computer)로 구성되어 있는데 감마카메라의 영상획득과정을 살펴보면 다음과 같다. 텅스텐 재질의 시준기(그림 24-2)는 인체에서 여러 방향으로 방사되는 감마선 중 원하는 부위의 감마선만을 받아들이는 즉, 감마선이 일정한 방향성을 띠게 한다. 시준기를 통과한 감마선은 감마선과 가장 반응도가 높은 활성 탈륨 요오드화나트륨(thallium-activated sodium iodide[NaI(Tl)])재질의 검출크리스털(=scintillator[7])에서 광

7. 방사선을 받으면 빛을 내는 물질

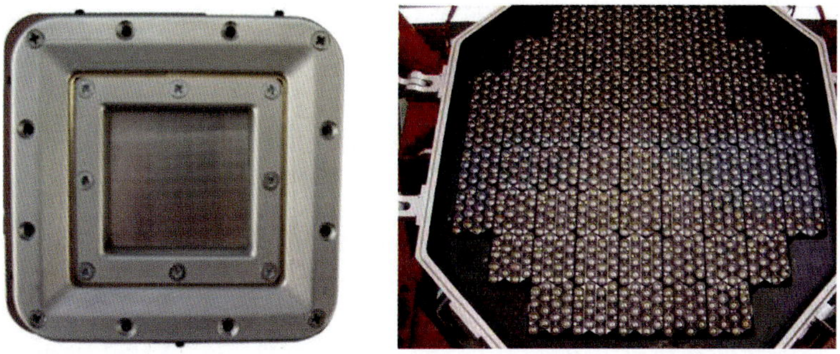

a b

그림 24-2. 감마카메라의 구성요소

a. 시준기(collimator), b. 감마선 검출을 위한 광전자증배관(PMT)

전효과[8](photoelectric effect)와 콤프턴산란[9] 등의 원리에 의해 광전자로 바뀌게 된다. 이 바뀐 광전자는 다시 광전자증 배관(PMT)에 의해 증폭된 후 위치논리회로와 데이터 분석 컴퓨터에 의해 감마선의 검출 위치와 영상이 획득된다(그림 24-3).

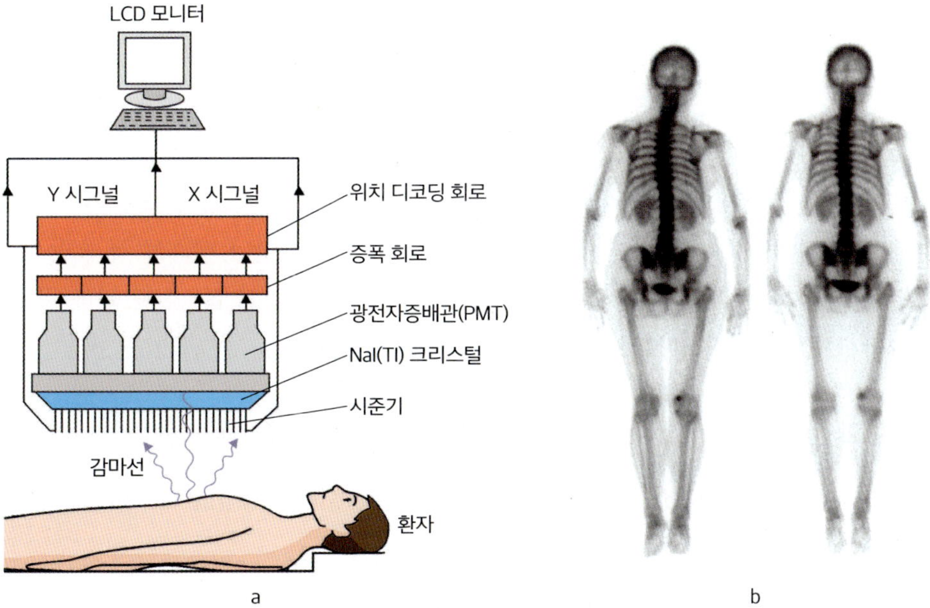

a b

그림 24-3. 감마카메라의 검출기 구조 및 영상획득 원리

a. 감마선 → 시준기 → 크리스털 → 광전자증배관 → 영상변환 회로 → 모니터 순서로 동작된다.
b. 감마카메라로부터 획득한 영상 그림 22-3. 감마카메라의 검출기 구조 및 영상획득 원리

8. 금속 등의 물질에 빛을 비추어 주었을 때 물질의 표면에서 전자가 나오는 현상
9. 감마 광자와 물질 간의 상호 작용 중 하나로서, 입사한 광자의 에너지가 물질의 전자 결속 에너지보다 훨씬 크다면 그 에너지의 일부만을 전자에게 주고 광자는 그만큼 낮은 에너지의 광자로 변환되어 산란하는 현상

일반적인 감마카메라의 검출기(검출기 부분을 통틀어 head라고도 한다)는 크리스털과 광전자증배관, 복잡한 전자회로, 높은 제작비용을 고려하여 인체 전신 촬영에 적합한 폭이 약 50~70cm로 설계되어 있다. 감마카메라에서 사용하는 방사성 핵종은 반감기가 6시간 정도이고 140KeV의 전위를 가지는 테크니슘99(Tc-99m)가 대부분 사용되며, 여기에 뼈 촬영을 위해 HDP나 신장 촬영을 위해 DMSA 등의 합성물을 첨가하여 피검자에게 주입한 후 감마선을 검출한다.

참고로 감마선은 X선과 마찬가지로 전자기파이지만, X선보다 파장이 훨씬 짧고 에너지가 강하며 보통 베타선과 알파선을 동반하여 방출된다. 따라서 종양 부위를 절제하는 감마나이프처럼 치료용 기기에 이용되고 있다. 또한 감마선을 검출하여 영상으로 재구성하는 원리는 PET(positron emission tomography)에서 사용하는 방법과 동일하지만, 감마카메라에서 발생하는 감마선의 크기는 매우 작기 때문에 감마카메라에서 사용하는 8방사성 핵종[10]으로는 PET에서 영상을 얻을 수 없다.

25. Gamma counter | 감마선검출기

감마계수기	A13140.01	진단기기	핵의학과, 진단검사의학과

감마선검출기는 방사성 핵종[11](radionuclide)에서 방사되는 감마선을 측정, 계산하는 기기이다(그림 25-1). 작동원리는 측정하려는 300개 정도의 샘플 병이나 테스트 튜브 등에 미리 방사선 동위원소를 섞어 넣고(특정 분자에 라벨링(labeling) 한다고 함) 수평 컨베이어 트랙을 지나 감마선을 검출하는 광전자증배관[12](photomultiplier tube, PMT)으로 이동한 후 이 광전자증배관을 통해 샘플병이나 테스트 튜브 내 물질에서 발생하는 감마선을 측정하여 계산한다. 그리고 계산된 감마선의 개수에 따라 결과를 판단한다.

측정시간은 감마선핵종이 섞인 샘플의 반감기와 농도(concentration)에 따라 0.02분에서 1분까지 다양하게 나타난다.

감마선검출기는 혈액과 소변 내의 미량의 방사선을 측정하거나 PET에서 사용되는 방사선

10. 원자핵 내의 양성자와 중성자의 수에 의해 특징지어지는 개개의 원자핵으로 감마선이나 다른 입자를 방출함
11. 원자핵 내의 양성자와 중성자의 수에 의해 특징지어지는 방사능을 가지는 개개의 원자핵으로 일반적으로 동위원소와 동의어로 사용됨
12. 미소한 광전자의 전자류를 증폭하는 전자관으로 잡음이 적은 출력을 얻을 수 있어 미약한 빛을 검출하는 광도계, 의료기기 등에 많이 사용됨

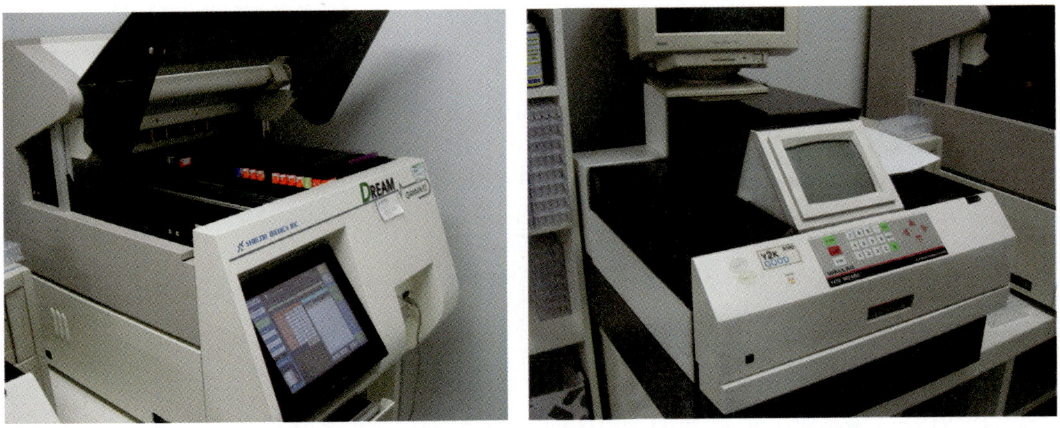

그림 25-1. 감마선검출기

혼합물처럼 질병의 진단과 치료를 위해 사용되는 새로운 방사선 혼합물의 개발과 연구에 많이 사용되고 있다.

감마선을 측정하기 위해 사용되는 광전자증배관은 공기, 수분이나 빛으로부터 차단되도록 알루미늄 차폐체(protector)에 봉합된 소형의 원판형 NaI(Tl) 결정과 광전자증배관, 그리고 외부로나 있는 구멍과 전기신호 검출을 위한 몇 개의 단자(port)로 구성되어 있다(그림 25-2).

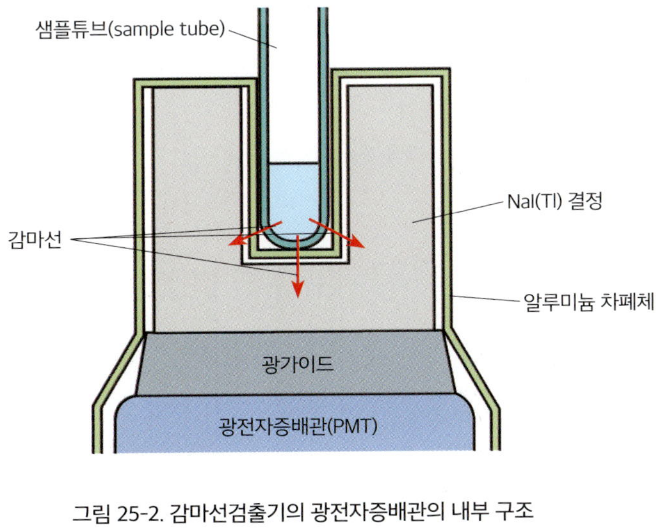

그림 25-2. 감마선검출기의 광전자증배관의 내부 구조

26. Glucose meter | 혈당측정기

혈당측정기	A22030.01	진단기기	병동 등

자가혈당측정기(self monitoring of blood glucose, SMBG)로도 불리는 혈당측정기는 혈액 내 혈당의 정도를 측정하는 기기로서 주로 당뇨나 저혈당증이 있는 사람들이 가정에서 혈당 확인을 위해 많이 사용하고 있다(그림 26-1). 혈당측정은 가는 침(lancet)으로 찔러 나온 혈액을 시험지(test strip)에 떨어트린 후 이 시험지를 측정기에 삽입하면 측정기 화면에 혈당의 정도가 mg/dl이나 mmol/l의 단위로 계산되어 나타난다(그림 26-2).

혈당측정기는 작동원리에 따라 크게 전기화학법과 광동법으로 나뉜다. 전기화학법은 시험

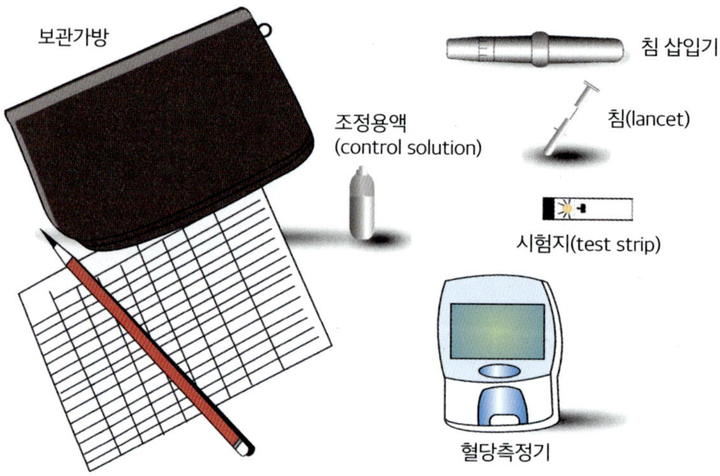

그림 26-1. 혈당측정기의 구성

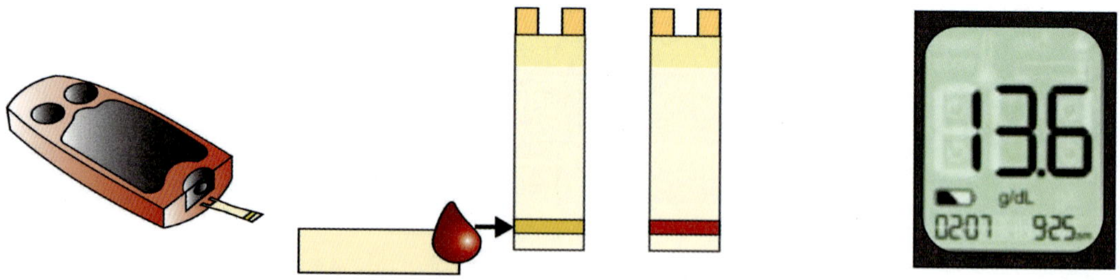

그림 26-2. 혈당측정과정

지에 있는 효소나 조효소, 매개물 등에 혈액이 반응하면서 생성된 전류를 전기적 신호로 변환하여 혈당을 측정한다. 광도법은 시험지에서 혈액과 반응하여 나타나는 혈색의 변화 정도를 광센서로 측정한 뒤 이를 전기적 신호로 변화시켜 혈당을 측정한다(그림 26-3, 4). 혈당측정기는 측정치의 신뢰도를 유지하기 위해 주기적인 확인이 필요한데 기준이 되는 시험지를 기기에 삽입하여 일정 수치가 나오는지 확인한 후 오차가 생기면 조정용액으로 보정한다.

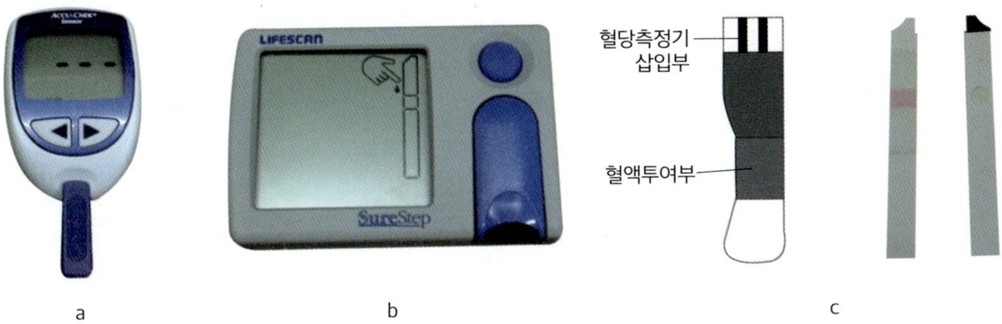

그림 26-3. 전기화학법 혈당측정기(a)와 광도법 혈당측정기(b) 각 기기에 사용되는 시험지(c)

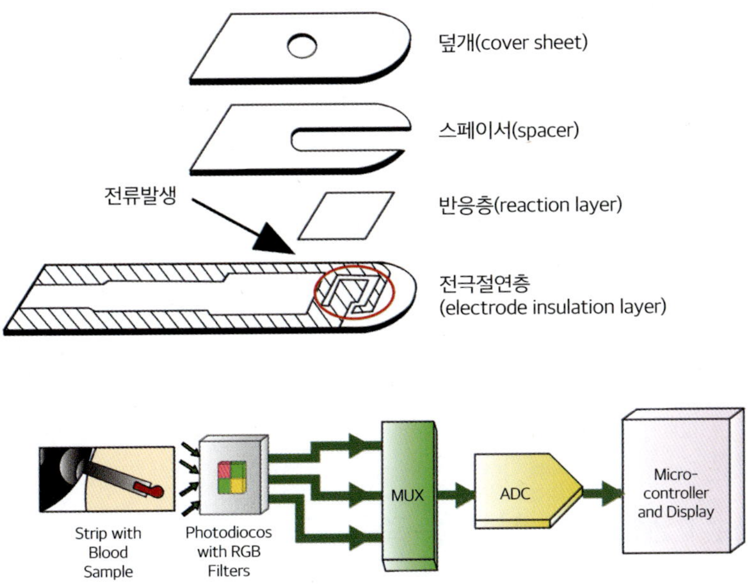

그림 26-4. 전기화학법 동작 원리(상)와 광도법 동작 원리(하)

27. Hematology analyzer | 자동혈구계수기, 자동혈액분석기(계수기)

혈액상자동분석장치	A22250.01	진단기기	진단검사의학과

자동혈구계수기는 혈액검사를 통한 질병의 유무를 이른 시일 안에 파악하기 위해서 적혈구, 백혈구, 혈소판 등을 자동으로 계수(count)하는 기기이다(그림 27-1).

작동원리는 우선 혈액 샘플에 높은 전도도를 가진 희석액을 섞은 후 2개의 전극으로 구성된 관에 통과시키면 두 전극 사이의 임피던스(impedance)변화가 나타난다. 이렇게 변화된 임피던스의 피크 값의 차이에 의해 혈구가 계수(count)되고, 피크 값의 크기에 의해 양을 알 수 있어 혈액 구성성분을 자동으로 계수한다(그림 27-2).

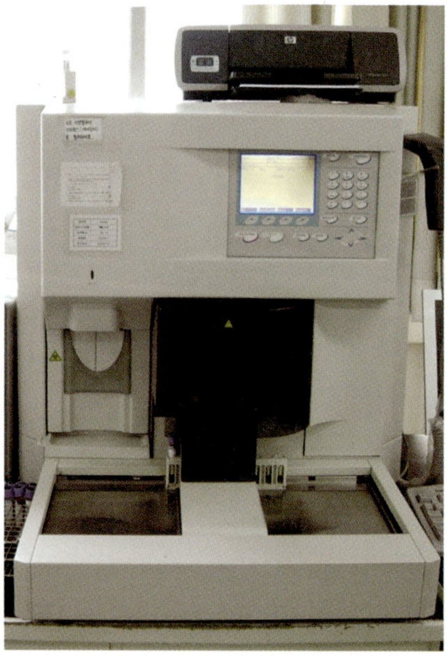

그림 27-1. 자동혈구계수기

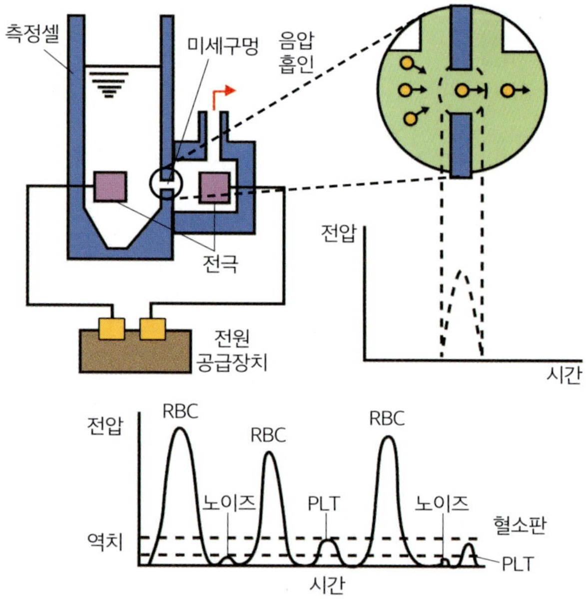

그림 27-2. 자동혈구계수기의 작동원리

28. Holter | 24시간 심박동측정기

홀터심전계	A26040.01	진단기기	내과

심박동측정기는 이동형 ECG(ambulatory electrocardiography device)라고도 불리며 몸에 착용한 채로 24시간 이상 심박동 상태를 감시하는 기기로 심장에서 발생하는 부정맥은

단기간의 관찰로는 파악이 어렵기 때문에 24시간 심박동측정기를 이용한 장시간의 관찰로 비정상 유무를 파악할 수 있다.

동작 원리는 ECG[13]와 같이 24시간 심박동측정기도 몸에 부착된 전극(electrode)으로 심박동 신호를 받고 이를 벨트에 고정된 본체에 저장한다(그림 28-1). 사용하는 전극과 개수는 사용 기기에 따라 다르지만 대부분 3~8개의 전극을 사용한다. 과거의 구형 모델들은 심박동 신호를 음성 녹음기에 저장하였지만, 요즘은 플래시 메모리[14]를 사용하여 저장하기 때문에 컴퓨터를 이용한 분석이 매우 쉬워졌다(그림 28-2). 일반적으로 기록 저장 시간은 24시간~30일까지이며 전극은 근육의 움직임에 의한 오류신호(artifact)를 최소화하기 위해 가능한 주의하여 뼈 위쪽으로 붙여야 한다.

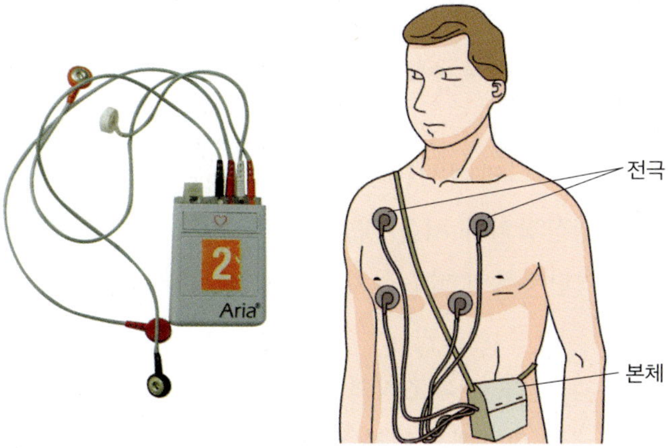

그림 28-1. 심박동측정기와 착용 모습

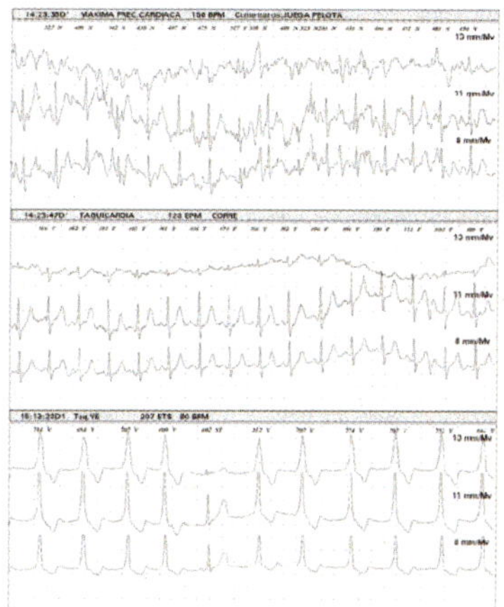

그림 28-2. 저장된 심박동 신호 분석의 예

29. Magnetic resonance imaging(MRI) | 자기공명단층촬영기

자기공명전산화단층촬영장치	A12010.01	진단기기	영상의학과

NMR(nuclear magnetic resonance)이라고도 불리는 자기공명단층촬영기는 2m×2m×3m 크기에 가운데 구멍이 뚫려있는 갠트리(gantry, 일명 자석통)와 테이블로 구성되어 있으며 갠트리의 배열에 따라 크게 수평형과 수직형으로 나눌 수 있다(그림 29-1).

자기공명단층촬영기는 1970년대 후반에 영국의 에버딘대학과 노팅엄대학에서 처음 개

13. Electrocardiogram의 약어로 심박동과 관련되어 나타나는 전위변화를 신체표면에 부착한 전극을 통해 그래프로 나타내주는 기기
14. 전원의 인가 없이도 데이터를 읽고 쓸 수 있는 비휘발성 반도체 메모리

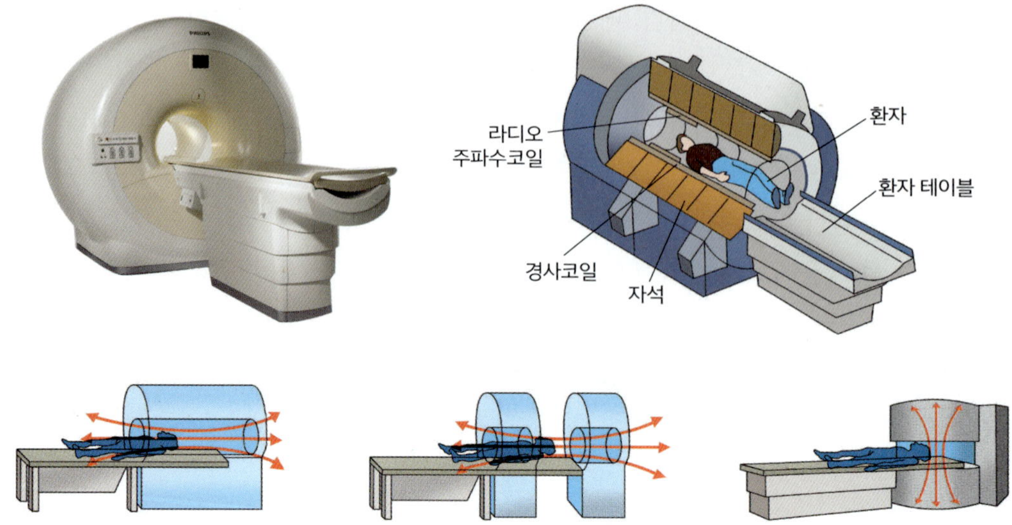

그림 29-1. 자기공명단층촬영기의 종류: 수평형과 수직형

발하여 오늘날의 모습으로 발전하였다. 우리나라에서는 1986년에 영구자석을 이용한 0.15T(Tesla[15], 테슬라) 상전도형 자기공명영상장치가 처음 개발되었고, 1988년 서울대학병원 진단방사선과에 2.0T 초전도형 자기공명단층촬영기가 설치되면서 국내에서 본격적으로 사용되기 시작하였다.

자기공명단층촬영기의 기본원리는 다음과 같다. 인체조직의 약 80%는 수분으로 구성되어 있으며 그중 63%가 수소원자핵인데 이 수소원자핵은 강한 자기장에 놓이면 자석처럼 일자로 늘어서고 팽이가 도는 것과 같은 세차운동이 일어난다(그림 29-2).

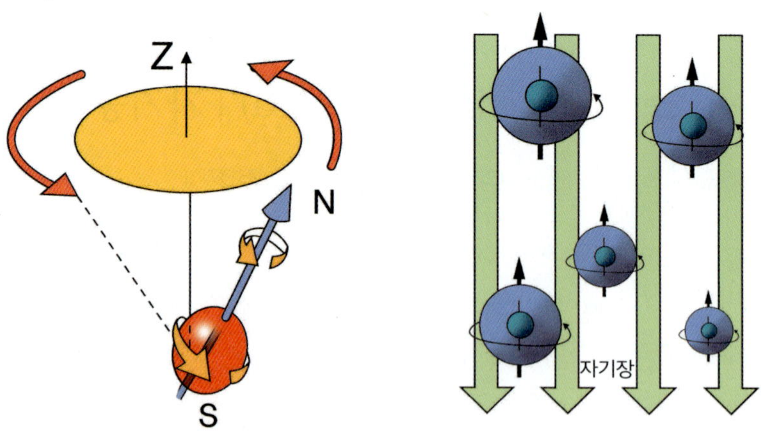

그림 29-2. 세차운동의 원리

15. 자속 밀도(자기장)의 단위로 자기공명단층촬영기에서 사용되는 자장(磁場)의 세기를 나타내는 데 일반적으로 사용됨

이런 상태에서 고주파를 가하면 조직 주변의 수소 원자가 각각의 고유 주파수를 흡수하여 고에너지 상태가 된다. 그러다 고주파를 끊으면 원래 상태로 돌아가면서 기존에 가했던 고주파와 똑같은 형태의 고주파를 방출(공명현상)하는데 이 방출된 고주파 신호를 안테나로 모아 컴퓨터로 분석하여 영상화시킨다. 즉, 인체는 부분마다 수소원자핵의 밀도 차이가 있고 흡수하는 주파수가 달라서 영상에 명암의 차이가 나타나 물질에 따른 구분이 가능해지고 이에 따라 인체 내부 영상화가 가능해지는 것이다(그림 29-3).

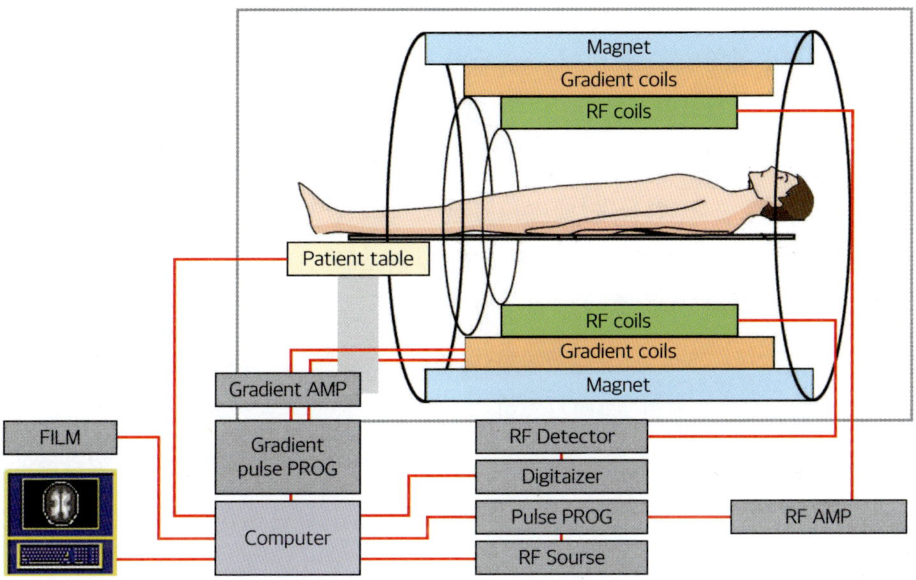

그림 29-3. 자기공명단층촬영기의 동작 원리

자석(magnet)을 통해 수소핵이 일렬로 늘어서게 하는 정자계를 만들고 이 정자계내에서 일자로 늘어서면서 세차운동을 하게 되는 수소핵에 위치 정보를 주기 위한 경사코일(gradient coil : 이 자계로 인해 x, y, z 방향으로 각기 다른 주파수와 위상의 고주파가 만들어짐)에서 경사자계와 라디오주파수코일(RF coil)에서 고주파가 가해지면 이 고주파를 통해 고에너지의 상태로 올라갔다 고주파를 끊으면서 저에너지의 상태로 내려오면서 발생하는 수소핵의 고주파 신호를 획득하여 고주파 증폭기(RF AMP)를 통해 증폭하고 이 증폭된 신호를 컴퓨터를 통해 영상화시키게 된다.

일반적으로 자기장을 만들기 위해서는 영구자석이나 코일에 전류를 흘려주는 방법을 사용하지만, 자기공명단층촬영기에서는 물질이 절대영도(절대 온도의 기준 온도인 영하 273.16 ℃)에 가까운 온도로 내려갔을 때 물질의 전기 저항이 모두 사라지는 초전도현상을 이용한다. 즉, 초전도체로 코일을 만들고 절대영도에 가까운 액체 헬륨 속에 두어 계속해서 전기저항이 전혀 없는 상태에서 강한 자기장을 발생시킨다.

수소원자핵의 세차운동 속도는 자기장의 세기와 정비례하기 때문에 자기장이 강할수록 세차운동 속도가 빨라지면서 영상의 해상도가 좋아질 수 있다. 그러나 기술적 한계 때문에 의료용으로는 보통 0.2T~3.0T 범위의 자기장을 사용하지만(최근에는 뇌 연구 목적으로 7.0T 자기장이 이용되고 있기도 함) 이 범위의 자기장도 자연상태에서 방출되는 자기장(0.00005T)과 비교하면 매우 강한 것이다. 이처럼 강한 자기장을 사용하는 자기공명단층촬영기는 매우 강한 자석이 될 수 있으므로 촬영 전에 반드시 금속성 물체를 제거해야 하며 그 밖에 자기장의 영향을 받는 심장 페이스메이커, 인공 보청물, 뇌동맥류 수술용 뇌 고정용 클립, 치과용 임플란트 등을 시술한 환자는 절대 촬영해서는 안 된다. 참고로 최근에는 MRI 촬영이 가능한 페이스메이커가 개발되었다.

자기공명단층촬영기는 방사선 대신 자기력을 이용하여 인체에 해가 없고, 3-D 영상화가 가능하며, 컴퓨터단층촬영(CT)에 비해 대조도와 해상도가 뛰어나다(그림 29-4). 또한 횡단면 촬영을 주로 하는 컴퓨터단층촬영기와는 달리 횡단면뿐만 아니라 종단면을 비롯한 모든 방향과 각도에서 세밀한 영상을 얻을 수 있다. 따라서 컴퓨터단층촬영으로 발견하지 못한 질병을 확인할 수 있으며 근육, 연골, 인대, 혈관, 신경 등의 연조직 병변 관찰도 가능하다. 그러나 검사료가 매우 비싸며 촬영시간이 오래 걸리고, 협소한 검사 공간에 혼자 들어가야 하므로 중환자나 폐소공포증이 심한 환자를 촬영할 수 없는 단점이 있다.

자기공명단층촬영기는 주로 뇌신경계질환(뇌졸중, 뇌출혈, 뇌혈관질환, 뇌종양, 뇌퇴행성질환 등), 척추질환(디스크 질환, 퇴행성질환, 척수종양 등), 근골격계질환(관절질환 및 근육 인대손상, 근골격종양 등), 간·담도계질환(간암, 전이성암, 췌장암, 담도암, 간혈관종 등), 비뇨·생식계질환(신장암, 방광암, 자궁근종, 자궁경부암 등), 심혈관질환(선천성 심장질환, 심근경색, 대동맥질환 등) 진단에 사용된다.

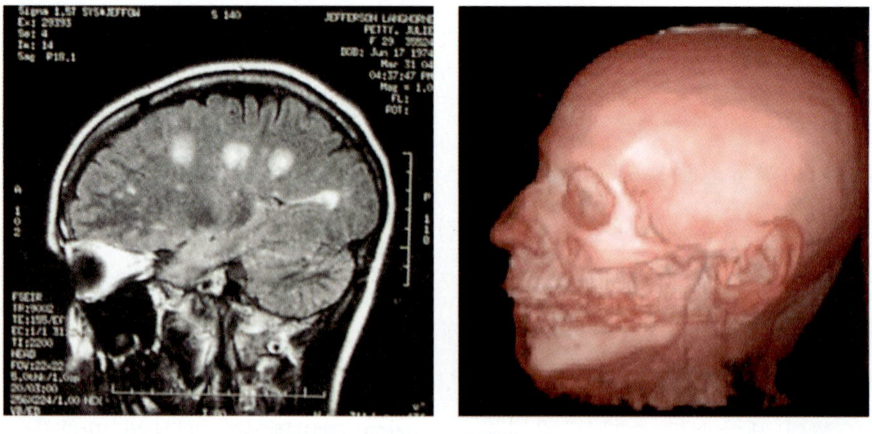

그림 29-4. 자기공명단층촬영기로 촬영한 2D 영상과 3D 영상

30. Magnetoencephalography(MEG) | 뇌자도검사기

뇌파계	A26150.01	진단기기	신경외과

뇌는 여러 자극이나 흥분에 대한 정보를 전기신호로 전달하는 신경세포체인 뉴런(neuron)으로 구성되어 있다. 따라서 뇌가 신경활동을 하면 이 뉴런을 통해 미세한 전류가 흐르는데 이 전류로 인해 머리 주위에는 미세 자기장 분포가 형성된다.

뇌자도검사기는 뇌 신경활동으로 발생한 미세한 자기장의 변화를 고감도 자기장 측정센서(스퀴드, SQUID[16])로 검출하여 단기간의 뇌신경활동을 실시간 영상으로 보여주는 기기로서 극저온 유지부, 센서, 분석시스템, 신호변환 시스템(그림 30-1)으로 구성되어 있다. 미세 자기장을 측정하는 스퀴드 센서는 지구자기장의 100억 분의 1 정도의 미세한 변화를 측정할 수 있지만 뇌의 자기 신호를 영하 269°C 상태에서 측정하므로 극저온 유지를 위한 액체 헬륨과 이를 담아두는 장치가 반드시 필요하다.

뇌자도검사기는 양전자단층촬영기(PET)나 기능적 자기공명단층촬영기(fMRI)에 비해 부위별 공간해상력은 떨어지나 언제 뇌 활동이 일어났는지를 나타내는 시간해상력이 좋다. 또한, 뇌파측정기에 비해 시간해상력은 떨어지나 공간해상력이 좋아 빠르게 변하는 신경세포의 활동을 실시간으로 검출, 영상화하여 신경 활동의 경로와 뇌질환의 발병 부위에 관한 정

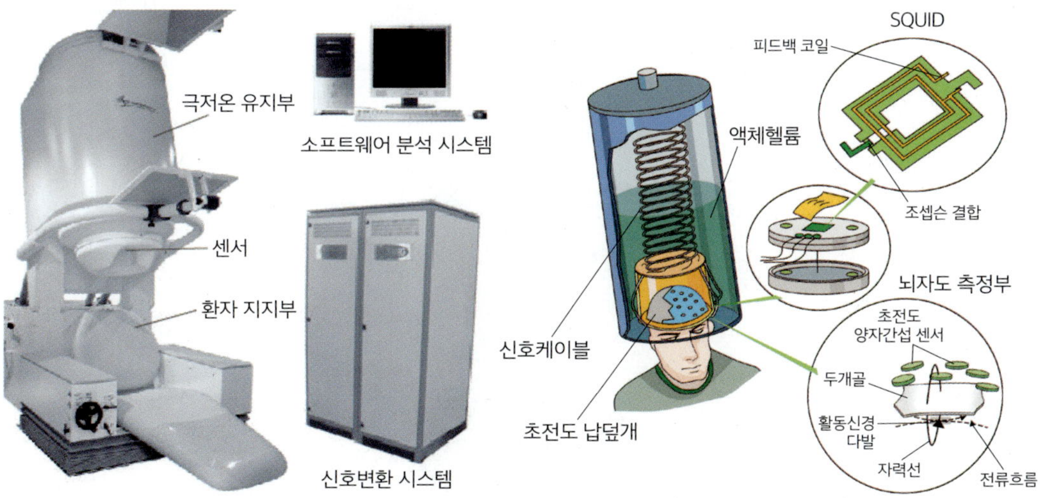

그림 30-1. 뇌자도의 구성과 작동 원리

16. Superconducting quantum interference device의 약자로 한국어로는 초전도양자간섭소자로 불리며 두 개의 초전도체 사이에 자력선이 흐르면 전류가 흐르는 조셉슨효과를 이용하여 미소 자속밀도를 검출할 수 있는 고감도 자력 감지 소자를 말함

확한 위치 정보를 제공하여 뇌 수술의 정확도를 높이고 간질 등의 뇌질환 상태를 보다 정확하게 파악할 수 있게 되었다.

의학적 영역 외에도 뇌자도검사기는 뇌의 개별 부위가 담당하는 뇌 기능 분포조사에도 활용되고 있어 앞으로 뇌과학 분야에 널리 적용될 것으로 예상한다. 뇌자도검사기는 1970년대 미국에서 연구가 시작된 이래로 1980년대 개발, 1990년대 상용화되어 우리나라를 포함한 여러 선진국에서 사용되고 있다.

31. Mammotome biopsy system | 유방생검시스템

		진단기기	외과

유방생검시스템은 유방에 멍울이나 의심 종괴가 있을 때 해당 부위에 2~3mm 정도의 작은 피부 절개창을 낸 후 진공흡입이 가능한 프로브의 바늘을 삽입하여 멍울 조직이나 의심되는 종괴를 흡입 배출하거나 바늘 내부의 360° 급속 회전 칼날을 이용하여 절단 배출하는 기기이다(그림 31-1~4).

미세한 바늘을 사용하기 때문에 절개로 인한 흉터가 거의 없고 초음파진단기기와 함께 사용할 경우 실시간 병변의 위치를 관찰하면서 빠르고 정확하게 시술할 수 있다. 보통 11게이지[17] 크기의 바늘을 많이 사용하며 조직이 큰 경우 이보다 구경이 큰 8게이지 바늘로도 교체

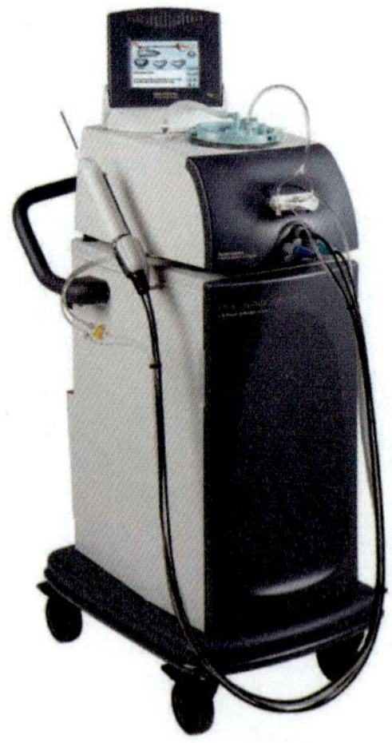

그림 31-1. 유방생검시스템

17. 일반적으로 바늘의 굵기를 나타내는 데 사용되는 단위로 게이지가 높을수록 바늘은 가늘다. 즉, 11게이지 바늘이 8게이지 바늘보다 더 가늘다.

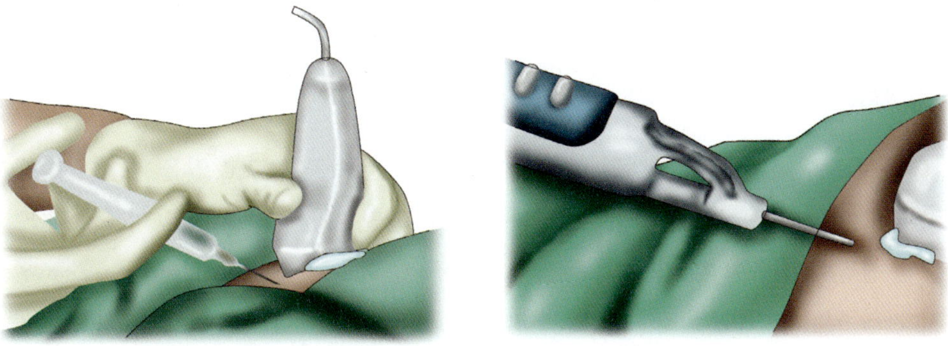

그림 31-2. 부분 마취 후 초음파진단기와 함께 유방생검을 시행하는 모식도

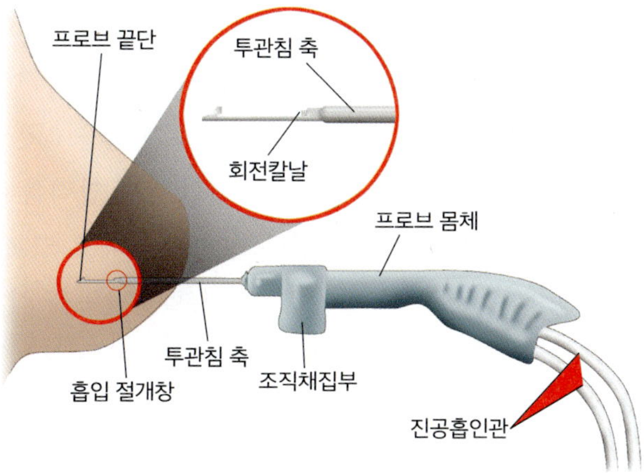

그림 31-3. 프로브

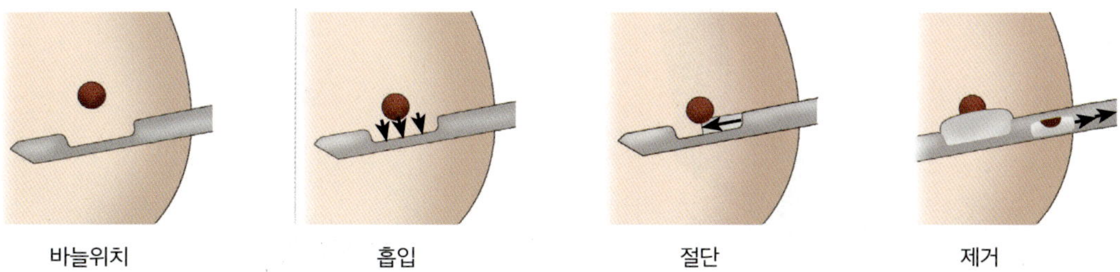

그림 31-4. 맘모톰 프로브의 바늘과 동작 원리

할 수 있어서 적은 횟수의 시술로 여러 종괴를 빠르고 정확하게 생검(biopsy) 하거나 제거할 수 있다.

32. Mercury sphygmomanometer | 수은혈압계

혈압계	A23010.02	진단기기	병원공통

혈압이란 심장이 수축하면서 생긴 힘으로 혈액이 혈관 속을 흐르고 있을 때 혈관벽에 미치는 압력이며, 이는 혈압계를 통해서 측정할 수 있다. 만일 어떤 사람의 혈압이 130/80이라면 그 사람은 심장이 수축할 때 가장 높은 압력인 수축기 혈압이 130mmHg이고, 수축 후 최대 이완 시 가장 낮은 압력인 확장기 혈압이 80mmHg임을 뜻한다. 여기서 mmHg[18]란 수은을 몇 mm만큼 올리는 압력을 나타내는 측정 단위이다.

혈압을 측정하는 방법에는 크게 직접법과 간접법(압박법)으로 구분할 수 있다. 직접법은 동맥에 카테터[19]를 직접 삽입하여 압력을 측정하는 방법이며, 간접법은 혈관 삽입 없이도 병원에서 흔히 볼 수 있는 수은혈압계, 자동혈압계, 아네로이드혈압계 등으로 혈압을 측정하는 방법인데 이 중 수은혈압계가 가장 정확하다.

수은혈압계는 크게 커프(cuff)에 공기를 불어 넣어 팔뚝 상단을 죄는 펌프 부분과 압력을 재는 압력계 부분으로 이루어져 있으며, 보통 팔뚝 상단의 동맥 압력을 측정한다(그림 32-1).

수은혈압계를 이용한 혈압측정은 우선 커프 안에 청진기를 대고 커프를 팔뚝 부위에 감은 후 벌브(bulb)를 쥐었다 펴기를 반복하여 공기가 찬 커프가 팔뚝을 죄게 하여 동맥 혈액의 흐름을 일시적으로 차단한다. 이후 서서히 벌브의 밸브(valve)를 풀어 공기를 빼면 커프에

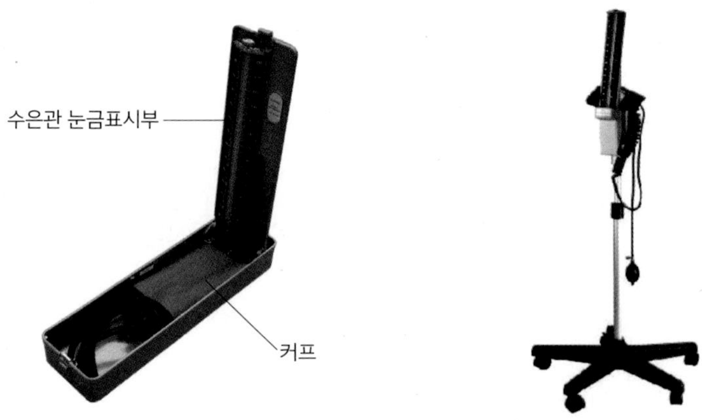

그림 32-1. 수은혈압계

책상(desktop)형 수은혈압계(좌), 이동(portable)형 수은혈압계(우)

18. 대기압을 측정하기 위한 단위로 1기압은 760mmHg로 대기가 누르는 압력은 수은을 76cm 높이까지 밀어 올리는 혹은 76cm의 수은주가 누르는 압력과 같은 것으로 이해할 수 있음
19. 인체의 강(cavity), 관(duct), 혈관(vessel)으로 삽입되는 관을 통틀어 카테터(catheter)라고 함

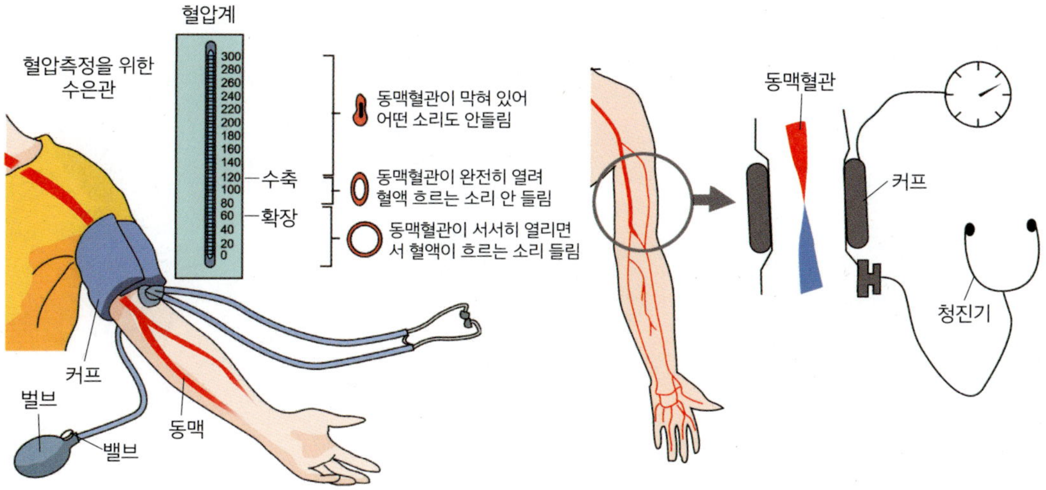

그림 32-2. 수은혈압계를 이용한 혈압측정과 커프에 조여진 내부 동맥혈관 모식도
커프에 압력을 가하고 청진기로 코르트코프음을 들으면서 혈압을 측정한다.

가해진 압력이 차츰 낮아지고 특정 지점에서 좁아진 동맥혈관으로 혈액이 흐르면서 '쉬이-' 하는 소리(코르트코프음)가 들리게 된다. 바로 이 지점에서 나타나는 압력계의 수치가 수축기 압력이며, 다시 공기를 조금 더 빼내어 더 이상 소리가 들리지 않는 지점의 압력계 수치가 이완기 압력으로 측정된다(그림 32-2).

수은혈압계는 측정자가 직접 주관적 판단으로 소리를 들어 혈압을 측정하기 때문에 개인에 따른 혈압 값의 차이 외에는 특별한 단점이 없이 구조가 단순하고 오차가 적어 간접혈압 측정법 중에서 표준으로 인정받고 있다.

33. Non-contact tonometer(NCT) | 비접촉식안압계

안압계	A28270.01	진단기기	안과

비접촉식안압계는 각종 질환으로 높아진 안구의 안압을 측정하여 고안압증, 녹내장[20] 등을 검사하는 기기이다(그림 33-1). 이 기기의 장점은 각막에 직접 접촉하지 않고서도 안압을 측정할 수 있어 감염 위험이 매우 낮다는 것이며 반면 안압이 높고 각막 표면이 불규칙하거나, 안압계의 주시광선에 시선을 고정하지 못할 정도로 나쁜 시력인 경우에는 측정값의 신뢰성이 떨어지는 단점이 있다.

17. 안압이 30mmHg 이상으로 높아 그 원인으로 시신경 손상을 야기하는 질환

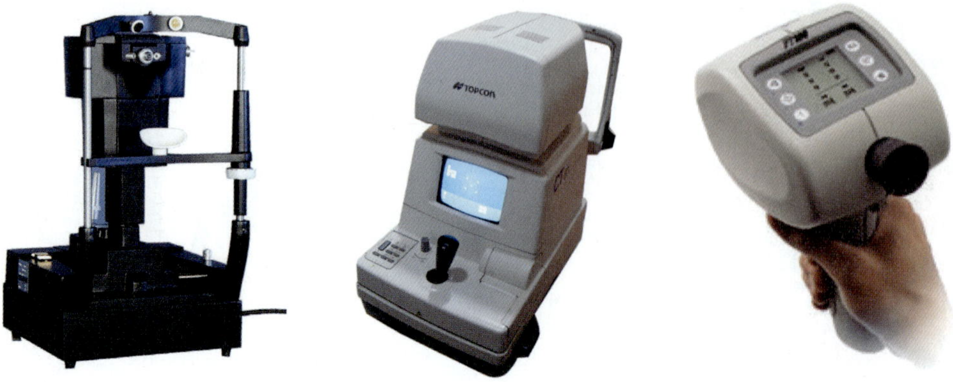

a b c

그림 33-1. 비접촉식안압계의 종류
a, b. 고정형, c. 이동형

일반적으로 안압의 정상 범위는 10~21mmHg이고 보통 15mmHg 전후로 측정되는데, 만일 안압의 수치가 22mmHg 이상이거나 양안의 수치가 3~4mmHg 이상 차이가 나면 접촉식 안압계로 정밀 측정하여 검사한다.

비접촉식안압계의 원리는 각막 정점에 일정한 세기의 약한 공기를 순간적으로 쏘아 순간적으로 각막이 찌그러져 정점의 반사광이 없어졌다가 다시 복원되는 시간과 면적을 계산하여 안압을 측정하는 원리이다(그림 33-2).

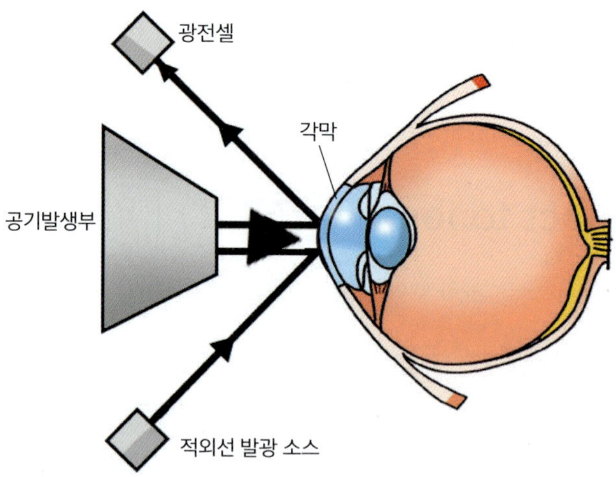

그림 33-2. 안압 측정 원리

34. Ophthalmoscope | 검안경

검안경	A28120.01	진단기기	안과

1851년 헬름홀츠(Hermannvon Helmholtz)에 의해 처음으로 개발된 검안경(ophthalmoscope)은 간편하게 망막(retina)과 수정체(vitreous humor) 이상 유무 관찰에 사용되는 기기이다.

검안경의 종류로는 한 손으로 들고 간단히 관찰하는 직상검안경(direct ophthalmoscope)과 머리에 쓰고 관찰하는 도상검안경(indirect ophthalmoscope)으로 나뉜다(그림 34-1).

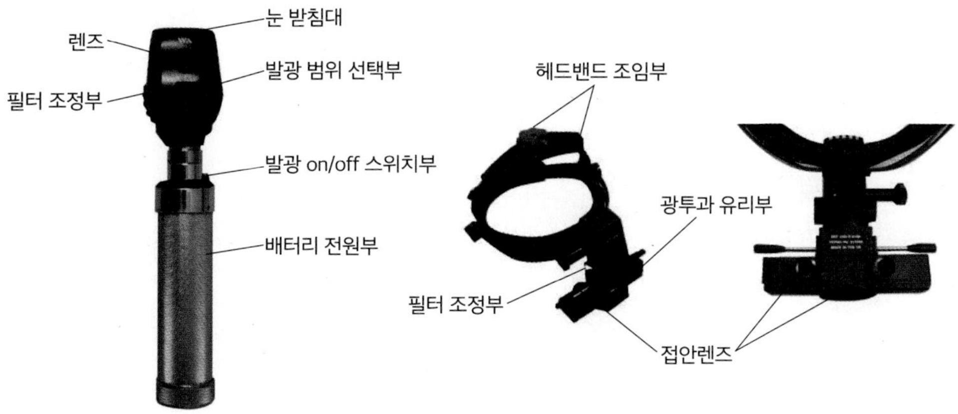

그림 34-1. 검안경의 종류
a. 직상 검안경, b. 도상 검안경

직상검안경은 도상검안경에 비해 확대율이 높고 사용이 편리하며 세밀하게 관찰할 수 있지만, 적은 부위만 관찰할 수 있으며 한쪽 눈만을 사용하기 때문에 입체적으로 관찰할 수 없는 단점이 있다. 반면 도상검안경의 경우 직상검안경에 비해 확대율은 떨어지나 넓은 부분을 관찰할 수 있고 입체적으로 관찰할 수 있는 장점이 있다.

검안경의 기본원리는 검안경으로부터 발생하는 프리즘을 통과한 빛이 피검자의 안구로 인입된 후 반사되어 다시 나오게 되는데 이때의 빛이 검사자의 눈에 초점이 맺혀 피검자의 눈 상태를 확인하게 된다(그림 34-2).

대표적인 판매회사로는 웰치알렌(Welch allyn), 하이네(Heine), 리아스터(Reister), 켈러(Keeler) 등이 있다.

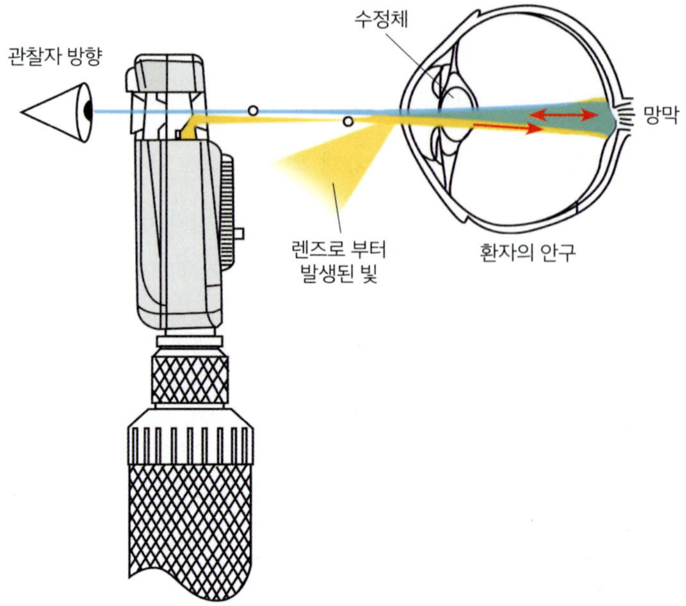

그림 34-2. 직상 검안경의 측정 원리

35. Patient monitor | 환자감시장치

환자감시장치	A26090.01	진단기기	중환자실, 병동 외

환자감시장치는 환자의 혈압, 맥박, 체온, 호흡 등의 생체신호[21](vital sign)를 측정하여 그 결과를 쉽게 알 수 있도록 나타내는 기기이다. 환자감시장치에는 전자회로 실험 등에 사용되는 오실로스코프[22](oscilloscope)나 컴퓨터 모니터와 유사한 장비들이 장착되어 있다. 비록 실제 적용되는 기술은 일반기기들과 비슷하지만, 의료용이기 때문에 인체 안전성과 정확한 성능유지 면에서는 일반기기들과 큰 차이를 나타낸다. 예를 들면 심전도[23](electrocardiogram, ECG)나 뇌전도[24](electroencephalogram, EEG)기 같은 경우에는 환자에게 직접 접촉하여 측정하기 때문에 기기가 고장이 나거나 물기가 있을 때 환자에게 얼마나 많은 전류나 전압이 흐를 수 있는지 또는 누설전류 등에 전기적으로 얼마나 견딜 수 있는지 등의 매우 엄격한 전기적 요구 사항을 충족시켜야 한다.

과거의 환자감시장치는 한 가지의 특정 생체신호만(예: 혈압, 산소포화도 등)을 나타내는

21. 생명이 있다는 것을 입증해주는 징후가 되는 요소로 혈압, 맥박, 체온, 호흡, 오줌, 포도당, 두개 내 압력 등이 있다.
22. 전압이나 전류의 입력파형의 변화를 음극선관(CRT) 화면을 통해 시각적으로 보여주는 장치
23. 심장의 수축과 이완 시 발생하는 전기적 변화를 그래프 형태로 보여주는 기기
24. 뇌의 전기적 활동의 변화를 그래프 형태로 보여주는 기기

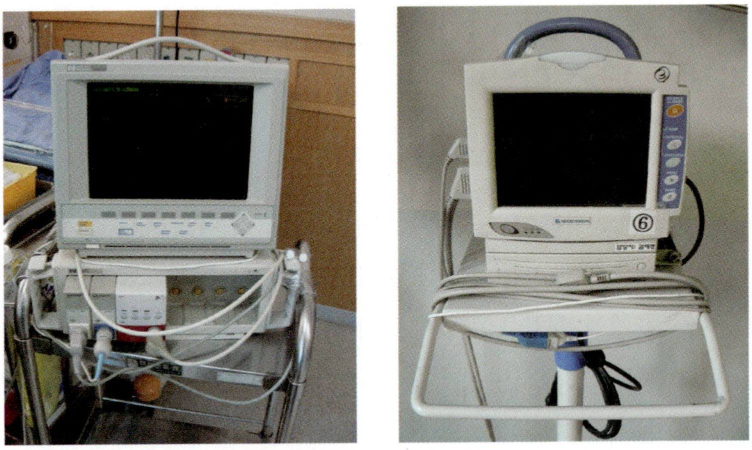

그림 35-1. 환자감시장치

a. 모듈형 환자감시장치: 생체신호모듈(vital sign module)을 교체하여 원하는 생체신호를 측정이 가능하다.
b. 일체형 환자감시장치: 여러 생체신호감시기가 기본적으로 내장되어 있다.

기기가 대부분이었지만 근래에는 한 번에 여러 종류의 생체신호를 검출하여 나타내는 멀티 파라미터 모니터(multi-parameter monitor)가 많이 사용되고 있다(그림 35-1). 의식이 없는 중환자에게 멀티 파라미터 모니터를 사용하면 효과적인 관리가 가능하며 적은 간호 인력으로도 많은 환자를 효율적이고 안전하게 관리할 수 있는 장점이 있다(그림 35-2).

일반적으로 환자감시장치에서 측정 가능한 생체신호로는 심전도(ECG), 호흡(respiration), 혈중 산소포화농도(SpO_2), 비관혈식 자동혈압측정(NIBP), 맥박(pulse rate), 호기말 이산화탄소분압($EtCO_2$), 체온(temperature) 등이 있다.

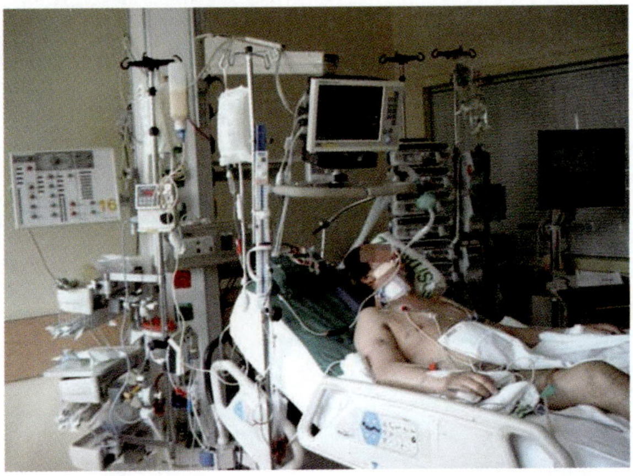

그림 35-2. SICU[25]에서 환자에게 멀티 파라미터 모니터를 사용하는 모습

25. Surgery Intensive Care Unit의 약어로 외과중환자실을 말함

36. Positron emission tomography(PET) | 양전자방출단층촬영기

양전자방출전산화단층촬영장치	A13010.01	진단기기	핵의학과

뇌 연구 분야의 세계적인 석학인 조장희 박사가 최초로 개발하여 국내에 많이 알려진 양전자방출단층촬영기는 양전자를 방출하는 소량의 방사성 의약품을 체내에 주사한 후 나타나는 방사선 분포를 통해 혈액의 흐름이나 세포의 정상 유무 등의 생화학적, 생리적 대사기능의 변화 수치를 단층으로 영상화하여 암의 발생과 발생부위, 재발 여부 등을 진단한다.

사용되는 방사성 의약품은 산소, 물, 포도당, 아미노산, 지방산, 핵산, 신경전단물질 등을 기본으로 하며, 일반적으로 정상세포보다 암세포가 포도당 유도체를 더 잘 흡수하는 원리를 이용한 포도당 유도체 F-18-FDG[26](fluoro-deoxyglucose)를 가장 많이 사용하고 있다.

F-18-FDG는 산소를 타겟원소로 하여 사이클로트론[27](cyclotron)을 이용하여 F-18핵종을 만드는데 F-18은 반감기가 있어 시간이 지나면 소멸하기 때문에 PET 등을 효율적으로 이용하려면 사이클로트론을 반드시 설치해야 한다(그림 36-1).

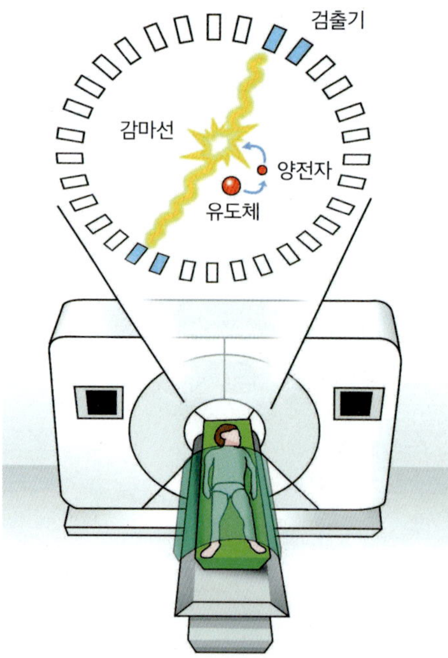

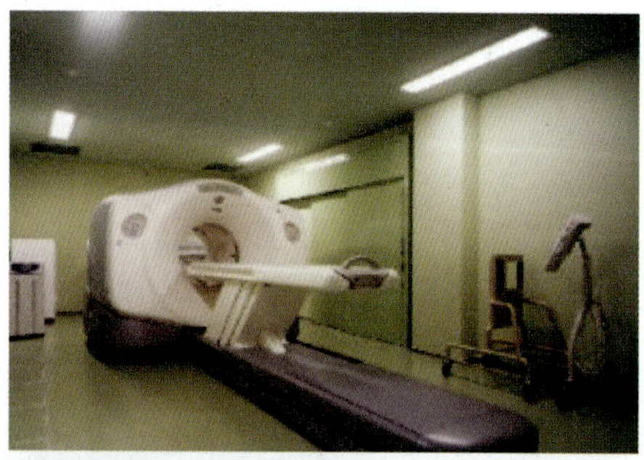

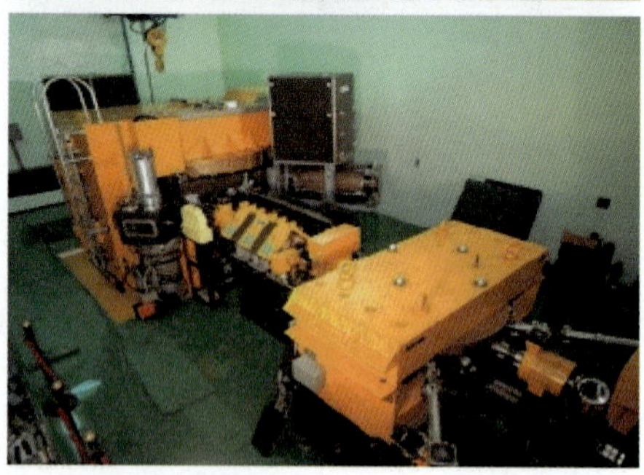

그림 36-1. 양전자방출단층촬영기와 사이클로트론

26. 포도당 유도체에 방사성동위원소 F-18을 표지한 것
27. 원자 목표물에 높은 에너지를 가진 입자를 고속으로 충돌시켜 방사성 핵종을 만드는 장치

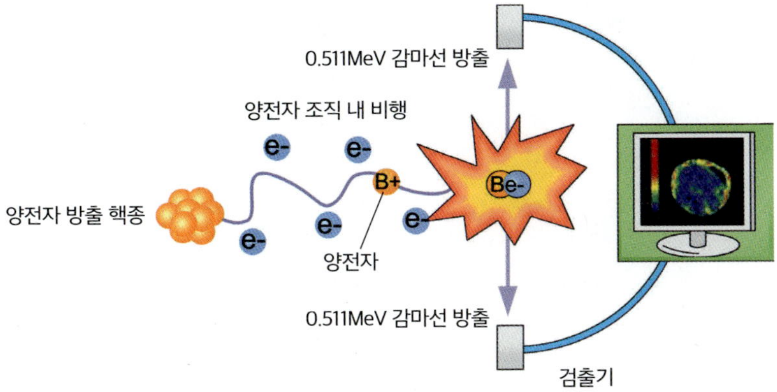

그림 36-2. 양전자방출단층촬영기의 원리

양전자방출단층촬영기의 작동원리는 방사성동위원소에서 양전자가 방출되고 이 양전자가 매우 짧은 거리에 존재하는 조직 내를 비행하다가 운동 에너지를 상실하여 정지하며 그 주위에 있던 음전하를 띤 보통의 전자와 결합하는 소멸과정 중에 방출되는 인체 투과성이 큰 180° 방향의 0.511 MeV의 감마선을 검출하여 영상화시킨다(그림 36-2).

초기에는 180° 방향으로 마주 보는 감마선검출기를 통해 일정한 짧은 시간 내에 검출기에 도달하는 유효한 감마선만으로 방출위치를 계산하였지만, 최근에는 검출효율성을 높이고자 원통형으로 배열된 30개 이상의 검출기로 감마선을 검출하고 있다. 또한 해상도 향상을 위해 기존에 사용하던 NaI 크리스털 대신 BGO(bismuth germanate phosphor)를 사용하여 진단 성능을 크게 높였다.

X선 촬영기나 컴퓨터단층촬영기, 자기공명단층촬영기와 같은 진단기기가 인체 내부 구조를 해부학적으로 영상화하여 병소부위를 찾아 진단한다면, 양전자방출단층촬영기는 질병 발생 시 해부학적 변화의 전 단계인 생화학적 변화단계를 영상화하기 때문에 다른 진단기기들보다 암의 조기 진단과 미세 암 진단에 많이 쓰인다. 또한 컴퓨터단층촬영기, 자기공명단층촬영기는 1회 검사 시 특정 부위만 검사할 수 있지만 양전자방출단층촬영기는 1회에 전신 검사가 가능하여 많은 종류의 암을 발견할 수 있다. 또한 조영제[28] 대신 자연계에 흔히 존재하는 양전자방출 물질을 사용하기 때문에 그에 따른 부작용이 발생하지 않는다. 그러나 1cm 미만의 암 조직을 찾아내기가 어렵고 당뇨 환자에게는 포도당유도체가 무용지물이 되어 검사할 수 없으며, 낮은 해상도로 인하여 암 조직 확인 시 다시 컴퓨터단층촬영이나 자기공명단층촬영이 필요하기 때문에 비용부담이 추가되는 단점이 있다(그림 36-3).

최근에는 이러한 단점들을 극복하기 위해 양전자방출단층촬영기와 컴퓨터단층촬영기

28. 명확한 X선 이미지를 얻기 위해 사용하는 진단용 약제

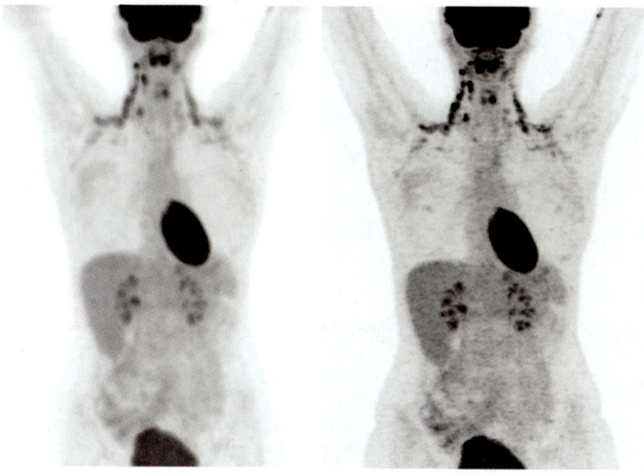

그림 36-3. 양전자방출단층촬영기로 촬영한 영상: 선명도가 떨어짐을 알 수 있다.

가 결합한 PET-CT가 개발되어 고해상도 영상을 얻을 수 있게 되었다. 또한 2003년 미국의 CPS사에서 고해상도 연구용 양전자방출단층촬영기 HRRT(high resoulution research tomograph)를 개발하여 뇌 영역 연구에 양전자방출단층촬영기가 많이 활용되고 있다(표 36-1).

표 36-1. PET를 응용한 진단기기와 영상비교

기기명	간단 원리 및 특징	영상
PET	세포가 소모하는 에너지 정도를 측정하여 암 등의 이상 조직 검진용	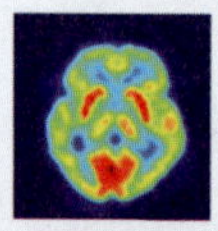
PET-CT	CT와 PET를 결합하여 구조적인 정보와 기능적인 정보를 제공	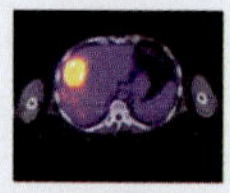
HRRT	고해상도의 PET으로 주로 뇌 연구 목적으로 사용됨	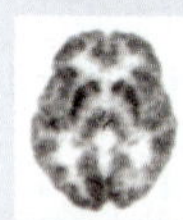
PET-MRI	PET-CT보다 한 단계 업그레이드된 기기로 MRI의 고해상도 정보와 PET의 기능적 정보를 동시에 제공	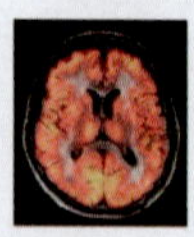

37. Positron emission tomography-computed tomography(PET-CT)

양전자방출전산화단층촬영장치	A13010.02	진단기기	영상의학과

PET-CT는 환자의 유전학적, 생화학적 상태를 실시간으로 나타내는 기기로서 기능적 정보를 제공하는 양전자방출단층촬영기(positron emission tomography, PET)와 인체의 정확한 형태와 구조의 정보를 제공하는 컴퓨터단층촬영기(computed tomography, CT)의 개념을 합친 의료기기이다(그림 37-1).

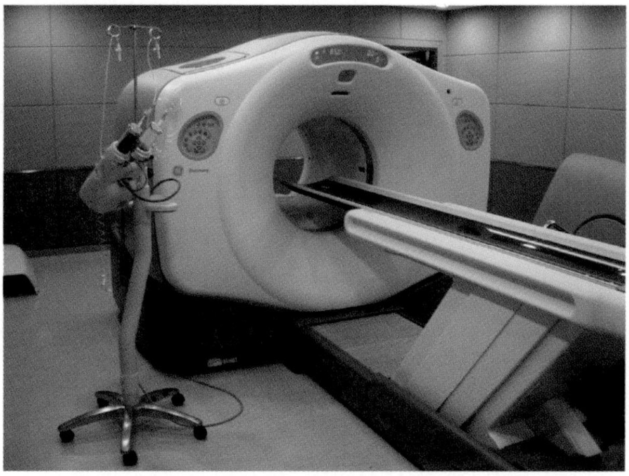

그림 37-1. PET-CT(3세대 PET-CT, 모델 Discovery TM. STE)

PET-CT는 PET와 CT 촬영을 동시에 할 수 있어 과거 PET와 CT의 개별 단독 검사 때보다 검사 시간이 짧고 해상도가 높은 영상으로 암 조직의 정확한 위치를 확인할 수 있어 진단의 정확도가 매우 높다(그림 37-2).

PET-CT 검사는 환자에게 방사선 의약품인 F-18 FDG(방사성 글루코스)를 정맥 투여하고 일정 기간 휴식을 취한 후 20~25분 정도 시행된다. 영상은 암세포의 활발한 대사로 발생하는 양전자(positron)와 전자(electron)가 부딪히면서 발생하는 감마선을 검출하여 만든 영상신호와 인체골격 CT 영상신호가 각각 양전자방출단층촬영기 워크스테이션과 컴퓨터단층촬영기 워크스테이션으로 전송된 뒤 처리되어 합쳐져 나타난다(그림 37-3). PET-CT로 검사할 수 있는 신체 기관은 폐, 유방, 식도, 식도, 결장, 머리, 목, 난소 등이다.

최근에는 PET-CT의 CT 기능이 일반 CT에 근접할 정도로 발전하였지만, 갠트리(gantry)

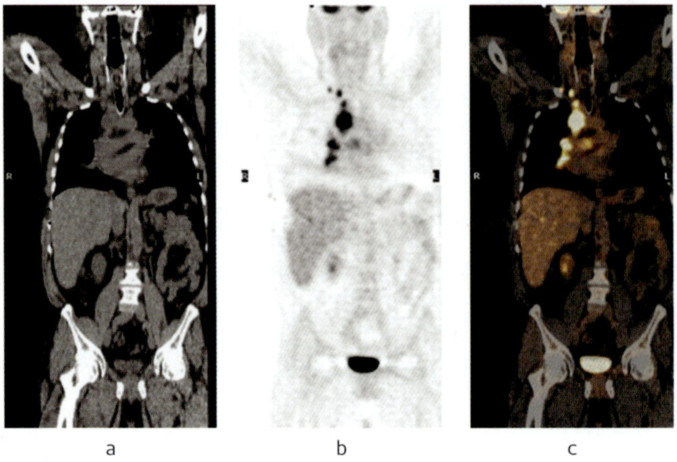

그림 37-2. 컴퓨터단층촬영기(a), 양전자방출단층촬영기(b), PET-CT(c)의 영상
컴퓨터단층촬영기에서는 해부학적 골격 영상을, 양전자방출단층촬영기에서는 의심 장기 부분의 영상을, PET-CT에서는 해부학적 영상에 의심 장기 부분의 영상을 같이 볼 수 있다.

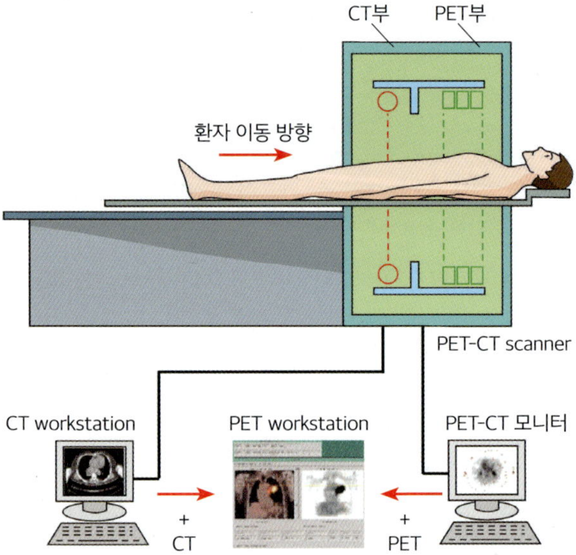

그림 37-3. PET-CT의 원리

의 이동이 불가능하여 특정 부위 촬영이 어렵고 CT가 고장이 나면 PET 검사를 할 수 없는 단점과 법적으로 CT만을 활용하려면 허가를 받아야 하므로 PET-CT에서 CT만을 단독으로는 사용하지 못한다.

최근 PET-CT에 의료보험이 적용되면서 의료기관마다 도입이 급증하고 있다.

38. Pulse oximeter | 산소포화도측정기

의료용산소포화도측정기	A17190.01	진단기기	병동, 중환자실

산소포화도측정기는 환자의 피부 표면에 나타나는 혈액의 변화로 동맥혈액의 산소포화도(SpO_2)를 측정하여 혈중 산소농도를 퍼센트(%) 단위로 나타내는 기기이다. 보통 정상인의 혈중 산소농도는 95%~100%로 나타난다.

측정기는 빛을 발하는 LED[29](light emitted diode)와 그 빛을 감지하는 포토다이오드[30](photodiode)로 구성되어 있으며 주로 손가락이나 귓불에 끼워서 측정한다(그림 38-1, 2).

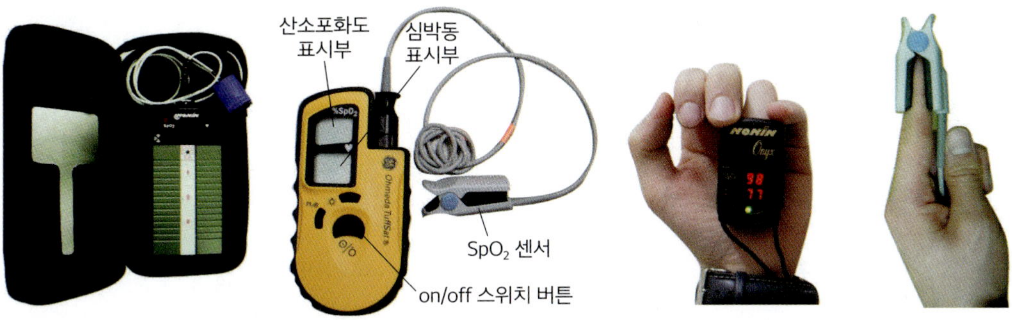

a. 이동형 산소포화도측정기

b. 이동형 산소포화도측정기의 명칭

c. 손가락집게형산소포화도측정기

d. 손가락집게형산소포화도측정기센서

그림 38-1. 산소포화도측정기

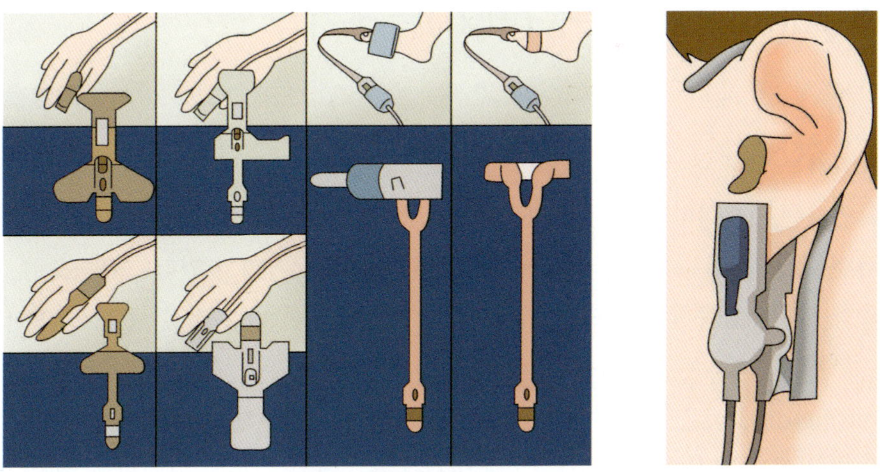

a. 측정부위별 산소포화도측정기 일회용 센서의 종류들

b. 귓불집게형 센서

그림 38-2. 산소포화도측정기의 센서

29. 전류를 흘려주면 빛을 발하는 반도체 소자
30. 적당한 파장을 빛을 받으면 전류가 발생하는 반도체 소자

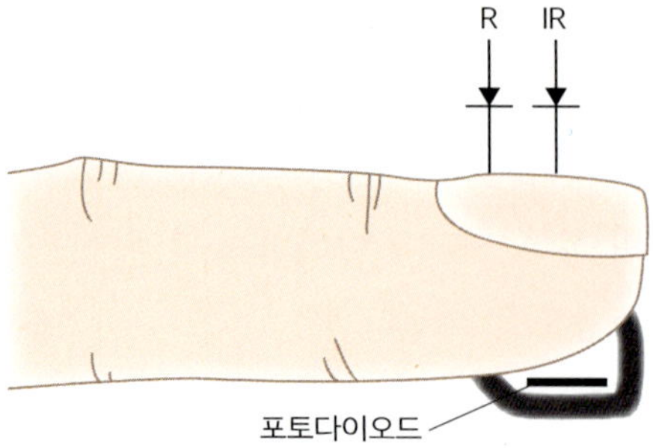

그림 38-3. 산소포화도측정기의 작동원리
가시광선과 적외선이 발생하고 이것들이 혈액을 지나 광검출센서로 도달하게 된다.

작동원리는 하나의 LED에서 660nm 파장의 가시광선을, 다른 하나에서는 905, 910, 940nm 파장의 적외선을 조직에 통과시킨 후 산소헤모글로빈과 비산소헤모글로빈의 흡수도 차이로 나타나는 가시광선과 적외선의 흡수 비율 차(흡광도)를 측정하여 산소포화도를 나타낸다(그림 38-3).

산소포화도측정기는 비침습적이며 작고 빠르게 측정할 수 있어서 응급실이나 호흡계 또는 심장질환을 앓고 있는 환자의 빠른 상태 확인에 유용하게 쓰인다.

39. Pupilometer | 동공(크기)측정기

동공계	A28210.01	진단기기	안과 등

동공측정기는 안구 내 동공[31](pupil)의 지름을 측정하여 동공의 빛에 대한 반응성(reactivity)을 확인하는 기기이다. 동공측정기의 종류로는 일반적으로 한 장소에 고정해서 검사하는 고정형과 손에 들고 이동하여 검사할 수 있는 이동형의 두 가지가 있다(그림 39-1).

동공측정기에는 동공촬영을 위한 카메라 시스템, 동공이 반응할 수 있도록 약한 빛을 쏘아 주는 조광시스템, 동공측정을 위해 적외선을 발생시키는 적외선 발광 소자(infrared lightemitting diode)로 구성되어 있으며 동공의 크기를 계산하는 소프트웨어가 있다.

동공을 측정하는 방식에는 3가지가 있다. ① 동공측정기로 동공의 영상을 찍고 해당 영상에 눈금 선을 입혀 측정하는 방법, ② 동공측정기로 동공이 작을 때 사진, 커졌을 때 사진을 찍어 두 사진상의 이미지 차이를 이미징 소프트웨어를 이용해 측정하는 방법, ③ 동공에 인

31. 홍채 중앙에 비어있는 공간으로 이것의 크기에 따라 안구로 들어오는 빛의 양이 결정됨

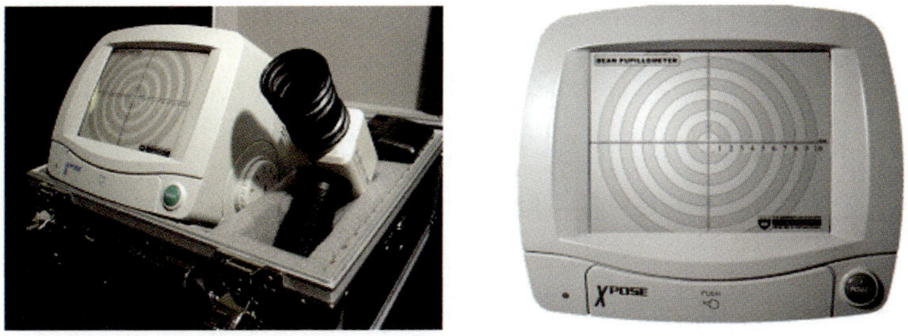

a. 고정형 동공측정기와 출력화면(사진제공: SDZ ELECTRONICS)

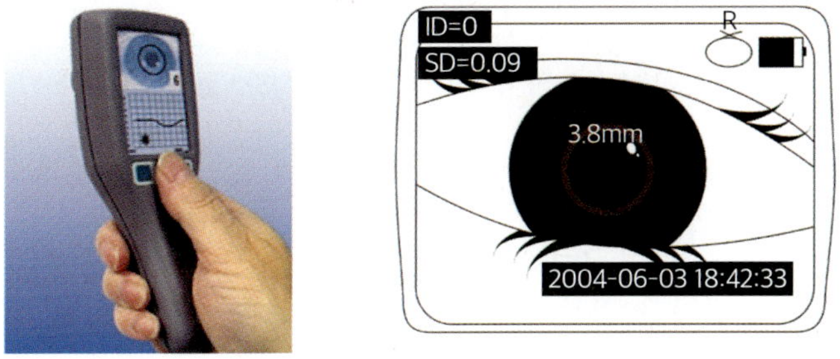

b. 이동형 동공측정기와 출력화면

그림 39-1. 동공측정기

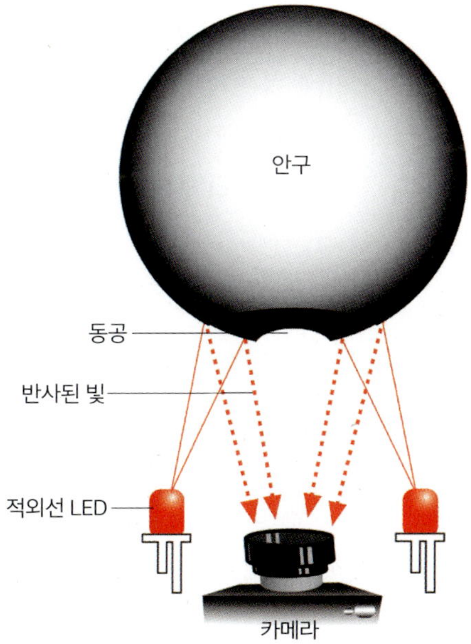

그림 39-2. 적외선을 이용한 동공측정기 측정 원리

위적인 빛을 가해 동공의 크기 변화를 유발한 후 적외선 발광다이오드를 이용하여 동공에서 방출되는 적외선으로 크기를 측정하는 방법이 있다(그림 39-2).

동공측정기는 주로 안과에서 레이저를 이용한 시력교정수술 전 동공의 크기를 측정할 때 사용하며 그 외에 파키슨병, 류마티즘 관절염, 낭창(lupus)의 질병 진단(이 같은 질병을 환자들은 동공의 크기나 반응성에서 정상인과 차이가 나는 현상을 이용)이나 당뇨병 합병증에 의한 눈 조직 퇴화 정도 평가와 마약의 복용 여부, 마취 여부를 평가하는 데 사용하기도 한다.

40. Retinoscope | 검영기

검영기	A28070.01	진단기기	안과

검영기는 배터리를 구동전압으로 하여 전구에서 빛을 발생시키고 이렇게 발생된 빛을 안구에 인위적으로 비춘 후 안구의 구성 조직(특히 망막)들을 통과하고 나서 그로부터 반사된 빛을 관찰하여 안구의 굴절률을 검사하는 기기이다(그림 40-1).

측정방법은 측정자가 환자로부터 약 62cm 정도 떨어진 거리에서 검영기 렌즈 내로 환자의 안구를 바라보면서 검영기 헤드의 광 조절부를 돌려 빛을 90°나 180°로 맞춘 후 상, 하, 좌, 우로 움직인다. 이때 안구에서 반사되는 빛의 띠가 움직이는 방향에 맞추어 수평, 수직으로 일치하거나 반대로 움직이게 되는데 이 빛 띠의 움직임은 눈의 굴절률에 따라 다르기 때문에 이것을 확인한 후 시험테(trial frame)에 꽂는 렌즈의 각도를 조절해 빛 띠의 움직임이 정상적으로 되는 것을 확인하여 최종적으로 환자에게 맞는 렌즈를 결정할 수 있는 정보를 얻을 수 있게 된다(그림 40-2). 따라서 원시, 근시, 난시의 정도를 정확히 관찰할 수 있고 그와 함께 정밀한 시력교정이 가능하다.

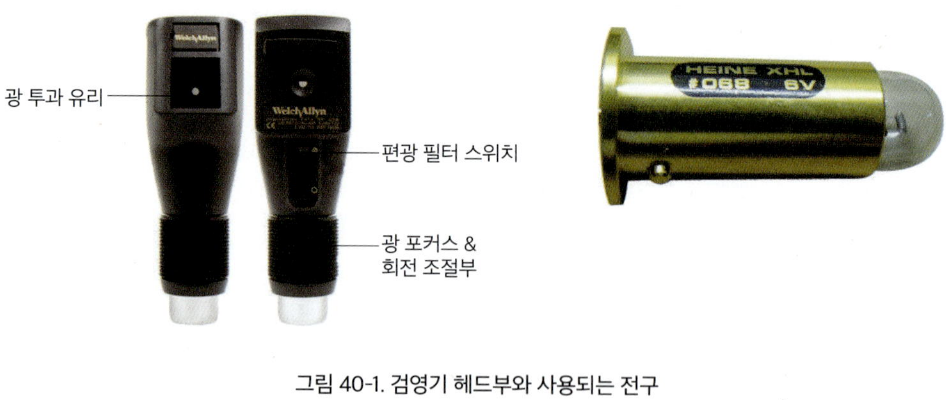

그림 40-1. 검영기 헤드부와 사용되는 전구

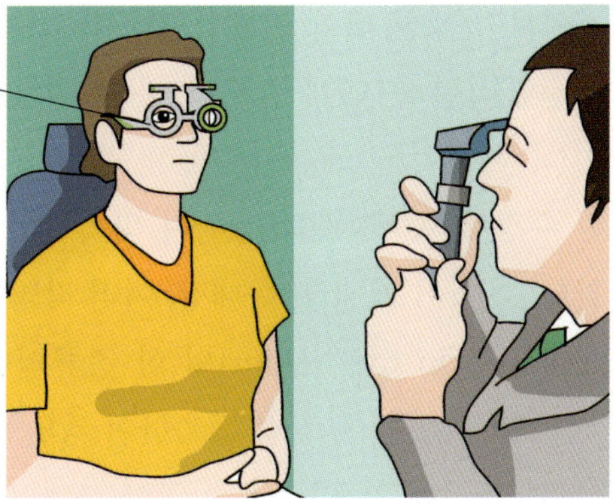

그림 40-2. 검영기를 이용한 검사방법

41. Slit lamp | 세극등현미경

틈새등현미경	A28010.01	진단기기	안과

세극등현미경은 안과 진료 시 눈의 건강상태를 확인하기 위해 기본적으로 사용하는 양안입체 현미경으로, 확대 및 입체적 관찰이 가능한 가장 기본적이고 필수적인 안 광학 의료기기이다. 기기의 기본 구성은 세극등현미경 본체, 안압계, 전동테이블이고 여기에 최근에는 디지털 카메라, 마운트(mount), 컴퓨터가 추가되어 눈의 영상을 저장 편집이 가능하다(그림 41-1).

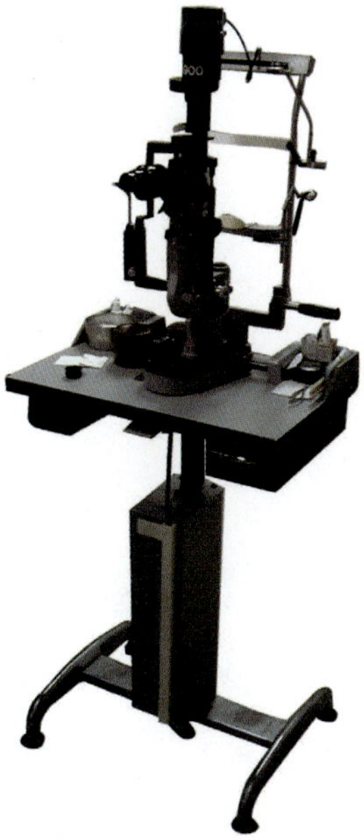

그림 41-1. 세극등현미경

작동원리는 우선 조명장치에서 발생한 빛이 렌즈의 조합을 통해 얇고 강한 세극광선으로 변하고 이 광선이 피검자의 눈에 비친 후 다시 반사될 때 특수렌즈를 통해 10~40배까지 확대한다.

관찰대상은 안구의 앞쪽인 수정체, 홍체, 각막 등이며 빛의 입사 각도와 초점을 조절하여 눈꺼풀, 결막, 공막 등도 관찰할 수 있어 백내장, 녹내장, 여러 각막 질환을 검사할 수 있다.

부가적으로 압평안압계(applanation tonometer)의 한 종류인 골드만(goldman) 안압계를 장착하여 국소마취제를 점안한 후 안구에 직접 접촉하여 정밀한 안압을 측정하거나(그림 41-2) 레이저를 설치하여 관찰과 동시에 치료도 할 수 있다(그림 41-3).

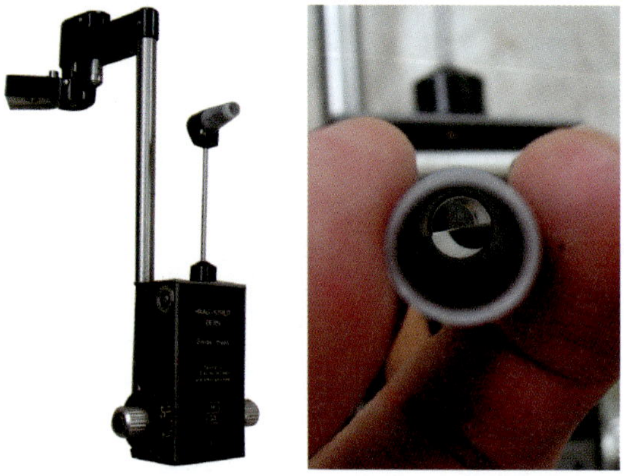

a. 골드만 안압측정기 b. 골드만 안압측정기 내부

그림 41-2. 골드만 안압계

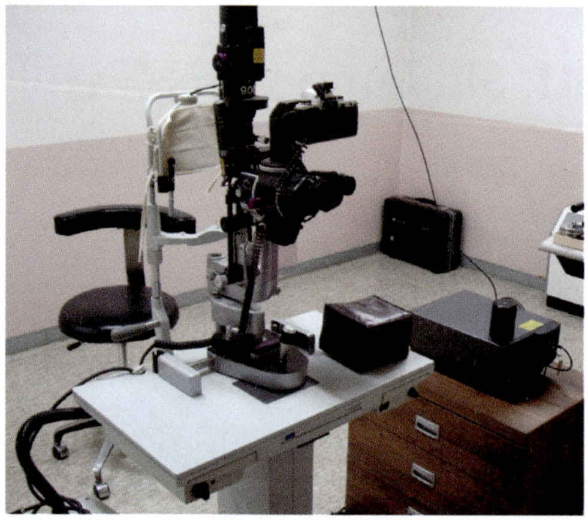

그림 41-3. 레이저 치료기가 함께 설치된 세극등현미경

42. Stethoscope | 청진기

청진기	A20010.01, A20010.02	진단기기	병원공통

가. 청진기의 역사

소리의 특성을 구별하여 환자의 상태를 파악하고 질병을 진단하기 위해 사용되는 청진기는 그리스어로 '가슴'과 '본다'의 합성어의 어원을 가지고 있다. 1816년 프랑스 의사인 라에넥(Laennec)이 나무로 된 원통형 청진기를 처음 만들어 사용한 이후 재질이나 모양의 발전을 거듭하여 1852년 미국의 의사 캄만(George Cammann)에 의해 양쪽 귀에 고무관을 연결한 현재와 같은 모양의 청진기가 고안되었다. 그 후 전기, 전자 기술의 발달과 함께 오늘날의

디지털 청진기로까지 발전하게 되었다. 청진기는 비록 단순하고 간단한 구조로 되어 있지만 정확도나 신뢰도가 그 어떤 의료기기에 뒤지지 않는 특징을 갖는다.

나. 청진기의 원리 및 구성

청진기는 심장, 폐, 장, 혈액에서 나는 소리를 청진기의 머리 부분(diaphragm)을 몸에 대어서 그 진동을 소리로 듣게 되는 것이 원리이고 박막판, 벨, 튜브, 바이누랄, 이어팁으로 구성이 되어 있다(그림 42-1).

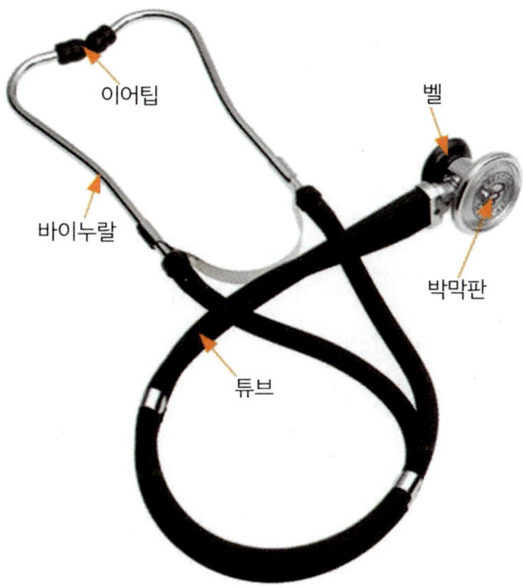

그림 42-1. 청진기의 부분별 명칭

1) 플라스틱 박막판(diaphragm): 환자에게 직접 접촉하는 부분 중 둥글게 머리가 큰 부분으로 환자에게서 들리는 진동을 진동판을 통해 증폭시켜주는 역할을 한다. 보통 이를 통해 들을 수 있는 소리의 대역은 보통 200Hz~1KHz 정도의 고주파수 대역으로 주로 폐음, 장의 움직임 등을 들을 수 있다. 그러나 폐음 같은 경우 심음과 섞여서 들리는 단점이 있다.
2) 벨(bell): 박막판 뒤쪽에 종처럼 생긴 부분으로 이것을 통해 들을 수 있는 주파수 대역은 20Hz~200Hz의 저주파 대역으로 심장이 판막을 여닫는 소리나 혈액이 역류하거나 와류될 때 발생하는 소리를 들을 때 사용한다. 그러나 대게는 박막판을 이용해 듣기 때문에 거의 사용하지 않는다.
3) 튜브(tube): 박막판의 떨림으로 잡힌 소리가 튜브를 타고 올라가면서 귀에 정확하게 전달되도록 중간 매

개 역할을 하는 부분으로 고무가 사용된다. 음이 튜브를 타고 올라갈수록 고주파가 걸러지는 효과가 나타나 듣고자 하는 폐음을 놓치게 된다. 따라서 과거에 심장전문의들은 소리를 더욱 크게 명확하게 듣기 위해 청진기 튜브를 잘라내어 매우 짧게 사용하기도 했다. 하지만 요즘은 이런 용도 전용으로 27인치짜리 짧은 청진기가 생산되고 있다.

4) 바이누랄(binaural): 귀에 걸쳐지는 U자형 쇠막대기 부분으로 보통 강화 알루미늄이나 스테인리스스틸을 사용하는데 강화알루미늄이 스테인리스스틸보다 소리의 전달력이 좋아서 고가의 고급 제품들은 강화 알루미늄이 사용된다. 저가형 같은 경우 바이누랄 쪽에 일반 스틸을 상용하기 때문에 녹이 생기는 단점이 있다.

5) 이어팁(ear tips): 귓구멍에 삽입되어 최종적으로 음을 전달하는 부분이다. 인체에 직접 닿는 부분이기 때문에 귓구멍에 적당히 잘 맞고 아프지 않아 오래 착용할 수 있고, 반드시 인체에 해가 없는 재질이어야 한다. 가끔 플라스틱이나 라텍스로 만들어진 제품이 있는데 이는 사용하지 않는 것이 좋다.

다. 전자 청진기(electronic stethoscope)

박막판이나 벨을 통해 들리는 음을 마이크로폰을 이용해 전기신호로 변환시키고 이 신호를 증폭회로를 통해 증폭한 후 다시 음으로 변환시켜 청진하는 가장 최근에 개발된 청진기다. 기존의 전통적인 아날로그 타입의 청진기에 비해 증폭률이 10배 이상 증가하였기 때문에 박막판이나 벨의 전환 없이 한 번에 청진할 수 있고 청진음의 볼륨 조절이 가능할 뿐만 아니라 전기신호를 이용하기 때문에 저장이나 전송할 수 있어 원격의료에 기본적인 의료기기라고 할 수 있다. 항상 이동하면서 사용하기 때문에 전원은 일반적으로 배터리를 이용한다(그림 42-2).

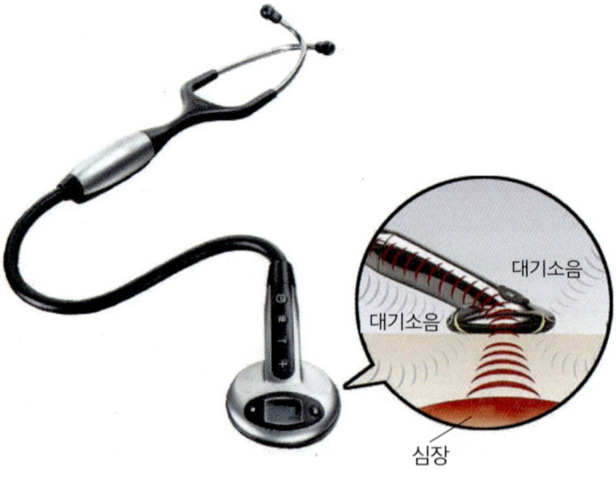

그림 42-2. 전자 청진기와 작동원리

43. Stroboscopy system | 섬광경시스템

후두성능검사시스템	A31100	진단기기	이비인후과

회전하거나 진동하는 물체는 육안으로는 관찰하기가 어렵다. 이때 물체의 회전이나 진동 주기와 같은 주기로 점멸하는 빛을 비추면 물체가 마치 정지한 것처럼 보여 관찰할 수 있는데 이를 섬광효과(strobe effect)라 한다. 이비인후과 영역에서는 이런 섬광효과를 이용하여 진동하는 성대의 병적상태를 확인하는 기기가 섬광경시스템이다(그림 43-1).

섬광경시스템의 동작 원리는 먼저 성대에서 발생하는 음을 마이크로폰으로 인식하여 성대의 진동주기를 획득한 후 이 진동 주기에 맞춰 광(light)을 발생한다(그림 43-2). 섬광경시스템은 일반 복강경이나 관절경 수술에 사용되는 경식내시경시스템과 같이 광원(light source), 카메라 컨트롤러(camera controller), 카메라(CCD camera), 프린터, 모니터, 비

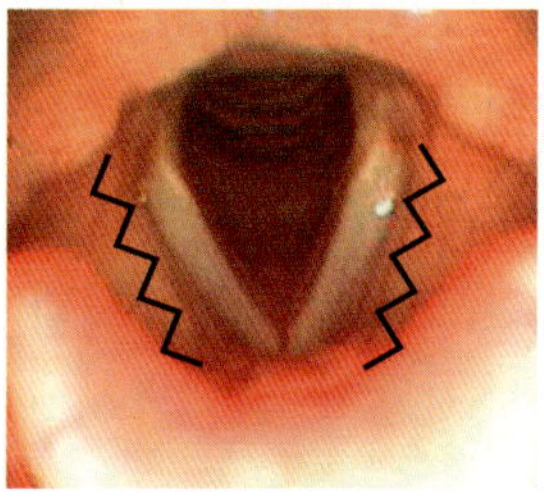

그림 43-1. 진동하는 성대

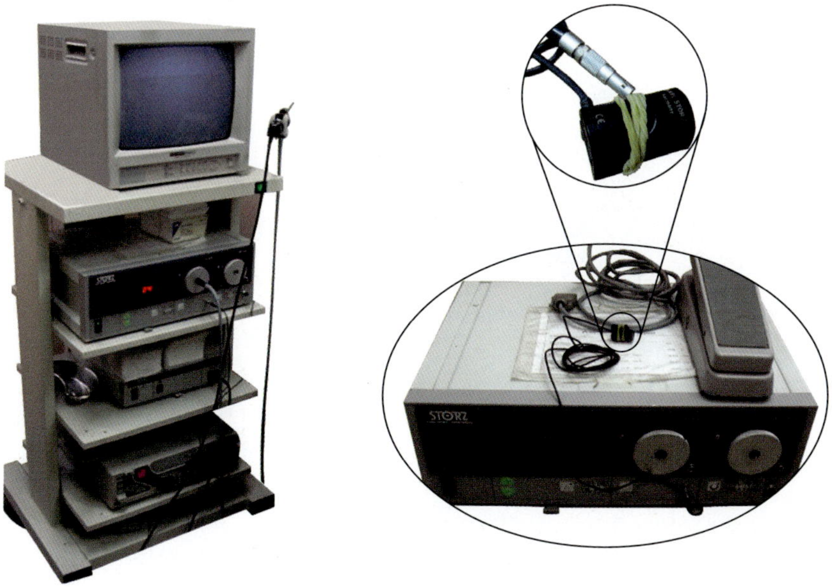

그림 43-2. 섬광경의 광원과 마이크로폰

디오 등으로 구성이 되지만, 별도로 광 발생 주기를 변경할 수 있는 광원을 사용한다는 것이 다르다. 광원에는 할로겐(halogen)램프[32]와 제논(xenon)램프[33] 2가지가 함께 사용되며 평소에는 수명이 길고 저렴한 할로겐램프를 이용하여 관찰하다가 성대의 관찰이 필요할 때는 제논램프로 변경하여 사용한다. 최근에는 수명이 반영구적이고 발열이 없는 발광다이오드(light-emitting diodes, LEDs)를 사용하는 단계까지 개발되어 있다.

44. Transcranial doppler(TCD) | 경두개 초음파검사기, 뇌혈류 초음파진단기

초음파뇌조영장치	A26400.01	진단기기	신경외과

경두개 초음파검사기는 인체에 무해한 초음파로 뇌에 공급되는 혈액의 속도를 측정하여 혈관의 상태(협착, 폐쇄, 순환, 탄력성 등)를 진단하고 혈관 내 미세 색전[34]의 검출, 뇌혈관 및 심혈관 수술 시 감시, 뇌사판정, 두통 감별을 위해 사용되는 기기이다(그림 44-1).

작동원리는 우선 두개골 내부 혈관으로 일정한 각도와 주파수를 가지는 초음파를 발사하

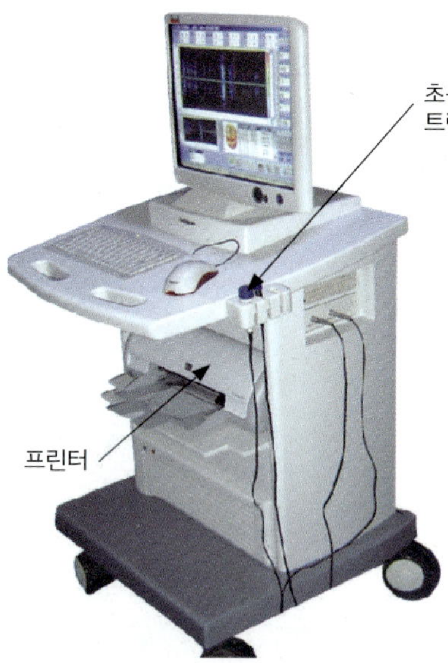

그림 44-1. 경두개 초음파검사기

32. 백열전구의 한 종류로 유리구 안에 할로겐 물질을 주입하여 필라멘트의 증발을 억제하여 백열전구보다 더 밝고 수명이 길다.
33. 제논가스 속에서 전기방전을 일으켜 자연광과 거의 흡사한 빛을 방출하는 램프
34. 혈관의 협착이나 폐색의 색전증을 일으키는 물질

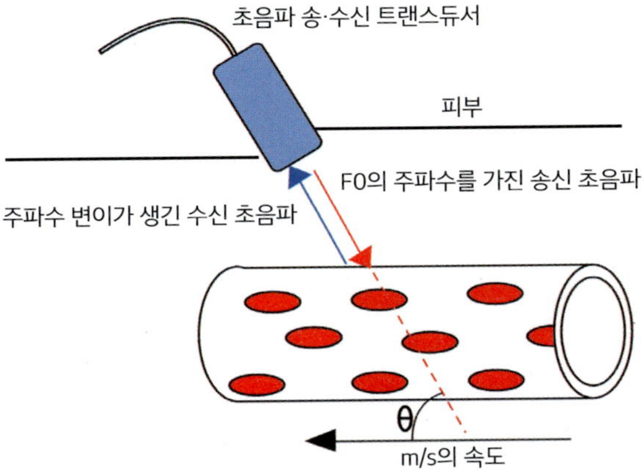

그림 44-2. 도플러 효과를 이용한 혈류의 속도 측정 원리

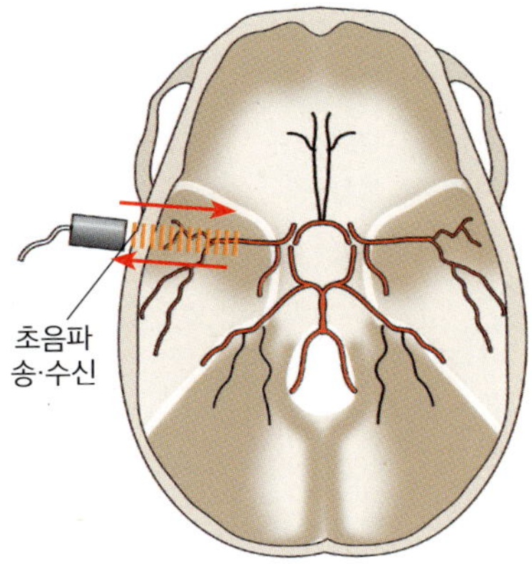

그림 44-3. 경두개 초음파검사기 원리

여 혈관을 지나는 혈액(적혈구)에 의해 주파수 편이가 생겨 반사되는 초음파를 수신하여 그 주파수 변화 정도를 계산함으로써 혈류속도를 측정한다(그림 44-2, 3). 이런 원리로 만약 혈관 중 어느 한 곳이 좁아진 경우 그 부분에 혈류속도가 빨라진 것을 측정함으로써 현재 혈관이 좁아져 있음을 판단할 수 있다.

경두개 초음파검사기의 주요 장점으로는 검사를 위해 두개골을 열지 않고 초음파를 사용함으로 비침습적(non-invasive)이며, 통증이 전혀 없고, 초음파를 사용하기 때문에 인체에 무해하다. 그 밖에 컴퓨터단층촬영기(CT), 자기공명단층촬영기(MRI), 양전자단층촬영기(PET) 등에 비해 검사 비용이 저렴하며, 뇌혈관에 문제가 발생하기 전에 미리 상태를 관찰할 수 있어 적절한 사전 치료를 받을 수 있는 장점이 있다. 단점으로는 검사자 간에 측정치의 차이가 있을 수 있으며, 측두창이 좋지 않은 환자에게는 검사하기가 어렵다. 참고로 초음파진단기도 똑같이 초음파를 사용하기 때문에 경두개 초음파검사기에서 측정하는 혈류를 측정할 수 있을 뿐만 아니라 혈관부의 영상화가 가능하기 때문에 경두개 초음파검사기보다 좀 더 세밀하고 정확한 진단이 가능하다.

45. Tympanometer | 중이임피던스측정기, 고실계

임피던스청력검사기	A29020.01	진단기기	이비인후과

중이임피던스 오디오메타(middle ear impedance audiometer)라고도 불리는 중이임피던스측정기는 중이로 음(sound)이 얼마나 잘 전달되는가를 측정하는 기기이다(그림 45-1).

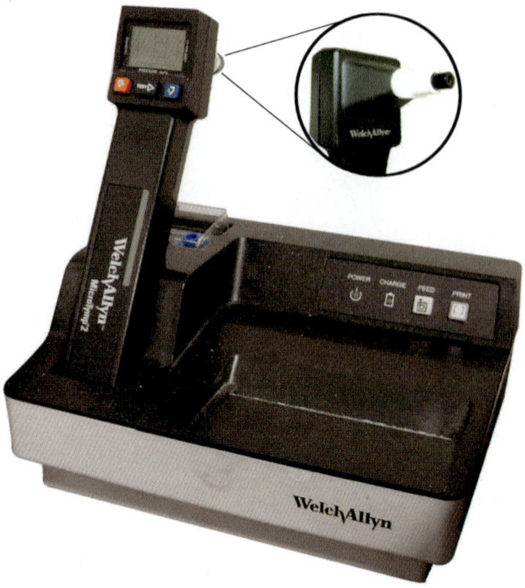

그림 45-1. 중이임피던스측정기

작동원리는 중이임피던스 측정기의 측정부로 귓구멍을 막은 후 막힌 귀 안으로 일정한 음을 가진 압력을 사용하여 대기압보다 낮은 상태의 내귀압의 변화를 통해 귀가 얼마나 음을 잘 받아들이는지를 탐지한다(그림 45-2).

중이임피던스를 이용한 측정과정은 전달압이 중이의 압과 같을 때 고막을 통한 전달이 최고로 잘 되고 보통압의 변화 정도에 따라 고막의 압은 높거나 낮게 측정이 되는데 이렇게 측정된 결과 값은 X, Y의 좌표 형태로 결과를 그려 보여줌으로써 음의 전달 정도를 측정하게 된다(그림 45-3).

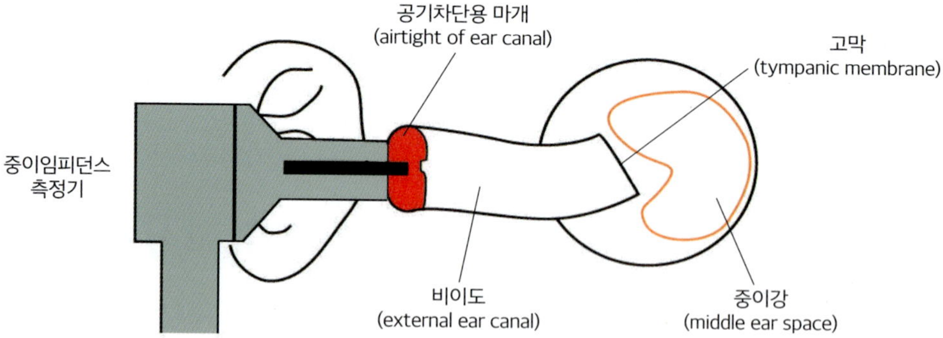

그림 45-2. 중이임피던스측정기의 원리

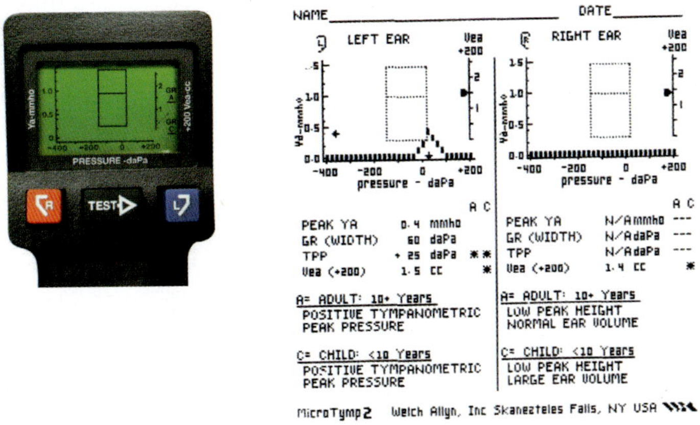

그래프 설명 : LEFT에서 측정된 그래프는 압력이 0 부분에서 상승하고 있는데 이것은 정상적인 그래프를 의미하며 RIGHT에서는 0 부분에서 상승이 없다. 이는 귀에 물이 찼던지 다른 질병이 있음을 의심할 수 있다.

그림 45-3. 중이임피던스측정기를 통한 검사결과

46. Ultrasound | 초음파진단기

초음파영상진단장치	A26380.01	진단기기	내과, 산부인과, 흉부외과 등

초음파진단기는 인간이 들을 수 없는 20,000Hz 이상의 초음파를 이용하여 절개 없이도 인체 내부를 관찰하고 내부 모습을 영상화시킬 수 있는 의료기기다. 초음파는 일반 음파에 비해 주파수대가 높으며 투과성이 강하고 직진성이 탁월한 짧은 파장이기 때문에 간, 자궁, 심장, 혈관계, 복부, 골반부, 갑상샘, 유방, 전립선, 고환 등 인체의 기관이 나태아를 검진할 수 있다(그림 46-1).

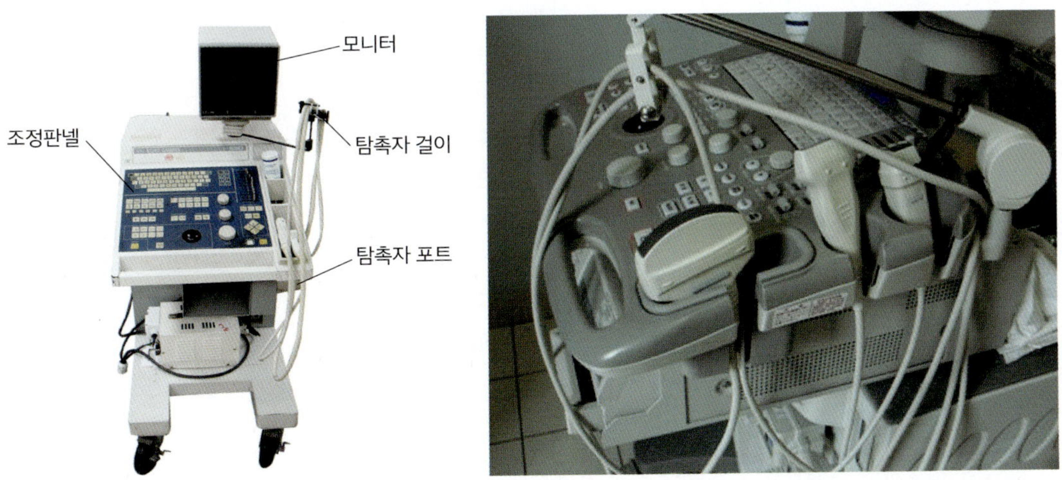

그림 46-1. 초음파 진단기

초음파 진단기에는 펄스-에코(pulse-echo) 원리를 이용한 압전소자인 탐촉자[35](probe)가 쓰인다. 즉, 전자회로에서 탐촉자 내의 압전변환기에 교류 전기신호를 가하면 역압전효과[36]에 의해 압전소자가 주기적으로 진동하면서 초음파(펄스)를 발생시킨다. 발생된 초음파는 밀도가 다른 생체 조직을 각기 다른 속도로 통과하다가 조직이나 기관의 경계면에서 부분적으로 반사된다. 이렇게 다층적으로 반사된 초음파(에코)는 수신모드로 전환된 탐촉자로 되돌아온 뒤 교류 전기신호로 바뀐다. 그 후 교류 전기신호의 증폭과 합산(beamformer)과정을 거친 뒤 컴퓨터로 신호들의 세기와 지체 시간을 분석하여 모니터에 영상으로 나타낸다(그림 46-2).

초음파 진단 시에는 신체 부위에 음향전달물질인 겔(gel)을 발라 탐촉자와 피부 사이에 초음파의 진행을 막는 공기층을 없애 공기로 인한 음파의 반사 손실을 최소화한다.

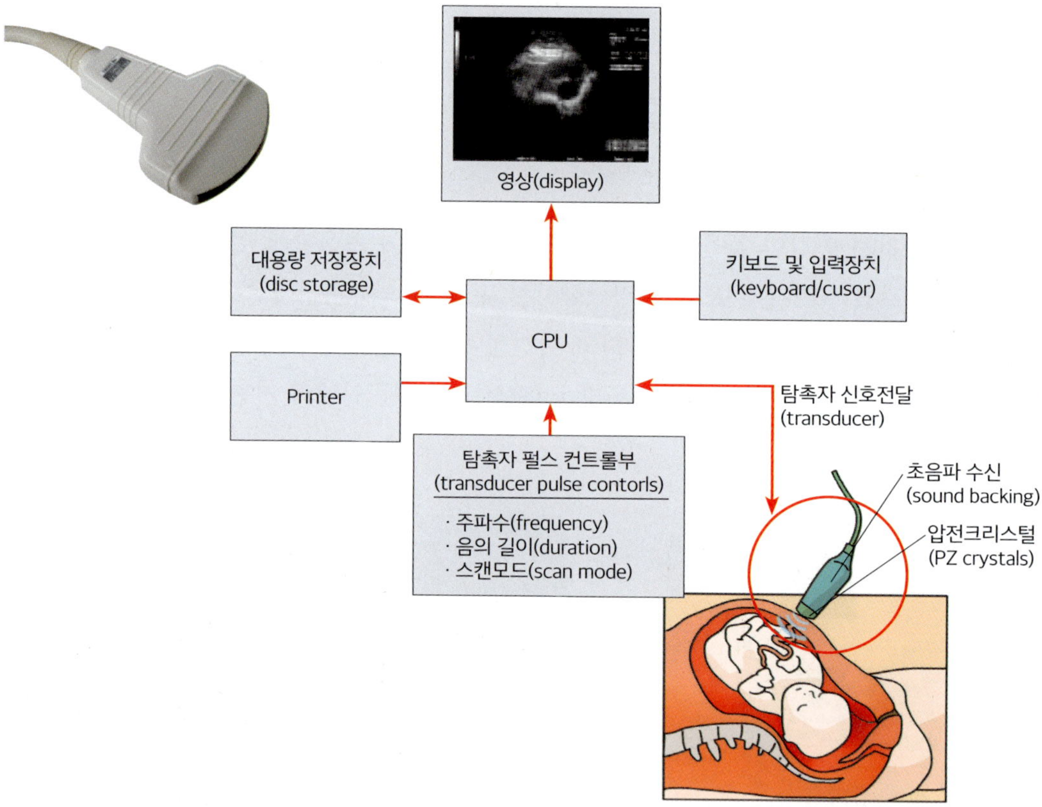

그림 46-2. 초음파 탐촉자와 영상획득 원리

초음파 탐촉자 내의 압전소자에서 발생한 초음파가 태아에게 부딪혀 반사되고 이것이 다시 탐촉자 내의 압전변환기로(transducer)로 들어와 컴퓨터로 전송, 분석되어 영상으로 표시된다.

35. 압전변환기(transducer)라고도 불리며 프로브(probe)와 트랜스듀서(transducer)를 혼용해서 쓰기도 함
36. 전류가 주어지면 진동으로 변환되는 효과

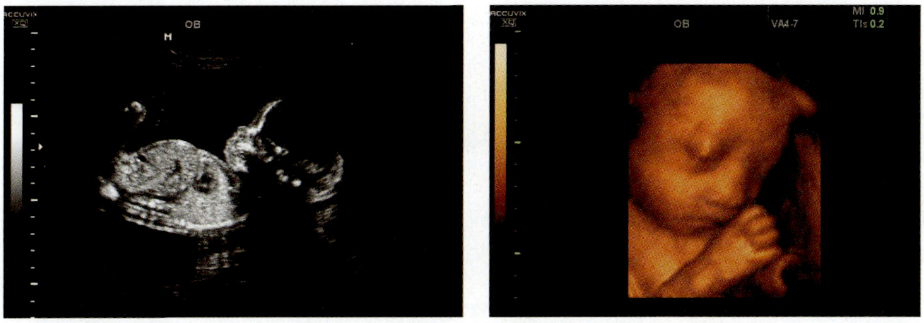

그림 46-3. 일반초음파 영상(좌)과 3차원 초음파 영상(우)의 비교

초음파 진단기에서 사용하는 진단 모드는 에코의 방향, 강도, 돌아온 시간에 따라서 구분된다. 우선 탐촉자에서 발사된 초음파신호가 인체에서 반사되어 오는 신호를 파형으로만 보여주는 A모드(amplitude mode)와 A모드에서 수집된 정보에 방향 정보가 더해져 정지된 2차원적 단면을 보여주는 B모드(brightness mode)가 있다. 또한 움직이는 장기의 단면을 보여주는 실시간 B모드(real-time B mode), 혈류의 속도 및 방향을 볼 수 있는 D모드(doppler mode), B모드의 정보와 심장과 같은 움직이는 장기로부터 나온 반사파를 함께 보여주는 M모드(motion mode) 등이 있다. 최근에는 단면이 아닌 장기의 형태를 입체로 보여주는 3차원 초음파 진단기기(그림 46-3), 3차원 입체를 실시간으로 보여주는 4차원 초음파 진단기가 개발되어 사용되고 있다.

가. 탐촉자(probe)의 종류

초음파 진단기에 사용되는 탐촉자는 크리스털 소자의 배열 형태에 따라 선형 배열 탐촉자(linear array transducer), 볼록형 배열 탐촉자(convex array transducer), 부채꼴형 탐촉자(sector array transducer) 또는 위상차 배열 탐촉자(phased array transducer)로 나누어지고, 그 외에 용도별로 여러 가지 형태로 구분되어 사용된다(그림 46-4).

선형방식 탐촉자는 주로 목, 신생아 복부, 머리 부위 진단에 사용되며, 곡면 방식의 볼록형 배열 탐촉자는 스캔각이 넓어서 복부용으로 많이 사용되며, 부채꼴형 탐촉자(sector)는 심장, 혈관 진단에 주로 사용된다. 탐촉자의 경우 기본적으로 가까운 곳을 관찰하고자 할 때는 높은 Hz의 탐촉자를 사용하고 깊숙한 곳을 관찰할 때는 낮은 Hz의 탐촉자를 사용한다. 아울러 움직이지 않는 고정된 곳은 선형 탐촉자를, 넓은 곳은 볼록형 탐촉자를 좁고 움직이는 부분에는 부채꼴형 탐촉자를 사용한다.

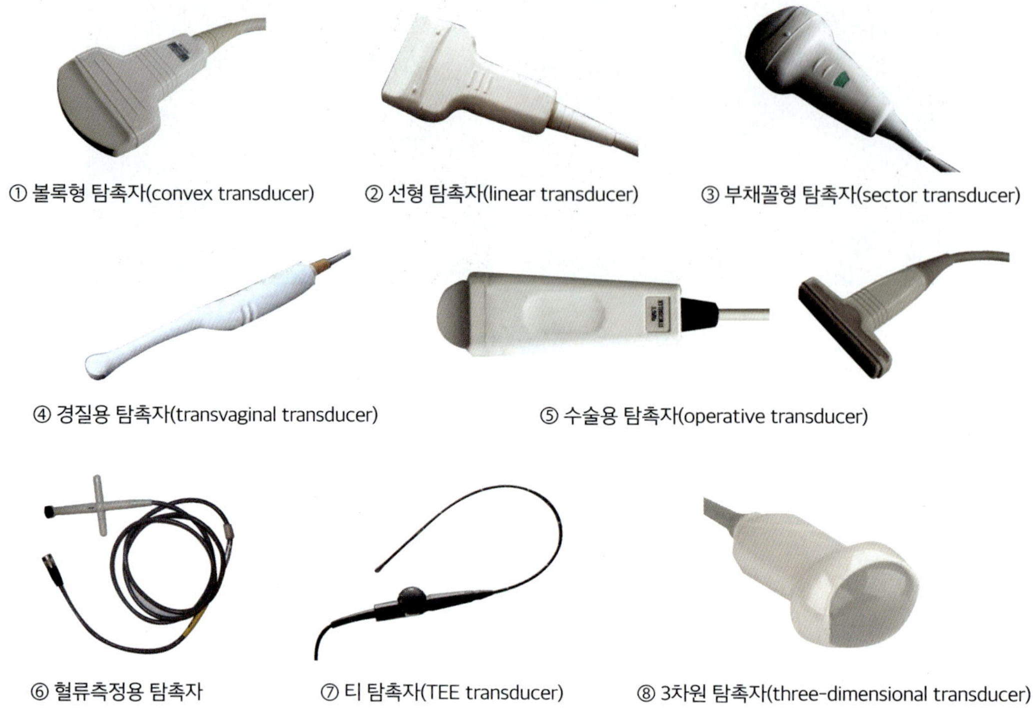

① 볼록형 탐촉자(convex transducer) ② 선형 탐촉자(linear transducer) ③ 부채꼴형 탐촉자(sector transducer)

④ 경질용 탐촉자(transvaginal transducer) ⑤ 수술용 탐촉자(operative transducer)

⑥ 혈류측정용 탐촉자 ⑦ 티 탐촉자(TEE transducer) ⑧ 3차원 탐촉자(three-dimensional transducer)

그림 46-4. 탐촉자의 종류

나. 초음파 진단기의 구분

초음파 진단기는 사용 부위에 따라서 표 46-1과 같이 구분할 수 있다.

표 46-1. 초음파 진단기의 구분

구분	사용 부위	사용목적
상복부 초음파	간, 췌장, 콩팥, 담도계, 큰 혈관 등	각종 암이나 기타 질병의 감별
하복부 초음파	골반 내 장기	방광에 소변이 가득 차 있어야만 검사 가능 하며 자궁암, 난소낭종, 난소암, 골반내복막염 등의 질병 감별
산전 초음파	자궁내 태아	태아의 기형, 발육상태 및 산모의 상태 진단
심장 초음파	심장	심장판막증, 심근증, 협심증, 심근경색, 대동맥류, 심막염 등 진단
경식도 초음파	식도를 통한 심장	심장 초음파검사가 어려운 환자의 식도를 통해 탐촉자를 삽입하여 인공판막, 대동맥 질환 및 심장 내 병변의 검사 및 진단
산전 초음파	태아나 소아	태아나 소아의 상태를 검사
근골격계 초음파	근육, 관절 등	관절에 물이 차거나 연골, 인대, 건(힘줄), 근육, 신경, 통풍 등 검사

47. Urodynamic system | 요역동학검사기

방광내압계	A18070.01	진단기기	비뇨기과

요역동학검사기는 센서가 부착된 카테터를 이용하여 방광의 용적, 방광의 압력, 요속, 배뇨근 수축 등을 측정하여 방광과 요도의 기능을 평가하는 기기이다. 주로 요실금, 배뇨곤란, 전립샘비대증, 과민방광 등의 배뇨기능장애를 평가, 진단하여 치료계획을 세우거나 치료 후 상태를 확인하는 데 사용한다(그림 47-1).

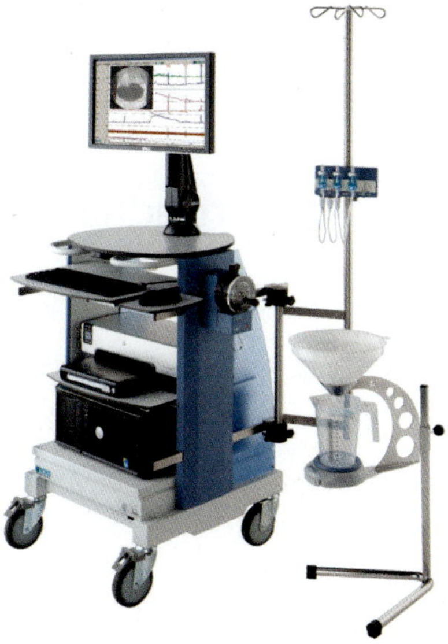

그림 47-1. 요역동학검사기

요역동학검사기를 이용한 주요 검사로는 요류측정검사(uroflowmetry), 배뇨 후 잔량검사(post-void residual volume), 방광내압검사(cystometry), 요도내압검사(urethral pressure profile), 근전도검사(electromyography, EMG) 등이 있다.

가. 요류측정검사(uroflowmetry)

소변을 일정 시간 참았다가 특별한 깔때기에 배뇨하면 배뇨속도, 배뇨량, 평균 배뇨속도 등을 자동으로 측정하는 비침습적인 검사법이다(그림 47-2). 이를 통해 요도 폐쇄(urethra obstruction)나 방광 근육의 정상 유무 등을 확인할 수 있다.

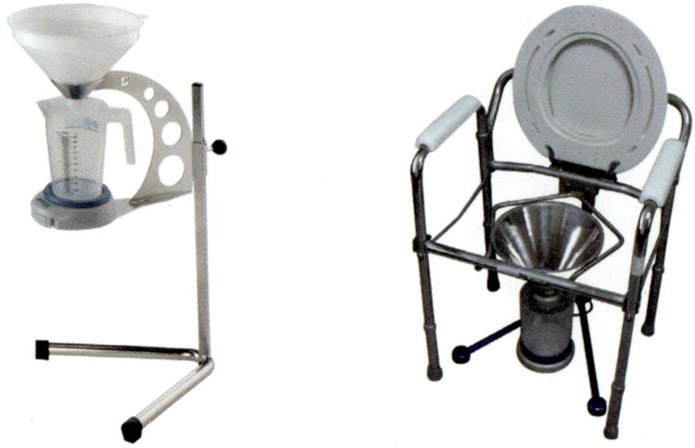

그림 47-2. 요류측정용 깔때기

나. 배뇨 후 잔량 검사(post-void residual volume)

피검사자의 방광 안쪽에 카테터를 삽입하여 방광에 남아 있는 배뇨 후 잔량을 측정하는 검사로 방광의 기능을 평가한다(그림 47-3). 이 검사는 카테터를 요도에 직접 삽입하기 때문에 감염 또는 카테터 삽입, 배출 시 요도에 상처가 날 위험이 있다. 이를 방지하기 위하여 간접적인 측정이 가능한 초음파방광검사기(bladder scanner)를 일반적으로 사용한다.

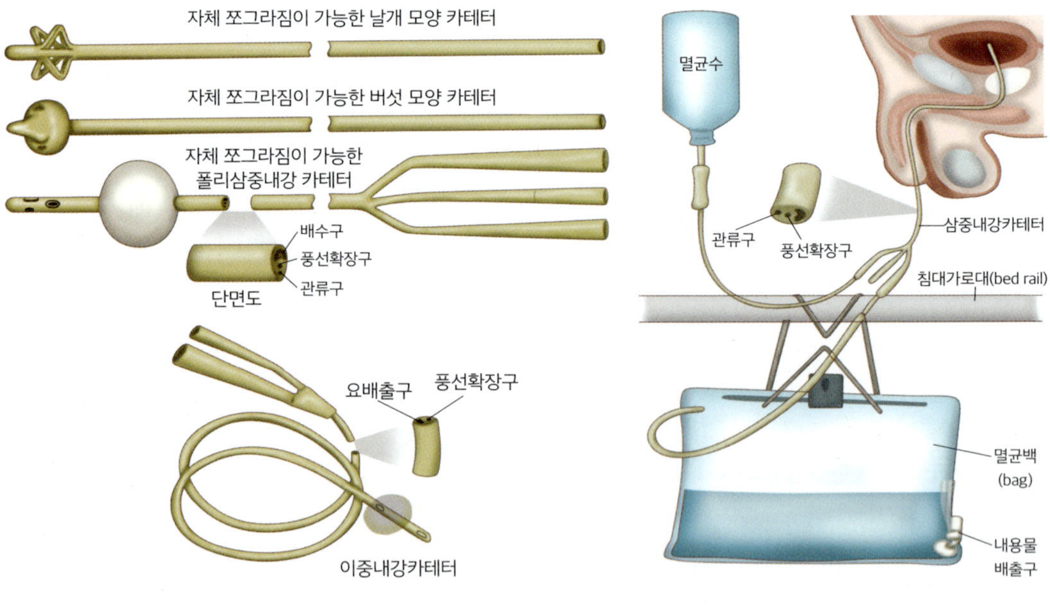

그림 47-3. 배뇨 후 잔량 검사와 사용하는 카테터
방광에 차있는 소변 배출과 멸균수 주입, 풍선 확장을 동시에 시행할 수 있는 구멍이 여러 개인 카테터가 주로 사용된다.

다. 방광내압검사(cystometry)

방광에 소변이 가득 찼을 때의 방광의 압력, 용적, 수축력, 배뇨 지각능력 등을 측정하는 검사로 방광의 기능을 평가하고 비정상적인 배뇨근(detrusor)의 수축이나 경련, 절박요실금(urge incontinence)을 감지한다.

검사 전 피검자의 방광을 인위적으로 비운 뒤에 압력 센서가 달린 얇고 가는 카테터를 방광에 삽입한다. 이후 멸균수(sterile water)로 방광을 채우면서 피검자가 배뇨감을 느끼는 순간에 나오는 전기신호를 이용하여 방광의 압력, 용적, 수축력 및 배뇨 지각능력 등을 측정한다(그림 47-4).

방광내압을 측정하는 또 다른 검사법으로 누출점압(leak point pressure)검사가 있는데 이것은 방광을 가득 채운 후 인위적으로 기침을 유도하거나 자세를 바꾸어 소변이 샐 때의 압력을 측정하는 검사법이다. 보통 복압을 함께 측정하므로 남자는 직장에, 여자는 질 쪽으로 카테터를 하나 더 삽입한다. 만약 측정된 압력 값이 낮으면 소변을 새지 않게 막아주는 괄약근의 힘이 적다는 것이므로 복압요실금(stress incontinence)이나 내인성 요도괄약근기능부전(intrinsic sphincter deficiency)을 확인할 수 있다.

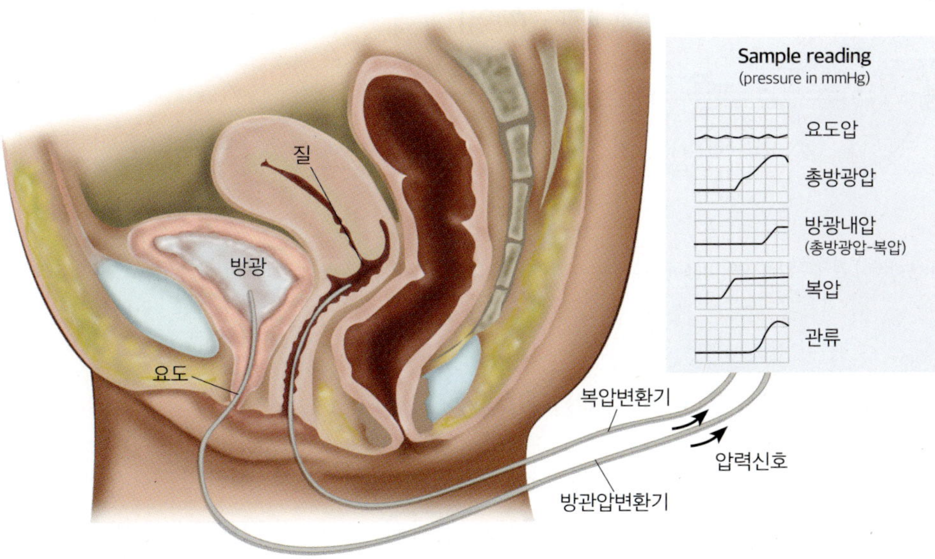

그림 47-4. 방광내압검사

라. 요도내압검사(urethral pressure profile)

요도에 카테터를 삽입하여 천천히 일정하게 당기면서 요도의 내압을 측정하는 검사이다. 이 검사를 통하여 요도의 길이나 요도를 통해 소변이 새는 것을 방지할 수 있는 요도폐쇄압(urethral closure pressure)의 고저를 측정하여 요실금을 확인할 수 있다(그림 47-5).

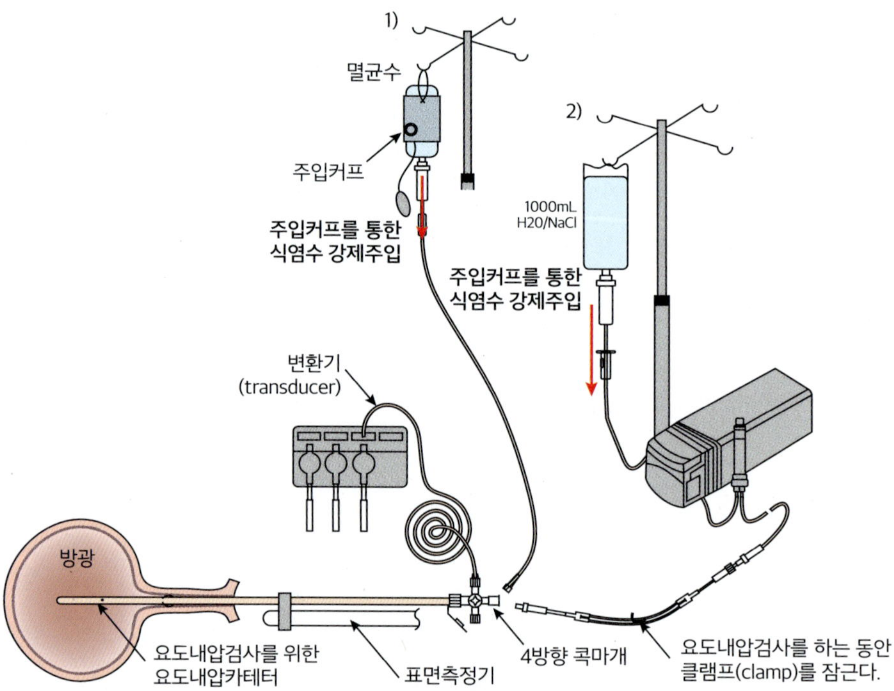

그림 47-5. 요도내압검사

주입커프를 통하거나 강제주입펌프를 이용하여 식염수 주입이 되고 표면측정기의 값을 통해 정교하게 카테터로 요도내압을 측정한다.

마. 근전도검사(electromyography)

피검자의 가랑이 사이에 패치 전극(electrode patch)을 붙여 골반저근육(pelvic floor muscle)이 수축할 때 발생하는 전류를 측정하는 검사이다. 이 검사를 통하여 방광과 요도가 신경 자극을 받아 정상적으로 움직이는지를 확인할 수 있다(그림 47-6).

만일 요도괄약근의 신경이 심하게 손상됐거나, 괄약근이 신경 신호에 따라 적절하게 반응하지 못하는 것으로 의심되는 경우에는 요도근 내로 바늘 전극을 삽입하여 좀 더 정확하게

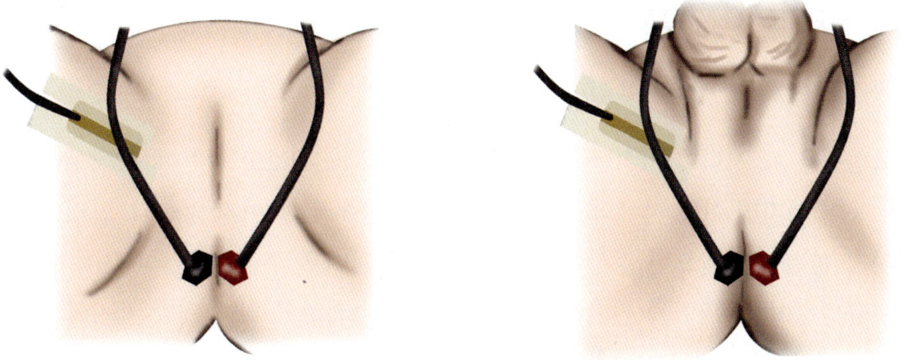

그림 47-6. 근전도 측정 전극을 붙인 경우
여성(좌), 남성(우)

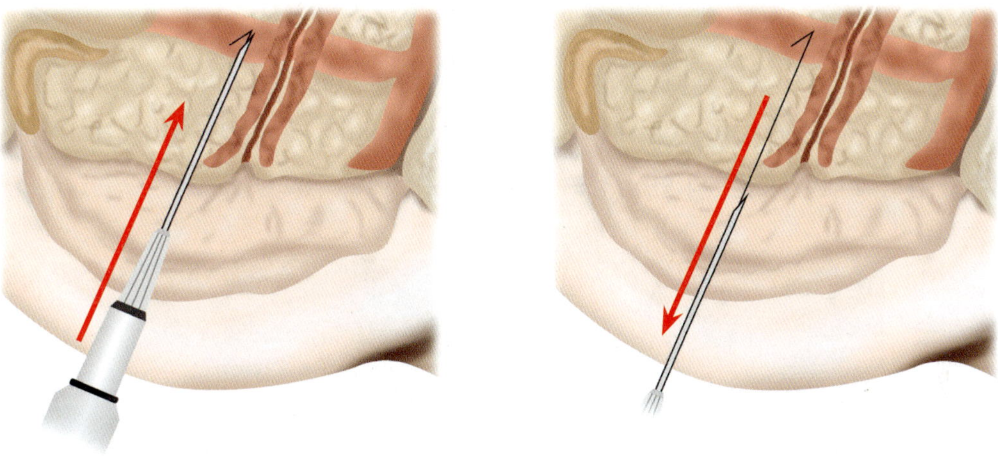

그림 47-7. 근전도 측정을 위해 바늘 전극을 삽입한 경우

근전도를 측정할 수도 있다(그림 47-7). 그러나 검사법은 고통이 심하여서 일반적으로 이용되지 않으며 신경계통의 정밀한 검사를 위해 주로 신경과 영역에서만 이용되고 있다.

바. 비디오 요류역학검사(video-urodynamic study)

요류역학검사와 함께 X선 촬영기를 이용한 방광의 이미지를 함께 소프트웨어적으로 구성함으로써 기존의 다양한 검사에서의 결과값과 방광이미지를 함께 볼 수 있어서 더욱더 정확한 방광, 요도의 기능 평가가 가능하다.

48. Visual field analyzer | 시야검사기

시야계	A28130.01, A28130.02	진단기기	안과

시선을 고정했을 때 시력이 미치는 범위를 시야(visual field)라고 하는데 녹내장이나 중추 신경계질환 등이 생기면 이런 시야의 감도가 떨어져 사물이 잘 보이지 않는다. 그러나 시야의 감도는 환자가 불편하지 않으면 정상이라고 생각할 만큼 매우 주관적이기 때문에 이를 보다 객관적으로 규명하여 그 원인을 진단하고 진행 정도를 추적하기 위해 개발된 기기가 시야검사기이다. 시야검사기는 대부분 녹내장의 진단 및 경과를 관찰을 위해 많이 사용된다.

시야검사기는 크게 수동시야검사기와 자동시야검사기로 구분할 수 있는데 자동시야검사기는 수동시야검사기에 비해 민감도가 높고, 표준화된 검사조건과 나이에 따른 표준 광 감도가 내장되어 있어 검사자에 따른 오차가 적고, 검사결과의 정확도와 재현성이 우수하여 많이 사용되고 있다(그림 48-1).

시야검사가기의 동작 원리는 램프에서 나온 빛을 필터를 통해서 크기나 밝기의 정도를 달리하는 광점(light spot)을 만든다. 이후 이 광점을 피검자에게 짧은 시간 동안 깜빡거리게 보여주고 광점에 대한 피검자의 인식 정도를 출력하여 보여준다(그림 48-2).

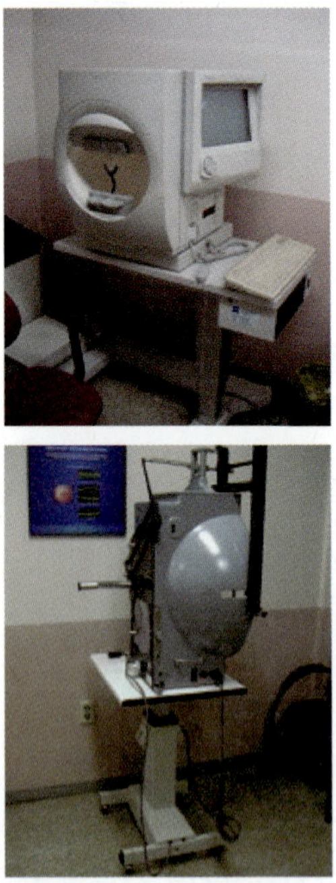
a. 자동시야검사기(Hunphrey사)

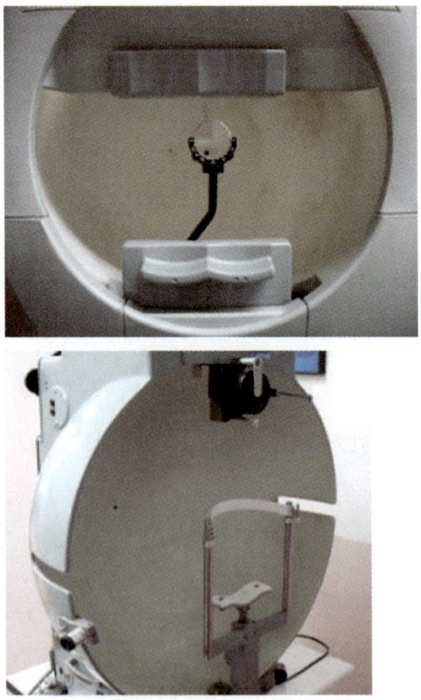
b. 수동시야검사기(Hunphrey사)

그림 48-1. 시야검사기의 종류

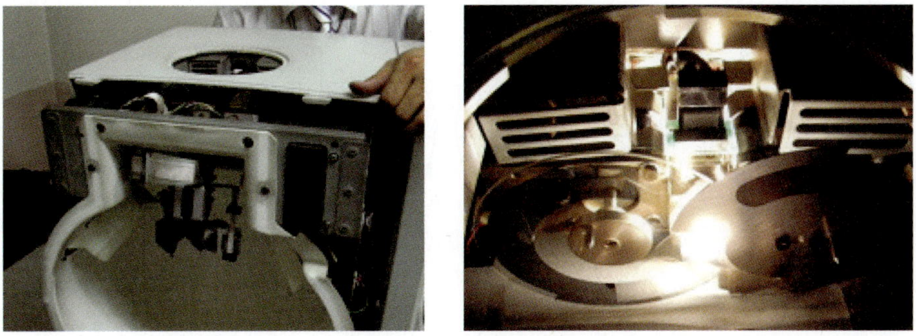

그림 48-2. 시야검사기 내부
우측에 광점의 생성 및 광점의 밝기를 조절해주는 필터의 모습이 보인다.

검사방법은 환자가 시야검사기 내부의 한 부분을 응시하면 둥근 원통안의 각기 다른 부분에서 광점이 발생하고 이것이 밝아졌다가 점점 흐려지기도 할 때 환자가 그 광점을 보고 핸드스위치(hand switch) 버튼을 즉각 누르게 되는데 이로써 동공의 즉각 반응 상태 및 시야를 검사할 수 있다(그림 48-3). 그림 48-4와 같이 정상 범위를 기준으로 생각한다면 시야검사결과를 이용하여 충분히 환자의 현재 상태를 알 수 있다.

대표적인 시야검사기로는 Zeiss사의 험프레이(Humphrey)가 있다. 이 기기는 전 세계적으로 높은 시장점유율을 차지하고 있어서 세계 어느 병원에서도 그 측정값을 인정받을 수 있다.

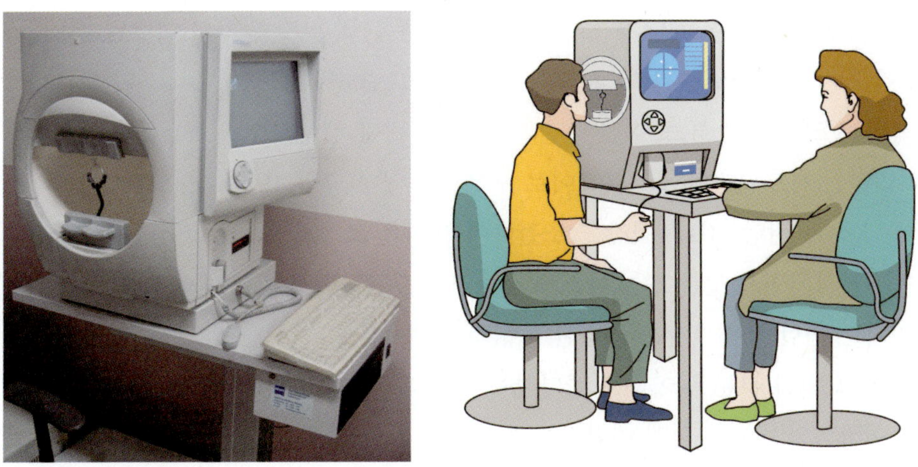

그림 48-3. 검사방법

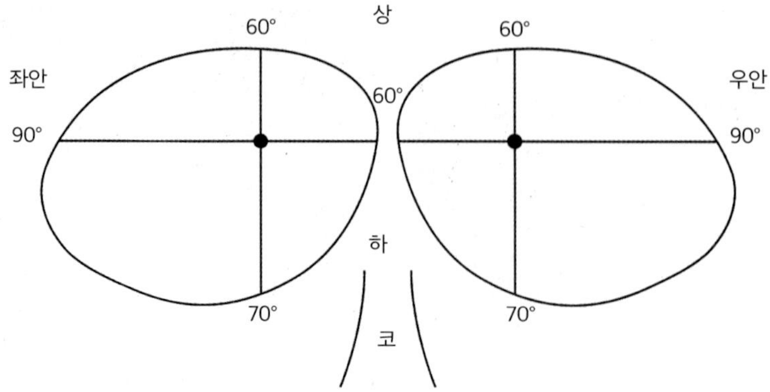

그림 48-4. 정상시야범위 모식도

49. X-ray machine | X선촬영기

진단용엑스선촬영장치	A11020.01	진단기기	영상의학과

진단의학의 필수장비인 X선촬영기에 사용되는 X선은 1895년 독일의 과학자 뢴트겐이 처음 발견하였다. 발견 당시 그는 이 광선의 실체를 규명하지 못하여 X선이라고 불렀지만, 그 후 1912년 라우에의 이론적 예견에 따라 그의 제자들이 X선의 회절실험에 성공하면서 X선은 파동성을 갖는 전자기파임이 밝혀졌다.

X선은 진공관 내에서 수천 볼트 이상의 강한 전압이 걸려 있는 가열된 음극(cathode)의 필라멘트(filament)에서 고속으로 방출된 전자가 원자량이 큰 양극(anode)의 타깃(target)에 충돌하면서 감속된 남은 에너지가 방출되거나(제동X선), 타깃 원자의 이탈된 궤도전자의 자리에 외각 전자가 전이되면서(특성 X선) 발생한다(그림 49-1).

X선촬영기는 크게 X선 튜브, X선 검출기(필름, 디지털 캡쳐시스템 등), 고전압 발생기와 영상을 처리하는 하드웨어와 소프트웨어로 구성되어 있다(그림 49-2).

발생하는 X선은 전압, 전류, 시간을 조절하여 세기를 조정할 수 있으며 인체 구성물질에 따라 흡수와 통과되면서 필름 또는 반도체 검출기에 도달하여 영상이 획득된다(그림 49-3).

X선촬영기는 연한 조직보다는 조밀한 구성의 뼈나 치아가 X선을 더 흡수하기 때문에 밝게 나타나고 그 외의 부분은 어둡게 나타나는 명암의 차이를 이용하여 진단하기 때문에 크기가 2cm 이하의 병변은 확인이 어렵다.

병원에서 사용되는 X선 촬영은 크게 높은 해상도의 인체 내부 이미지를 얻을 수 있는 X선

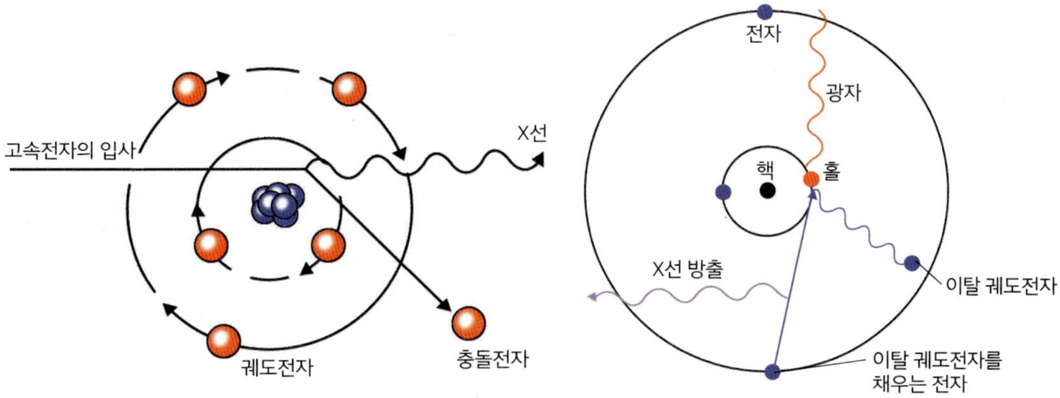

그림 49-1. 제동X선의 발생원리와 특성X선의 발생원리

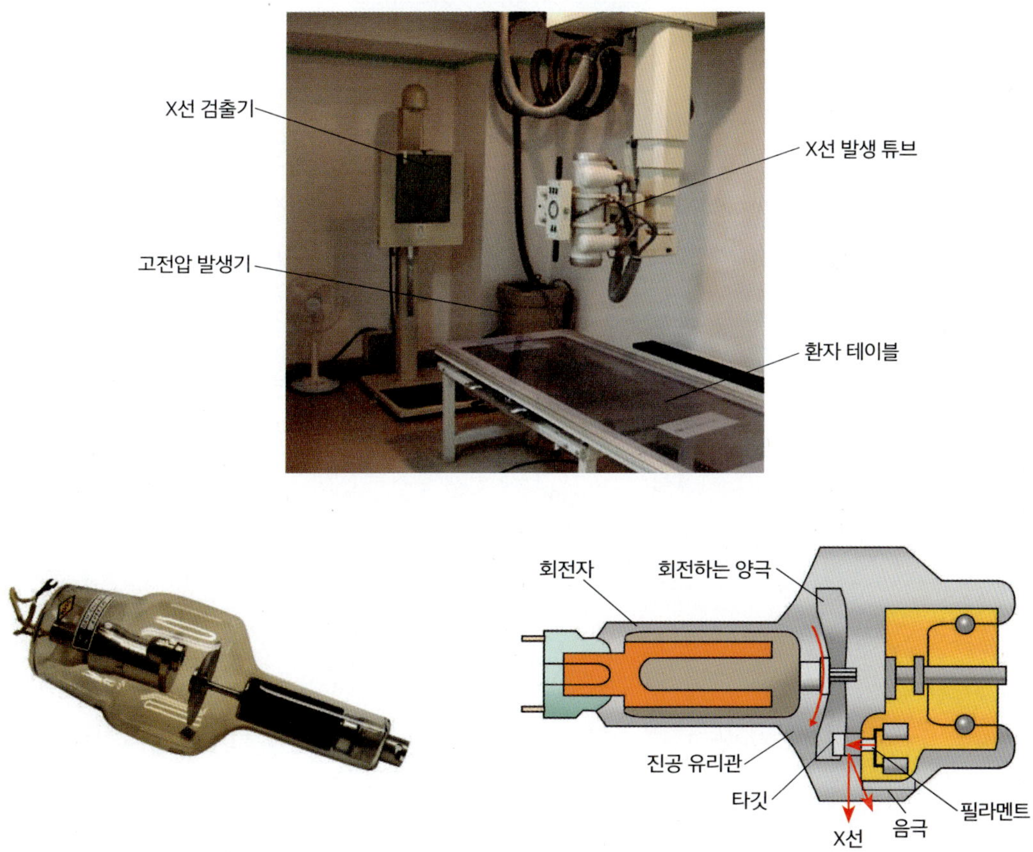

그림 49-2. X선 촬영기와 X선 발생장치(tube)

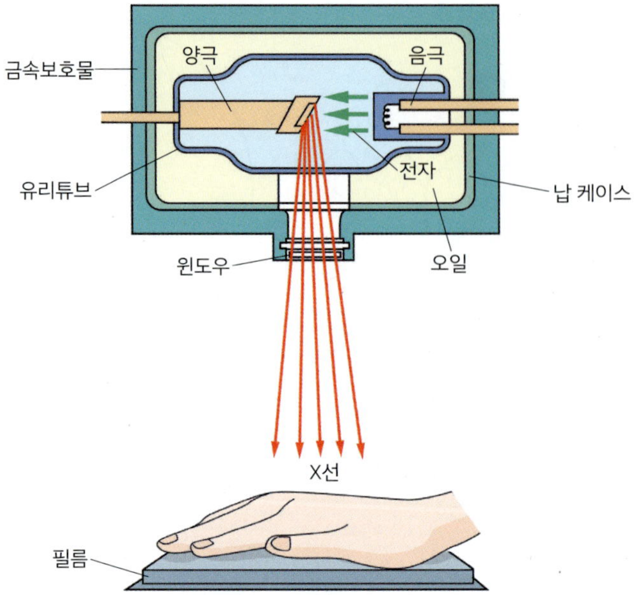

그림 49-3. X선의 촬영원리

촬영(radiography)과 실시간으로 영상을 확인하기 위해 사용하는 X선 투시촬영(fluoroscopy)으로 나눌 수 있다. 최근에 많이 사용되고 있는 디지털 X선촬영기에 관해서는 DR 부분에서 다루기로 하겠다.

II. 치료기기

50. Artificial heart | 인공심장

보조심장장치	A09150.02	치료기기	흉부외과, 수술실

심장은 혈액을 전신에 순환시키는 펌프로써 우리 몸에 산소와 영양소를 공급하고 몸에서 생긴 이산화탄소나 노폐물을 거두어들이는 생명 유지에 가장 중요한 역할을 하는 장기로 이러한 심장 기능에 이상이 생기면 뚜렷한 치료방법이 없는 한계를 극복할 수 있도록 심장의 일부 또는 전체 기능을 대신하기 위해 개발된 것이 인공심장이다. 인공심장은 1982년 미국에서 공기압을 이용하여 인공적으로 혈액순환이 가능한 인공심장을 이식하려는 시도 이후 지속적으로 발전하여 근래에는 상용화된 기기가 실제 인체에 삽입 시술되고 있다.

인공심장은 구동에너지원에 따라 전기 구동방식(그림 50-1)과 공기압 구동방식으로 나뉘며 역할에 따라 보조적인 역할의 인공심장(ventricular assist device, 심실보조장치)과 완전 대체용 인공심장(total artificial heart, 완전인공심장)으로 구분된다(그림 50-2). 공기압 구동방식은 전 세계적으로 활발히 연구되고 있으며 실제 이식되어 사용되고 있으나 압축공기를 위한 커다란 압축기로 인해 인체에 완전삽입이 불가능하여 환자의 생활을 제한하며 각종 합병증과 장기간 사용에 문제점이 있다. 이에 반하여, 전기 구동방식의 인공심장은 전기 유

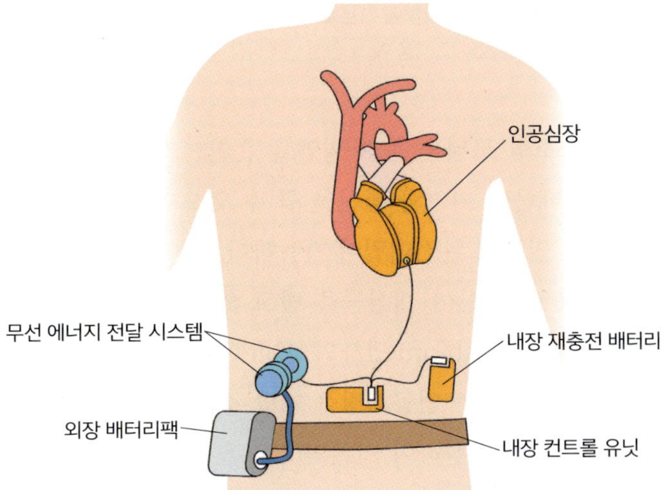

그림 50-1. 전기 구동방식의 인공심장 시스템과 인공심장기

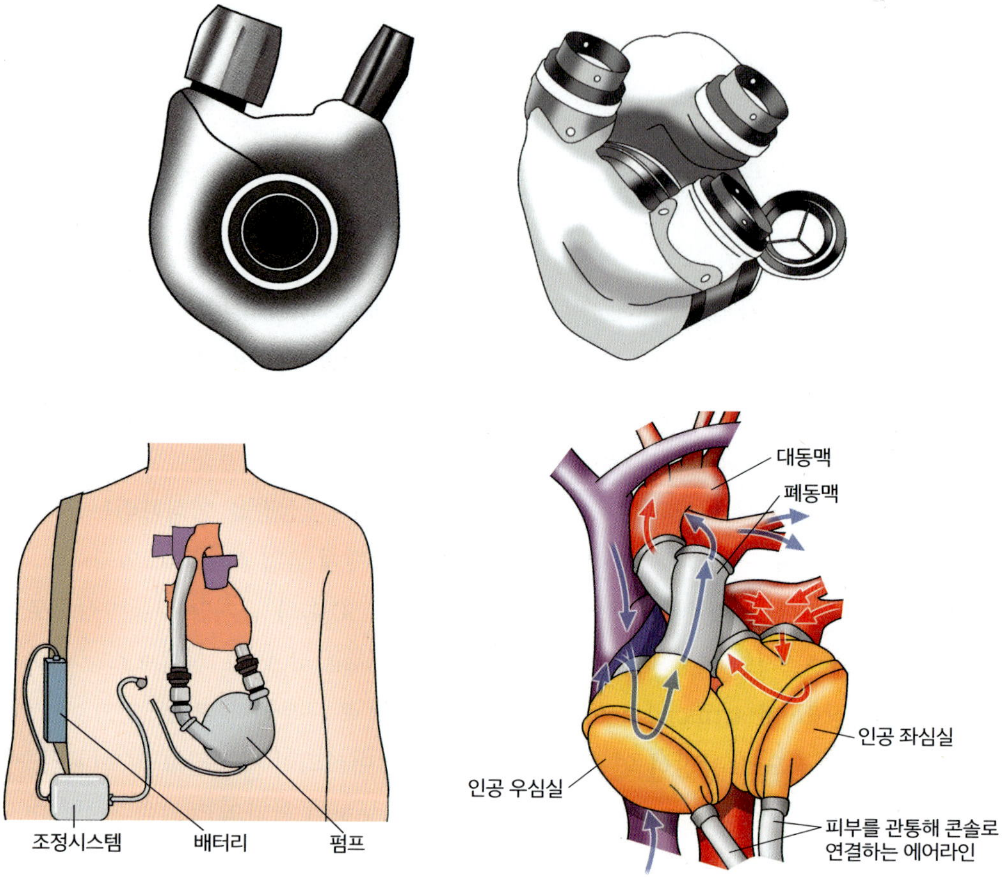

a

b

그림 50-2. 역할에 따른 인공심장과 분류

a. 심실보조장치와 그 착용 예, b. 완전 인공심장과 동작 원리

도 현상을 이용해 내부 전기 소형 모터를 돌려 혈액을 순환시키며 외부에서 무선으로 제어할 수 있는 기술을 사용하기 때문에 기기와 통신을 할 수 있으며 매립형 배터리를 사용하여 단기간 무정전에도 대비할 수 있으며 완전매립이 가능하다.

국내에는 매년 약 2,000여 명 이상이 개심술을 받고 있으므로 앞으로도 상당한 수요가 예상된다. 완전인공심장은 미국의 Abiomed사의 AbioCor가 대표적이며 일본 동경대의 UDTAH와 함께 현재 동양인에게 맞는 인공심장을 개발 중이다. 우리나라도 1990년대 후반부터 대학들과 정부가 컨소시엄을 형성하여 기존의 심장을 제거하지 않고도 심장의 기능을 대신할 수 있는 AnyHeart를 개발하는 등의 구체적인 성과를 거두고 있다.

51. Continuous passive motion(CPM) | 관절운동기

전동식정형용운동장치	A67020	치료기기	정형외과 등

무릎, 손목, 어깨, 엉덩이, 팔꿈치, 발목 등의 관절 부분은 수술 후 적절한 움직임이 가해지지 않으면 점차 관련 근육이 약해질 뿐만 아니라 관절이 굳어진다. 그러나 수술 직후 관절을 움직이면 엄청난 통증이 유발되기 때문에 환자가 스스로 관절을 운동하기에는 무리가 있다. 이런 문제점을 해결하기 위해 모터를 이용하여 인위적으로 관절을 운동을 시켜주는 기기가 바로 관절운동기이다(그림 51-1). 일반적으로 의료기관에서는 이를 CPM이라 부르는데 1970년대에 처음 CPM의 개념이 정립된 이후 현재 관절 수술 후 재활에 필수적으로 사용되는 의료기기가 되었다.

이 기기를 사용함으로써 얻을 수 있는 장점으로는 인위적인 운동을 통한 환자의 고통감소, 관절변형 및 관절경직의 방지, 수술 후 좁아진 관절의 운동 범위를 향상, 관절의 퇴행방지 및 뼈와 연부조직의 재생력을 촉진 등이 있다. 주로 관절부의 운동 속도와 관절의 꺾임 각도를 제어하여 운동시킨다. 내부 구성은 구동모터, 구동축, 속도, 각도 조정 컨트롤 보드 등으로 간단히 이루어져 있다.

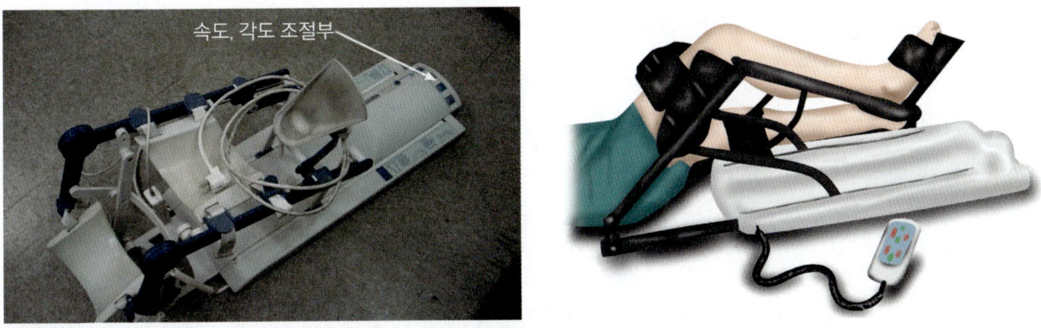

그림 51-1. 무릎관절운동기

52. Cryo-spray | 냉동용 질소가스 분무기

냉동 수술 장치	A36010.01	치료기기	피부과, 성형외과

냉동용 질소가스 분무기는 최저 -196°C까지 냉동할 수 있는 질소가스를 탱크에 담아두었다가 기화되는 가스의 압력을 이용하여 필요에 따라 질소가스를 분무하는 기기로 피부과, 성

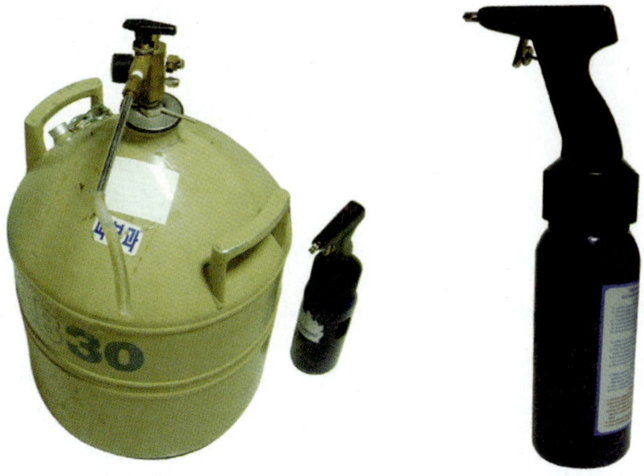

그림 52-1. 냉동용 질소가스 저장 탱크(좌), 분무기의 예

형외과에서 주로 사용한다(그림 52-1).

분사하고자 하는 부위나 크기에 따라 다양한 팁(tip)을 교체할 수 있고, 이동이 용이하기 때문에 시술자가 편리하게 사용할 수 있다. 이 냉동용 질소가스 분무기는 일반적으로 -50°C 정도 온도로 목표 조직을 냉동하여 괴사시키는데 만약 정확한 분사가 되지 않는다면 주위의 정상세포까지 괴사할 수 있다. 따라서 주위의 정상세포 괴사를 방지하기 위해서는 반드시 정확한 부위에 분사가 이루어져야 하고 이를 위해 뿌리기(spray), 탐촉자(probe) 사용, 떨어뜨림(drop)의 3가지 방법을 이용하여 치료한다. 치료 후 환자에게서 미열, 머리카락 빠짐, 물집 등의 부작용이 나타날 수 있으며, 물집은 20%의 은질산염(silver nitrate)을 발라주어 물집(blistering) 생성을 최소화할 수 있다. 적응증으로는 화학선 각화증(actinic keratosis), 주근깨(lentigo), 바이러스성 사마귀(viral wart), 연성종양(molluscum) 등이 있다(그림 52-2).

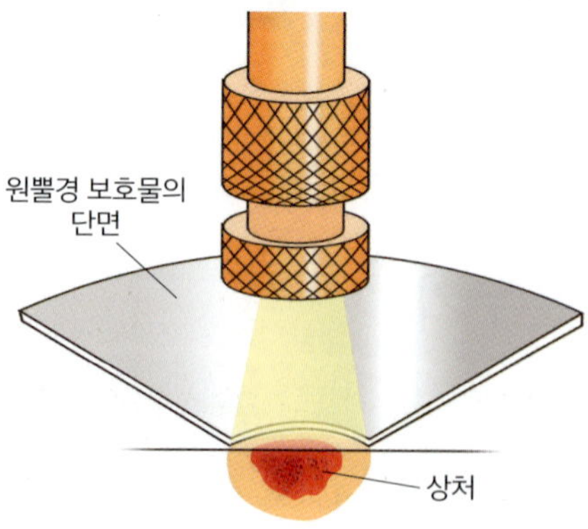

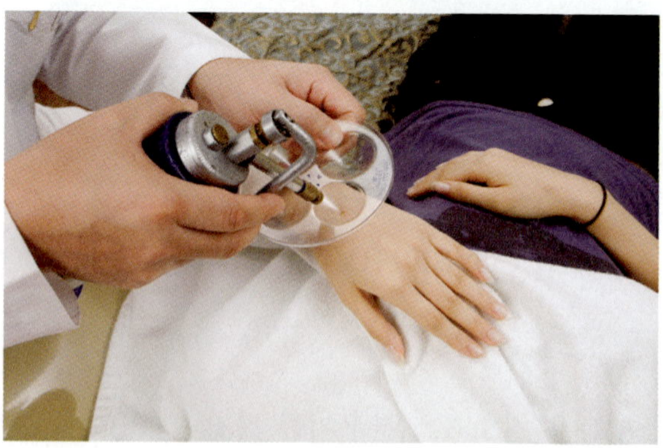

그림 52-2. 냉동용 질소가스 분무기의 팁 적용 모습과 치료하는 모습

53. Cyberknife | 사이버나이프

치료용엑스선조사장치	A13180.01	치료기기	치료방사선과

암 치료에 있어 가히 혁명적인 치료기기라고 불리는 사이버나이프는 감마나이프와 함께 정위방사선수술(stereotatic radiosurgery)방법을 사용하는 대표적인 기기로 1994년 미국 스탠퍼드대학에서 처음 개발되어 사용되고 있다. 사이버나이프는 크게 고에너지의 방사선을 가늘게 조사하는 장치인 소형의 선형가속기가 기기 내부에 설치되어 방사선을 조사할 수 있는 위치조정 로봇팔 그리고 낮은 에너지의 X선을 이용하여 실시간으로 변병의 위치를 정확히 확인할 수 있는 영상유도기 및 환자가 누워있는 환자 테이블로 구성되어 있다(그림 53-1).

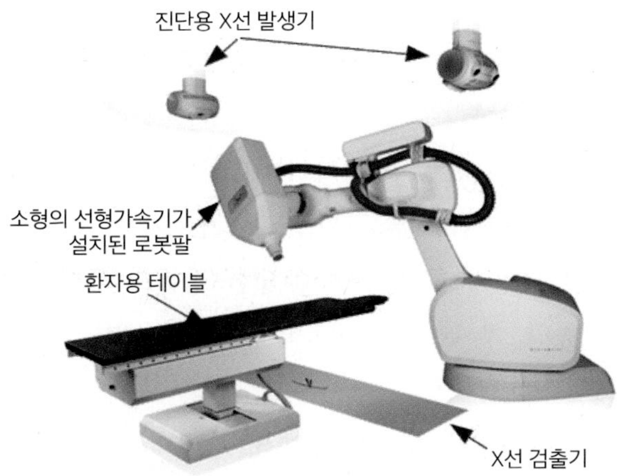

그림 53-1. 사이버나이프 구성요소

사이버나이프의 동작 원리는 우선 환자를 컴퓨터단층촬영기(CT), 자기공명단층촬영기(MRI) 이용하여 내부 영상을 먼저 촬영한 후 이 영상을 바탕으로 영상유도기에서 조사되는 낮은 에너지의 X선으로 실시간 확인된 실제 영상과 조합하여 조사할 방사선의 정확한 양과 위치를 파악한 뒤 로봇팔이 움직이면서 높은 에너지의 방사선을 가늘게 쪼개어 천 회 이상 병변에 조사하여 괴사시킨다(그림 53-2).

현재 사이버나이프는 환자의 자세나 호흡을 실시간으로 추적하여 자세나 호흡과 동기화하여 방사선을 조사할 수 있는 로봇사이버나이프라고 불리는 4세대 사이버나이프까지 개발되어 사용되고 있다.

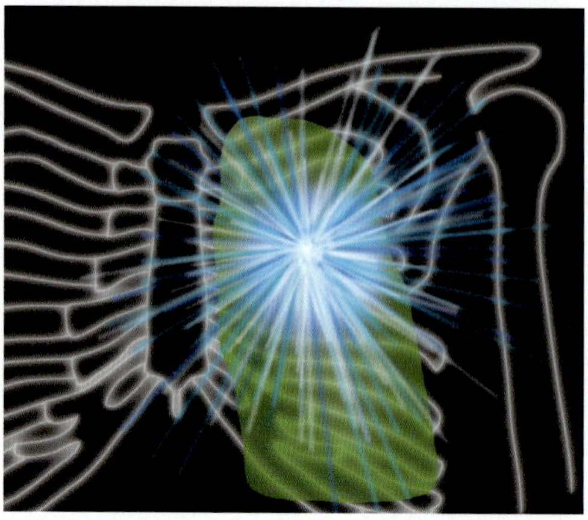

그림 53-2. 가늘게 조사되는 방사선의 모습

사이버나이프는 위치를 정하기 위해 감마나이프나 기존의 방사선치료기에서 사용하던 고정틀(시준헬멧) 대신 개인용 아쿠아 플라스크 마스크를 이용하여 환자가 고통 없이 빠르고 편하게 치료받을 수 있다(그림 53-3). 또한 감마나이프에 비해 인체의 여러 부위의 치료가 가능하고, 불규칙한 모양이거나 크기가 매우 큰 종양을 치료할 수 있으며 더 이상 수술이 불가능하거나 기존의 방사선 치료로는 효과를 볼 수 없는 병변의 치료가 가능하다. 그리고 4세대 사이버나이프의 경우 종양, 폐, 간, 전립선 등과 같이 본인의 의지와 상관없이 움직이는 장기의 치료까지도 가능하다.

반면에 아직까지는 눈에 보이지 않는 암이나 병변의 경계가 깨끗하지 못하고 주위로 번져 있거나 쉽게 전이되는 부분, 위처럼 방사선에 약한 부위의 치료는 아직 어려운 실정이다.

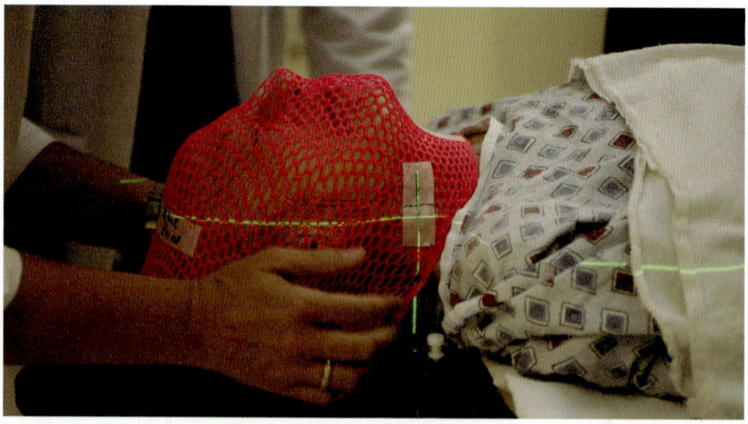

그림 53-3. 아쿠아 플라스크 마스크

54. Defibrillator | 심장제세동기

심장충격기	A17010.01	치료기기	중환자실, 응급실 외

가. 심장제세동기란?

심장제세동기는 사망을 유발할 수 있는 심장의 심실빈맥[37](ventricular tachycardia), 심실세동[38](ventricular fibrillation), 급작스러운 심장정지(cardiac arrest)가 일어난 환자의 심장에 직·간접의 강한 전기적 충격(=직류)을 가해 비정상인 리듬의 심장을 정상 리듬의 심장으로 복구시켜주는 필수 응급 의료기기이다.

심장제세동기는 크게 수동형 심장제세동기(manual defibrillator(internal defibrillator, external defibrillator), 자동형 심장제세동기(automatic external defibrillator, AED), 삽입형 심장제세동기(implantable cardioverter defibrillator, ICD)로 나눌 수 있다(그림 54-1).

수동형 심장제세동기는 응급 대처능력이 갖추어진 병원에서 주로 사용하며, 자동형은 환자의 심박동 패턴이 인식되면 그에 따라 자동으로 충격(shock)이 가해지기 때문에 누구나 손쉽게 사용 할 수 있어 병원 이외에 응급 소생을 훈련하는 곳, 공공장소, 응급차 등에서 주로 사용한다. 그리고 삽입형 심장제세동기는 환자 몸에 직접 삽입 장착되어 사용되는데 심박동이 비정상적으로 빠르거나 느리게 뛸 때 심박동을 조정하여 정상을 유지하거나, 심박동 정지 시에 충격을 가하여 정상으로 돌아오도록 한다.

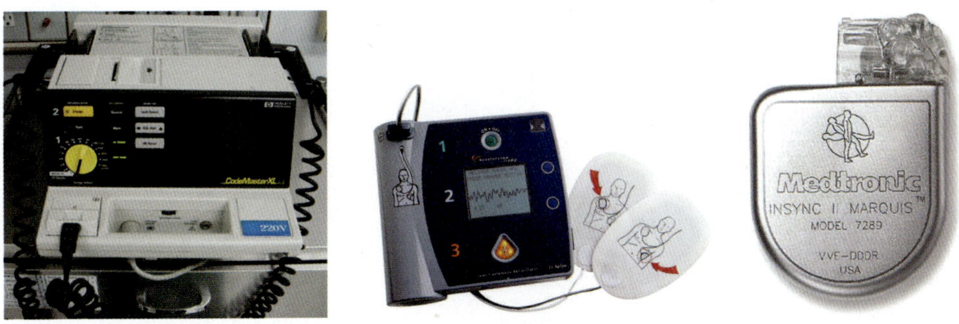

a b c

그림 54-1. 심장제세동기

a. 수동형 심장제세동기, b. 자동형 심장제세동기, c. 삽입형 심장제세동기

---

40. 심실조기박동이 분당 100회 이상의 빈도로 연속하여 나타나는 상태
41. 심실 수축이 정상적으로 되지 않고 미세하게 움직이는 상태

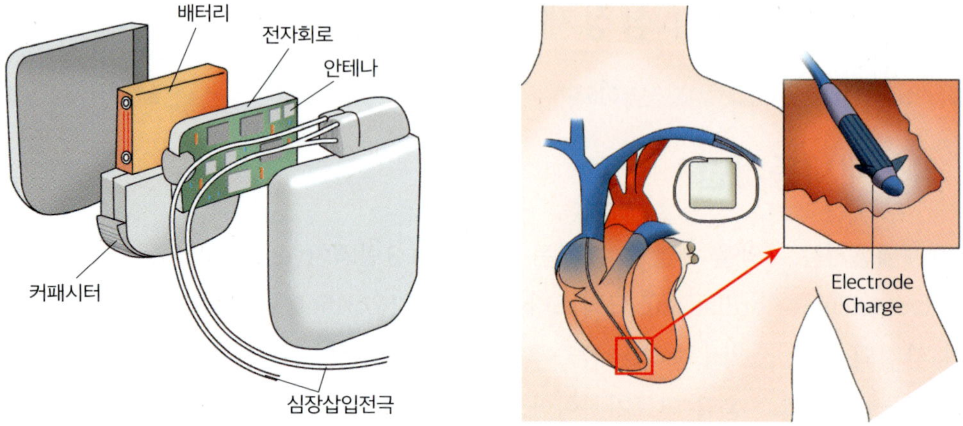

그림 54-2. 삽입형 심장제세동기와 그 사용 예

그리고 삽입형 심장제세동기는 메모리에 심장의 박동이 비정상일 때 심장에 주기적인 전기 자극을 주어 심박동을 정상으로 유지하게 하는 페이스메이커 기능을 입력하여 사용할 수 있어 페이스메이커만 단독으로 사용하는 경우보다 기능적으로 효용성이 더 큰 장점이 있다(그림 54-2).

심장제세동기에 사용되는 전기적 신호는 초창기에는 한쪽 패들(paddle)에서 다른 쪽 패들로의 단방향성의 모노패직(monophasic) 파형을 사용했지만, 최근에는 한쪽 패들에서 시작하여 환자의 가슴을 지나, 다른 패들로 갔다가 다시 되돌아오는 양방향성의 바이패직(biphasic) 파형을 사용하고 있다. 양방향성의 바이패직 파형은 모노패직에 비해 적은 에너지 사용으로도 동일한 효과를 얻을 수 있고, 적은 에너지를 사용하기 때문에 심장에 영향을 덜 주어 심근 손상을 줄일 수 있으며 환자에게 효율적으로 충격을 주기 때문에 심장제세동의 성공률을 높일 수 있는 장점이 있다(그림 54-3).

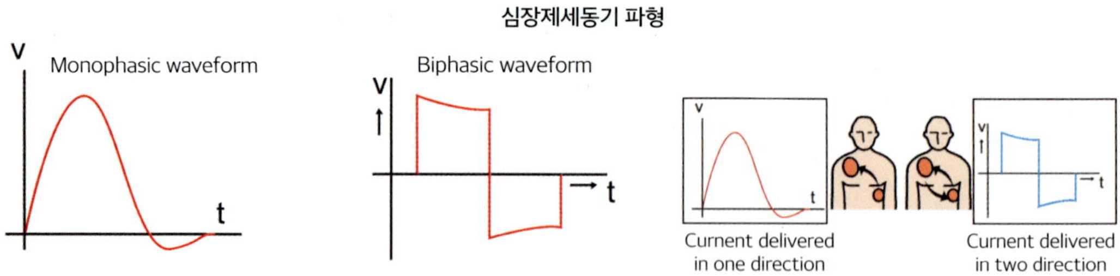

그림 54-3. 모노패직, 바이패직의 파형과 그 동작 원리
모노패직 파형은 한 방향으로 한 번만 전달되는 반면 바이패직은 양방향 즉, 왔다 갔다의 두 방향으로 진행이 된다.

심장제세동기는 보건복지가족부에서 3년마다 시행하는 병원평가 시 예방 점검 필수 의료기기로 포함이 되어 있는 중요도가 높은 필수 의료기기 중 하나이다.

나. 심장제세동기의 사용방법

1) 전원 스위치를 돌려 모니터를 켠다(필요 시 환자에게 ECG 전극을 부착하고 ECG 연결케이블을 연결하여 ECG를 관찰한다.).
2) 에너지 충전 패들을 기기에서 꺼낸다(소아인 경우에는 반드시 소아용 패들로 교체해서 사용해야 한다. 특히 소아용 패들은 접촉 면적이 작아서 패들끼리 서로 닿지 않도록 주의해야 한다).
3) 한쪽 패들에 약 5cc 정도의 겔을 바른 후 다른 쪽 패들과 서로 비벼 고르게 바른다.
4) 필요한 전기 에너지의 양(J)을 결정(성인: 보통 200~300J, 소아: 2J/Kg) 한 후 에너지 선택 스위치를 돌려 원하는 에너지량을 맞춘 후 패들에 부착된 충전(charge) 버튼을 눌러 에너지를 충전한다(보통 기기 앞 판넬의 충전 버튼을 누르면 된다.).
5) 화면에 에너지값이 표시되며, 충전이 끝나 '삐'소리가 나면 환자의 가슴 우측 상부 흉골에 한쪽, 중심액와선에서 유두 바로 왼쪽에 있는 심첨부에 다른 하나를 위치시킨다(그림 54-4).
6) 패들을 잡은 두 손에 힘을 주어 패들의 밀착도를 좋게 하여 양 패들에 있는 방전용 스위치를 동시에 누르면서 전기적 충격을 시행하고 나서 맥박이 있는지를 관찰하고 부정맥이 전환되었는지 관찰한다.

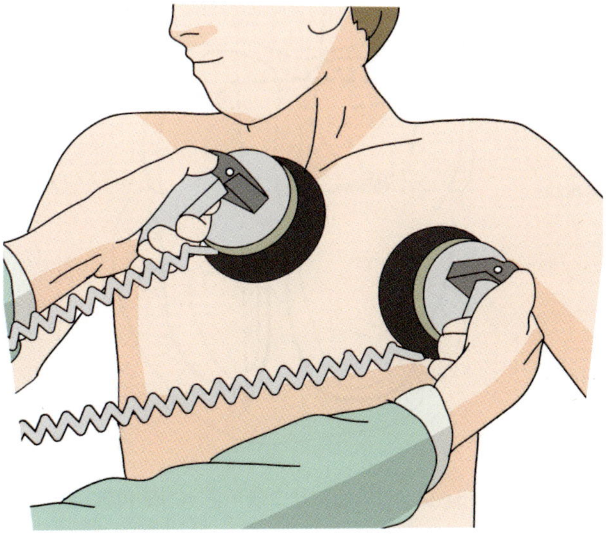

그림 54-4. 패들의 위치

다. 심장제세동기에서 싱크(synchronized)

ECG 리듬 중 심장의 회복기인 T파형(T-wave) 시기를 피하여 안전기인 QRS 파형(QRS wave) 직후에 바로 전기적 충격을 가하는 기술로써 부정맥을 정상 리듬으로 전환하고자 많이 사용한다. 따라서 심실세동처럼 R 파형(R-wave)을 감지할 수 없는 부정맥이 있을 때는 사용할 수 없고, 주로 발작성 빈맥, 심방 조동, 심방 세동, 심방 빈맥, 심실 빈맥 등 QRS 파형을 확실히 감지할 수 있을 때만 적용된다. 따라서 싱크 기능을 사용하려면 ECG 리듬을 잘 읽을 수 있도록 파형(wave)의 크기를 조정할 필요가 있다(그림 54-5).

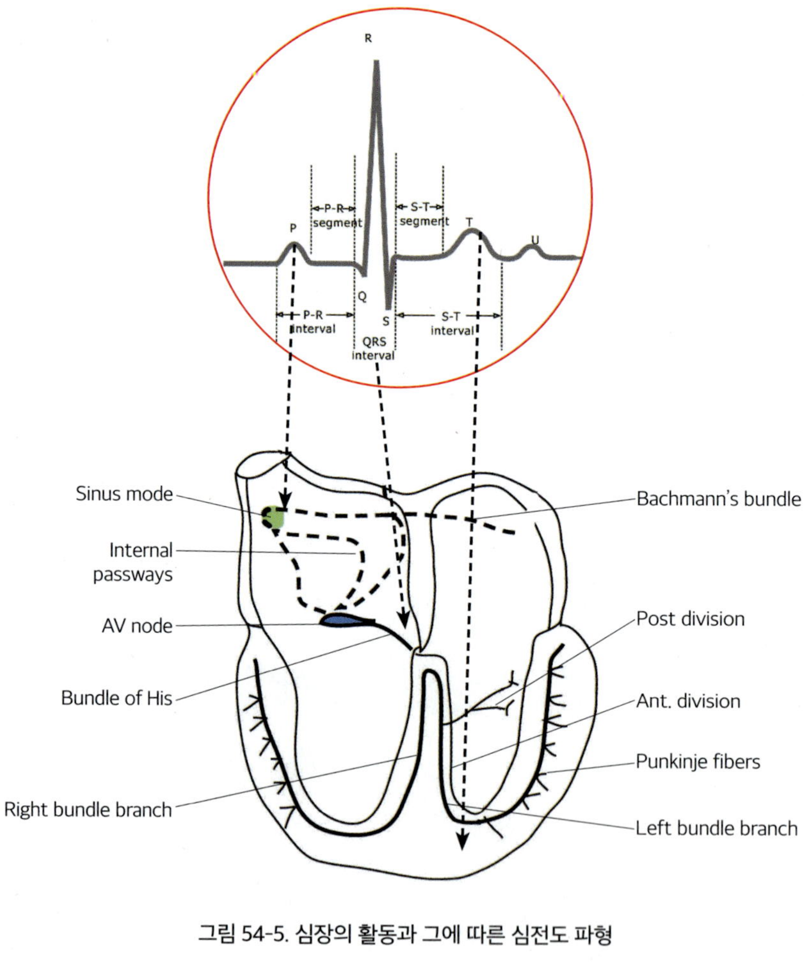

그림 54-5. 심장의 활동과 그에 따른 심전도 파형

55. Extracorporeal shock wave therapy unit(ESWT) | 체외충격파치료기

체외충격파치료기	A16185.01	치료기기	정형외과

체외충격파치료기란 인위적으로 발생시킨 충격파를 이용하여 비침습적으로 정형외과적 병변 부위의 근육이나 염증 치료는 물론 석회화된 뼈의 치료에 사용되는 기기이다(그림 55-1).

체외충격파치료기에서 사용되는 충격파는 기체, 액체 혹은 고체 물질에 강력한 압력변화를 일으키는 폭발이나 전기스파크 또는 고속발진 등을 가하여 생성되는 강력한 기계적 힘과 압력을 지닌 음파로써 초음파의 속도로 전달되며 전달과정에서 에너지의 소실이 없어서 레이저나 감마선처럼 생체조직을 괴사시킬 수 있다. 따라서 상당량의 에너지를 가지는 충격파를 사용할 때는 보다 정확하고 안정적인 에너지 통제와 유효성 확보에 주의해야 한다.

체외충격파치료기에서 충격파를 만들어내는 방식은 크게 피에조방식, 전자기식, 수중전극방식으로 나뉜다(그림 55-2). 피에조방식은 배열한 진동소자에 전기를 흘려 발생하는 진동을 집속시켜 에너지를 얻는 방법이며, 전자기식은 코일과 금속판으로 구성된 코일에 강한 임펄스 자극을 주어 금속판을 진동시키고, 이 진동을 한 곳에 집속시켜 충격파를 만들게 된다. 수중전극방식은 물속에서 순간적으로 고전압을 걸어 전극 사이에 발생하는 스파크로 충격

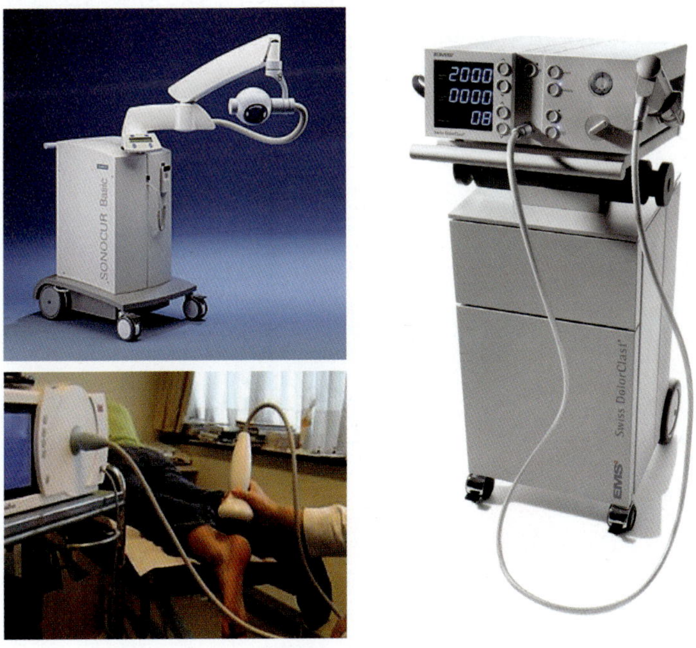

그림 55-1. 체외충격파치료기와 치료장면

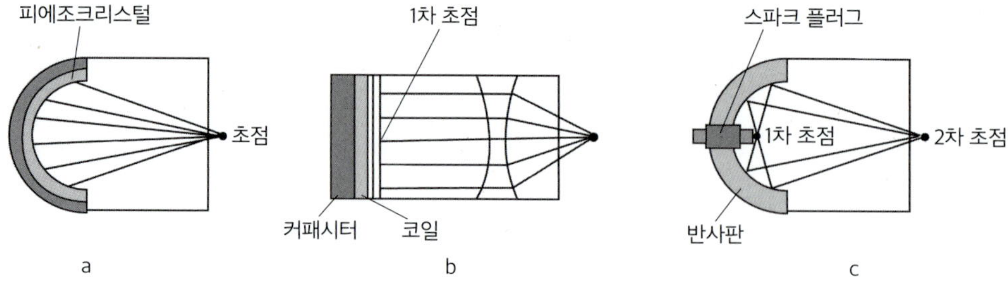

그림 55-2. 체외충격파치료기의 충격파 원리
a. 피에조방식, b. 전자기식, c. 수중전극방식

파를 얻는 방법으로 다른 방법들에 비해 충격파의 에너지가 높아서 많이 이용된다.

체외충격파치료기에 사용되는 프로브들은 이 세 가지 원리를 따르고 있다(그림 55-3).

체외충격파치료기는 통증 부위의 심도에 따라 저에너지나 고에너지의 충격파를 선택하여 사용할 수 있고 치료 횟수와 시간은 보통 1초에 4번 정도, 1회 치료 시 2,000번 안팎의 충격파를 쏜다. 경우에 따라서는 국소마취 후 충격파 치료를 하기도 하지만 대개는 국소마취 없이 사용하며 1회 치료시간이 30분 내외로 짧은 입원이 필요 없는 비침습적인 치료가 가능하다.

일반적으로 체외충격파치료기로 효과를 볼 수 있는 증상으로는 테니스 엘보우(elbow), 골프 엘보우 같은 팔꿈치 통증과 무릎 슬개골의 건염, 골절부위의 뼈가 잘 붙지 않아 마치 관절처럼 움직이는 가관절, 어깨의 석회화건염 및 어깨 힘줄의 손상, 아킬레스건 주위의 건염, 발바닥 근막염 또는 발바닥, 발뒤꿈치 통증, 관절의 골연골염 등이 있다.

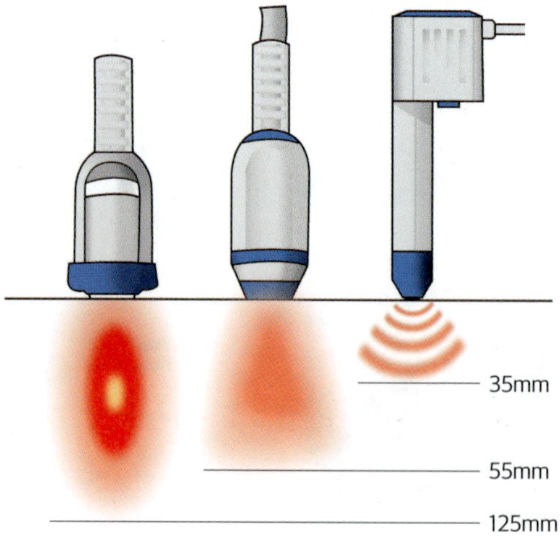

그림 55-3. 치료용 프로브와 심도

56. Extracorporeal shock-wave lithotripsy(ESWL) | 체외충격파쇄석기

체외충격파쇄석기	A18010	치료기기	비뇨기과

체외충격파쇄석기는 신장, 요로, 방광, 담낭 등에 생긴 결석(stone)에 고에너지의 충격파를 집중시켜 분쇄하는 기기로 현재 가장 발전적인 비침습적 결석치료기이다. 분쇄된 결석은 최종적으로 소변을 통해 배출된다. 이전에는 신장이나 요로 등에 결석이 생기면 피부를 절개하여 신장이나 요관에서 직접 결석을 제거하는 절개수술법이나 옆구리에 구멍을 뚫어 내시경을 삽입하여 내부를 보며 결석을 제거하는 경피적쇄석술을 이용하였지만 이 같은 방법들은 전신마취가 필요하고 일정 기간 입원이 필요할 뿐만 아니라 수술 후에 통증이나 출혈 등의 합병증이나 결석의 재발로 인한 재수술의 위험이 있었다. 그러나 체외충격파쇄석기의 경우 상처나 부작용 없이 안전하게 결석을 90% 이상 제거할 수 있게 되었다.

체외충격파쇄석기는 크게 충격파 발생 및 전달장치, 결석위치 측정장치, 환자테이블, 체외충격파쇄석기 동작제어부 등으로 구성되어 있다. 그중 충격파 발생 및 전달장치의 경우 과거에는 환자가 직접 물속에 들어가야만 그 효과를 얻을 수 있는 방식이었지만, 최근에는 물주머니 방식을 사용함으로써 한층 편리해졌다. 그리고 결석위치 측정장치의 경우에는 X선 형광투시(fluoroscope)나 초음파 스캔 방법이 주로 이용되고 있다(그림 56-1).

체외충격파쇄석기의 특징으로는 시술 후 합병증이 거의 없고, 결석 재발 시 반복시술이 가능하며, 마취나 입원할 필요 없이 단시간에 치료할 수 있고 시술 후 정상생활이 바로 가능하

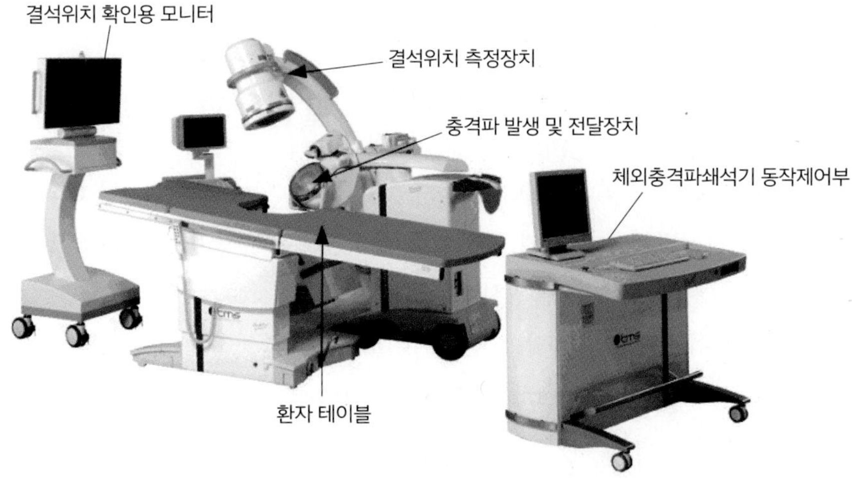

그림 56-1. 체외충격파쇄석기의 구성
사진제공: EDAPTMS S.A. 한국지사, 모델: sonolith

며, 뼈, 피부 등의 주변 조직 손상이 없다는 점을 들 수 있다.

가. 체외충격파쇄석기 원리

결석은 물이나 인체의 연부 조직과는 음향 임피던스(음향에 대한 저항의 정도)가 다르기 때문에 물이나 인체의 연부 조직을 지나 결석에 충격파를 집속하면 결석의 경계면에서 충격파의 반사가 일어나면서 결석이 압축되었다가 다시 결석의 표면장력 이상으로 팽창되면 내부에 금이 생겨 깨지게 되고 반사되지 않고 그대로 결석을 통과한 후 충격파에 의해 결석 다른 쪽의 경계에도 똑같은 깨짐이 생기게 된다. 따라서 인체에는 전혀 영향이 없으면서 결석만 분쇄가 가능하다(그림 56-2).

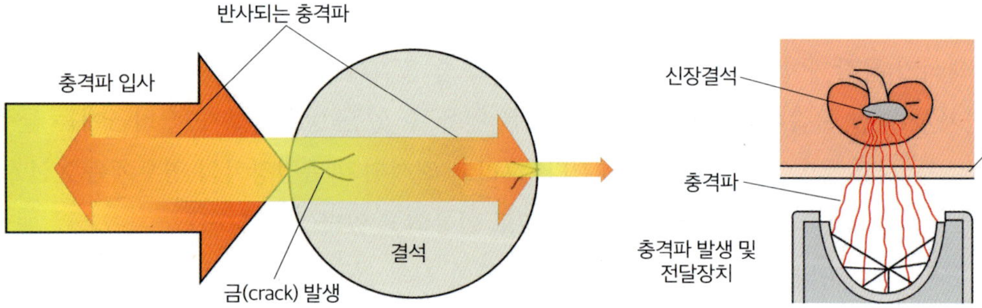

그림 56-2. 결석 분쇄 원리

나. 체외충격파쇄석기의 충격파에너지 발생원과 발생 방식

충격파에너지원으로는 크게 점 에너지와 면 에너지로 나눌 수 있다. 점 에너지는 수중에 놓인 전극 사이에 전기방전을 일으켜 충격파를 발생시키는 수중방전(spark gap) 방식과 미량의 화약을 폭발시켜 충격파를 발생시키는 미소발파(micro explosion) 방식이 있다. 면 에너지는 전자석을 이용하여 금속막을 진동시키고 이때 발생하는 압력파를 집속하여 충격파를 발생시키는 전자진동(electromagnetic) 방식과 세라믹 소재에 고주파를 인가하여 발생하는 초음파를 집속시켜 충격파를 발생시키는 압전소자(piezoelectric) 방식이 있다. 일반적으로 간단히 수중전극방식(electrohydraulic), 전자기식(electromagnetic), 압전기식

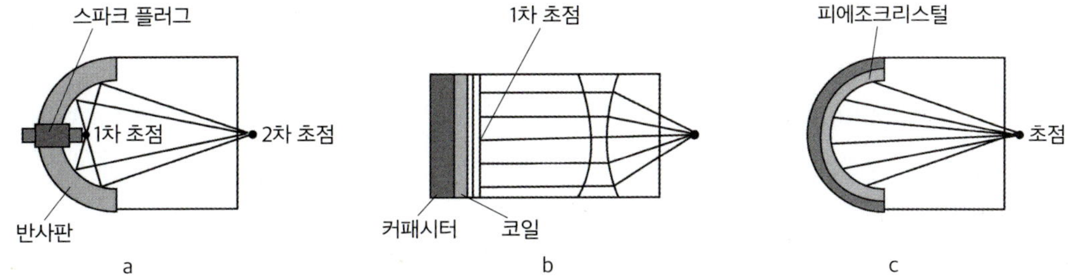

그림 56-3. 충격파의 발생원리 및 방식
a. 수중전극방식, b. 전자기식, c. 압전기식

(piezoelectric, 피에조방식)으로 구분한다(그림 56-3). 참고로 압전기식을 사용하는 쇄석기 같은 경우 3세대 쇄석기로 구분되어 현재 가장 뛰어난 방식의 체외충격파쇄석기로 인정받고 있다.

57. Gamma knife | 감마나이프

원격치료용방사선조사장치	A13100.01	치료기기	치료방사선과

높은 에너지의 감마선을 이용하여 뇌를 절개하지 않고도 병변을 제거할 수 있는 감마나이프는 방사선을 이용하는 뇌 수술 중 가장 높은 정확성과 안정성을 지니고 있다(그림 57-1).

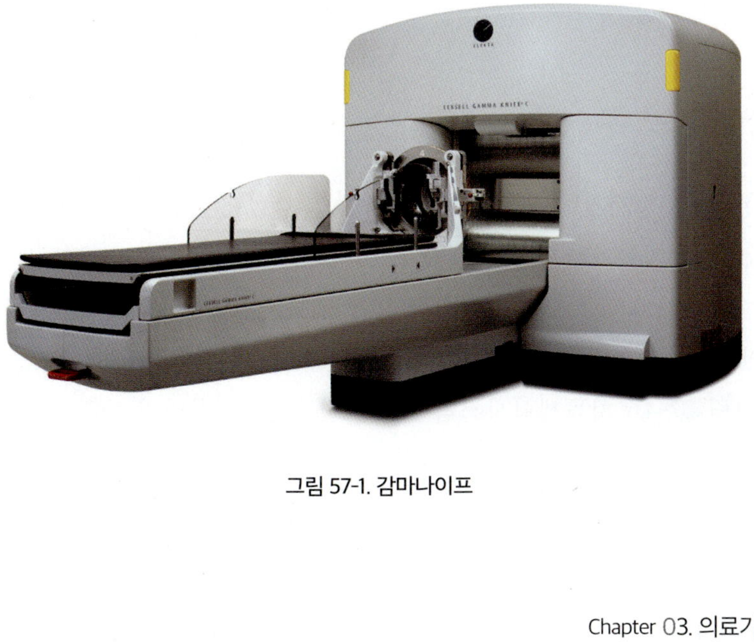

그림 57-1. 감마나이프

가. 감마나이프 역사

과거에는 뇌혈관이나 뇌에 이상이 생겼을 때 직접 머리를 여는 개두술[39](craniotomy)외에는 별다른 치료방법이 없었기 때문에 개두술이 많이 시행되었는데 이 수술은 뇌에 대한 정확한 구조나 기능에 대한 정보가 부족했던 상황에서 상당한 후유증과 합병증을 동반하였다. 그러다 1951년에 스웨덴 신경외과의 렉셀(Lars Leksell)이 머리를 열지 않고 외부에서 방사선을 조사하여 수술하는 정위방사선수술[40](stereotatic radiosurgery)을 처음으로 도입하였지만, 방사선에너지가 약하여 충분한 투과력을 얻을 수 없었다. 그 후 렉셀은 1968년 물리학자인 라손(Borje Larsson)과 함께 투과력이 좋은 감마선을 이용한 정위방사선수술기를 제작하여 치료에 사용하게 되었고 이것이 감마나이프의 시초가 되었다.

나. 감마나이프 원리

감마나이프의 원리는 마치 돋보기로 햇빛을 모아 종이를 태우듯 감마선을 한 곳에 집중시켜 병소를 제거하는 것이다. 우선 감마선을 발생시키는 방사장치(radiation unit) 내에 있는 반감기가 5.26년인 코발트 60(60Co)의 방사선원에서 발생한 감마선이 201개의 구멍이 뚫려있는 원뿔 모양의 시준기(collimator)를 통과하게 된다. 이렇게 통과된 감마선은 시준기와 정확히 일치하는 반구 모양의 시준헬멧(collimator helmet)을 다시 통과하면서 환자의 뇌병변에 초점이 모이게 되어 주위 세포에는 영향 없이 집중된 에너지로 초점부의 변병만 파괴한다(그림 57-2).

다. 감마나이프의 구성

감마나이프는 크게 방사장치(radiation unit), 시준헬멧(collimator helmet), 환자테이블(treatment couch), 치료계획시스템(dose planning system)으로 구성되어 있다(그림 57-3). 방사장치는 두께가 약 40cm이고 무게가 18톤 정도로 코발트 60의 방사선원을 포함하고 있으며, 시준헬멧은 방사선양과 분포를 조절할 수 있도록 지름이 4, 8, 14, 18mm의 4가지 종류가 있다(그림 57-4). 치료계획시스템에서는 컴퓨터단층촬영기(CT), 자기공명단층촬영

39. 두개를 절개하고 뇌를 드러내어 하는 수술
40. 정위기구를 환자에게 고정시키고 방사선촬영을 통해 표적의 좌표값을 구하여 표적 주위 정상세포에는 손상을 주지 않으면서 병변을 치료하는 수술을 말함

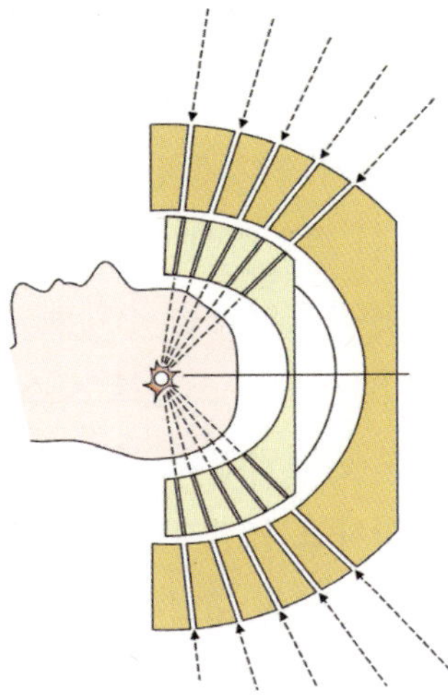

그림 57-2. 감마나이프의 치료원리

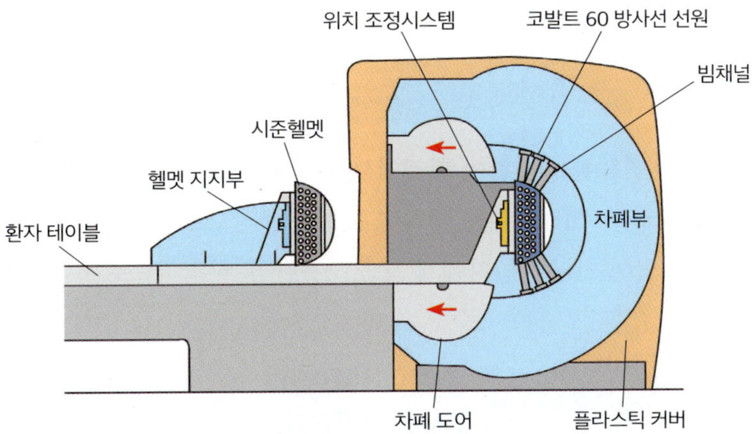

그림 57-3. 감마나이프의 구성요소

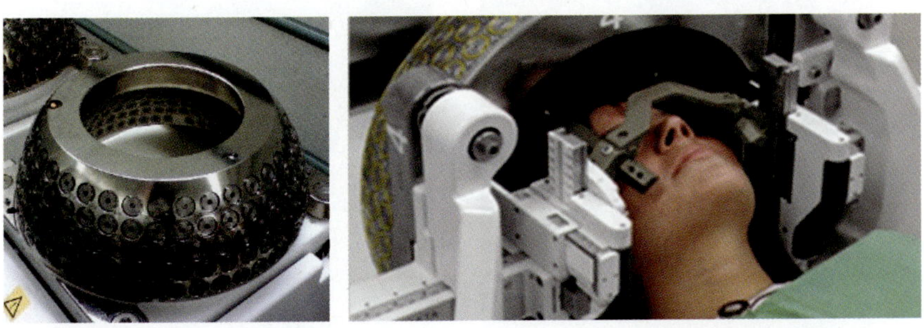

그림 57-4. 시준헬멧과 감마나이프를 이용한 치료 모습

기(MRI), 혈관조영촬영기(angiography system) 등으로 확인된 영상 정보를 이용하여 치료 위치와 사용할 방사선량 선정 등의 치료계획을 세우게 된다.

최근 감마나이프는 컴퓨터단층촬영기, 자기공명단층촬영기와 같은 발달한 진단영상기술로 인하여 더욱 정확히 병변의 위치를 확인하여 시술할 수 있게 되었다. 실제 의료현장에서 통용되는 감마나이프는 렉셀의 후손이 운영하는 스웨덴의 엘렉타(Eleckta) 사에서 제조한 감마나이프를 말하며 종류로는 초기 179개의 코발트 소스를 사용하던 U형에서 201개의 코발트 소스를 사용하는 B형, C형으로 발전되었다. 특히 C형은 모든 운용과정에 로봇기술이 적용되어 자동화됨으로써 좀 더 정확하고 안정적인 치료가 가능하다. 이러한 장점으로 인하여 국내에서는 많은 병원에서 감마나이프를 도입하여 운영하고 있으며 최근에는 뇌 시술에만 국한하지 않고 폐, 간, 유방, 척추 및 전신까지 치료가 가능한 단계까지 발전되고 있다.

58. Hemodialyzer | 혈액투석기, 인공신장기

인공신장기	A09200.01	치료기기	투석실

혈액투석기는 신장의 기능을 대신하여 혈액에서 인공적으로 수분, 염분 및 기타 노폐물을 제거하는 기기이다(그림 58-1). 혈액투석은 1913년 동물을 대상으로 아벨 등에 의해 처음 시도되었다가 1943년 콜프가 급성 신부전 환자에게 처음 사용한 후 본격적으로 쓰이기 시작하였다.

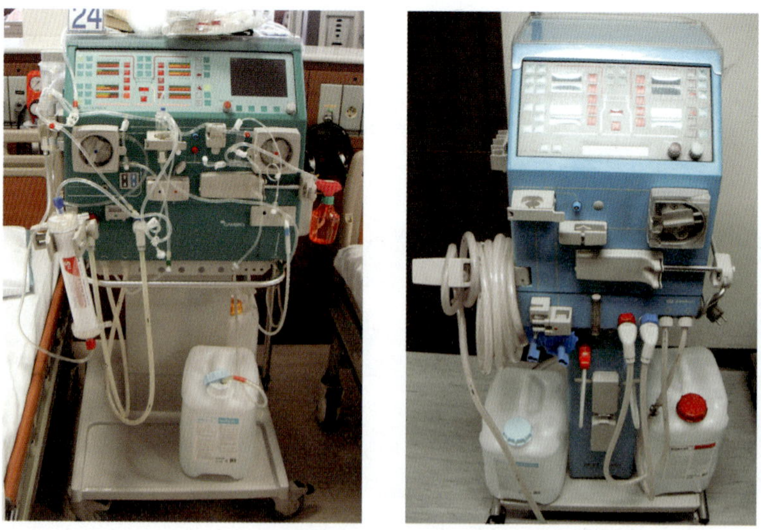

그림 58-1. 혈액투석기

혈액투석기는 크게 펌프, 혈액투석필터, 동맥압모니터, 정맥압모니터로 구성되며, 혈액투석필터는 환자의 혈액과 투석액이 지나가는 부분에 반투막으로 존재한다. 기기의 작동원리는 혈액투석필터 내의 반투막을 경계로 하여 용질 농도 차에 의한 확산원리에 따라 신체에 부족한 성분(칼슘, 당분 등)들은 투석액을 통해 혈액으로 보충되고 혈액 속 요소(urea)처럼 큰 단백질 대사 산물들은 반투막을 통과 못 하고 투석액으로 빠져나가 걸러진다(그림 58-2).

혈액투석기는 사용하는 반투막의 모양에 따라서 평판형, 코일형, 중공사형으로 나뉘는데 현재 안정성이 우수한 중공사형 혈액투석기가 가장 많이 사용되고 있다.

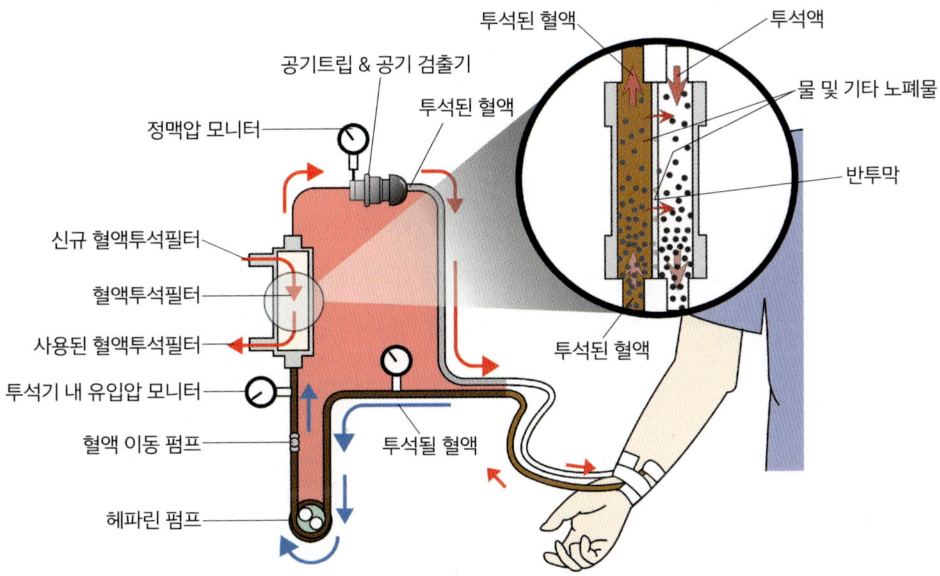

그림 58-2. 혈액투석기의 기본 구성과 동작 원리

왼쪽으로는 환자의 혈액이 흘러가고 오른쪽 부분으로 투석기의 투석액이 흘러간다.

59. High intensity focused ultrasound(HIFU) | 초고밀도 집적초음파치료기

초고밀도 초음파 치료기	A35100.02	치료기기	내과, 비뇨기과

치료 부위가 마치 칼로 도려낸 것 같다고 하여 '하이프나이프'라고도 불리는 초고밀도 집적초음파치료기(그림 59-1)는 초음파를 한 곳에 집속시켜 순간적으로 발생한 60~100°C의

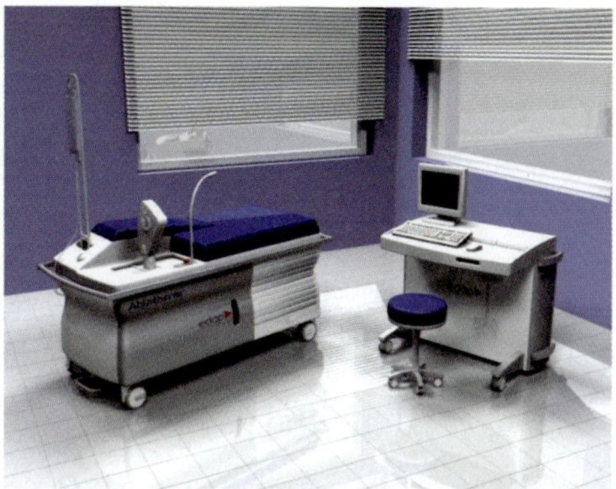

a. 전립선 암 치료 전용 HIFU
(사진 협조: adap tms korea 모델: ablatherm HIFU)

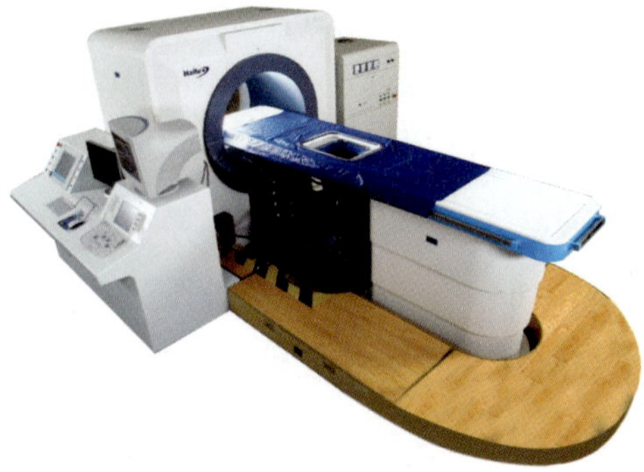

b

그림 59-1. 초고밀도 집적초음파치료기

고온으로 정상 조직의 손상 없이 암세포만을 선택적으로 태워 사멸시키는 완전 비침습적 종양 치료기이다(그림 59-2).

장점으로는 외과술로 발생할 수 있는 상처, 출혈, 2차 감염이나 방사선에 인한 피폭 위험이 없으며 치료 후 활성을 잃어버린 종양세포가 체내에서 분해 흡수되는 과정에서 종양에 대한 인체면역력이 높아지며 또한 기존의 수술적 치료와 방사선치료 후에 재발한 악성종양 치료

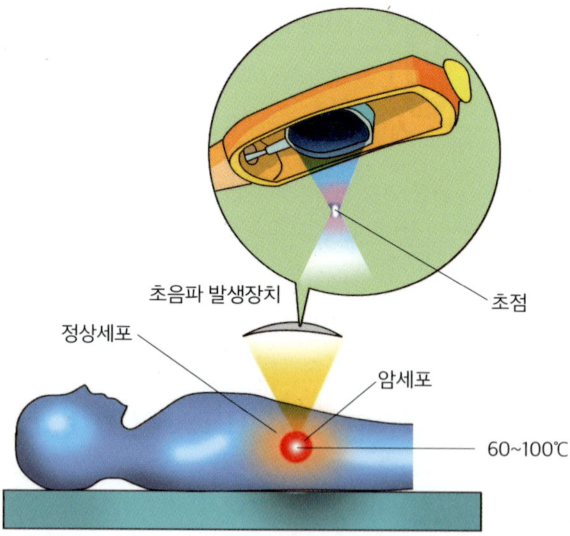

그림 59-2. 초고밀도 직접초음파치료기의 기본원리
초음파를 한 곳으로 집속시켜 고열로 암세포를 치료한다.

나, 방사선, 화학요법으로는 불가능했던 말기 종양에 의한 통증 제거가 가능하다는 것이다.

초고밀도 집적초음파치료기는 그동안 의학적 영역에서 태아의 상태를 관찰이나 신체 내부 장기검사에 주로 사용되었던 초음파를 치료 목적으로 사용한 점에서 큰 의미를 지니는 기기라고 할 수 있다. 적응증으로는 초음파가 진행하지 못하는 공기를 함유하거나 공동현상이 있는 장기종양(폐, 소장 및 대장), 척추종양, 두경부 내 종양을 제외한 간암, 신장암, 췌장암, 전립선암, 자궁근종, 악성 뼈종양 등 악성 고형종양의 치료에 주로 쓰이는데 병변별 특징을 표 59-1과 같다.

표 59-1. 초고밀도 집적초음파치료기의 적응증

간암	간암의 경우 대부분 간경화, 당뇨병, 고혈압 등의 합병증이 동반되어 수술이 불가능한 경우가 많다. 하지만 하이프나이프는 이런 질병도 치료가 가능하다. 특히 위암, 직장암에 의한 전이성 간암의 경우에도 치료가 가능하여 악화된 말기 간암 환자의 통증제거 및 전신 상태 호전을 할 수 있다.
유방암	과거의 유방절제와 같은 수술과 달리 칼을 사용하지 않고 시술하므로, 수술부위 출혈, 2차 감염, 고통 등이 전혀 없고 유방의 원형을 그대로 보존할 수 있어 2차적인 성형외과 수술이 필요 없다.
악성 뼈종양	하이프나이프는 수술 없이 치료함으로써 사지를 보존하는 것뿐만 아니라 본래 기능을 그대로 발휘할 수 있다.
자궁근종	여성에게 흔한 자궁근종을 흉터 없는 제거가 가능하고 당일 치료가 가능해 일상생활로 바로 복귀할 수 있다.
신장암	수술에 따른 위험 없이 초고밀도 직접초음파치료기는 신장기능을 보존하면서 치료가 가능하다.
췌장암	췌장은 소장, 대장, 비장 등에 둘러싸여 있어서 암이 발생해도 발견하기가 매우 어려우며, 대개 늦게 발견되어 수술할 수 없는 경우가 많으나 초음파를 이용하므로 주변장기의 손상 없이 치료 및 통증 완화에도 도움이 된다.

초고밀도 직접초음파치료기를 이용한 치료과정을 살펴보면 CT, MRI 검사를 통해 종양의 위치, 크기 등을 파악한 후 시술자가 절제할 종양을 기기에 장착된 진단용 초음파 영상을 통해 실시간으로 관찰하면서 고강도의 초음파를 투사시켜 암세포를 궤멸시키는 과정을 갖는다. 일반적으로 치료는 종양(암)의 부피(크기)에 따라 치료시간이 차이가 나지만 단 한 번의 치료로 종양을 절제할 수도 있으며, 환자의 상태와 의사의 소견에 따라 나눠서 치료할 수도 있다.

60. Incubator | 신생아보육기

보육기	A10000	치료기기	신생아실, 신생아 중환자실

인간의 체온은 항상 37°C를 유지해야 하는데 만약 체온이 너무 높거나 낮으면 각종 장기가 손상되어 사망에 이를 수 있다. 특히, 신경발달이 미숙하고 체온조절 능력이 불완전한 미성숙 신생아나 에너지 소모를 최소화하면서 빠른 성장이 필요한 신생아는 체온 유지와 적절한 가습, 산소를 제공받는 것이 중요한데 이런 역할을 하는 것이 신생아보육기다.

일반적으로 보육기는 신생아를 눕히는 매트리스와 투명한 플라스틱 덮개(clear plastic canopy)로 덮인 외형을 가진다. 보육기 내부 온도는 매트리스 아래에 있는 히터로 따뜻하게 데워진 공기가 내장된 모터 팬(fan)에 의해 순환되고 온도센서(temperature sensor)나 신생아의 피부 접촉 프로브(skin temperature probe)에 의해 자동으로 조절된다. 그리고 산소와 필터로 걸러진 깨끗한 공기가 혼합되어 보육기의 내부 연결 관(inlet connection)을 통해 공급되므로 신생아는 충분한 산소 공급을 받을 수 있다. 보육기에는 신생아를 외부 오염에서 보호하면서 처치할 수 있는 통로인 암포트(arm port)라는 손만 넣을 수 있는 접근 구멍이 있으며 이동을 위해 바퀴가 설치되어 있다(그림 60-1).

보육기에 사용되는 단위는 온도(temperature): degree(°), Celsius(℃), Fahrenheit(℉), 상대습도(relative humidity): %, 산소농도(oxygen concentration): % 등이며, 전형적으로 공기 중 온도(air temperature): 32~38°C, 신생아 피부 온도(baby skin temperature): 34~36°C, 상대습도(relative humidity): 50~100%의 값으로 유지된다.

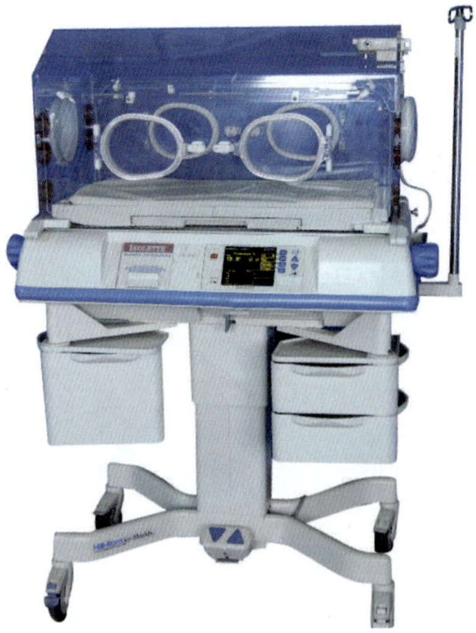

그림 60-1. 신생아보육기

61. Infrared radiation therapy device | 적외선조사치료기

적외선조사기	A16050.01	치료기기	병동, 물리치료실

180년 독일 태생의 영국 천문학자 허셀(William Herschel)이 열작용을 실험하던 중 발견한 적외선은 눈에 보이지 않으면서 조사된 물체에 열을 발생시키는 특징이 있는데 이런 적외선의 열적 특징을 이용하기 위해 적외선을 발생 램프를 사용하여 적외선을 인위적으로 조사하도록 고안한 기기가 적외선조사치료기다(그림 61-1).

일반적으로 적외선의 열적 성질은 파장이 긴 원적외선(far infrared)에서 특히 효과가 좋아서 대부분의 적외선 치료기는 원적외선을 조사하며(그림 61-2) 원적외선은 일반적으로 인

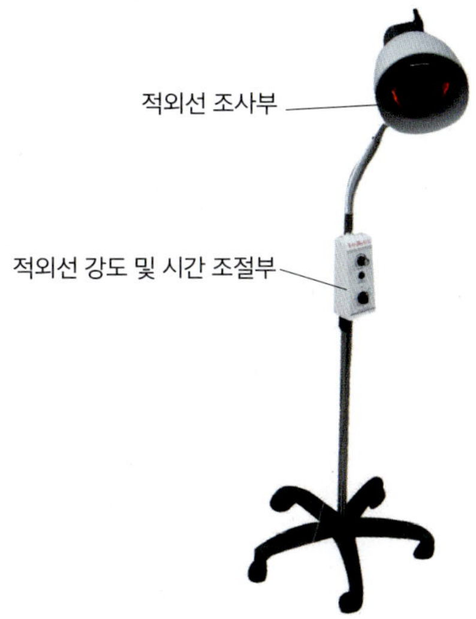

그림 61-1. 병원에서 사용되는 원적외선 치료기

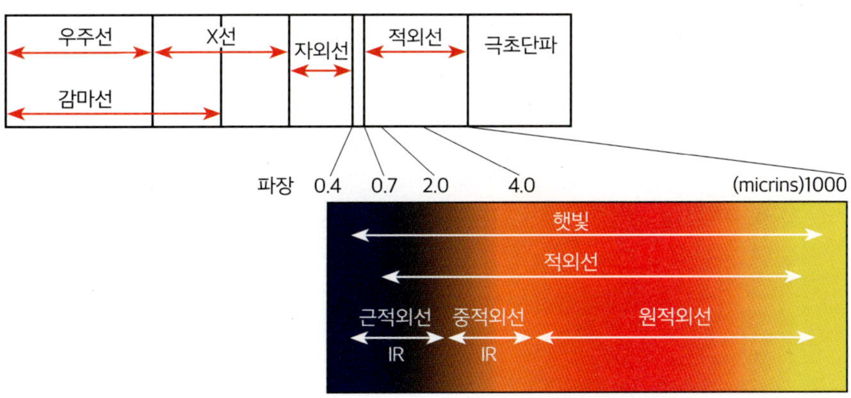

그림 61-2. 적외선의 파장에 따른 구분

체나 물체에 흡수되면 생체리듬을 왕성하게 일으켜 생육과 발육을 증진하는 효과가 있다.

적외선조사치료기에 사용되는 원적외선의 인체 작용기전을 살펴보면 우선 인체에 조사된 원적외선이 조사되면 피부 속 1~4cm 정도까지 침투하여 그 부분을 구성하고 있는 진피, 내피, 근육층의 구성 세포의 수분과 단백질 분자를 미세한 진동을 통해 공진시켜 스스로 열을 내게 만든다(그림 61-3). 이렇게 생성된 열은 미세혈관들을 확장시키며 혈액순환을 원활하게 하여 신진대사 증진, 조직 재생력 향상, 통증 완화, 세포의 면역력 증강 등의 자가치료효과를 얻을 수 있게 된다. 또한 임상적으로 백혈구의 응집을 통한 살균능력 향상으로 염증 치료 효과가 나타나게 된다.

최근에는 적외선 발생원으로 램프 대신 LED를 이용하여 발열 없이 원적외선에서부터 치료 목적의 자외선 영역 파장까지 자유롭게 변경하여 사용할 수 있는 기기가 개발되어 사용되고 있다.

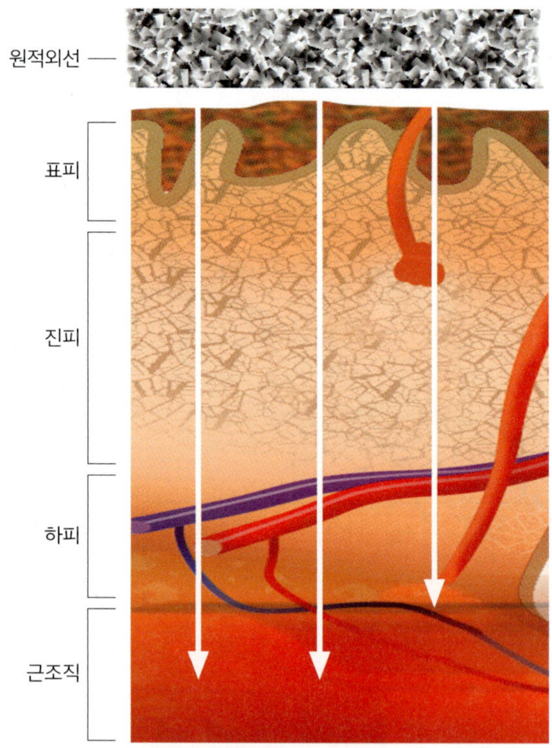

그림 61-3. 원적외선의 피부 투과 정도

62. Infusion pump | 의약품자동주입기

의약품주입펌프	A79010.01	치료기기	병동 외

의약품자동주입기는 환자에게 필요한 수액, 약물, 영양분 등을 자동으로 환자 혈액에 주입하는 기기이다(그림 62-1).

일반적으로 정맥에 연결되어 사용되지만 때때로 동맥, 상복부(epidural), 피하(subcutaneous) 등에 사용되기도 한다. 종류로는 수액백을 직접 사용하는(volumetric)방식과 주사기(syringe)를 사용하는 방식이 있는데 주사기를 사용하는 방식의 경우 주사액자동주입기(syringe infusion pump)라고 부른다(그림 62-2).

주사액자동주입기와 의약품자동주입기의 기본원리는 유사하기 때문에 이 책에서는 의약품자동주입기를 중심으로 기술하기로 하겠다. 의약품자동주입기의 가장 큰 특징은 사람이

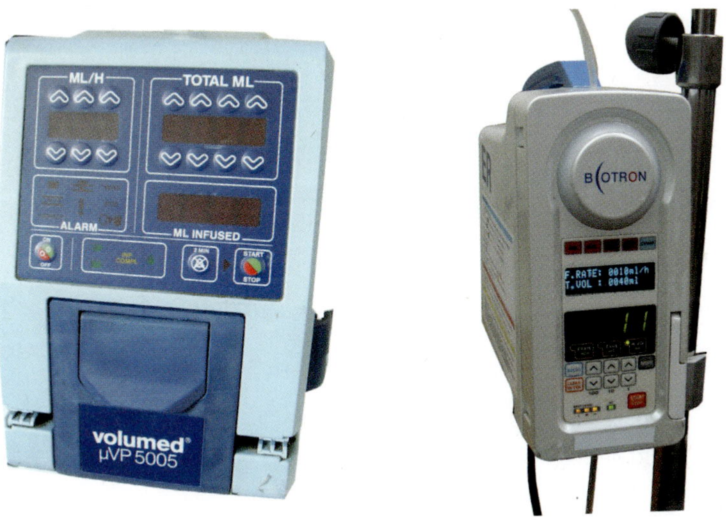

그림 62-1. 의약품자동주입기의 예

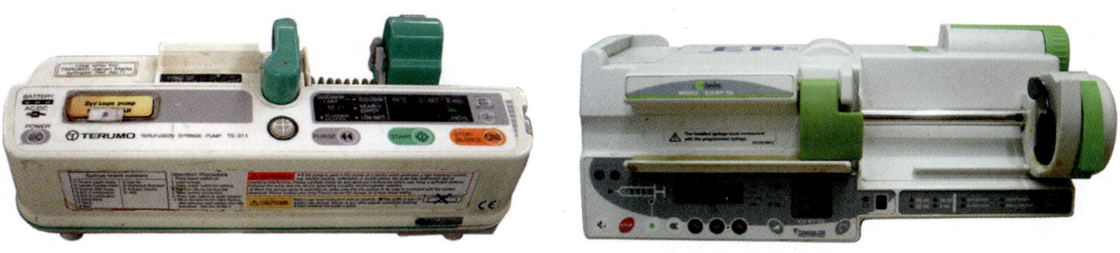

그림 62-2. 주사액자동주입기의 예

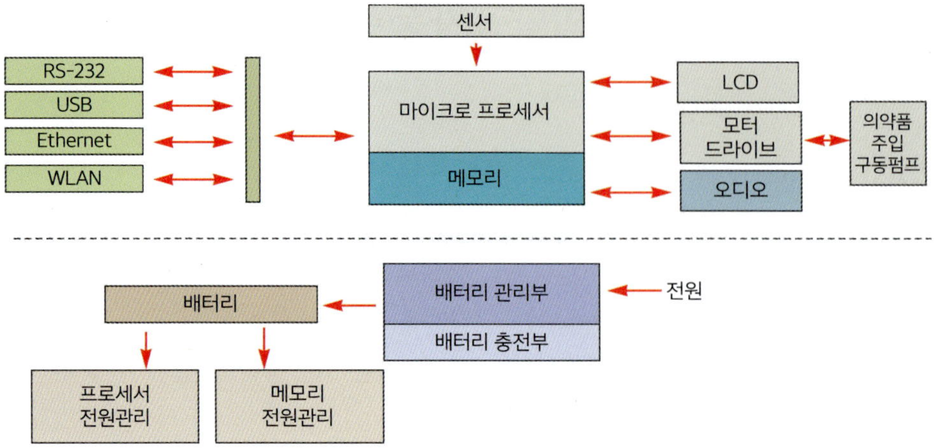

그림 62-3. 의약품자동주입기의 일반적 회로 구성도

할 수 없는 정확한 양의 수액을 일정 시간 내에 주입할 수 있는 점이다. 즉, 의약품자동주입기를 이용하여 필요한 소수점 이하 자리까지의 양(volume)도 주입할 수 있다.

의약품자동주입기는 인체의 혈관으로 직접 주입하는 기기이기 때문에 혈관 압력에 민감하게 반응할 수 있는 압력센서와 과다한 주입을 방지하기 위한 안전기능이 필수적으로 설치되어 있으며 구성은 크게 수액 등의 주입을 위한 펌프 부분, 이동과 구동을 위한 건전지 관리 부분(battery management part), 주입 시 안전확보를 위한 센서 부분(sensor part), 정확한 양을 주입하기 위한 조절 부분(control part), 컴퓨터 등과 같은 외부기기와의 통신을 위한 통신 부분(communication part)으로 나누어진다(그림 62-3).

이런 의약품자동주입기는 병원평가 예방점검 필수항목에 지정될 만큼 많이 사용되는 의료기기로 병원에 의료기기관리를 담당하는 의공기사는 반드시 기기의 사전 동작 점검을 위한 예방점검(post management, PM)을 실시해야 한다.

63. Intense pulsed light(IPL) | 광선치료기

광선조사기	A16060.03	치료기기	피부과, 정신과, 소아과

광선치료기는 각종 질환 치료에 효과적인 적외선, 자외선과 같은 특정 영역의 광선(그림 63-1)을 램프를 통해 인위적으로 발생시키는 기기이다. 1893년 덴마크 의사 핀센(Finsen, Niels Ryberg)이 처음으로 인공광원을 고안하여 두창, 낭창에 광선을 이용하여 효과가 있다

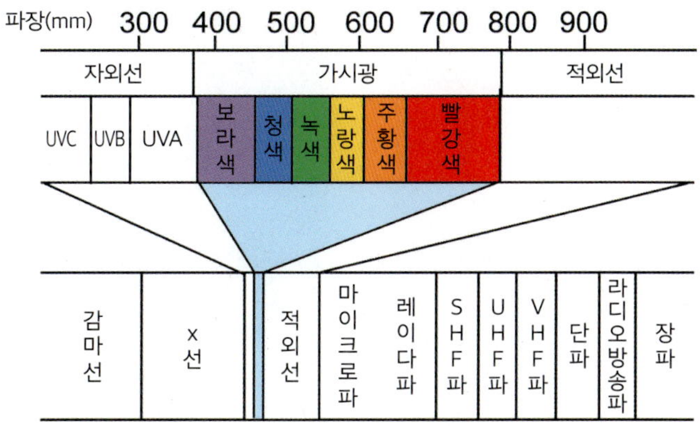

그림 63-1. 파장에 따른 빛의 분류

는 것을 확인한 이후 지속적으로 발전되었고 오늘날에는 가시광선이나 자외선을 사용하여 우울증이나 불면증 같은 정신과적 질환, 신생아 황달 또는 건선, 백반증, 아토피 피부질환, 손습진, 광과민 피부질환의 치료에 널리 쓰이고 있다.

피부과 영역에서는 주로 자외선[41]을 이용한 광선치료기가 사용되는데 이중 UVB 같은 경우 단독으로 자외선을 사용하기 때문에 광선요법(phototheraphy)으로도 구분하며 UVA의 경우 광활동성물질을 함께 사용하기 때문에 광화학요법[42](photochemotherapy)으로 구분하기도 한다.

UVA의 경우 UVA의 자외선만으로는 치료의 효과가 없기 때문에 자외선에 대한 감수성을 증가시키는 소라렌(psoralen)이라는 광과민약제를 복용한 후 광치료를 시행하여 PUVA 치료법이라고도 불린다(그림 63-2). 최근에는 치료효과가 높은 자외선 영역만을 선택적으로 이용하는 선택적 자외선요법이 사용되고 있다. 선택적으로 사용되는 자외선의 예로는 UVA1(340~400nm), UVA/UVB의 복합광선, 313nm 근처의 파장만을 이용한 네로우 밴드(narrow band) UVB 등을 들 수 있다.

광선치료가 가장 먼저 일반화된 곳은 정신과 영역으로서 불면증이나 우울증 등을 치료하기 위해 기분과 생체리듬, 내분비체계를 정상화시키고, 신진대사의 촉진, 통증 완화, 혈관 확장 등의 작용을 하는 백색가시광선을 이용한 광선치료기를 사용한다. 이 광선 요법은 수면을 조절하는 멜라토닌 분비를 촉진시켜 불면증을 해소하고 시차를 극복하는 등 수면장애를 조절한다. 또한 뇌를 활성화시키는 세로토닌이라는 신경전달물질을 분비시켜 우울증을 해소하

41. 자외선은 그 파장에 따라 UVA(340~380nm), UVB(290~320nm), UVC(200~290nm)로 나뉘고 이 중 UVA와 UVB가 피부과용 광선치료기에 사용됨
42. PUVA 요법이라고도 불리며 1974년 하버드대학의 피부과 교수인 Parrish에 의해 개발이 된 후 계속 사용되고 있는 전통적인 요법임

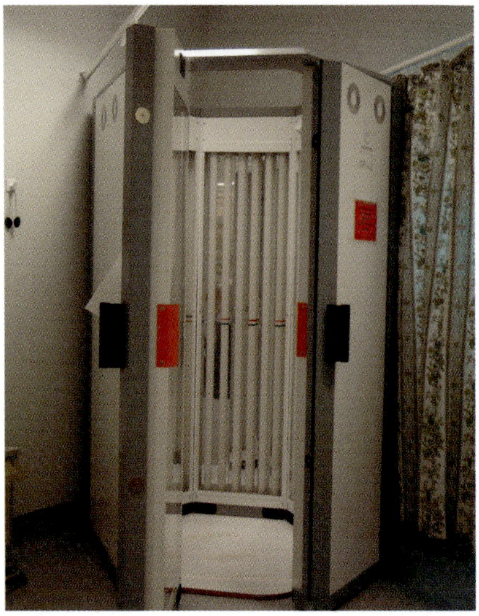

a

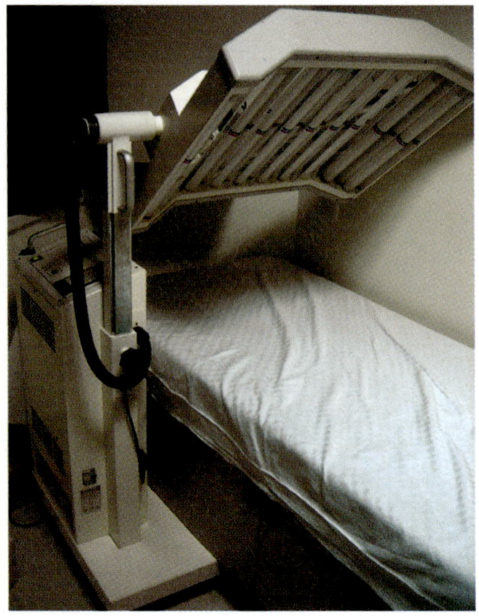

b

그림 63-2. 자외선 광선치료기의 종류

a. PUVA therapy 캐비닛 형, b. 이동형 부분치료기

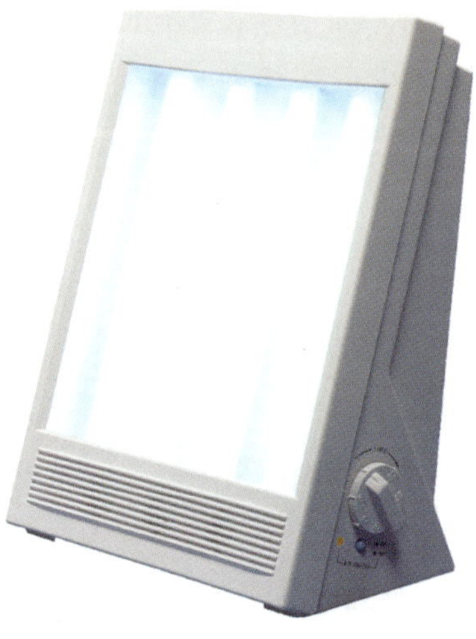

그림 63-3. 백색 가시광선 광선치료기

정신과 영역에서 우울증이나 불면증 등을 치료할 때 사용한다.

는 데도 큰 효과가 있다(그림 63-3).

그 밖에 소아과 영역에서는 신생아 황달의 원인이 되는 빌리루빈[43] 물질을 감소시키는 청

43. 척추동물의 간에서 분비되는 담즙에 있는 황갈색 색소로 적혈구의 헤모글로빈이 분해된 최종 산물로 골수세포와 간에서 만들어지며 축적될 경우 황달을 일으킴

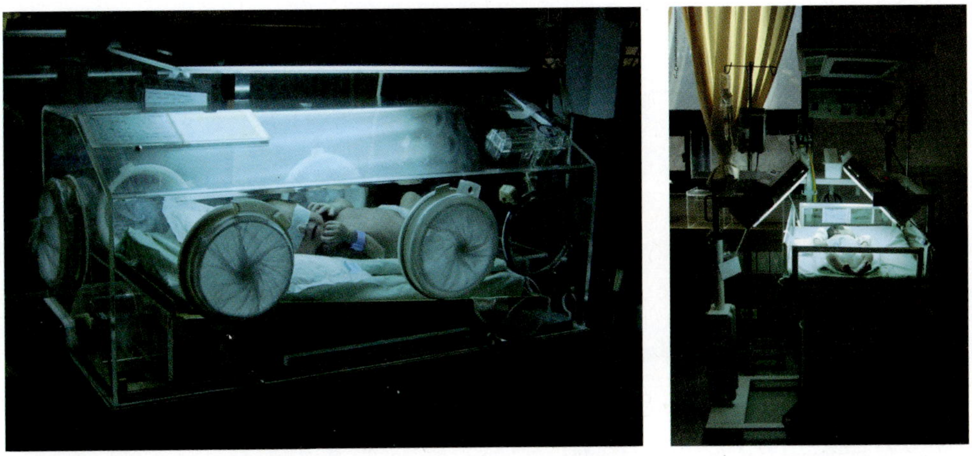

그림 63-4. 신생아에게 (가시광선)광치료기를 사용하는 모습

색가시광선을 이용한 광선치료기를 사용한다(그림 63-4).

64. Iontophoresis device | 이온도입치료기

의료용이온도입기	A16110.01	치료기기	재활의학과, 피부과, 치과

이온도입치료기(iontophoresis device)는 약물이 녹아 있는 두 전극을 피부에 부착한 후 두 전극 사이에 직류전류를 흘려 양극을 띄는 전극에서는 양이온으로 이온화된 약물 용액이 피부로 전달되고, 음극을 띄는 전극에서는 음이온으로 이온화된 약물 용액이 반발력에 의해 피부에 전달되는 원리를 이용한 기기이다(그림 64-1).

이온도입치료기는 수 밀리암페어 정도로 미약한 직류전류를 사용하기 때문에 피부 손상과 같은 해가 없으며 치료 동안 환자가 불편함 없이 편하게 치료를 받을 수 있다. 또한, 치료 부위에 극소량의 약물을 집중적으로 투여할 수 있으며, 다른 대사작용에 따른 영향을 피할 수 있어 효율적인 치료가 가능하다.

이온도입치료는 치료 적합 부위가 피부에 가까울수록 전달 효과가 크기 때문에 효과적인 치료가 가능하다. 치료 적합 부위로는 활액낭, 디스크, 디스크 인대, 관절낭 등이 있으며 전류의 세기를 증가하거나 전류를 오래 흐르도록 하여 많은 약물을 쉽게 투여할 수 있다. 적응증으로는 관절염, 부분 마취, 염좌, 건염, 상과염, 급성, 아급성, 활액낭염 등이 있다. 기본적인 회로 구성은 그림 64-2와 같으며, 기기재원을 표 64-1에 나타내었다.

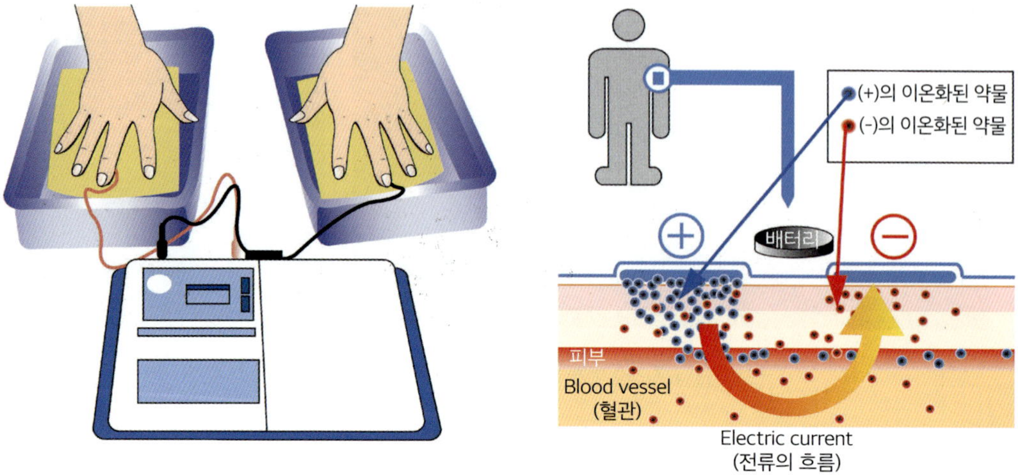

그림 64-1. 이온도입치료기와 작동 원리

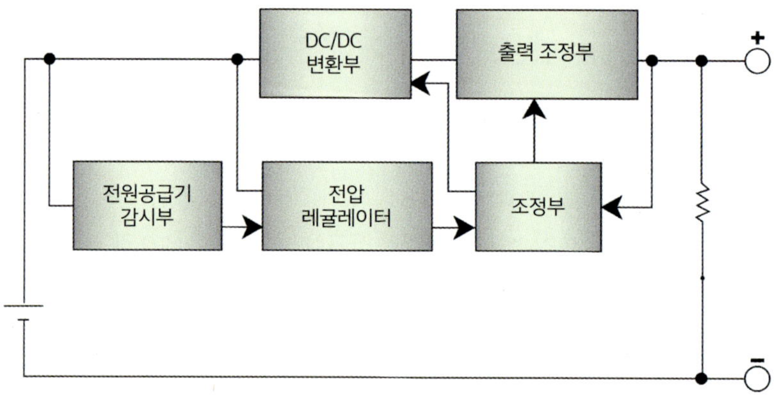

그림 64-2. 이온도입치료기의 기본 회로 구성의 예

표 64-1. 기본적인 재원

Power source	AA사이즈의 알카라인 배터리 4개
Current range	0~4mA의 범위에 0.02mA 단위로
Accuracy of Delivered current	3%

65. Light amplification by stimulated emission of radiation(LASER) | 레이저

레이저 진료기	A37000	치료기기	피부과, 성형외과, 안과, 비뇨기과 등

레이저(LASER)란 가스, 염료, 크리스털, 화학물질, 반도체 등의 광원에서 유도방출 되어 증폭된 빛으로써 단색성(monochromaticity), 지향성(collimation), 간섭성(coherence), 휘소성(brightness)의 특성이 있다. 레이저의 특성 중 단색성이란 레이저가 하나의 파장으로만 구성되어 있어 프리즘에 통과시키면 일반적인 빛과 달리 한 가지 색상으로만 나오는 성질을 말하며, 지향성은 빛의 거리가 아무리 멀어도 빛의 세기가 전혀 줄어들지 않는 성질이다. 간섭성은 레이저를 거울에 쏘아 여러 번 반사하면서 반사된 빛들을 서로 중첩(간섭)했을 때 밝고 어두운 띠 모양이 형성되는 성질이며, 휘소성은 자연광보다 훨씬 밝음을 의미한다. 이와 같은 특성 중에서 단색성은 레이저를 의료 목적으로 사용함에 가장 중요한 성질로 인체조직을 구성하는 수분, 멜라닌 색소, 단백질, 헤모글로빈 등과 같은 조직 성분들(발색단, chromophore)은 흡수하는 파장이 각기 다르므로 각 조직이 흡수하는 파장대의 레이저를 이용하면 효과적으로 치료하는데 레이저를 이용할 수 있다(그림 65-1).

참고로 레이저의 의학적 효과를 결정하는 요소는 레이저의 파장(=색깔) 외에도 세기, 노출시간(pulse duration) 등이 있으며 레이저의 세기를 나타내는 단위로는 와트(Watt), 줄(Joule), 플루언스(Fluence)를 사용한다(표 65-1).

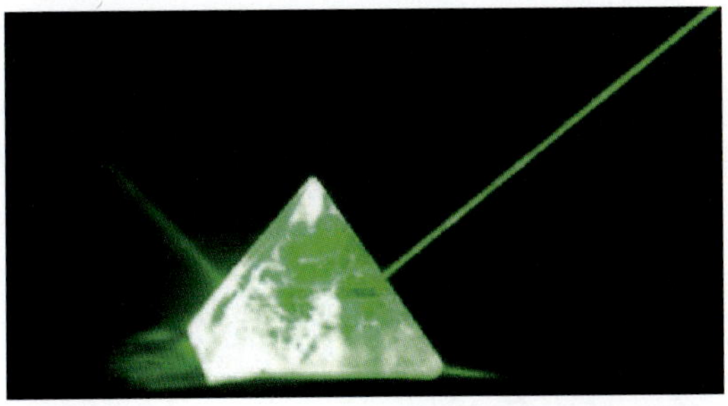

그림 65-1. 레이저의 단색성

표 65-1. 레이저의 요소단위

와트(Watt)	시간당 제공된 에너지의 크기
줄(Joule)	노출된 시간당 제공된 에너지의 크기
플루언스(Fluence)	단위 면적당 제공된 줄(Joule)의 크기

가. 레이저의 발생원리

일반적으로 모든 물질은 안정된 상태 즉, 전자가 핵 주위를 빙글빙글 도는 상태로 존재하며 전자는 일정하고 특별히 안정된 궤도에서만 돌게 된다. 만약 전자가 궤도에서 벗어나 핵에 좀 더 가까운 궤도로 떨어지게 되면 떨어지면서 줄어든 전자 에너지량 만큼의 빛이 발생한다(보어이론). 이렇게 자발적으로 발생하는 빛은 다른 전자에게 영향을 주지 않으며 다양한 위상의 빛이 발생한다. 반면에 외부에서 전자로 빛이 들어오게 되면 그 빛은 전자에게 에너지를 전달하고 소멸한다. 이때 빛 에너지를 흡수한 전자는 그 에너지량 만큼 외곽 궤도로 뛰어올랐다가 다시 제 위치로 돌아오면서 빛을 발하게 된다(그림 65-2). 이러한 경우에는 다른 전자를 원자로부터 완전히 떼어내거나 분자를 원자로부터 분리하는 등의 화학적 변화를 가져오게 할 수 있다. 그리고 경우에 따라서는 원자(분자)의 운동에너지로 전환되기도 한다.

즉, 보통의 자연상태에서 물질의 원자는 외부에서 어떤 에너지가 제공되지 않는 한 일정한 상태로 존재하다가 만약 인공적으로 외부에서 에너지를 공급하게 되면 본래 수준보다 높은 에너지 수준으로 올라갔다가 다시 자연상태로 돌아오면서 빛을 발생하는 성질이 있다. 레이저도 이와 마찬가지로 인공적으로 제공된 에너지에 의해 원자의 에너지 상태가 높아졌다가 다시 낮은 상태로 돌아오면서 방출하는 빛이 주위의 다른 에너지가 높은 원자에 부딪히면서 발생하게 된다. 따라서 레이저 기기에서는 원자를 본래 수준보다 높은 에너지 수준으로 올리고자 인위적으로 유도방출을 통한 빛의 증폭, 밀도 반전 펌핑이 필요하다.

여기서 유도방출이란 전자가 위 궤도에만 있고 아래 궤도에는 채워져 있지 않은 상황에서 아래 궤도와 위 궤도의 에너지 차에 해당하는 빛이 입사하면 이 빛의 자극으로 전자는 아래 궤도로 떨어지면서 입사하는 빛과 같은 방향, 같은 위상을 갖는 빛을 방출하게 되는 현상이다. 이것은 마치 하나의 빛 입사로 두 개의 빛이 나오는 효과가 있어서 2배 증폭되었다고 볼 수 있

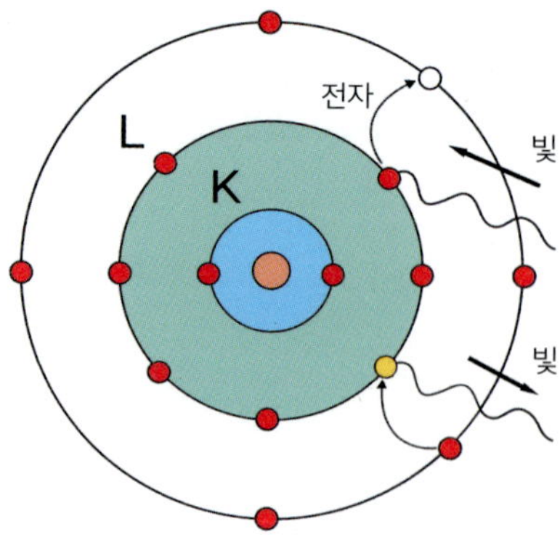

그림 65-2. 빛의 발생과 소멸

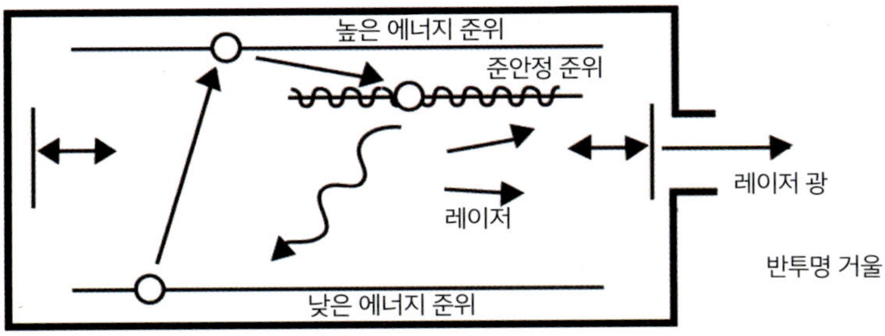

그림 65-3. 레이저의 유도방출

다. 이런 과정이 반복해서 일어나면 빛은 점점 증폭되고 세기가 강해지게 된다(그림 65-3).

그리고 밀도 반전이란 만약 전자가 아래 궤도에 있다면 빛의 흡수 과정이 생기기 때문에 빛의 세기가 약화될 것이므로 빛이 전체적으로 증폭되려면 아래 궤도에 전자가 있는 원자 수보다 위 궤도전자 수가 많은 원자 수가 많아야 하는데 이것을 밀도 반전이라고 한다. 이런 밀도 반전은 레이저가 발진되기 위한 필수조건으로서 보통의 상태에서는 낮은 궤도의 전자를 가진 원자 수가 더 많기 때문에 밀도 반전이 일어나려면 인위적으로 위쪽의 궤도에 전자가 많도록 외부에서 에너지를 가해야 하는데 이것을 펌핑(pumping)이라고 한다. 그리고 펌핑으로 밀도 반전이 된 원자로 채워진 것이 증폭기 또는 활성 매질(active medium)이라고 하며 펌핑의 종류로는 대표적으로 광펌핑, 전기방전, 전자홀 생성, 화학반응, 가스 급속 팽창으로 나눌 수 있다. 각각에 대해 자세한 설명은 아래와 같다.

1) 광펌핑(optical pumping): 강한 빛을 증폭기에 입사시켜 밀도 반전을 일으키는 것으로 플래시 펌프를 터트려 나오는 빛을 집속시키는 것과 센 레이저 빛을 입사시켜 밀도 반전을 일으켜 다른 레이저를 발생시키는 방법 등이 있다. 집속된 빛은 흡수되어 원자의 전자를 높은 궤도로 들뜨게 함으로써 밀도 반전이 일어나게 되는데 주로 루비레이저, Nd:YAG 레이저, 질소(N_2)레이저, 아르곤(Ar)레이저, 색소레이저 등에 사용되는 방식이다(그림 65-4).

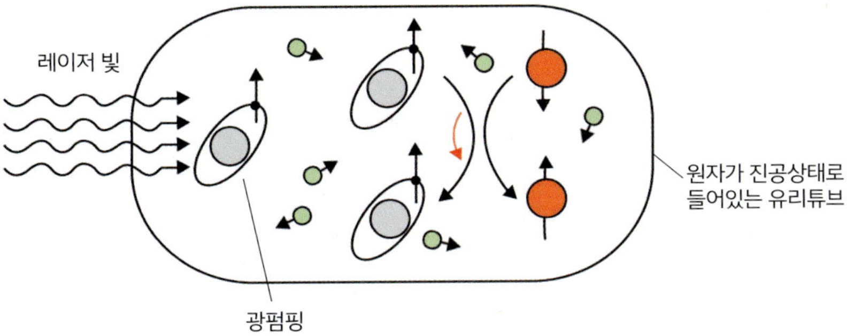

그림 65-4. 광펌핑의 예

2) 전기방전(electrical discharge): 주로 기체레이저에 사용되는 방법으로 기체를 관속에 일정량 주입하고 전기방전을 일으키면 방전 전자가 기체원자와 충돌하여 원자 내의 전자를 높은 궤도로 올림으로써 밀도 반전을 일으키게 된다(그림 65-5).

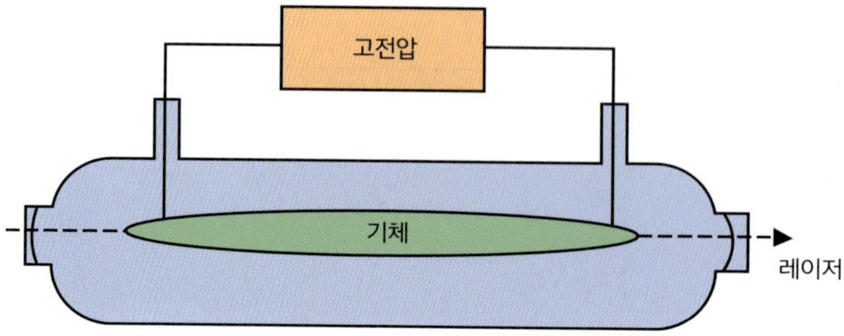

그림 65-5. 전기방전의 예

3) 전자-홀 생성(electron-hole pair production): 주로 반도체레이저에 사용되는 방법으로 반도체 다이오드 순방향의 센 전류를 흘리면 n-type 반도체의 전자가 p-type 반도체의 홀(hole)과 p-n 접합 부분에서 재결합하면서 밀도 반전을 일으키는 방법이다.

4) 화학반응(chemical reaction): 불사(HF)레이저 등에 사용되는 방법으로 화학반응을 통해 HF 분자의 진동 회전 준위 사이에 밀도 반전을 일어나게 하는 방법이다(그림 65-6).

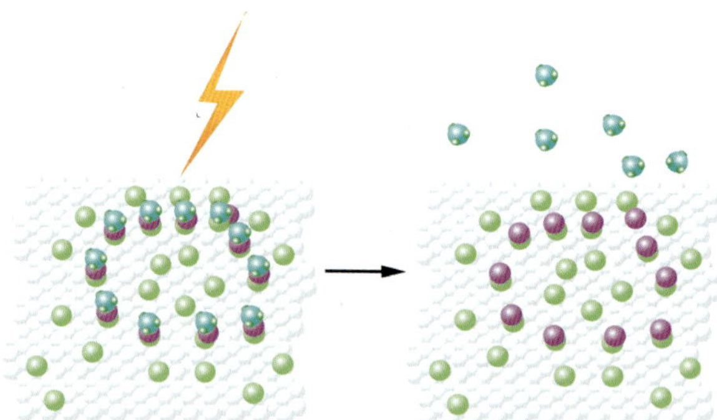

그림 65-6. 화학반응 예

5) 가스 급속 팽창(rapid expansion of hot gas): 뜨거운 가스를 노즐을 통해 분출시키면 순간 온도가 급격히 떨어지는데 이때 높은 에너지 준위는 그대로 있으나 낮은 에너지 준위의 분자는 급격히 냉각되어 그 수가 감소함으로써 밀도 반전이 일어나게 하는 방법으로 주로 고출력 이산화탄소레이저에 사용되는 방법이다.

나. 레이저의 구성 및 발생 과정

레이저는 일반적으로 크게 전반사거울, 부분반사거울, 광증폭기(optical amplifier), 펌프로 구성되어 있다. 펌핑으로 인해 밀도 반전이 일어난 원자 또는 분자를 통해 발생한 빛이 광증폭기 내의 전반사거울과 부분반사거울을 왔다 갔다 하면서 증폭이 되고 이렇게 증폭된 빛이 부분반사거울을 통해 발사된다(그림 65-7).

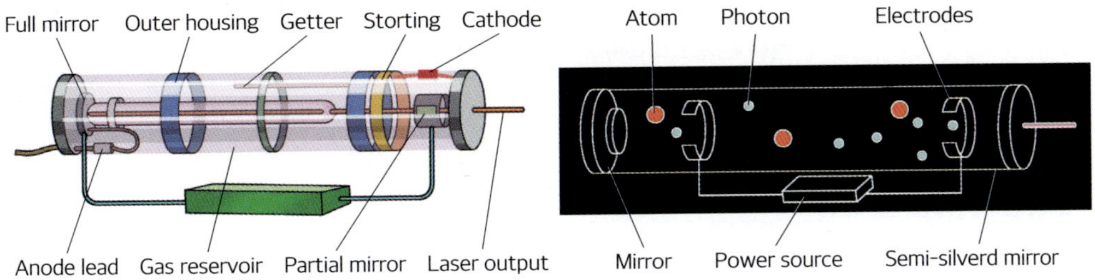

그림 59-7. 레이저 발생장치(증폭기)의 기본 구성과 명칭

다. 레이저의 종류

레이저는 레이저를 발생시키는 매질에 따라 크게 고체, 기체, 액체 레이저로 나룰 수 있다. 고체 레이저의 대표적인 예는 루비레이저, 니오디뮴야그(Nd:YAG)레이저, 니오디뮴글라스(Nd:Glass)레이저, 반도체레이저, 니오디뮴일프레이저, 티타늄사파이어레이저 등이 있고 기체레이저의 대표적인 예는 이산화탄소레이저, 헬륨-네온레이저, 아르곤이온레이저, 엑시머레이저, 크립톤이온레이저, 금·구리증기레이저, 옥소레이저 등이 있으며 액체 레이저에는 색소레이저가 있다.

1) 고체레이저

루비(ruby)레이저: 1960년대 개발되어 레이저의 효시라고도 할 정도로 오래된 레이저이다. 가시광선 영역 대인 694nm의 적색 레이저로 색에 흡수되는 성질이 있다. 1970년대 중반 이후부터 거의 사용되지 않다가 최근 큐-스위치 루비레이저[44]가 개발되면서 문신, 오타모반, 주근깨 등 여러 색소성 질환 치료에 활용되고 있다(그림 65-8).

44. 레이저 발진을 강제로 제어하여 고출력 레이저를 얻는 방법으로 증폭기 내의 광손실을 크게 한 후 광펌핑이 진행되어 여기 상태로 있는 원자수가 충분히 크게 된 시점에서 Q값을 높여 레이저의 발진이 급격하게 일어나게 함

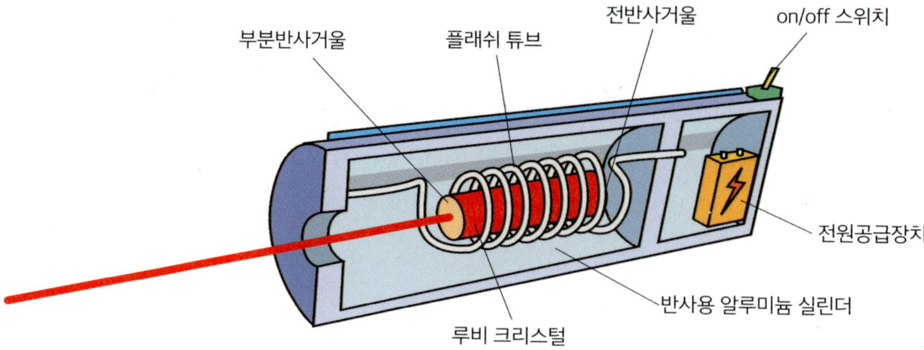

그림 65-8. 루비레이저 증폭기 분해도 및 동작 모습

가) 니오디뮴야그(Nd:YAG)레이저: 루비레이저와 함께 대표적인 고체레이저로 YAG(yttrium alminum garnet)를 모체결정으로 하고 Nd^{3+}를 활성물질로 첨가하여 적외선 영역대 1,064nm의 파장을 가진 레이저로 눈에 보이지 않고 색깔과 물에 흡수되지 않는 성질이 있다. 조직 침투가 4~6mm 정도로 깊고 에너지 흡수율이 낮으며, 주위 조직으로 반사, 산란하여 주위 조직의 열손상이 심해 피부질환 치료에는 사용이 제한된다. 그러나 최근 큐-스위치 방식의 Nd:YAG 레이저가 개발되어 피부 조직 내에 깊이 다다를 수 있는 이점과 함께 주위 조직의 손상을 최소화할 수 있게 되어 피부과 영역에서 문신, 오타모반의 치료에, 이비인후과 영역에서는 미세 성대수술, 편도선 수술, 비강내 종양 치료, 비후성 비염 등의 치료에 이용되고 있다. 특히 이 레이저는 광섬유를 통한 전달이 가능하여 내시경 수술 시 절개용으로 많이 사용된다. 그리고 산업용으로 용접도 가능할 뿐만 아니라 광학 필터 기술을 이용해 파장을 절반(532nm) 정도로 줄여 초록색의 가시광선 영역대의 레이저로 만들면 환자의 통증을 줄이면서 치료할 수 있는 등 여러 가지 목적으로 사용할 수 있다(그림 65-9).

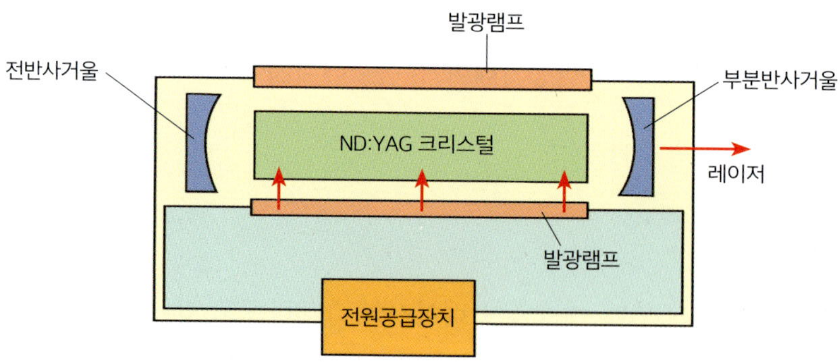

그림 65-9. Nd:YAG 레이저 증폭기 구조도

나) 니오디뮴글라스(Nd:Glass)레이저: Nd:Glass레이저는 Nd:YAG레이저와 같이 Nd^{3+}를 활성물질로 사용하여 Nd:YAG레이저와 비슷한 파장대(1,060nm)를 가진 레이저다. Nd:YAG레이저와는 달리 결정(YAG)을

소재로 하지 않고 유리(glass)를 소재로 하기 때문에, 매우 큰 크기의 레이저 매질을 제작할 수 있다(그림 65-10). 또한 자유롭게 원하는 모양이나 형태로 만들 수 있으며 Nd^{3+}의 양을 조절할 수 있어서 레이저 핵융합 등의 대출력을 낼 수 있는 레이저로써 각광을 받고 있다. 그러나 Nd:Glass레이저에 사용되는 유리의 열전도도가 낮아서 냉각 속도가 느린 단점이 있으며 이러한 문제를 일부 해결하고자 큰 크기의 글라스 레이저는 막대 형태가 아니라 디스크 형태로 이득 매질을 제작하여 냉각 속도를 높이고 있다.

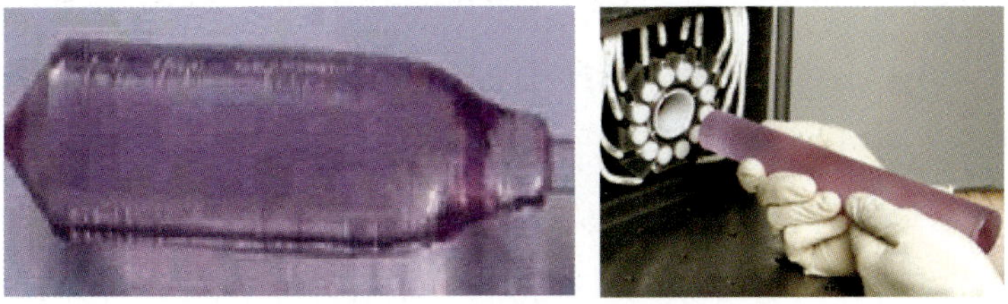

그림 65-10. Nd:Glass레이저의 매질과 챔버에 넣고 있는 모습

다) 반도체레이저: 다이오드레이저라고도 불리며 반도체를 능동 매질로 사용한다. 1962년에 발명된 이후 현재까지 개발된 레이저 중 크기가 가장 작고 효율이 100%에 근접한 레이저이다. 발생원리는 에너지 밴드가 다른 p형 반도체와 n형 반도체가 접합된 p-n접합 반도체의 양쪽에 전압을 걸어 전류를 흘려주면 전자가 정공으로 이동하면서 p-n접합 부분에서 재결합이 일어남과 동시에 레이저가 유도방출된다. 사용하는 반도체 재료에 따라 발생하는 레이저의 파장이 다르게 나타난다(그림 65-11).

반도체레이저는 체적이 매우 작고, 제조 단가가 저렴하며, 대량생산이 쉬우며, 수 mA의 전류만으로도 레이저를 발생시킬 수 있는 이점이 있어 CD 재생장치나 광통신 등에 많이 응용되고 있다. 주로 사용하는 반

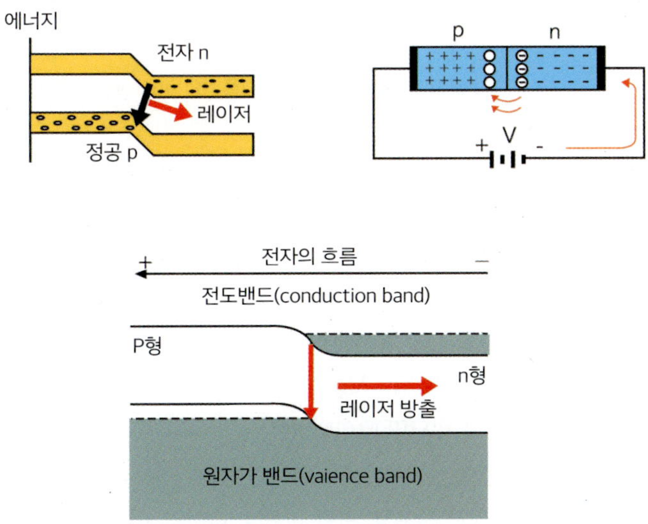

그림 65-11. 반도체레이저 발생원리

도체 재료로는 비소화갈륨(GaAs)이나 비소화알루미늄갈륨(GaAlAS) 등이 있으며 발진 파장은 매질의 종류에 따라 다르나 비소화갈륨(GaAs)은 840nm의 적외선 파장을 가진다. 그러나 크기가 매우 작아서 회절효과가 두드러지기 때문에 지향성에서 다른 레이저에 비해 좋지 않은 단점이 있다. 최근에는 치질 치료에 많이 쓰이고 있다.

2) 액체레이저

색소레이저: 1966년대 개발된 색소레이저는 레이저를 발생시키는 매질로 물이나 알코올 같은 용매에 색소를 녹여 만든 용액이나 용액을 고형화하여 고체 형태의 유기 염료(dye)를 레이저의 발생 매질로 사용한다(그림 65-12). 매질의 종류에 따라 가시광선 영역대에서 적외선 영역대까지 넓은 범위 파장대의 레이저 방출이 가능하기 때문에 파장 조정이 쉽고 액체의 매질이 균일해 연속발진이나 펄스발진이 가능한 장점이 있다. 그러나 사용하는 색소가 암을 유발시킬 만큼 위험하여 취급이 까다로운 단점이 있다.

액체레이저는 특정 색소에만 반응하여 흡수되고 치료 후 흉터가 남지 않는 특징이 있어 피부과 영역에서는 585nm의 주황색 광선을 내는 레이저로 혈관종, 모세혈관 확장증, 안면홍조증 등의 치료에 이용하며, 515nm 파장의 녹색 광선을 내는 레이저로 갈색 모반, 기미, 주근깨 등의 치료에 이용한다.

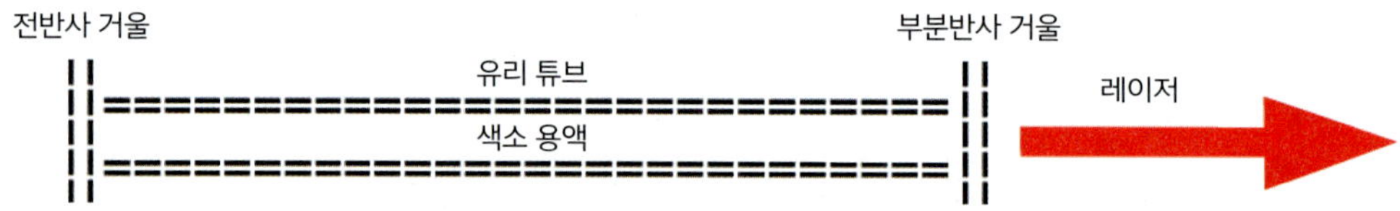

그림 65-12. 색소레이저 발생 증폭기의 구조

3) 기체레이저

가) 이산화탄소레이저: 레이저의 발생 매질로 이산화탄소를 사용(그림 65-13)하는 레이저로 특히 피부과 영역에서 유용한 레이저로 눈에 보이지 않는 10,600nm의 원적외선대에 속해 보조적으로 적색의 헬륨-네온레이저광을 함께 사용한다. 이산화탄소레이저는 특히 수분 함유도가 높은 피부 조직에 잘 흡수되어 피부 조직을 절개, 기화 및 응고시킬 수 있으며 광선의 반사나 산란이 적어 대부분의 에너지를 목표점에 집중적으로 조사할 수 있어 주로 조직을 강화하여 파괴하는 방법과 절개하는 방법으로 활용된다. 일반적으로 피부과 영역에서는 점, 표재성 기저 세포암, 편평 세포암, 사마귀, 한관종, 신경 섬유종, 티눈, 첨규콘딜로마 등을 제거하는 데 이용하며 이비인후과 영역에서는 코막힘, 비염 수술에 사용한다. 그리고 이산화탄

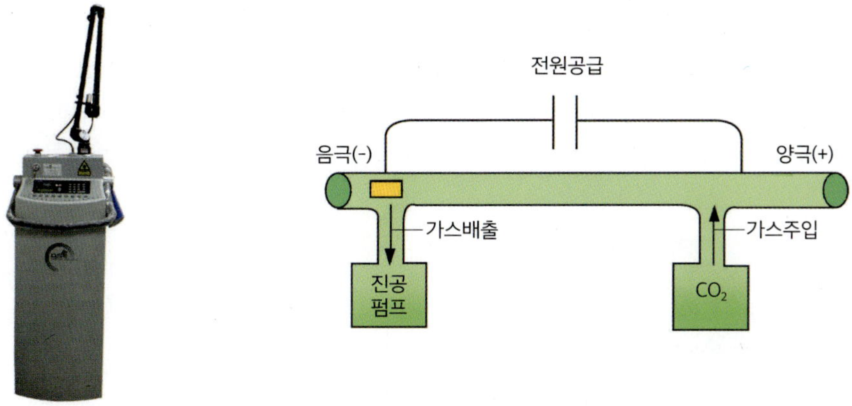

그림 65-13. 이산화탄소레이저와 증폭기의 원리

소레이저 중 출력을 증강시킨 고출력 이산화탄소 레이저가 있는데 이 고출력 이산화탄소레이저는 기존의 이산화탄소레이저와 같은 파장을 사용하지만, 훨씬 높은 출력으로 짧은 시간 내에 많은 에너지량을 조사할 수 있다. 따라서 주위 조직의 열 손상을 최소화하여 잔주름, 여드름 흉터, 수두 자국, 곰보 자국 등의 제거에 이용된다. 그러나 사용 중에 통증이 나타나거나 흉터가 남을 수 있다는 단점이 있다.

나) 헬륨네온(He-Ne)레이저: 1961년에 최초로 헬륨과 네온을 이용한 레이저 발진에 성공한 이래 홀로그래피나 의학적으로 많이 사용되고 있는 헬륨-네온레이저는 증폭기에 헬륨네온 혼합가스를 주입하고 전기방전을 시키면 방전으로 인해 이온화된 헬륨원자에서 튀어나온 전자가 네온원자를 들뜨게 하여 밀도 반전을 일으키고 다시 들뜬 상태에서 바닥상태로 떨어지면서 레이저 광선이 발생된다(그림 65-14). 의료용으로는 632nm 파장이 주로 이용되며 밀도가 균일한 기체를 사용하므로 균질의 단색성이 매우 높다.

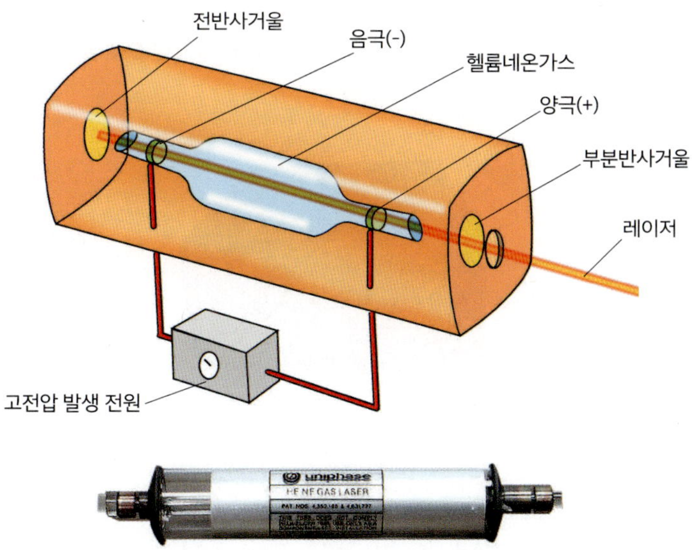

그림 65-14. 헬륨네온레이저의 원리 및 튜브

다) 아르곤(Argon)레이저: 아르곤레이저는 순수 아르곤 가스로 채워진 튜브에 전압을 가하여 아르곤을 이온화된 플라즈마 상태를 만들면 밀도 반전된 들뜬상태의 아르곤 원자가 바닥상태로 떨어지면서 발생하는 강한 청록색 가시광선이다(그림 65-15). 이것은 혈색소와 멜라닌에 흡수되어 조직을 파괴하는 성질이 있어 피부과 영역에서 혈관성 병변 및 색소성 병변의 치료에 이용하며 안과 영역에서 주로 망막치료에 이용한다.

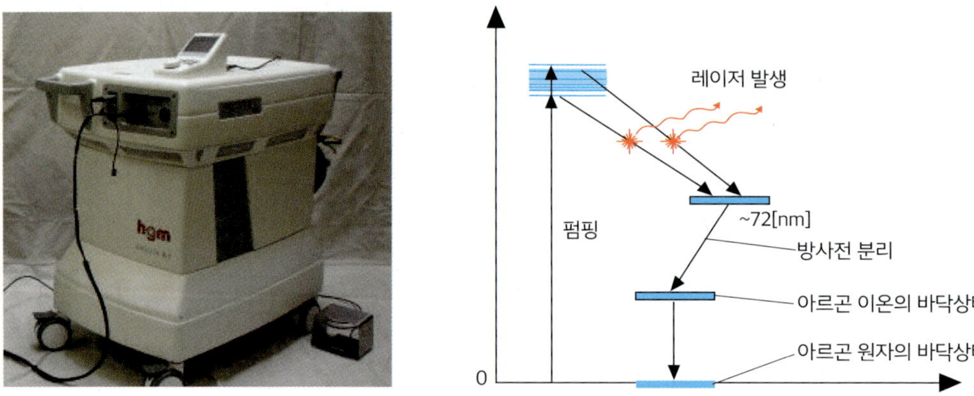

그림 65-15. 아르곤레이저와 발생원리

아르곤레이저는 다른 기체레이저인 이산화탄소레이저에 비해 1~3mm 깊게 조직에 침투하지만 빛의 산란과 열의 전도가 좋아 주위 조직을 손상시킬 수 있으며 특히, 어린이에게는 흉터 위험이 커 사춘기 이전에는 잘 사용하지 않는다. 또한 아르곤의 이온화에 상당한 에너지가 필요하기 때문에 덩치가 큰 단점이 있다. 발생파장은 청색의 488nm와 녹색의 515nm이며 조명 효과가 뛰어나 레이저 쇼와 연구실에서 색소레이저 여기용[45]으로도 많이 활용된다. 최근에는 안과에서 망막치료에 아르곤레이저에 비해 가격이 저렴하고 유지비가 적게 들면서도 치료 효과가 비슷한 고체레이저의 일종인 532레이저[46]를 사용하고 있다(그림 65-16).

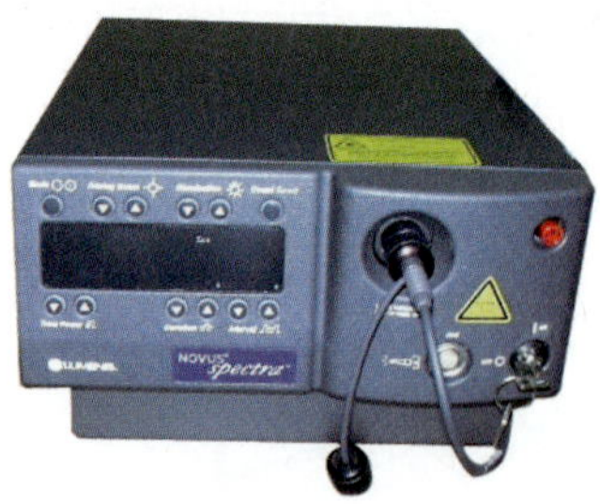

그림 65-16. 532레이저

48. 원자나 분자의 가장 바깥쪽에 있는 전자가 바닥상태에 있다가 외부자극으로 일정한 에너지를 흡수하여 보다 높은 에너지의 상태로 이동하는 현상
43. 532nm의 파장을 가지는 레이저로 아르곤레이저와 파장대가 비슷함

라. 진료과별 사용 레이저 종류

· 안과: 아르곤레이저(유리체), Nd:YAG레이저(녹내장), 색소레이저, 다이오드레이저, 엑시머레이저(라식수술, 각막절제), 532레이저(망막, 녹내장, 홍채)
· 외과: Ho-YAG레이저(척추디스크)
· 내과: Nd-YAG레이저(위장암, 직장암, 대장암), 색소레이저(종양)
· 산부인과: CO_2레이저(자궁암, 경부염증)
· 비뇨기과: Nd-YAG레이저(전립선염, 방광종양), Ho-YAG레이저(요로결석), 아르곤레이저(방광종양), CO_2레이저
· 이비인후과: 아르곤레이저(후두염), CO_2레이저(비염, 코골이)
· 피부과, 성형외과: CO_2레이저(검버섯, 모반, 주름제거), 색소레이저(혈관확장증), 아르곤레이저(문신 제거, 모반), Nd:YAG레이저(문신, 점제거), 다이오드레이저(제모)

66. Linear accerator(LINAC) | 선형가속기

치료용엑스선조사장치	A13180.01	치료기기	치료방사선과

선형가속기는 방사선의 세기 조절 기술에 있어 가장 발전된 방법인 세기조절방사선치료(intensity-modulated radiation therapy, IMRT)기술을 적용한 방사선 치료기기이다(그림 66-1).

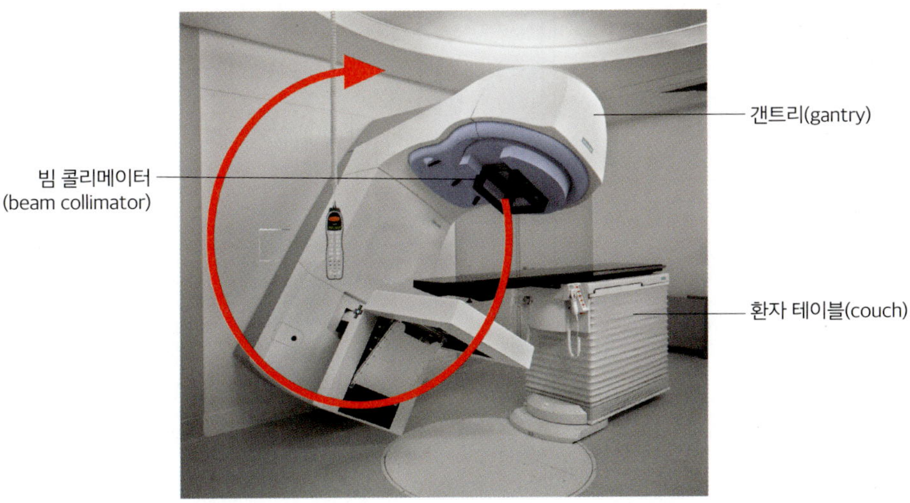

그림 66-1. 선형가속기
방사선이 방출되는 갠트리(gantry)가 빙글빙글 돌아가면서 환자에게 방사선이 조사된다.

선형가속기의 방사선 발생원리는 우선 전자총으로 진공상태인 선형관에 전자를 쏜 후 이 전자를 고주파 전자기 파장을 이용하여 빛의 속도로 가속하고 이렇게 가속된 전자가 가열된 타깃(보통 텅스텐 재질)을 때려 4~2500 백만 볼트의 방사선을 만들게 된다. 이후 컴퓨터단층촬영으로부터 전송되어 재구성된 환자의 3D 이미지에 1cm 정도 넓이의 다엽콜리메이터(multileaf collimator, MLC)가 열리고 닫히면서 암세포 영역을 바둑판 모양으로 구분하고 나서 각각 다른 세기의 방사선을 조사한다(그림 66-2). 따라서 정상세포에 최대한 영향을 주지 않으면서 암을 치료할 수 있다.

선형가속기는 입체조형방사선치료(CRT), 세기조절방사선치료(IMRT), 영상유도방사선치료가 가능하기 때문에 뇌종양, 두경부종양, 자궁암, 전립선암, 유방암, 췌장암 등 모든 신체부위의 암을 치료할 수 있다. 또한 호흡동조기기를 이용하면 환자가 호흡함과 관계없이 방사선 치료가 가능하기 때문에 호흡에 따라 움직이는 위나 폐에 발생한 종양치료에도 사용할 수 있다.

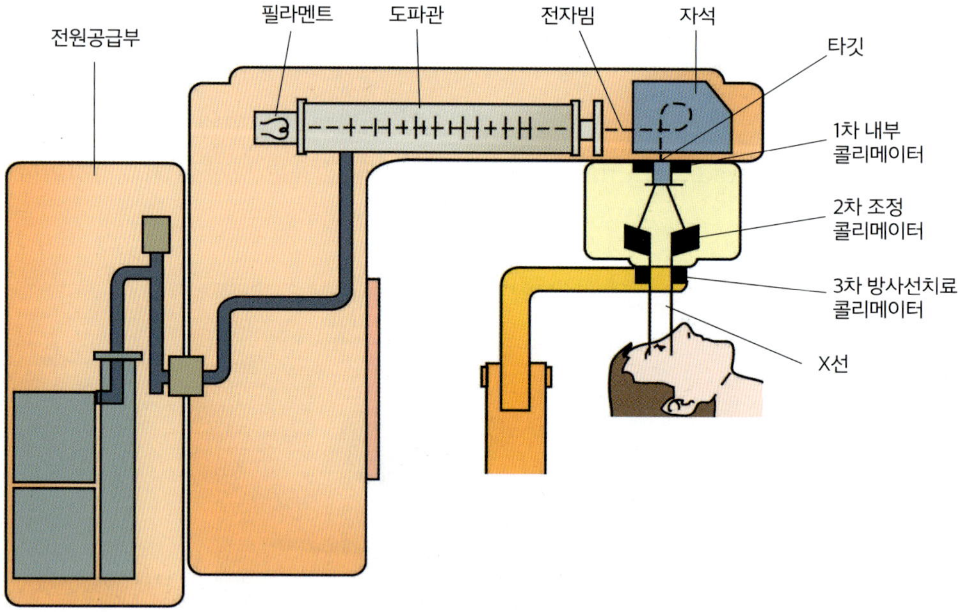

그림 66-2. 선형가속기의 원리

67. Magnetic stimulator | 자기장자극치료기

의료용전자기발생기	A85020.01	치료기기	재활의학과, 정형외과, 신경외과 등

자기장자극치료기는 인위적으로 자기장을 발생시켜 신체 각 부위의 신경세포 및 근육을 자극하여 각종 질병을 치료하는 기기이다(그림 67-1). 자기장은 특징적으로 신체에 가까이 할 경우 전류를 유도하여 유도전류를 생성하게 하는데 이는 전류를 인체에 직접 주입하는 것과 같은 효과가 있으면서 주입 전류와는 달리 주입시의 저항 부분이 전혀 발생하지 않아서 신체 피부, 지방, 뼈까지 효율적인 전류 전달이 가능하다.

자기장자극치료기는 전원발생부, 자기장발생부, 출력조정부로 구성(그림 67-1)되어 있으며 자기장자극치료기의 작동원리는 우선 자기장을 유도하는 자기 유도코일에 수천 암페어의 고전류를 흘려주면 앙페르 오른나사 법칙[47]에 의해 코일에 자기장이 유도된다. 이렇게 유도된 자기장 코일을 인체를 접근시키면 패러데이 법칙[48](Faraday's law)의 원리로 인체 내부에 전류가 유도되고 유도된 전류가 근육 내 신경조직을 자극하여 근육의 수축, 이완을 유도하거나 각종 세포를 자극함으로써 세포를 활성화한다(그림 67-2). 자기장자극치료기는 피부

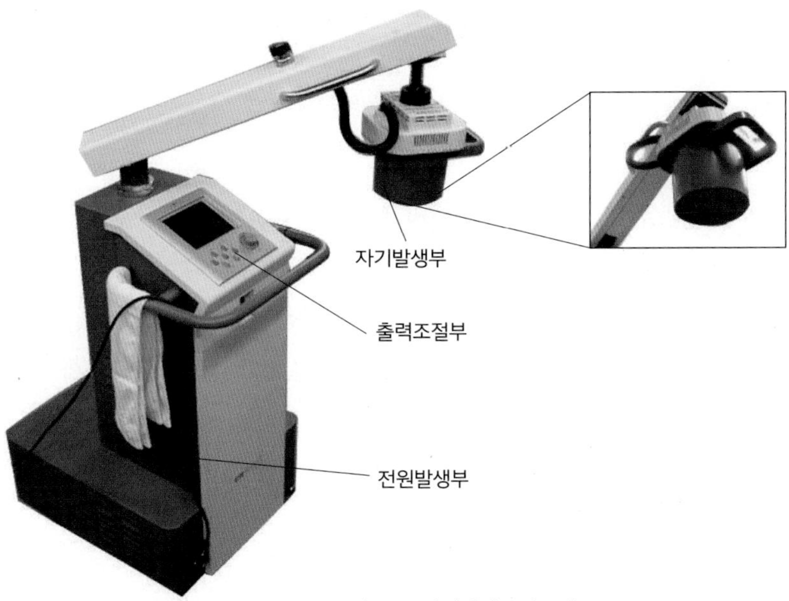

그림 67-1. 자기장자극치료기

47. 전류의 방향으로부터 유도되는 자기장의 방향을 결정하는 법칙으로 오른나사가 진행하는 방향이 전류의 방향이고 돌리는 방향이 자기장의 방향이 됨
48. 도선으로 연결된 폐회로에서 폐회로를 지나가는 자기장이 시간에 따라 변화하면 그 변화에 따라 회로로 전류가 유도된다는 법칙

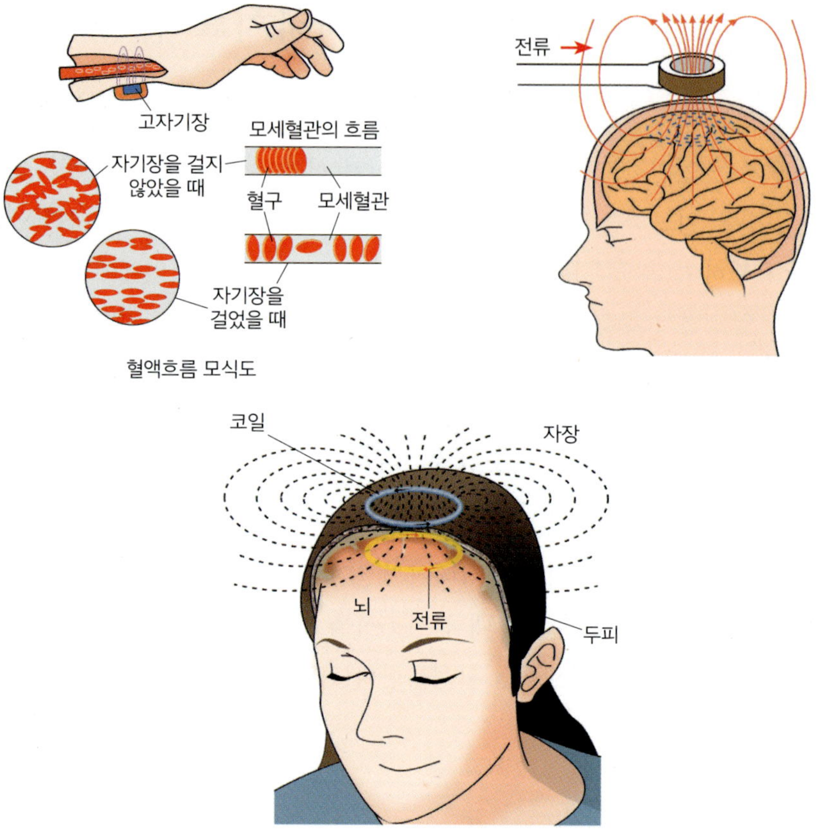

그림 67-2. 자기장자극치료기의 원리

나 조직 손상이 없는 자기장을 이용할 뿐만 아니라 통증 없이 인체 깊숙한 부위로 침투가 가능하기 때문에 신경조직이나 근력조직 등을 자극하여 치료할 수 있다. 주로 요실금, 전립선, 요통, 퇴행성 관절염, 오십견과 같은 노인성 질환 치료에 사용하며 혈액순환 개선을 통한 노인성 치매나 뇌졸중, 파킨슨병, 간질 등 여러 신경정신과적 질환 치료에도 이용할 수 있다.

68. Medical robot | 의료용 로봇

의료용 로봇	A67050.04	치료기기	수술실 등

의료용 로봇은 인간이 할 수 없는 정밀하고 일괄적인 움직임과 한정된 공간에서의 자유로운 움직임 등으로 의료분야에 급속히 발전되고 있는데 이미 선진국에서는 많은 의료용 로봇이 실용화되어 임상에 적용되고 있으며 국내에서도 연구 개발이 활발히 진행되고 있다.

가. 의료용 로봇의 역사

1985년에 PUMA 560이라는 모델에 뇌 생검(biopsy)을 위한 바늘을 장착한 이후로 1988년 영국의 Imperial College에서 전립선 수술을 위한 PROBOT이 개발되었다. 그 후 1992년 Integrated Surgical Systems에서 ROBODOC을 개발하여 대퇴골(femur) 치환술 시행 시 인공관절 삽입 부위의 가공에 이용하였으며, 이후 기술의 발달로 Intuitive surgical사의 da Vinci surgical system이나 computer motion사의 ZEUS robotic surgical system이 개발되어 사용되고 있다(그림 68-1).

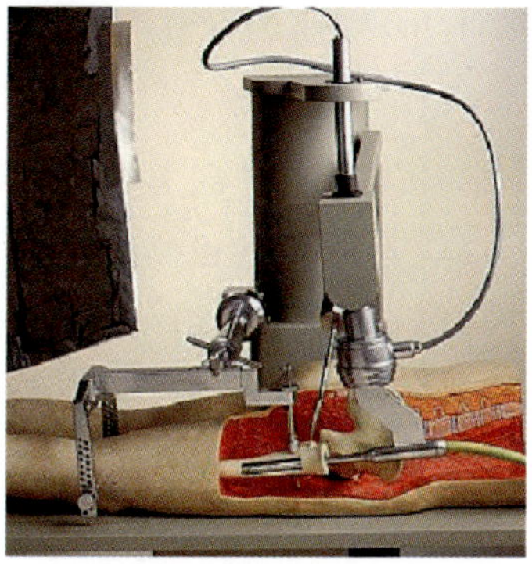

a

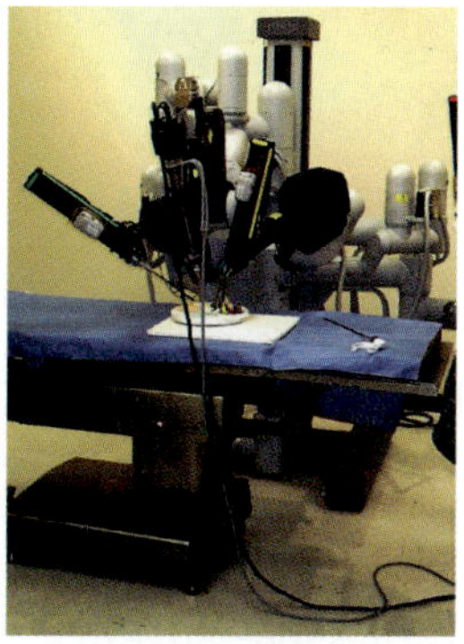

b

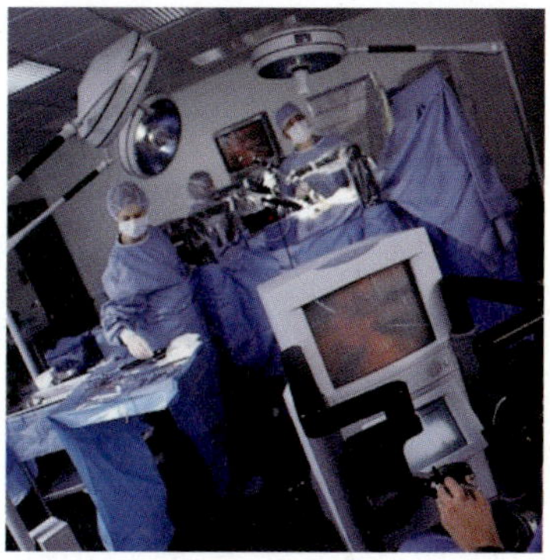

c

그림 68-1. 의료용 로봇

a. ROBODOC, b. da Vinci surgical system, c. ZEUS robotic surgical system

나. 의료용 로봇의 구분

1) 수술 로봇(surgical robot)

의사가 시행하는 수술의 부분 또는 전체를 대체하여 시술의 정확성을 높이고 시술 시간을 줄여 빠른 회복을 도울 수 있는 장점이 있다. 현재는 미세 수술용 원격 수술 로봇, 최소 침습 수술 로봇(MIS, minimally invasive surgery), 고관절 및 무릎관절 전치환 수술 로봇이 사용되고 있다.

가) 미세 수술용 원격 수술 로봇

로봇 손의 움직임을 작게 하여 원거리에 있는 환자의 미세 수술에 이용된다. 대표적으로 일본 동경대의 원격 수술 로봇, SRI international의 원격 수술 로봇, 미국 NASA JPL의

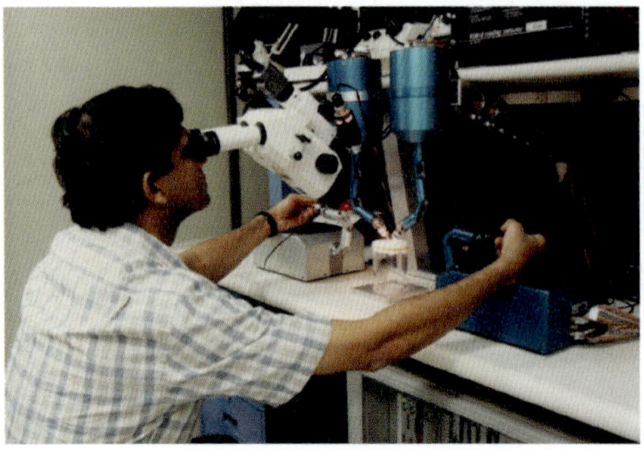

a

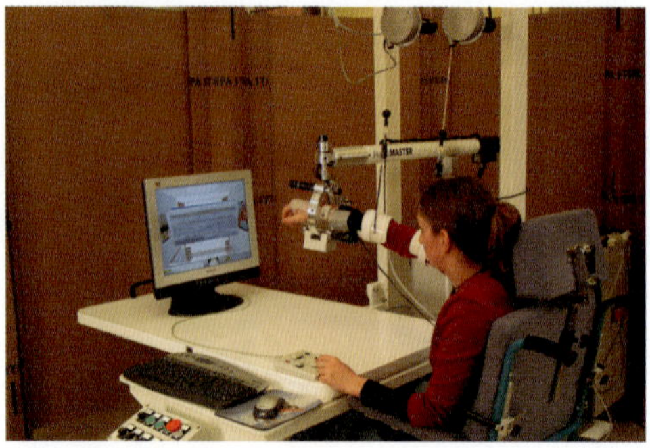

b

68-2. 미세 수술용 원격 수술 로봇

a. RAMS(robot assisted micro-surgery, b. 햅틱 마스터(haptic master)

RAMS(Robot Assisted Micro-Surgery)가 있다. RAMS는 뇌 수술처럼 초정밀 위치 제어가 필요한 경우에 사용되며 동경대의 원격 수술 로봇은 7 자유도를 갖는 햅틱 마스터와 병렬구조의 슬레이브 로봇으로 구성되어 있다. 일반적으로 이러한 수술용 로봇에는 현미경과 3축의 힘센서가 부착되어 있어 힘 조절이 가능하다(그림 68-2).

나) 최소 침습 수술 로봇(minimally invasive surgery, MIS)

환부에 소수의 구멍만 뚫어 수술기구와 카메라가 연결된 로봇팔을 삽입한 후 집도의가 모니터를 보면서 수술하는 로봇으로 시술 시간이 짧고 환자의 회복이 빨라 각광받는 수술 로봇이다. 대표적으로 미국 U.C. 버클리대의 수술 로봇, Computer Moion사의 ZEUS, Intuitive Surgical사의 da Vinci, 일본 나고야 대학의 원격 수술 로봇 등이 있다. 특히 버클리대의 수술 로봇은 촉감을 전달할 수 있는 촉감감지용 센서가 부착되어 있다. ZEUS는 카메라 보조 로봇인 AESOP을 기본으로 하여 로봇팔과 제어 센터, 막대 조종기(joystick) 및 디스플레이 장치로 구성되어 있다. 수술도구는 탈착형으로 한 번에 교체할 수 있으며 2001년 복강경 수술과 심장 수술 일부 절차에서 FDA 승인을 받았다(그림 68-3). Da Vinci는 자유로운 동작이 가능한 손목형으로 최소 공간 내에서 모든 수술을 할 수 있으며, 수술집도의가 콘솔(console) 속에서 동작을 하기 때문에 3차원적인 몰입감을 높인 로봇으로 2001년 FDA 승인을 받았다(그림 68-4). 또한 내시경보다 12배 정도 확대된 영상과 3차원 영상을 제공하기 때문에 혈관이나 신경을 건드리지 않고도 정밀하게 수술을 할 수 있어 주요 조직의 보존뿐 아니라 집도의의 손 떨림을 방지하고 수술부위가 작아 빠른 회복과 통증이나 감염의 위험이 낮은 장점이 있다. 그러나 도입 비용이 매우 비싸고 이를 이용한 수술 시 높은 소모품 비용과 집도의의 직감과 기술에 의존해야 하는 단점이 있다. 앞으로는 촉감센서를 활용하여 실제 장

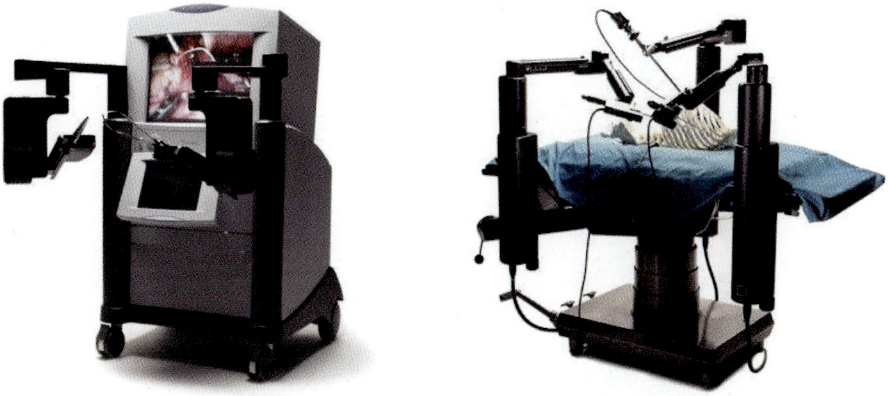

그림 68-3. ZEUS

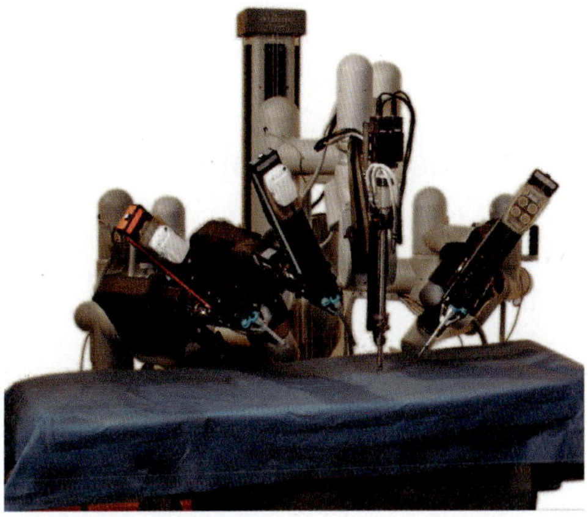

그림 68-4. da Vinci 외과수술 시스템

기를 만지는 듯한 기술이 융합되어 발전할 것으로 예상한다.

국내에는 2005년 연세 세브란스병원에서 처음 도입한 이래로 그 도입이 증가하고 있다.

다) 고관절 및 무릎관절 전치환 수술 로봇

외상이나 염증에 의해 손상된 관절을 인공 관절로 대체하는 수술 시 인공관절을 삽입할 부위를 가공하는 역할을 하는 로봇으로 미국 Integrated Surgical System사의 ROBODOC, 독일의 Orto Maquet사의 CASPAR, 영국의 Imperial College의 ACROBOT, KAIST의 ARTHROBOT이 대표적이다. 특히 ROBODOC는 5 자유도의 로봇팔을 가지고 있으며 뼈와 보조물 사이의 접착률이 97% 정도로 매우 높으며 미국 FDA 승인을 받았다(그림 68-5).

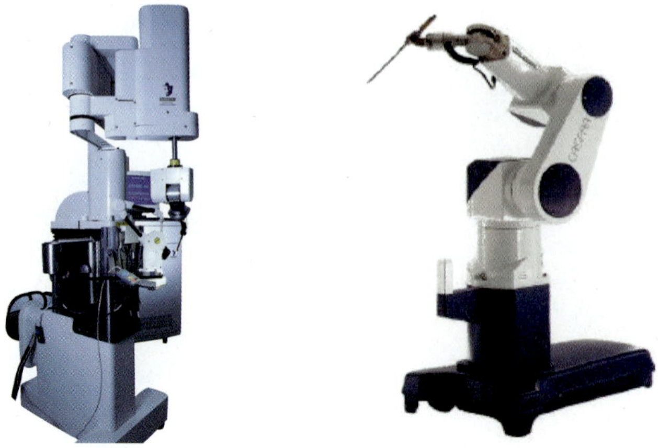

a b

그림 68-5. 고관절 및 무릎관절 전치환 수술 로봇

a. ROBODOC, b. CASPAR

2) 수술 보조 로봇(surgical assistant robot)

수술 시 집도의의 명령에 따라 수술을 보조하거나 수술의 정확도를 높일 수 있도록 안내자 역할을 하는 로봇으로 목적에 따라 길잡이 로봇(navigation aid robot), 미세 자세조정 로봇(precise positioning robot), 의사 도우미 로봇(surgeon helper robot)으로 분류할 수 있다.

가) 길잡이 로봇(navigation aid robot)

위치 제어 기능과 영상 처리 기능이 있어 수술부위와 수술 도구를 영상으로 나타내어 수술의 진행 상황을 안내하는 로봇이다. 대표적으로 미국 BrainLab사의 Vector Vision과 캐나다 ISG사의 Viewing Wand가 있다. 이러한 길잡이 로봇들은 수술 도구의 올바른 삽입 여부 등을 무선으로 실시간 영상을 제공하여 수술을 보조한다(그림 68-6).

나) 미세 자세조정 로봇(precise positioning robot)

수술 중 의도하지 않는 방향으로 수술 도구를 삽입한 경우 그 기구의 방향을 올바르게 정해주는 로봇이다. 영국의 Armstrong Healthcare사의 PathFinder나(그림 68-7) 미국의 Integrated Surgical System사의 NeuroMate가 대표적이다.

다) 의사 도우미 로봇(surgeon helper robot)

수술 집도의를 도와주는 로봇으로 현재까지는 내시경을 제어하여 집도의의 시야를 확보하

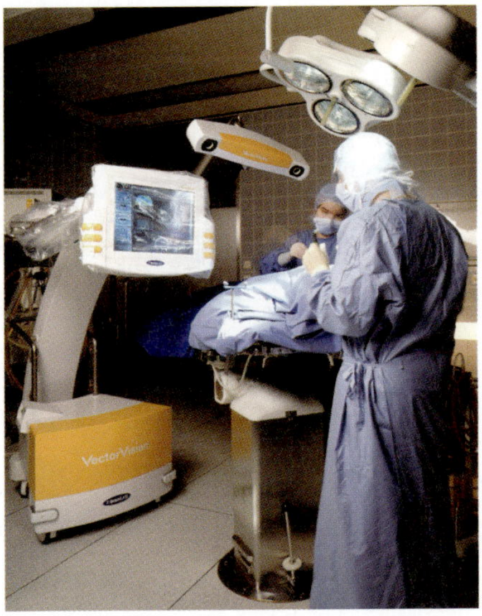

그림 68-6. 길잡이 로봇: Vector Vision

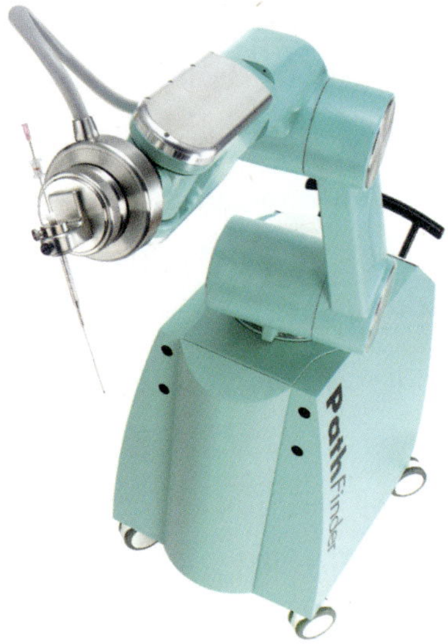

그림 68-7. 미세 자세조정 로봇: PathFinder

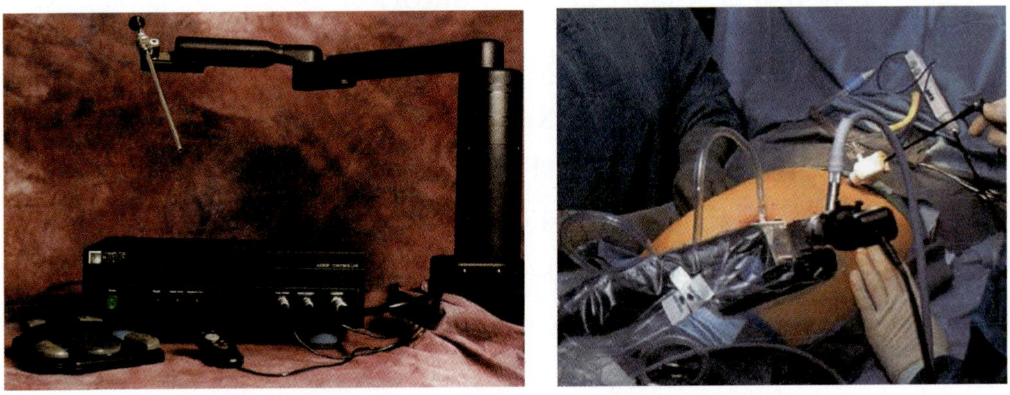

그림 68-8. Computer Motion사의 AESOP

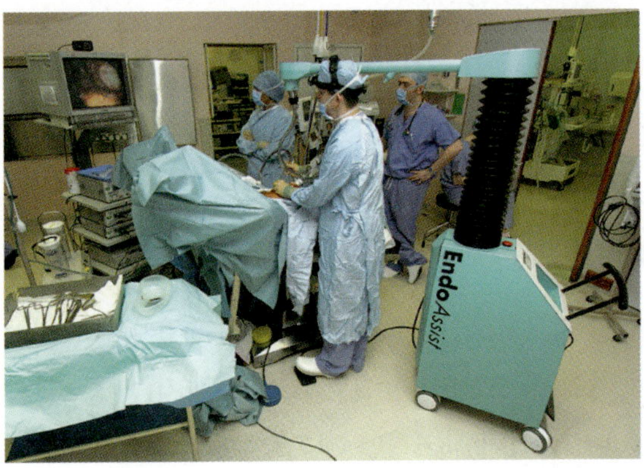

그림 68-9. EndoAssist를 이용한 수술장면

는 역할을 주로 담당하고 있다. 대표적으로 미국의 Computer Motion사의 AESOP(그림 68-8)과 영국 Armstrong Healthcare사의 EndoAssist(그림 68-9)가 있다. 1994년에 개발된 AESOP은 7 자유도에 4개의 능동 관절(active joint)을 갖는 복강경수술(laparoscopic surgery)에서 카메라보조 로봇(camera assistant robot)으로 수술 침대에 로봇이 부착될 수 있으며, 음성카드(voice card)를 이용하면 사전에 입력된 의사의 명령을 따라 하는 음성인식으로 조종이 가능하며, 손과 발판으로도 조종할 수 있다. AESOP은 이미 7만 건 이상의 수술에서 사용되었으며 이후 개발되는 최소침습수술 로봇인 ZEUS 수술 로봇 시스템의 기초가 되었다.

EndoAssist는 AESOP과 같이 복강경 수술 시 카메라 보조역할을 담당하는 로봇이지만 집도의의 머리 움직임(head movement)과 발판으로 복강경을 조종한다. ROBOSCOPE는 뇌수술에 사용되는 로봇으로 신경내시경(neuroendoscope)의 움직임을 제어해주며 영상보조 수술의 기능을 갖는다. 6각류(hexapod) 모양의 병렬로봇이며 현재도 연구를 진행하고 있다.

3) 수술 시뮬레이터 로봇(surgery simulator)

컴퓨터단층촬영 영상이나 자기공명영상을 이용하여 가상적인 영상을 만들어 냄으로써 수술 등의 훈련을 실제와 거의 흡사하게 가상으로 할 수 있게 해주는 로봇으로 최근의 컴퓨터 프로세서의 성능이 좋아지면서 3D 입체 영상을 만들고 이용하는 기술이 좋아져 최근에 의사의 숙련도를 높이는 데 활발하게 이용되고 있다. 대표적인 로봇으로는 독일 칼스루에 연구센터(Forschungszentrum Karlsruhe)의 내시경 수술 시뮬레이터, KAIST의 척추침생검 시뮬레이터(Spine Needle Biopsy Simulator), 미국 조지아 공대(Georgia Tech)의 안구수술 시뮬레이터, 미국 보스턴 다이나믹스사의 개복수술 시뮬레이터, 미츠비씨 연구센터(Mitsubishi Electric Research Lab)의 무릎관절 내시경 시뮬레이터, 영국 맨체스터 대학의 웹 기반 시뮬레이터 등이 있다(그림 68-10).

4) 재활 로봇(rehabilitation robot)

장애우의 재활을 도우면서 노인들의 생활을 보조할 수 있는 재활 로봇은 노령인구 증가와 함께 활발하게 연구되고 있다. 대표적인 모델에는 MANUS와 MOVAID가 있으며 MANUS는 휠체어에 로봇이 부착된 시스템으로 막대 조종기로 조종하며 MOVAID는 Zebra ZERO라는 로봇팔을 몸체에 고정하여 팔이 움직이며 문 여닫기, 물건집기, 면도, 식사 등의 동작을 수행한다.

우리나라에서는 1998년 KAIST에서 5개년 계획으로 시작된 프로젝트에 의해 휠체어 기반의 지능형 로봇이 개발되어 2003년에 카레스 II 모델이 상용화되었다. 이 로봇은 휠체어와 로봇

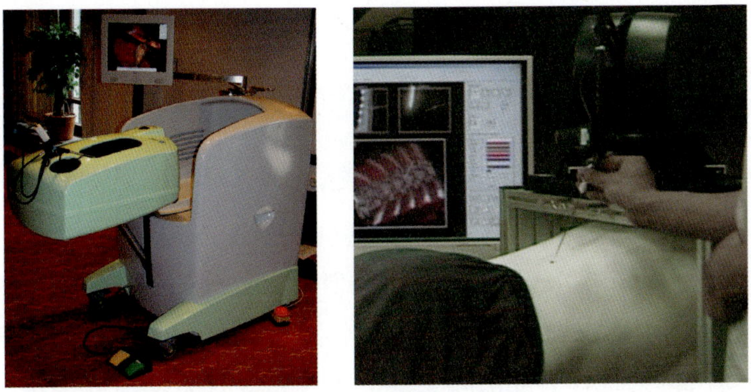

a　　　　　　　　　　　　b

그림 68-10. 수술 시뮬레이터 로봇

a. Forschungszentrum Karlsruhe의 내시경 수술 시뮬레이터, b. KAIST의 척추침생검 시뮬레이터

팔로 구성되어 있으며 헤어밴드형 아이 마우스를 이용하여 로봇팔을 조정하여 식사보조, 면도, 물건집기, 게임하기, 프린터 팩스용지 보기 등의 다양한 작업을 대신할 수 있다(그림 68-11).

의료용 로봇을 생산하는 회사와 모델은 다음과 같다.

- TCL, KAIST, Korea(ARTHROBOT, KaLAR)
- Armstrong Healthcare, UK(PathFinder, EndoAssist)
- Computer Motion Inc., USA(AESOP, Zeus)
- Intuitive Surgical(DaVinci)(da Vinci)
- Integrated Surgical Systems(ROBODOC, ORTHODOC, Neuromate)
- NASA JPL, USA(RAMS)
- Imperial College, UK(ROBOSCOPE, ACROBOT)
- Orto Maque, Germany(CASPAR)
- BrainLab, USA(VectorVision)
- ISG, Canada(ViewingWand)
- Carnegie Mellon University(MRCAS)

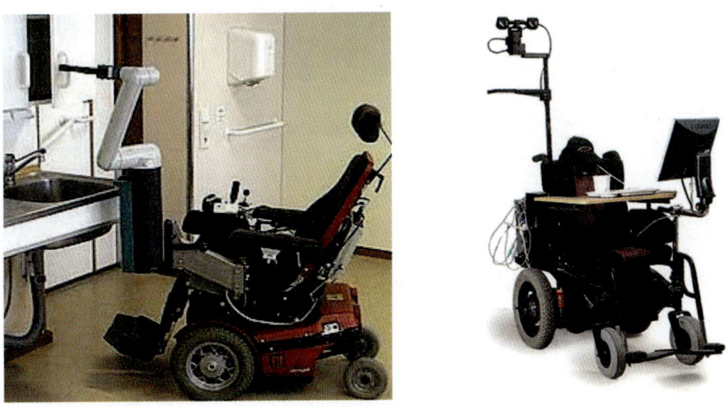

a　　　　　　　　　　　　b

그림 68-11. 재활 로봇

a. MANUS, b. 카레스 II

69. Nebulizer | 호흡기치료기

의료용흡입기	A81010	치료기기	중환자실, 이비인후과 등

호흡기치료기는 상, 하기도 감염, 폐색성 폐질환, 기도협착과 경련 등의 호흡기 질환이 있는 환자에게 가습이나 기도(airway)안으로 albuterol이나 ipratropium bromide와 같은 기관지확장제(bronchodilator) 등의 약물과 함께 연무나 안개 형태의 작은 에어로졸[49](aero-sol) 입자로 만들어 투여하는 데 사용되는 기기이다(그림 69-1). 보통 기도 안의 기관지 말초까지 이르기 위해서는 지름이 1~3μm 정도의 입자가 가장 좋기 때문에 호흡기치료기에서는 에어로졸 입자를 만들어낸다.

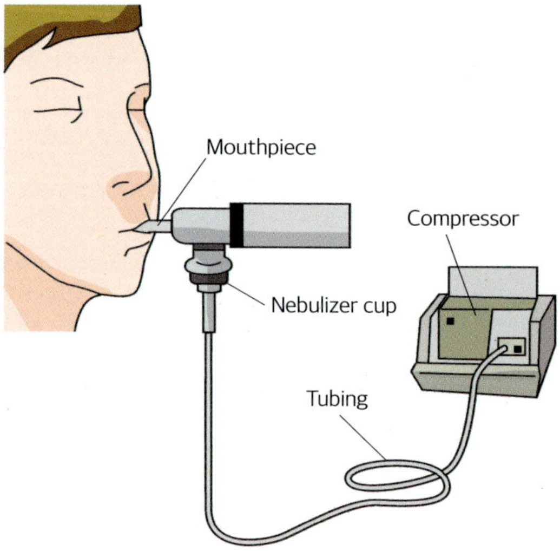

그림 69-1. 흡입치료기의 구성과 명칭, 사용 예

흡입치료기의 분사 방식에는 압축공기 방식과 초음파 방식이 있는데 압축공기 방식의 경우 전기적으로 동작하는 공기압축기(air compressor)를 통해 발생하는 공기를 이용하여 제트기류를 형성하고 이것이 액체를 빨아올리면서 내뿜게 된다. 반면 초음파 방식의 경우 초음파 에너지에 의하여 물리적으로 세립자 화하여 에어로졸을 내뿜게 된다(그림 69-2, 3).

---

49. 중력이 존재하는 상태에서 빠른 속도로 떨어지지 않는 대기 중의 소립자로 안개나 구름 같은 작은 물방울은 포함하지 않음. 가습기에서 나오는 수증기와는 다른 개념임.

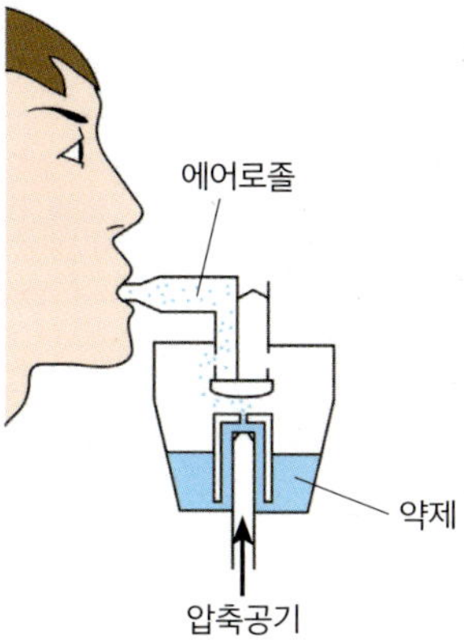

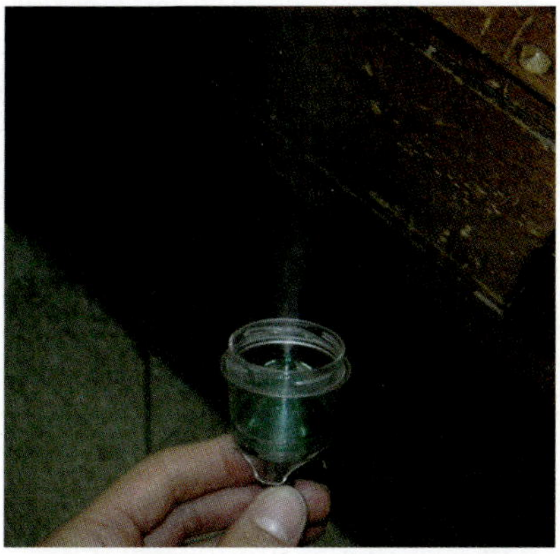

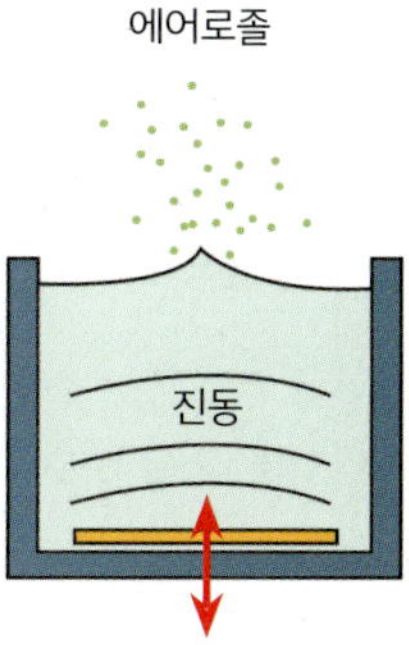

그림 69-2. 압축공기 방식과 초음파 방식별 에어로졸 발생원리

가운데 사진에서 분무되는 에어로졸의 입자를 보여준다. 오른쪽 그림은 초음파 진동자가 진동을 일으켜 에어로졸을 만들어내는 원리를 보여준다.

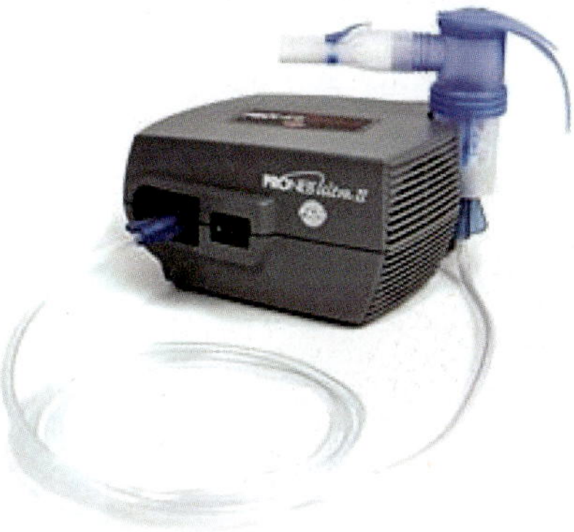

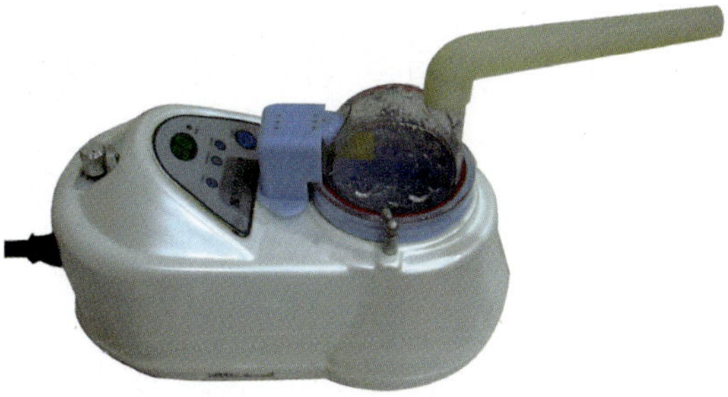

그림 69-3. 압축공기 방식의 호흡기치료기와 초음파 방식의 호흡기치료기

호흡기치료기의 작동방법은 아래와 같다.

① 무게를 견딜 수 있는 튼튼한 표면 위에 호흡기치료기를 놓고 플러그를 꽂는다.

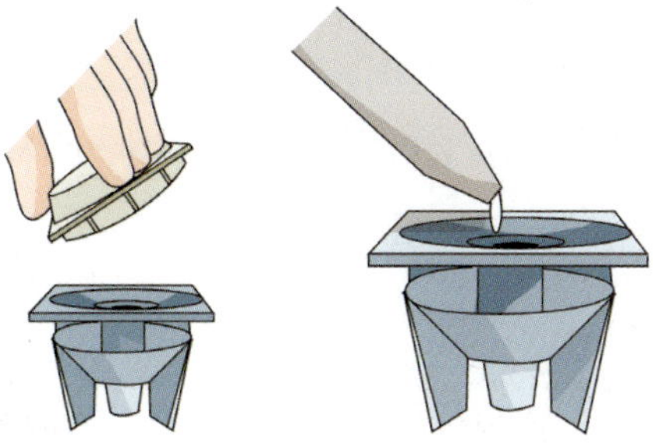

② 비누나 따뜻한 물로 손을 깨끗하게 씻고 말린 후에 지시대로 정확하게 약을 측정해서 분리한 후 오른쪽에 보이는 그림처럼 뚜껑이 제거된 호흡기치료기 컵에 약품을 넣는다.

③ 뚜껑을 닫은 후 호흡기치료기 컵과 호흡기치료기 사이를 튜빙으로 연결하고 마우스피스 마스크를 연결한다.

④ 스위치를 on을 하고 마우스피스 쪽으로 분무가 제대로 되는지 눈으로 확인한다.

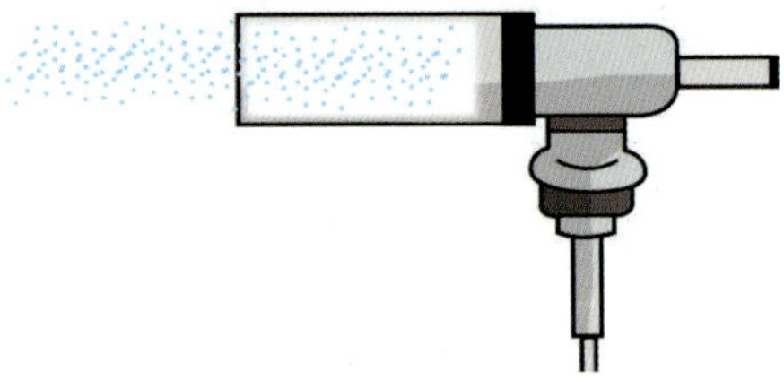

⑤ 환자를 의자에 편안하게 앉힌 후 만약 마스크를 사용한다면 편하고 조심스럽고 안전하게 마스크를 얼굴에 위치시키고, 만약 마우스피스를 사용한다면 이와 입술 사이에 위치시킨다.

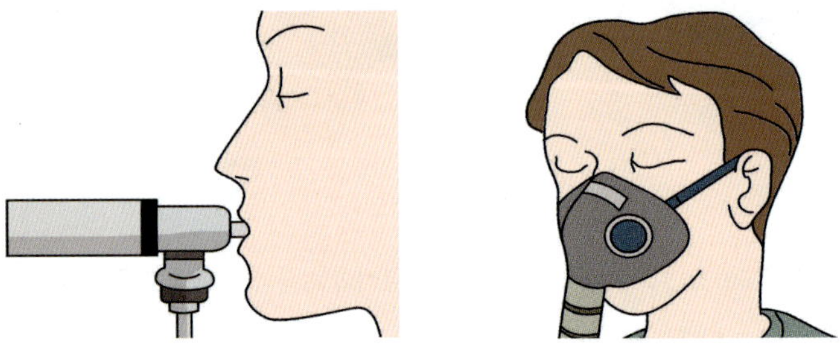

⑥ 환자로 하여금 천천히 깊게 호흡을 하도록 하되 가능하다면 숨을 내뱉기 전에 숨을 2~3초 정도 참게 하는 게 좋은데 이것은 기도 속에 약물이 정착되기 좋도록 하기 위함이다.

⑦ 약물이 다할 때까지 계속하여 같은 행위를 반복한다.

⑧ 치료가 끝난 후에는 환자에게 깊은숨을 들이쉬게 하여 폐 쪽에 있을지도 모를 분비물을 깨끗이 하기 위해 기침을 몇 번 정도 시킨다.

70. Patient controlled analgesia pump(PCA pump) | 자가진통조절펌프

의약품주입펌프	A79010.02	치료기기	병실

자가진통조절펌프는 수술 환자, 만성 질환자, 암환자 등이 병적 통증을 느낄 때마다 정맥에 연결된 가느다란 관을 통해 본인이 직접 모르핀, 메페리딘과 같은 마약성 진통제를 주입할 수 있는 기기이다(그림 70-1). 환자가 이 기기를 통하여 미리 설정된 양만큼의 진통제를 직접 주입할 수 있어서 환자 상태에 맞는 주입으로 높은 진통효과를 얻을 수 있으며, 반복되는 주사 행위를 피할 수 있는 장점이 있다. 그러나 다른 사람이 자가진통조절펌프를 임의로 동작시키거나 기기 오작동으로 인해 약물이 과다투입되면 호흡곤란, 서맥, 저혈압 등의 부작용이 발생할 수 있는 단점도 있다. 따라서 환자의 안전확보와 정확한 약물의 주입을 위해 자가진통조절펌프는 약물 주입량 조절 및 과다 주입 방지기능, 일정량의 진통제 투입 후에는 일정 시간 동안에는 주입되지 않는 잠금 시간 설정기능, 마약성 진통제를 사용하기 때문에 약물의 처방 기록과 주입량에 대한 데이터 보관기능, 튜브 내 압력이 높거나 막힐 경우 경고음을 내는 알람 기능, 정맥으로 들어가는 혈액에서 기포를 제거하는 기능 등이 필수적이다.

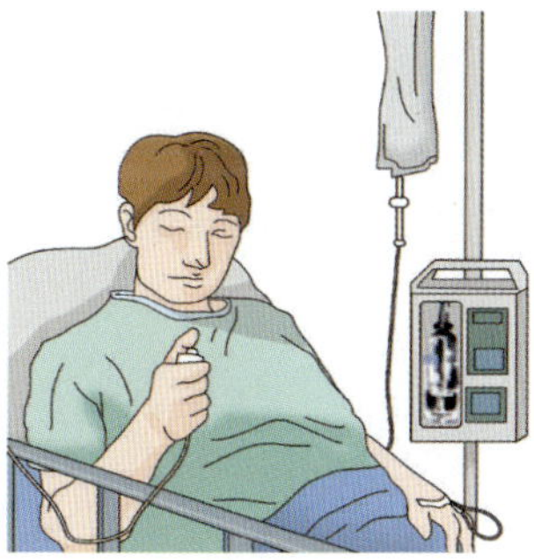

a

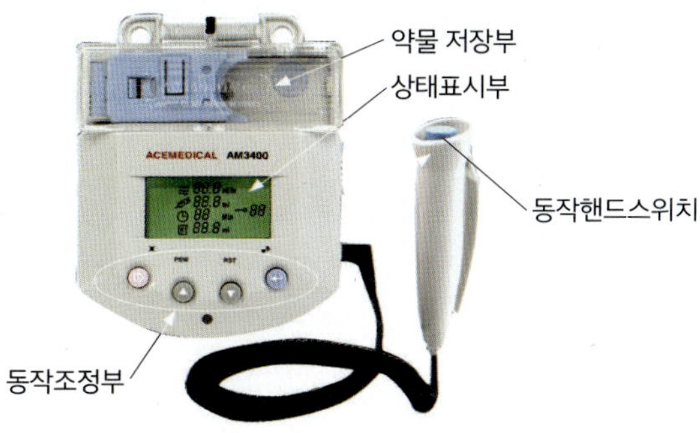

b

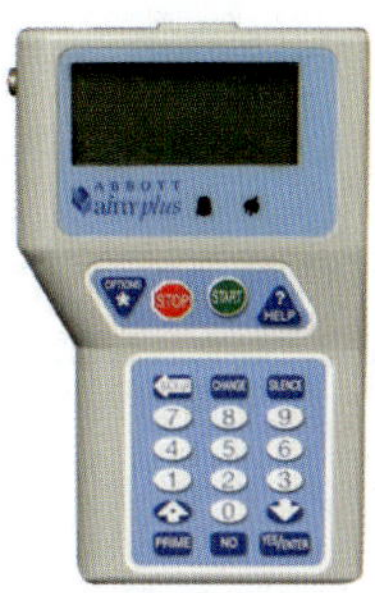

c

그림 70-1. 자가진통조절펌프의 사용(a)과 예(b, c)

71. Proton therapy | 양성자치료기

치료용엑스선조사장치	A13100.01	진단기기	치료방사선과

양성자치료기는 원통형의 입자 가속장치인 사이클로트론[50](cyclotron)을 이용하여 광속의 약 60% 속도로 수소의 원자핵인 양성자를 가속한 후 암세포와 같은 체내 표적 부위에 양성자선을 조사하여 치료하는 기기이다(그림 71-1). 치료원리로는 조사된 양성자선이 표적 부위에 도달하면 보유하고 있던 모든 에너지를 방출하는 자체 에너지손실(bragg peak) 효과로 암세포를 사멸시키는데(그림 71-2) 이 경우 정상 조직에는 방사선 노출이 전혀 없으며 잔존 선량으로 인해 발생하는 식욕부진, 설사, 두통 등의 부작용 없이 암세포를 1mm 단위로 정밀하게 파괴할 수 있다.

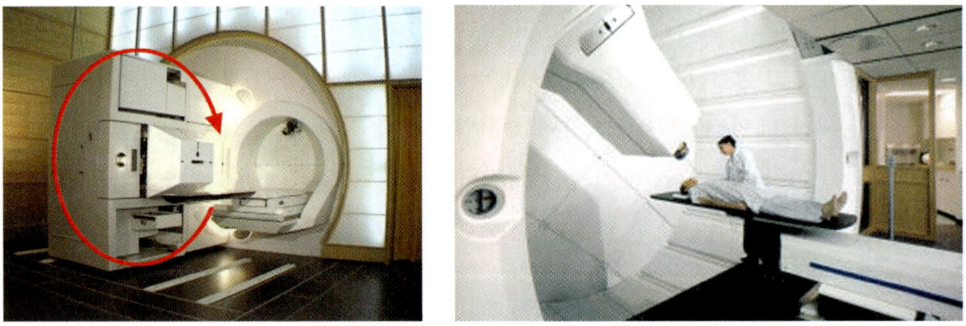

그림 71-1. 양성자치료기와 양성자치료기센터

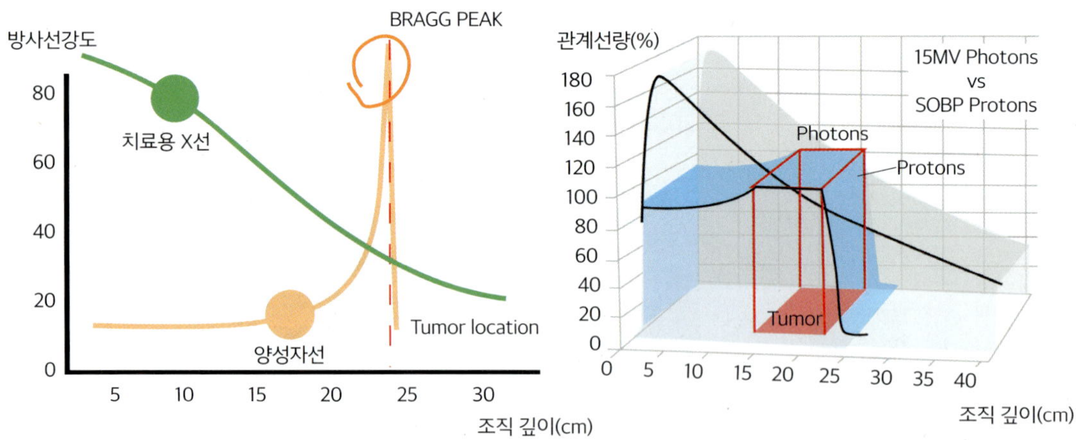

그림 71-2. 자체 에너지손실 효과 이론과 3차원 비교

50. 원자 목표물에 높은 에너지를 가진 입자를 고속 가속시키거나 충돌시켜 방사성 핵종을 만드는 장치

양성자를 이용한 치료법은 이미 1946년 미국의 핵물리학자 윌슨(Robert Wilson) 박사가 처음으로 제안하였고 그 후 1955년 미국 버클리 방사선연구소에서 양성자 치료를 시작하였다. 그러나 그 후 수십 년 동안 양성자 연구는 의료용이 아닌 핵물리학 연구에 주로 사용되다가 1990년에 미국 로마린다대학에서 처음으로 양성자치료기를 도입하면서부터 본격적으로 발전하기 시작하였다.

양성자치료기는 기존 X선 치료기에 비해 깊이에 따른 흡수율이 높아 치료 효과가 크게 나타나며 주위 정상세포에 미치는 영향이 적어 이에 따른 부작용이 현저하게 줄어든 매우 발전된 형태이기 때문에 '꿈의 치료기'라고 불리기도 한다(그림 71-3). 그러나 방사된 대부분의 동위원소가 30분 이내에 감소하여 기존의 X선에 의한 산란선의 피폭과 유사하거나 더 낮은 수준이기 때문에 암세포 밑에 숨어 있던 저 산소세포가 다시 살아날 수 있는 단점이 있다. 또한 양성자치료기도 방사선이 방사되기 때문에 차폐시설을 필수적으로 설치해야 한다.

일반적으로 양성자치료기는 기존의 방사선 치료를 적용할 수 있는 모든 암 치료에 사용할 수 있으며 특히, 다른 장기 등으로 퍼지지 않고 특정 부위에 덩어리를 형성하고 있는 고형암 치료에 효과가 크다.

양성자치료기는 전 세계적으로 미국 하버드대학 부속병원인 매사추세츠 종합병원, MD 앤더슨 암센터, 일본 국립암센터, 일본 쓰쿠바대학병원 등 약 12개국 28개 기관만이 보유하고 있고 우리나라에서는 2008년에 국립암센터에 양성자치료기가 설치되어 운용 중이다.

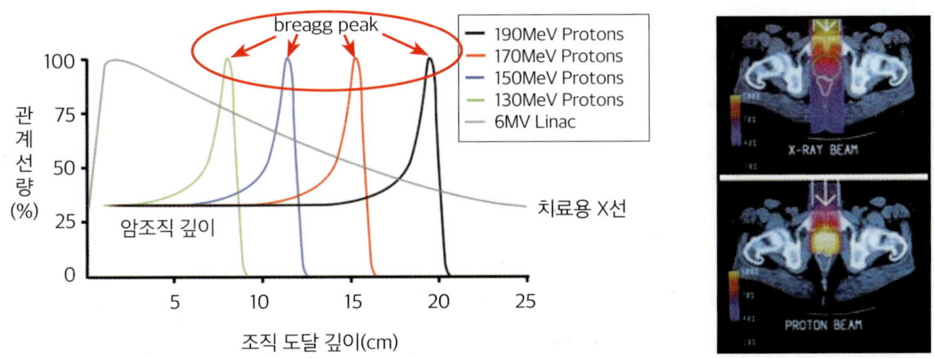

그림 71-3. 양성자치료기와 X선 치료기의 비교

X선은 인체를 관통하기 때문에 암세포뿐만 아니라 주위 정상세포까지 영향을 미치지만, 양성자치료기는 양성자의 가속도 조절과 함께 자체 에너지손실(bragg peak)효과에 의해 원하는 부위의 암세포만 선택하여 치료할 수 있다.

72. Tomotherapy | 토모테라피, 단층촬영방사선치료기

치료용엑스선조사장치	A13180.01	치료기기	치료방사선과

토모테라피는 방사선의 세기를 조절할 수 있는 세기조절방사선치료기(intensity modulated radiotherapy, IMRT)와 신체 내부의 횡단면 이미지를 얻을 수 있는 컴퓨터단층촬영기(CT)의 기능을 결합하여 빠르고 정확하게 암세포를 치료할 수 있는 최첨단 방사선치료기이다. 토모테라피는 크게 진단부와 치료부로 나뉘며, X선 소스, 컴퓨터단층촬영(CT) 영상검출기, 방사선 조사기, 다엽콜리메이터 등으로 구성되어 있다(그림 72-1).

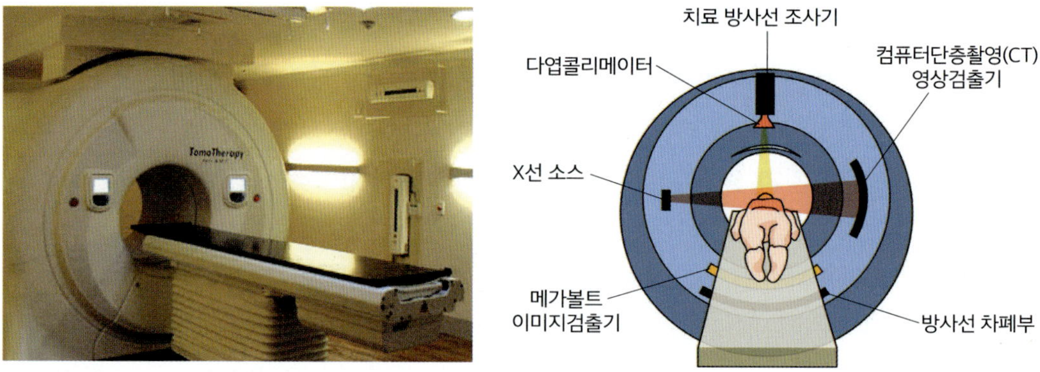

그림 72-1. 토모테라피 실제와 구성요소

토모테라피를 이용한 치료과정은 우선 컴퓨터단층촬영으로 얻은 환자의 실시간 이미지를 특수이미징 소프트웨어 처리를 통하여 방사선을 조사할 암세포를 정상세포와 다양한 각도에서 세분화하여 정확한 모양을 그려낸다. 그 후 세분화된 영역에 따라 다엽콜리메이터가 치료가 필요한 부분만 방사선이 조사될 수 있도록 모양을 잡고 토모테라피 헤드가 360° 회전하면서 정확히 방사선을 조사하는 과정을 거치게 된다(그림 72-2).

토모테라피는 모든 암 치료에 적용할 수 있으며 많은 수의 암이나 넓은 부위에 자리 잡은 암을 한 번에 치료하거나 방사선에 민감하여 방사선 치료가 힘든 뇌종양, 두경부암, 전립선암, 폐암, 간암, 척주 종양 등의 치료에 더 효과적으로 사용된다. 국내에는 2005년 가톨릭 의대 성모자애병원이 국내 처음 도입한 이후 현재 국내 대형병원에서 지속적으로 도입되어 활용되고 있다.

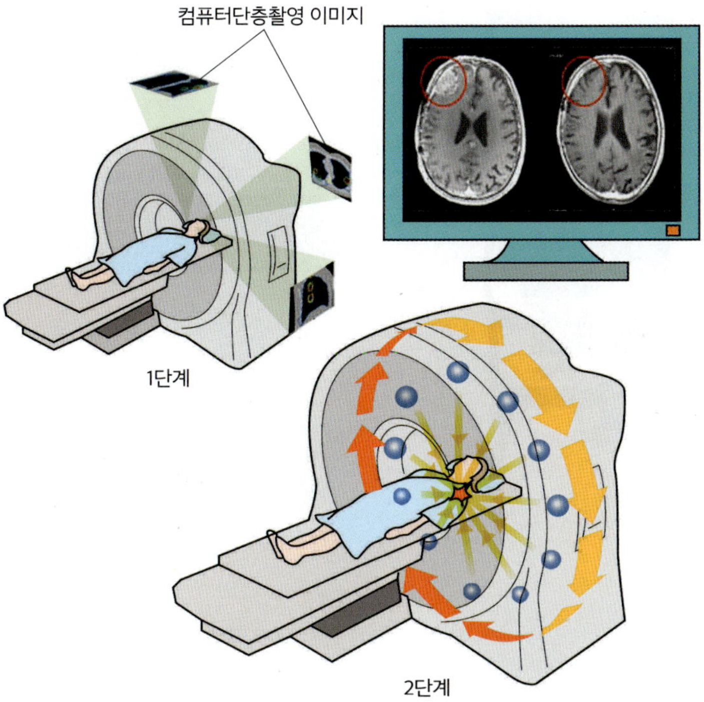

그림 72-2. 토모테라피와 동작 원리

1단계. 컴퓨터단층촬영으로 이미지를 촬영한 후 방사선 조사영역을 설정한다. 2단계. 헤드가 돌아가면서 방사선이 조사된다.

73. Ventilator | 인공호흡기

인공호흡기	A07010.01	치료기기	응급실, 중환자실

인공호흡기는 자발적인 호흡에 문제가 있는 환자에게 공기와 산소를 인위적으로 주입하여 강제로 호흡하게 하거나 자발 호흡은 가능하지만, 보조적 도움이 필요한 환자의 호흡을 보조하여 환자가 스스로 호흡을 회복할 수 있도록 도와주는 기기이다(그림 73-1).

인공호흡기는 공기량(volume)을 조절하느냐 압력(pressure)을 조절하느냐에 따라 양 조절형 인공호흡기(volume-cycled ventilator)와 압력 조절형 인공호흡기(pressure-cycled ventilator)로 나눈다. 또한 사용 환자에 따라 신생아용, 성인용, 신생아-성인용 인공호흡기로 나눌 수 있다.

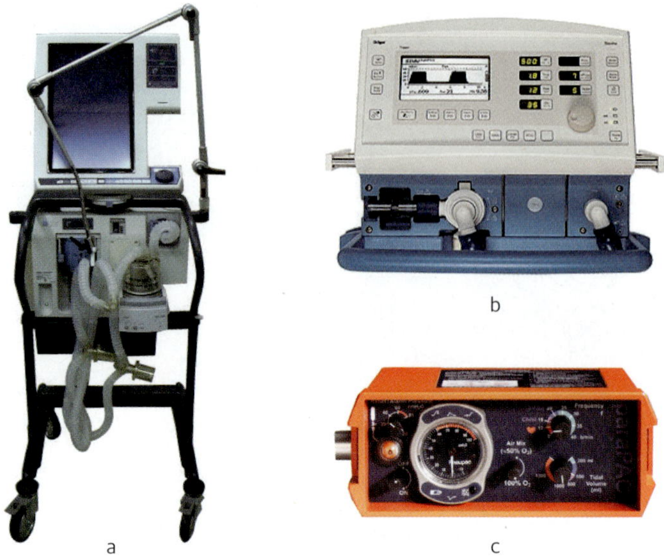

그림 73-1. 인공호흡기
a. 인공호흡기가 셋팅된 모습, b. 인공호흡기 본체(사진협조: 한국드레거, 모델: savina), c. 이동용 간이 인공호흡기

가. 인공호흡기의 종류

1) 양 조절형 인공호흡기(volume-cycled ventilator)

사전에 환자에게 들어갈 가스의 양(volume)을 정하여 정한 만큼의 양만 항상 일정하게 들어가도록 하는 인공호흡기로 경직성 폐를 가진 환자에게 적합하다. 일반적으로 환자의 안전을 위해 최고 압력 값을 설정하여 그 값이 넘어가면 안전밸브가 열려 환자의 폐 손상을 최소화할 수 있게 설계가 되어 있다.

2) 압력 조절형 인공호흡기(pressure-cycled ventilator)

사전에 설정한 압력까지 계속하여 환자에게 가스가 들어가도록 한다. 가장 큰 단점은 급성 기도 경련이나 수술 직후 기도저항이 수시로 변하는 경우 호흡마다 전달되는 가스의 양이 달라질 수 있다. 주로 폐의 용적이 작고 탄성이 약한 소아용 인공호흡기에 사용되는 방식이다.

나. 인공호흡기 호흡 방식

1) CMV(continuous mandatory ventilation, 계속적 강제 호흡)

환자가 스스로 호흡을 할 수 없는 경우에 적용하는 방식으로 환자가 자발적으로 호흡하려고 해도 설정된 호흡량만큼 계속해서 가스(공기+산소)를 주입한다. 따라서 경추 손상 등으로 인한 무호흡 혼수 환자나 뇌 손상, 약물 과다, 마취 환자에게 적용할 수 있는 방식이다. 그러나 환자가 자발적으로 호흡할 수 있게 되었을 때도 가스를 강제로 주입하기 때문에 환자가 힘들어지는 단점이 있다.

2) IMV(intermittent mandatory ventilation, 간헐적 강제 호흡)

환자가 스스로 자연스러운 호흡을 할 때 자발 호흡 사이에 미리 설정된 횟수와 용적의 환기를 강제적으로 삽입하는 방식으로 인공호흡기의 순환주기를 통해 환자의 자발적인 호흡을 보조하게 된다. 따라서 오랫동안 인공호흡기를 사용했던 환자가 인공호흡기를 제거할 때 주로 사용하는 방식으로 기계적인 호흡을 점점 줄이면서 환자 스스로 호흡량을 늘릴 수 있으므로 환자는 호흡을 자연스럽게 회복할 수 있다.

3) SIMV(synchronized intermittent mandatory ventilation, 동시성 간헐적 강제 호흡)

IMV의 단점을 보완하여 환자의 자발 호흡을 위한 노력과 일치되도록 하여 자발 호흡을 보조하는 방식이다. 환자가 흡기하려는 노력과 함께 정해진 횟수만큼 자연스럽게 강제 호흡이 시행되므로 환자는 자연스럽게 호흡을 회복할 수 있게 된다.

4) PEEP(positive end-expiratory pressure, 호기말 양압 호흡)

인공호흡기를 통해 강제 호흡을 하는 환자의 기도압을 대기압력 수준 이상의 양압으로 유지함으로써 호흡의 잔기량을 증가시키고 이로 인해 가스 교환을 하는 폐포의 용적을 증가시킴으로써 산소교환이 더욱더 원활하도록 돕는다. 따라서 폐포의 허탈과 무기폐로의 진행을 막아주는 기능의 호흡 방식이다. 그러나 PEEP의 통한 흉강 내압의 증가로 심장으로 들어가는 정맥을 감소시키는 단점이 있다.

5) CPAP(continuous positive airway pressure, 지속성 기도 양압)

PEEP(positive end-expiratory pressure)와 자발적 호흡이 결합한 방식으로 자발적인 호흡을 하는 환자의 호기말 기도가 양압이 되도록 하는 PEEP 방식과는 달리 자발적인 호흡을 하는 환자에게 사용하는 차이점이 있다. 따라서 적절한 호흡 능력은 있으나 폐에서 산소를 받아들이는 데 문제가 있는 질환의 환자에게 사용할 수 있는 방식이다.

6) AMV(assisted mechanical ventilation, 보조 기기 호흡)

인공호흡기에서는 주입 양(volume)만을 결정하고 환자가 호흡 횟수(rate)를 결정하는 방식으로 환자가 흡기하려고 할 때의 음압을 감지하여 일정한 양의 호흡을 환자에게 제공하는 방식이다. 만약 환자의 호흡수가 일정 횟수 이하가 되면 CMV(continuous mandatory ventilation) 형태로 변환된다.

다. 인공호흡기(ventilator) 관련 용어(그림 73-2)

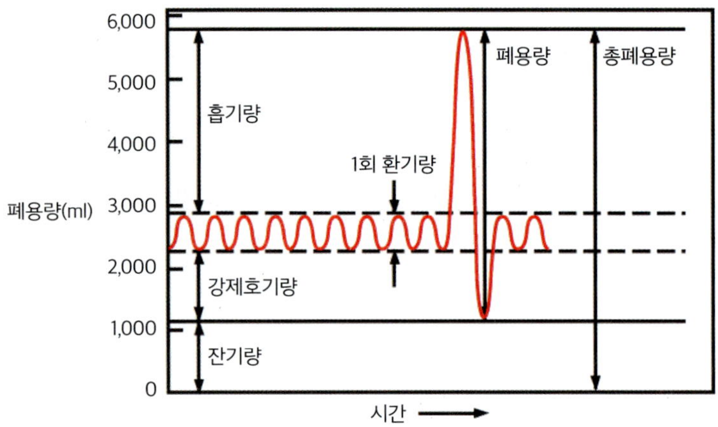

그림 73-2. 호흡과 관련된 용어

① FiO_2 산소농도(%): 환자에게 주입되는 산소농도로 21~100까지 공급할 수 있다.

② Tidal volume(ml): 매회 기기가 공급하는 일 회 인공호흡량으로 환자의 몸무게(Kg) ×10 만큼 계산하여 입력한다.

③ Peak Inspiratory Pressure(cmH2O): 흡기가 끝나는 시점에서 가장 높이 올라가는 압력

④ Pause pressure(cmH_2O): PIP(peak Inspiratory Pressure) 상태에서 호기가 시작되기 전에 정지하는 압력

⑤ RR breaths(회수/min): 환자의 호흡수, 정해진 호흡수에 환자가 트리거(trigger)하는 호흡수를 더한 숫자로 SIMV(synchronized intermittent mandatory ventilation, 동시성 간헐적 강제 호흡) 모드에서는 자발적인 호흡과 기계의 호흡수를 더하여 나타나며, CPAP(continuous positive airway pressure, 지속성 기도 양압)과 PSV(pressure support ventilation)에서는 환자의 자발적인 호흡수가 나타난다.

⑥ Trigger sensitivity: 환자가 호흡을 스스로 시작할 때 기계가 반응할 수 있는 음압의 수준을 정하는 기준

⑦ Positive end-expiratory pressure(PEEP): PEEP은 기도압을 대기압력 수준 이상으로 유지시켜 주어 기

능성 잔기량(functional residual capacity)을 증가시키므로 폐 용적을 유지하여 42폐유순도(lung compliance)와 가스교환을 증가시켜 산소 교환도를 증가시키므로 고농도의 산소를 제공하므로 발생하는 산소중독증을 예방한다.

⑧ I:E: 흡기(inspiration)와 호기(expiration)에 걸리는 시간 비율로 보통 1:2로 세팅한다.

⑨ Sign: 생리적으로 시간마다 2~3번 정도 깊은 호흡(deep breathing)을 하도록 하는 것을 말한다.

⑩ Rate bpm: 1분 동안 환자의 호흡 횟수

⑪ Tidal volume: 환자에게 실제로 공급되는 양

⑫ Minute volume: 환자에게 실제로 공급되는 1분 동안의 총 양

⑬ Spon minute volume: 1분 동안 환자가 자발적으로 호흡한 양

⑭ Assist: CMV나 SIMV 모드에서 환자가 자발적인 호흡을 하게 될 때 인공호흡기가 환자에게 호흡량을 공급하고 있다는 것을 의미

⑮ Spontaneous: 환자가 자발적인 호흡을 하고 있다는 것을 의미

⑯ High Pressure Limit: 환자의 폐에 걸리는 압력이 일정 압 이상 가지 못하도록 하기 위한 알람으로 환자의 폐에 걸리는 압력이 high pressure limit 값보다 크게 되면 알람이 울리게 되며 이때는 보통 환자에게 흡입기를 사용하여 흡입(suction)해준다.

⑰ Low inspiratory pressure: Low inspiratory pressure 값보다 폐에 걸리는 압력이 낮으면 발생하는 알람으로 보통 환자에게 연결된 서킷(circuit)의 연결이 제대로 되지 않아 샐 때 발생함으로 새는 곳이 없는지 확인해 준다.

⑱ Low PEEP/CPAP pressure: 환자에게 PEEP(positive end-expiratory pressure)이나 CPAP(continuous positive airway pressure, 지속성 기도 양압)값이 설정 값보다 내려갈 때 울리는 알람이다.

⑲ Low exhaled tidal volume: 환자가 내쉬는 호흡량의 최저치로 이 설정값보다 적게 되면 알람이 울리게 된다.

⑳ Low exhaled minute volume: 환자가 1분 동안에 내쉬는 호흡량의 최저치로 이 설정값보다 적게 되면 알람이 울리게 된다.

㉑ High respiratory rate: 환자의 호흡수 최고치로 환자의 호흡수가 이 설정 값보다 빨라지게 되면 알람이 울리게 되는데 보통 인공호흡기와 자발 호흡이 서로 대응(fight)하여 헐떡거리거나 기도에 객담이 차 있을 때 호흡수 증가로 알람이 잘 발생한다.

㉒ APNEA: 환자가 일정 시간 동안 무호흡의 상태가 될 때 알람이 울리게 된다.

㉓ Low pressure O_2 inlet: 인공호흡기에 공급되는 산소압력이 낮을 때 알람이 발생하게 된다.

㉔ Low pressure air inlet: 인공호흡기에 공급되는 공기의 압력이 낮을 때 알람이 발생하게 된다.

㉕ Low battery: 인공호흡기 내부전지의 전압이 떨어져 전원이 불충분하면 알람이 발생하게 되는데 보통 전원을 꽂아 충전시키면 해결된다.

㉖ Weaning: 환자의 자발 호흡을 할 수 있도록 인공호흡기를 환자에게서 분리하는 것을 의미한다.

74. Vitrectomy system | 유리체절제수술기

초자체흡인절단기	A35060.01	치료기기	안과

유리체절제수술기는 시력 저하를 유발하는 유리체[51] 출혈이나 유리체 혼탁, 망막박리[52] 등의 유리체나 망막에 생긴 질환을 수술할 경우 망막전단의 유리체를 절제하기 위하여 사용되는 기기이다.

동작 과정은 우선 안구에 약 0.8mm 정도의 구멍을 3개 정도를 뚫고 여기에 분당 수천 회 왕복하면서 빠른 속도로 유리체를 절제하는 날(cutter)과 절제된 부분을 빨아들이는 것으로 구성된 프로브(probe), 안구 내부를 밝혀주는 삽입조명기구(endoilluminator), 수술 중 안정적 안구 내압을 유지하기 위한 용액주입기구(infusion cannula)의 3가지를 삽입하여 유리체를 절제하면서 동시에 제거된 유리체를 빨아들이고 용액을 주입하면서 안구 내압을 유지하여 안정적으로 수술할 수 있게 된다(그림 74-1).

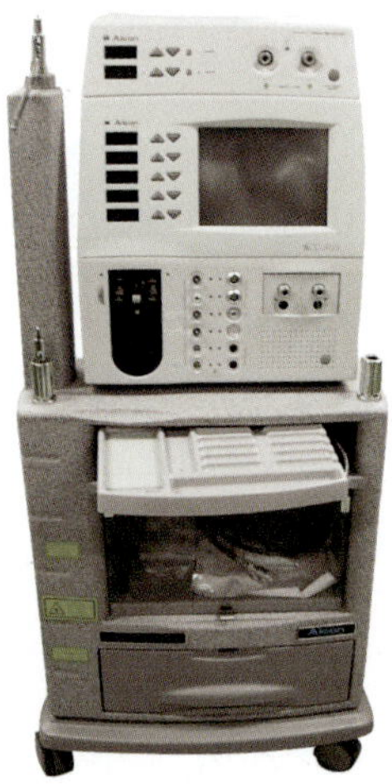

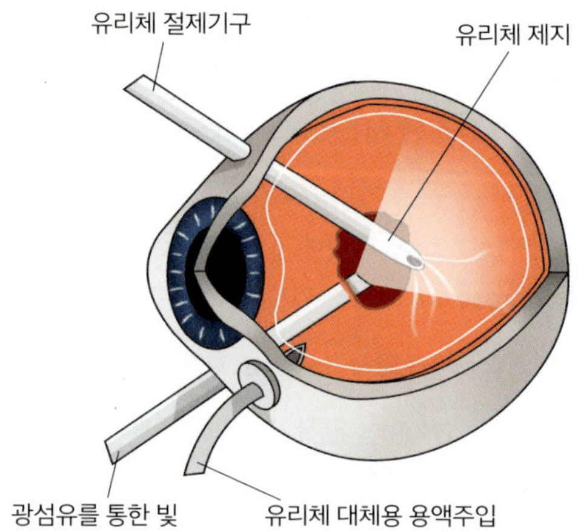

그림 74-1. 유리체절제수술기와 절제 방법

51. 수정체와 망막 사이에 차 있는 투명한 물질로 안구의 약 75%를 차지하며 젤리 같은 투명한 조직으로 안구의 형태를 유지해주는 역할을 함. 초자체라고도 불림
52. 안구의 안쪽을 덮고 있는 망막의 안쪽 신경막이 여러 가지 원인으로 층이 찢어지면서 눈 속의 수분이 새어들어 가 망막이 맥락박으로부터 떨어져서 초자체 안에 들떠 오르는 병적상태로 들뜬 망막을 재유착시키려면 대부분 망막수술이 필수적이며, 심한 경우 유리체 수술도 필요함

III. 기타기기

75. Anesthesia machine | 마취기

마취기	A06010.01	기타	마취통증의학과, 수술실

마취기는 수술이나 기타 의료적 치료 시 환자가 고통을 느끼지 않도록 마취가스를 들이마시게 하여 환자를 마취(주로 전신마취)시키는 기기이다(그림 75-1). 마취기는 인공호흡기(ventilator), 기화기(vaporizer)(그림 75-2), 압력게이지(pressure gauge), 조종패널(control panel)과 내부적으로는 각종 연결배관, 밸브(valve) 등으로 구성되어 있으며 내부적으로는 각종 연결배관과 밸브(그림 75-3) 등이 설치되어 있다. 마취기에는 일반적으로 환자감시장

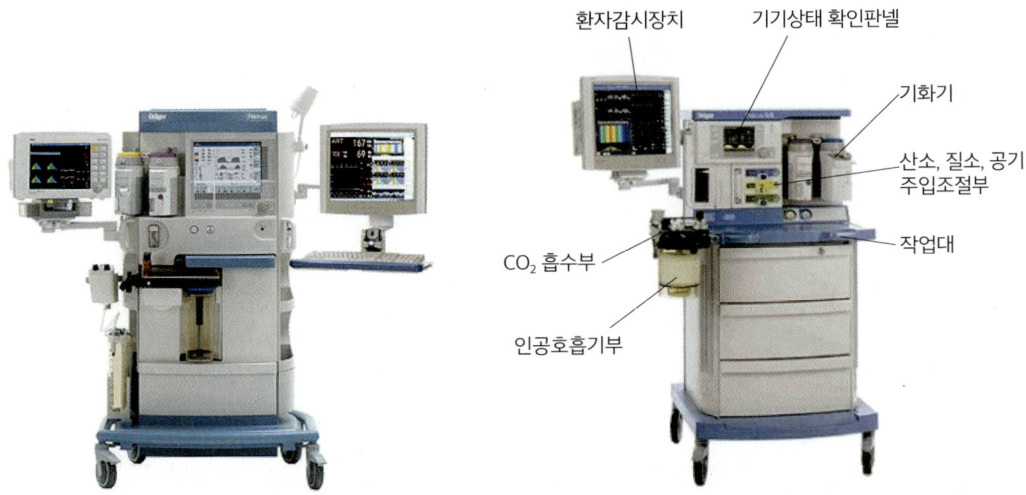

그림 75-1. 마취기기의 종류(사진협조: 한국드레거, 모델: Fabius GS, Primus with Infinity® Omega)
마취기에 환자감시장치와 가스모니터가 설치되어 있다.

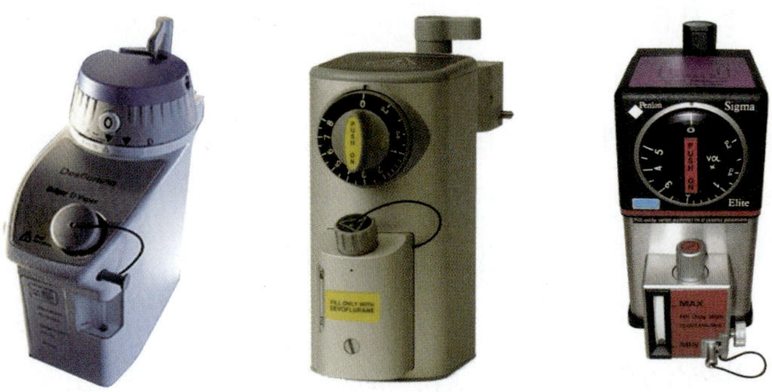

그림 75-2. 마취액을 기화시키기 위한 기화기의 예(사진협조: 한국 드레거, 모델: Dr Vapor)

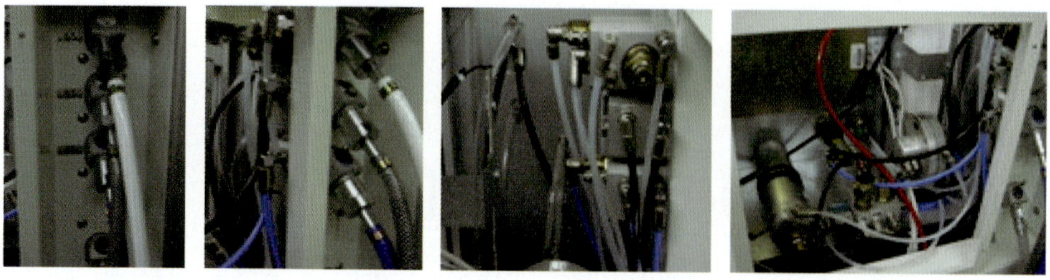

그림 75-3. 가스가 들어오는 인입 단과 마취기 내부의 각종 배관 및 밸브의 연결 모습

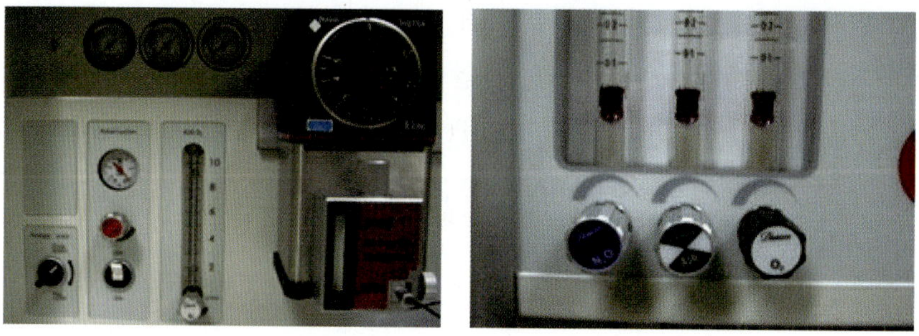

그림 75-4. 공기, 아산화질소, 산소를 혼합할 수 있는 혼합기

치(patient monitor)와 가스감시장치(gas monitor)가 함께 사용되어 환자의 호흡상태와 기기상태를 지속적해서 확인할 수 있다.

마취기의 작동원리는 액체 마취제를 기화기에서 증발시켜 가스로 만든 후 이에 가스혼합기(그림 75-4)에서 (O_2), 질소(N_2O), 공기(air) 등을 적절히 배합하여 환자에게 흡입시키는 것이다.

마취기에 사용되는 마취액으로는 플로탄(fluothan: Halothan), 앤플로란(enflurane: Ethrane), 아이소플로란(isoflurane: Forane) 등이 있으며, 최근 들어 데스플로란(desflurane)과 세보플로란(sevoflurane)이 새롭게 선보이고 있다.

마취기에는 마취가스 사용의 효율성을 높이기 위해 마취가스가 섞인 환자의 호기가스에서 이산화탄소를 제거한 나머지 마취가스를 환자에게 다시 재주입하는 기능이 있다. 즉 소다라임(sodalime: CO_2 absorber)과 같은 이산화탄소 흡수제를 담은 캐니스터(canister) 속으로 환자의 호기가스를 통과시키면 이산화탄소가 제거된다(그림 75-5).

마취기는 크게 지정한 양(volume)만큼 주입하는 방식과 지정한 압력(pressure)만큼 주입하는 방식으로 나눌 수 있다. 일반적으로 양(volume)주입방식이 많이 사용되나(그림 75-6), 폐의 상태에 따라 마취가스를 조절하여 주입할 수 있는 압력주입방식도 점차 사용이 증가하는 추세이다.

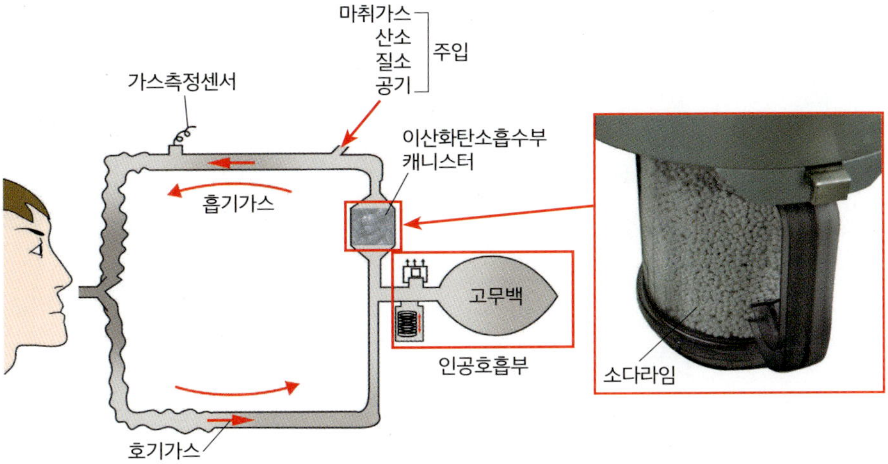

그림 75-5. 마취기의 가스 흐름도와 캐니스터 내 소다라임

소다라임은 수명이 다하면 보랏빛으로 변하므로 색이 변하면 교체해야 한다.

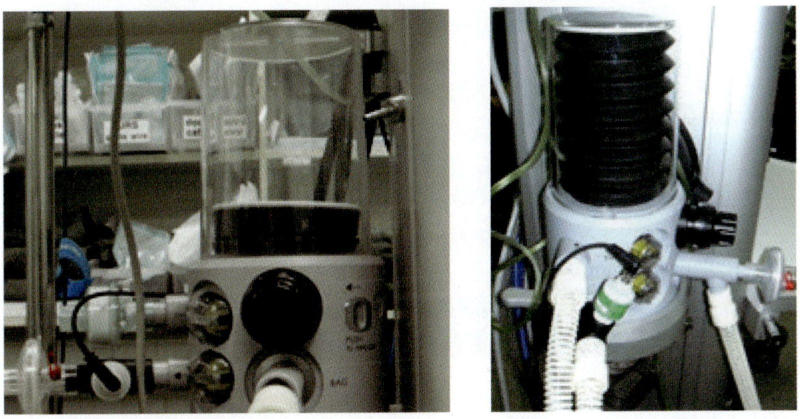

그림 75-6. 마취가스를 지정된 양만큼 넣어주는 역할을 하는 밸로우즈

밸로우즈는 고무풍선과 같은 역할을 하며 이것이 위아래로 스프링처럼 움직이며 지정된 마취가스를 주입하게 된다. 재질은 고무 재질로 되어 있어 멸균할 수 있는 특징이 있다.

76. Automatic tourniquet system | 자동지혈시스템

공압식지혈대	A17090	기타기기	수술실

자동지혈시스템은 환자의 사지(limb)를 질소나 공기가 주입된 커프(cuff)로 눌러 내부에 흐르는 동맥이나 정맥의 흐름을 인위적으로 조절하는 기기이다. 1980년대에 수동지혈시스

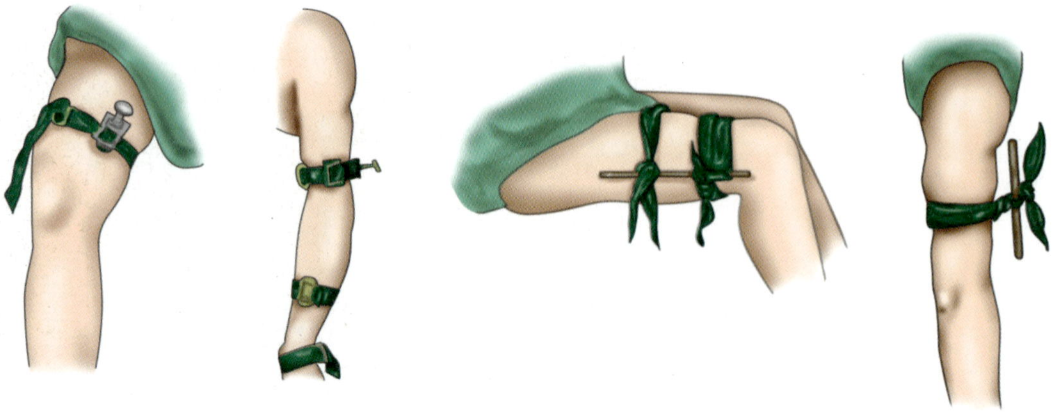

그림 76-1. 밴드를 이용한 수동지혈기

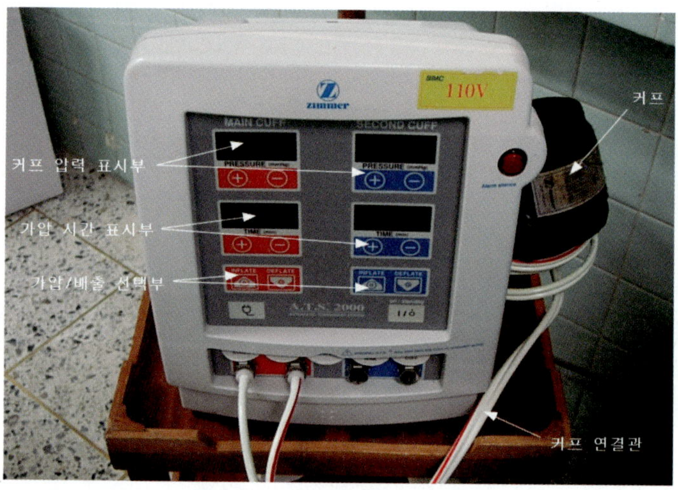

그림 76-2. 자동지혈시스템
2채널이어서 한 대의 기기로 두 개의 커프를 사용할 수 있다.

템[53](그림 76-1)을 대체하기 위해 처음 개발된 이후 전 세계 수술실에서 기본 기기로 사용되고 있으며, 주입된 가스의 압력이나 동작 시간 등이 자동으로 화면에 나타난다(그림 76-2).

자동지혈시스템을 통해 혈액의 흐름을 일시적으로 멈출 수 있어서 수술자는 혈액의 방해 없이 좀 더 정확하고 빠르게 수술할 수 있다. 주로 힘줄수술, 뼈이식수술, 손목관절수술, 무릎관절교체수술이나 신경손상수술 또는 정맥부위마취[54](intravenous regional anesthesia,

---

53. 커프에 필요한 가스를 일정하게 공급하기 위해 밸브를 사용하고 주입압을 확인하기 위해 아네로이드 압력게이지를 사용하는 방식의 지혈시스템
54. 상지 등의 신체 일부 부위만 마취하는 방법으로 마취액을 정맥에 주입하여 해당 부위를 지배하는 신경의 전도를 화학적으로 차단하여 마취한다. 부분 마취에 사용하는 마취제가 심장으로 흘러들어 가면 심장에 이상을 일으킬 수 있다. 이때 자동지혈시스템을 이용하여 혈액의 흐름을 멈추면 마취액이 다른 부위로 퍼져나가는 것을 막을 수 있다.

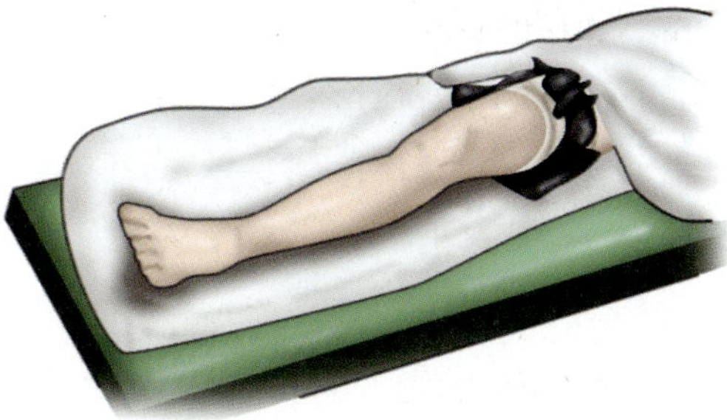

그림 76-3. 커프적용의 예
관절수술 시 자동지혈시스템을 사용하기 위해 커프를 감아 놓은 그림

IVRA) 등에 많이 사용된다.

일반적으로 가스를 통해 강한 압력이 커프에 전달되므로 커프를 감기 전에는 피부나 근육, 신경 등이 손상되지 않도록 해당 부위를 천 등으로 먼저 감싸주어야 한다(그림 76-3).

자동지혈시스템에서는 정확하고 일정한 압력을 유지할 수 있어야 한다. 자동지혈시스템의 주된 구성요소로는 압축가스공급부, 커프, 압력표시부, 압력조절부, 커프연결관으로 나누어지는데 자세한 사항은 아래와 같다.

가. 압축가스 공급부

커프에 압축가스를 공급하는 부분으로 크게 중앙가스공급시스템(CPS)이나 이동용 탱크와 질소(N_2), 공기(air) 등이 연결된 시스템과 내부적으로 대기의 공기를 압축하여 공급하는 자동 펌프가 내장된 시스템이 있다. 참고로 질소, 공기 이외에 산소나 아산화질소 등의 가스는 화재의 위험이 있으므로 사용해서는 안 된다.

나. 커프

커프 연결관을 통한 압축가스로 높낮이가 조절된다. 부풀어 오르면서 환자의 사지를 압박하는데 벨크로(velcro)[55]가 붙어있어 붙였다 뗐다를 반복할 수 있으며 부차적인 안전을 위해 다시 한 번 끈으로 묶일 수도 있다.

커프의 종류는 사용자에 따라 성인용, 소아용으로 나눌 수 있으며, 사용 위치와 수술 부위

55. Velcro라는 회사에서 처음 만든 고정력을 향상한 직물로 일명 찍찍이라고 불리기도 함

와 모양 그리고 수술자의 요구에 따라 다양한 커프가 사용된다.

주입구(supply port)와 감지구(sensing port)가 있는 커프는 보다 정밀한 압력제어가 가능한데 주입구는 압축가스를 주입하고 배출하는 기능을, 감지구는 주입된 가스의 압력을 감지하는 기능을 갖는다.

다. 압력표시부

커프에 걸리는 압력을 나타내는 부분으로 수동식에는 아네로이드(aneroid) 압력게이지가 사용되었다. 최근의 자동지혈시스템에는 압력 센서로 감지한 후 디지털화하여 모니터로 나타낸다. 만일 압력에 이상이 있으면 알람을 통해 이상 유무를 알려주기도 한다(그림 76-2).

라. 압력조절부

커프로 들어가는 가스압(gas pressure)을 조절하여 커프에 가해지는 압력을 조절한다. 자동지혈시스템 내부에 장착된 마이크로프로세서가 커프압의 미세한 변화를 지속적으로 확인하여 커프의 압력을 일정하게 유지한다.

마. 커프 연결관

커프에는 상당한 압력이 가해지므로 사용 도중에라도 연결 부분이 빠져 버릴 수 있다. 따라서 커프 연결관은 압력에 견딜 수 있는 강도가 있으면서도 연결 커넥터를 빠지지 않게 체결할 수 있는 특수 커넥터(locking connector)가 사용된다(그림 76-4).

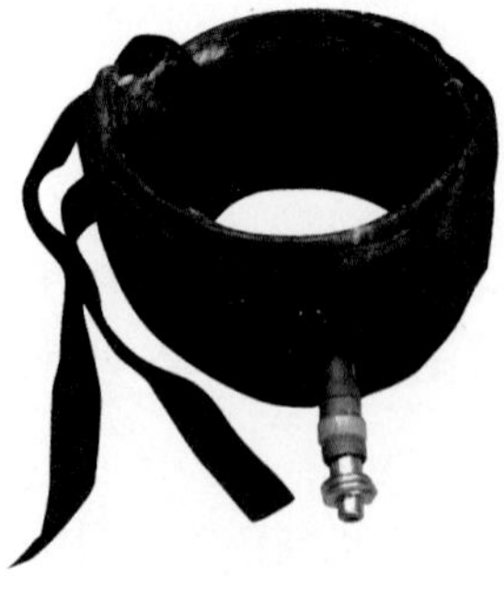

그림 76-4. 커프의 실제 예

커프연결관을 죌 수 있는 나사산이 있다.

77. Biological safety cabinet(BSC) | 생물학적 안전캐비닛

생물학적 안전캐비닛		기타	진단검사의학과, 약제과

생물학적 안전캐비닛은 검사자와 실험 대상물을 모두 보호하기 위해 사용되는 기기로 HEPA(high efficiency particulate air) 필터를 통해 공기 중 전염되는 병원균에 의한 오염 차단 효과가 매우 뛰어나지만, 방사성 물질에 대한 보호는 취약하다(그림 77-1).

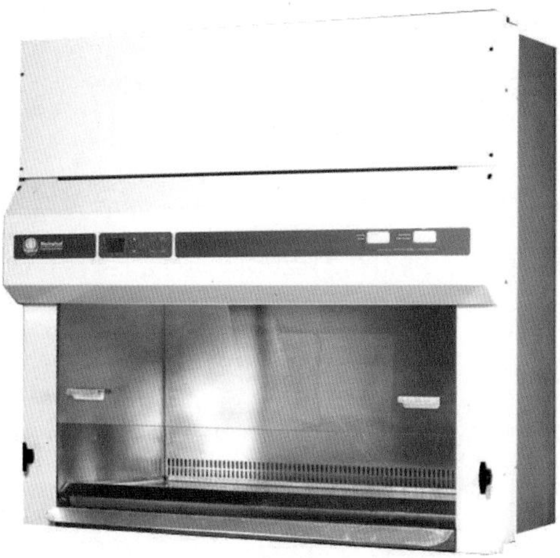

그림 77-1. 생물학적 안전캐비닛

생물학적 안전캐비닛(BSC)은 Class I , Class II (type A, B1, B2, B3), Class III 로 분류하며 다음과 같은 특징을 가지고 있다.

가. Class I 생물학적 안전캐비닛

Class I 의 생물학적 안전캐비닛은 앞쪽 패널이 열린 상태에서 캐비닛으로 유입된 공기는 내부 표면을 거쳐 HEPA 필터를 지나 배출구(덕트)를 통하여 배출되기 때문에 작업자와 환경을 보호할 수 있지만 샘플은 보호하지 못한다. 따라서 작업자의 안전을 확보하면서 동물 실험이나 방사선 동위원소 취급, 독성 화합물 취급 등에 이용될 수 있고 전기소각로, 가스버너, 소형 원심분리기 등도 사용할 수 있다(그림 77-2).

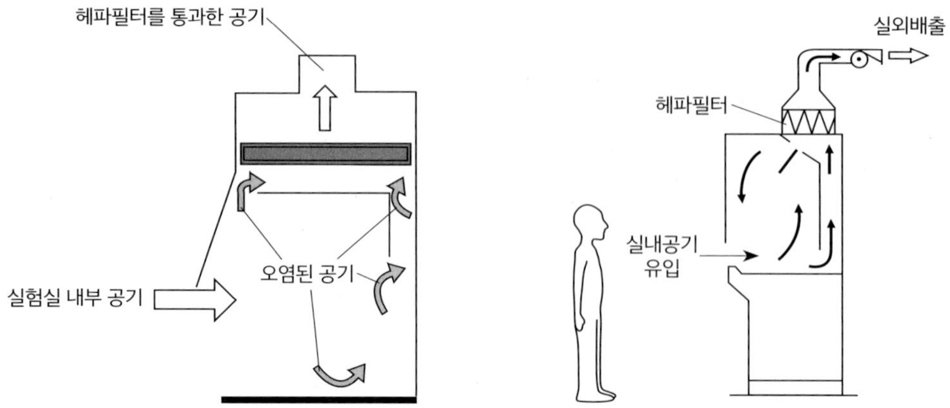

그림 77-2. Class I 생물학적 안전캐비닛

실험실에서 일반적으로 사용되는 연무후드는 Class I 생물학적 안전캐비닛과 거의 동작 원리가 같아서 HEPA 필터를 통하여 배기시키면 Class I 생물학적 안전캐비닛으로 간주될 수도 있다.

나. Class II 생물학적 안전캐비닛

ClassⅡ 생물학적 안전캐비닛은 작업자, 환경, 검사용 샘플 모두를 보호할 수 있으며 캐비닛 내부 공기의 재순환율, 검사용 샘플 표면의 공기유속, 배기공기의 배출장소, 오염공기 충만실(contaminated air plenum)의 압력이 음압과 양압에 따라 다르게 Type A, B1, B2, B3 등으로 분류된다.

1) Type A

Type A 캐비닛에서는 오염된 공기를 HEPA필터를 거쳐 일부(약 70%)는 재순환되고 나머지(약 30%)는 바로 실험실 내부로 배출되기 때문에 고방사능 물질, 독성 약품, 발암성 화학약품의 사용에는 적절하지 않으며 Type A는 주로 멸균포장(sterile packaging)에 주로 이용된다. 항상 캐비닛으로부터 오염물질을 제거할 때 주의해야 한다(그림 77-3).

2) Type B

가) Type B1

Type B는 오염된 공기를 일부 캐비닛 내부로 재순환시키고 나머지는 실험실 외부로 방출

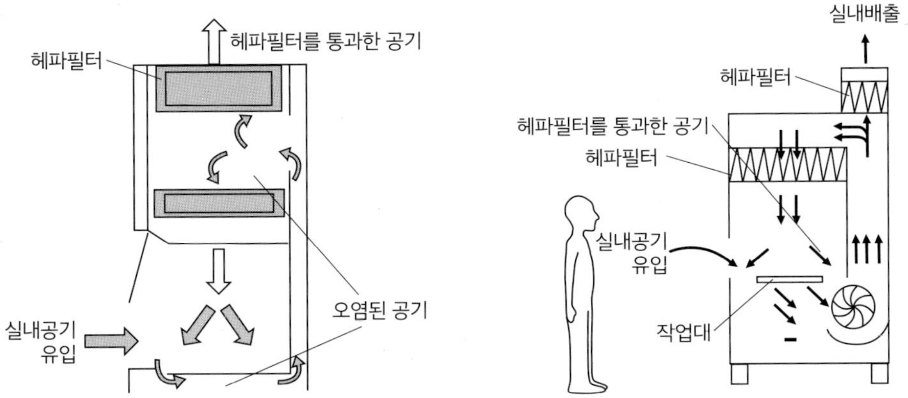

그림 77-3. Class II type A 생물학적 안전캐비닛

시키는데 type B1 생물학적 안전캐비닛은 캐비닛 내부로 약 30%의 공기를 재순환시키고 나머지 70%를 HEPA필터를 거친 후 실험실 밖으로 배출시켜 다시 실험실로 유입되지 않는다. 오염된 충만실은 음압이 유지되도록 하기 때문에 작업자의 안전이 보장된다. 이 형태는 소량의 미생물, 독성물질, 방사성 핵종을 다루는 데 적합하다(그림 77-4).

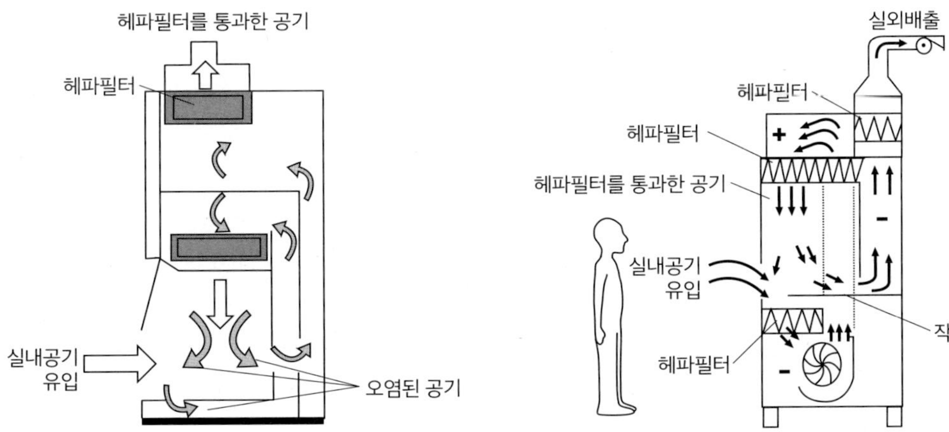

그림 77-4. Class II type B1 생물학적 안전캐비닛

나) Type B2

Type B2 생물학적 안전캐비닛은 오염된 공기 100%를 HEPA필터로 통과시킨 후, 캐비닛이나 실험실로 재순환시키지 않고 환기 시스템으로 통해 실험실 외부로 방출시키기 때문에 '전체 배기(total exhaust)' 캐비닛이라고도 불린다. 오염된 충만실은 음압이 유지되도록 하

기 때문에 작업자의 안전이 보장되며 캐비닛은 독성 화학약품이나 방사선 핵종, 항종양, 항암제를 다루는 데 사용될 수 있다(그림 77-5).

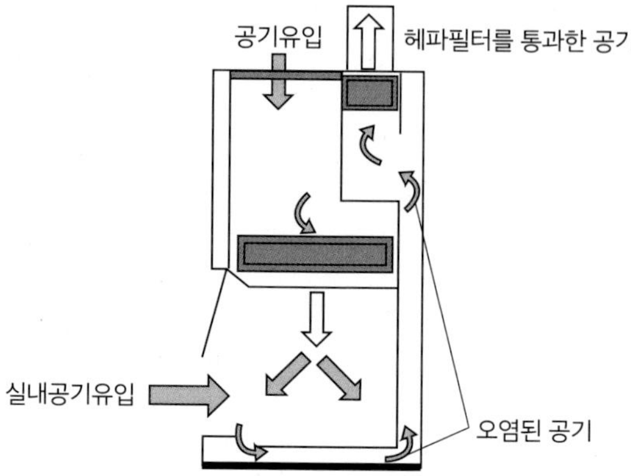

그림 77-5. Class II type B2 생물학적 안전캐비닛

다) Type B3

Type B3 생물학적 안전캐비닛은 캐비닛 내부로 오염공기의 약 70%를 재순환시키고 나머지 30%를 캐비닛 외부로 유출하는 타입으로 미세량의 독성 화학물질이나 극소량의 방사성 핵종을 다룰 때 사용할 수 있다(그림 77-6).

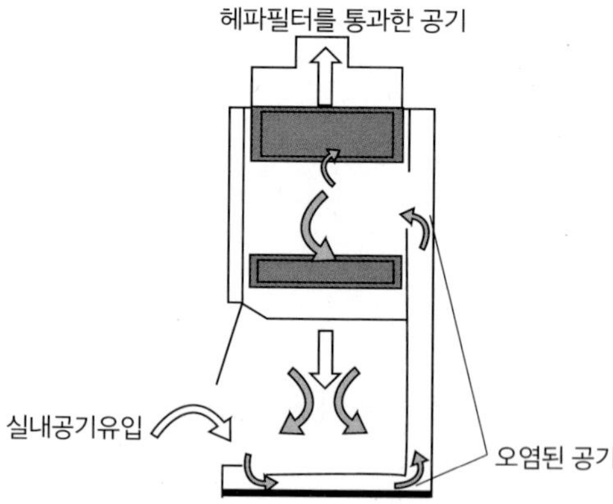

그림 77-6. Class II type B3 생물학적 안전캐비닛

다. Class III 생물학적 안전캐비닛

ClassⅢ 생물학적 안전캐비닛은 작업자와 환경을 최고 수준으로 보호하는 기기로 내부가 완전히 밀폐되어 있고 부착된 장갑을 통해서만 작업하는 캐비닛을 말하는데 유출되는 공기의 경우 고압 증기 멸균기나 멸균이 가능한 공기 안전장치 등을 통해서 이루어질 수도 있다. 장갑을 통해서만 작업을 해야 하기 때문에 섬세한 작업이 힘들고 유지 비용이 많이 드는 단점이 있으나 매우 높은 안전이 보장될 수 있는 장점이 있다(그림 77-7).

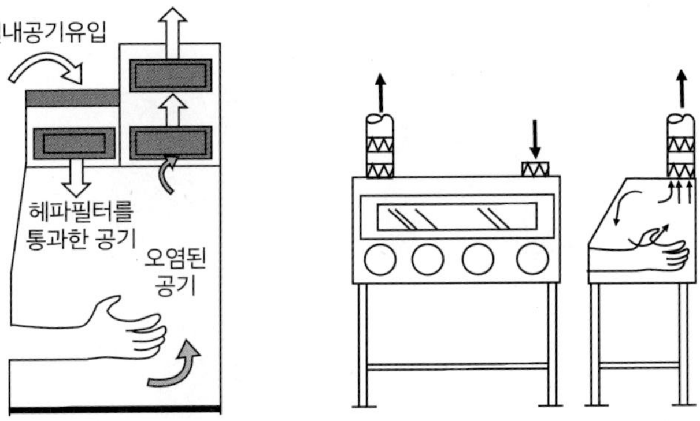

그림 77-7. Class III 생물학적 안전캐비닛

참고로 여러 가지 생물학적 안전캐비닛 종류에 대한 설명과 필요조건은 미국 위생재단(national sanitation foundation, NSF) 기준 No.49에 자세히 나와 있다.

생물학적 안전캐비닛 사용 시 주의사항: 생물학적 안전캐비닛을 사용하는 사용자는 작업 지역, 주위 환경에 최대의 안전을 보장받기 위해서 캐비닛 제작업체의 지침서를 언제나 준수해야 하며, 캐비닛 사용법에 대한 교육을 통해 능숙하게 사용할 수 있어야 하고, 안전 지침서는 캐비닛에 가까운 장소에 비치되어 있어야 한다.

작동을 할 때는 일반적으로 다음의 순서대로 시행하는 것을 추천한다. 필요하면 실험실에 들어가자마자 자외선 멸균기를 끄고 모든 송풍기와 캐비닛 조명을 켠다. 정화시스템을 약 5분 정도 작동시키면서 공기 흐름 경보기와 시청각 경보 기능을 점검한다. 만약 의심 위험 물질이 있다고 판단될 때 멸균을 시행하여 사용하게 되는 데 사용이 끝난 후에는 내부 작업 영역의 불필요한 항목들은 멸균하고 제거한다. 만약 의심이 간다면 자외선 소독기를 함께 사용하고 정화시스템을 약 5분 정도 가동한 후 송풍 시스템을 꺼 사용을 완전히 정리한다. 참고로 생물학적 안전캐비닛은 저장고로 사용해서는 안 되는 의료기기이다.

78. Blood warmer | 혈액가온기

의료용가온기	A34040.01	기타	회복실, 수술실 등

혈액가온기는 수혈이 필요한 환자에게 공급하는 혈액 온도를 높이는 기기이다(그림 78-1). 일반적으로 기증된 혈액은 냉장고에서 낮은 온도(4℃)로 보관되다가 필요한 경우에 사용되는데 차가운 혈액이 환자에게 직접 공급되면 환자 생명에 치명적인 저체온증(hypothermia)을 유발할 수 있기 때문에 이 기기를 사용하여 환자의 체온과 비슷한 온도로 혈액을 가온하여 공급함으로써 보다 신속하고 안전하게 수혈할 수 있다.

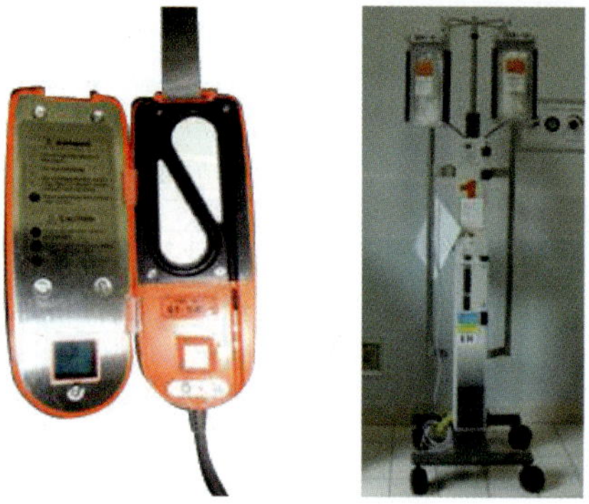

a b

그림 78-1. 다양한 종류의 혈액가온기

a. 응급실에서 간단하게 응급으로 사용되는 기기, b. 2개의 혈액 팩을 동시에 공급할 수 있는 기기

혈액가온기는 히터에 혈액을 지나가게 하여 열전도에 의한 가온 원리를 이용한다(그림 78-2). 또한 예외적으로 이 기기를 사용해 혈액뿐만 아니라 따뜻한 IV(intravenous) 용액을 환자에게 공급하는 데도 사용할 수 있다. 그리고 급속으로 가온을 시켜 공급할 수 있게 하는 특징을 가진 가온기(warmer)도 있다.

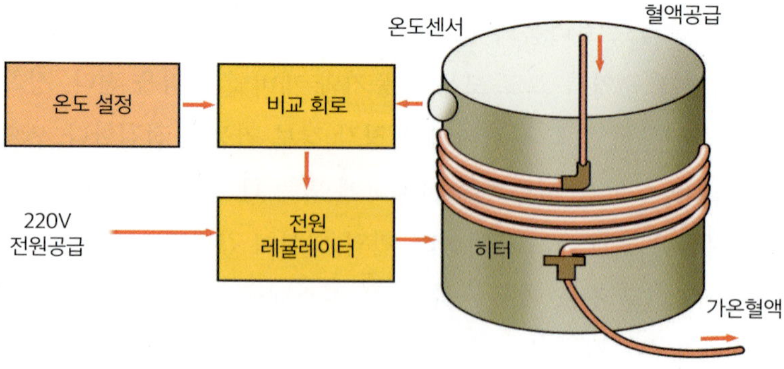

그림 78-2. 혈액가온기의 원리

79. Catheter | 의료용관

의료용 취관 및 체액 유도관	A57000	기타	병동, 수술실 등

카테터는 인체의 강(cavity), 관(duct), 혈관(vessel)에 삽입하여 내용액을 배출하거나 약제 및 광학용 케이블 등을 삽입하는 플라스틱, 고무, 실리콘, 금속재질의 관을 통틀어 지칭하며 용도에 따라 다양한 형태의 카테터가 사용되고 있다(그림 79-1).

역사적으로는 이미 고대 이집트 왕조시대부터 카테터 사용의 기록이 있으며, 고대 그리스 시대에는 방광(bladder)의 소변을 비우기 위해 요도(urethra)를 통해 속이 빈 금속 재질의 카테터를 사용하기도 하였다는 역사가 남아 있기도 하다.

카테터가 삽입되는 과정을 카테터리제이션(catheterization)이라 하며 대부분의 카테터리제이션에 사용되는 카테터는 유연하고 얇은 것(soft catheter)이 많이 쓰이지만, 때때로 경화도가 높고 크기가 큰 것(hard catheter)을 사용하기도 한다.

카테터는 방광의 요도 배출이나 신장을 통해 소변의 배출, 혈관성형술(angoplasty), 혈관조영술(angiography), 풍선 혈관성형술(balloon atrial septostomy), 부피동확대성형술(balloon sinuplasty), 동맥이나 정맥에 직접 삽입하여 혈압측정, 두개내압 측정, 마취제 주입, 인슐린(insulin) 펌프를 이용한 인슐린 주입, 폐동맥(pulmonary artery)에서 심장에서의 혈압측정 등의 사용 목적에 따라 크기나 형태가 다르다(그림 79-2).

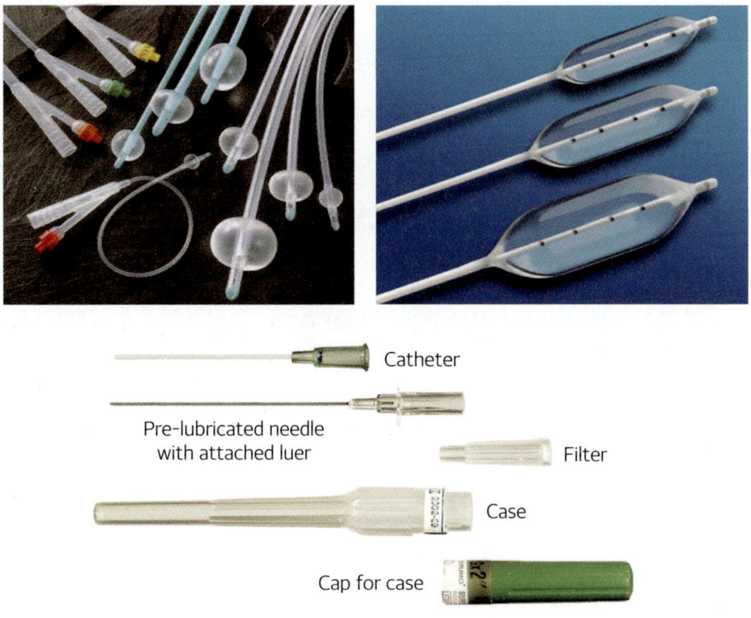

그림 79-1. 카테터의 종류

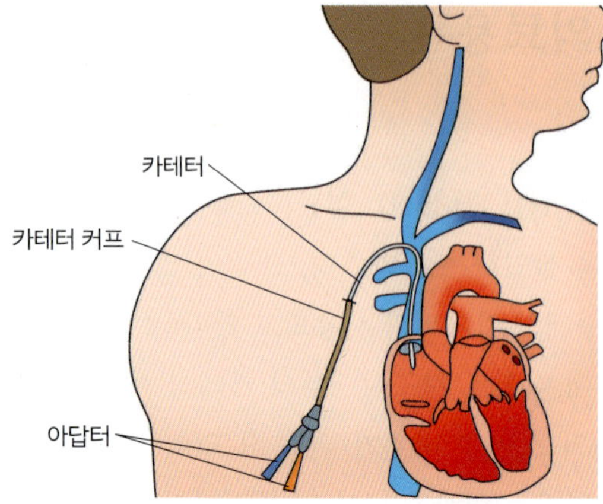

그림 79-2. 심장에 삽입된 카테터의 예

80. Central piping system(CPS) | 의료가스중앙공급시스템

의료용가스공급장치	A07090.01	기타	수술실, 응급실, 중환자실, 분만실 등

병원에서는 환자를 치료하거나 의료기기를 사용하기 위해 산소(O_2), 질소(N_2), 아산화질소(N_2O), 흡인(vacuum), 무균압축공기(air) 등을 기본적으로 이용하는데, 이러한 가스를 배관을 통해 병원 내 중환자실, 응급실, 병실, 수술실, 분만실 등으로 공급해주는 시스템을 통틀어 의료가스중앙공급시스템(CPS)이라고 한다.

의료가스중앙공급시스템은 크게 가스를 공급해주는 가스공급장치, 가스공급 압력 이상 시 경보음을 내는 경보장치, 가스에 이상이 있거나 화재 등이 발생했을 때 가스를 차단하는 가스차단 장치로 구성되어 있다. 특히 안전하고 올바른 가스 사용을 위해 국제규격에 따라 각 가스 연결 단자(outlet) 별로 모양과 색상이 구별되어 있다.

의료가스중앙공급시스템은 가스를 방출하는 연결단자(outlet)의 설치 위치에 따라 크게 벽식(wall type), 천정식(ceiling type), 얼레식(reel type)으로 나눌 수 있다(그림 80-1).

가스별 용도

1) 산소(O_2)

지구대기의 21%를 차지하는 산소는 인간이 생존을 위해 반드시 필요한 가스로 혈액을 통

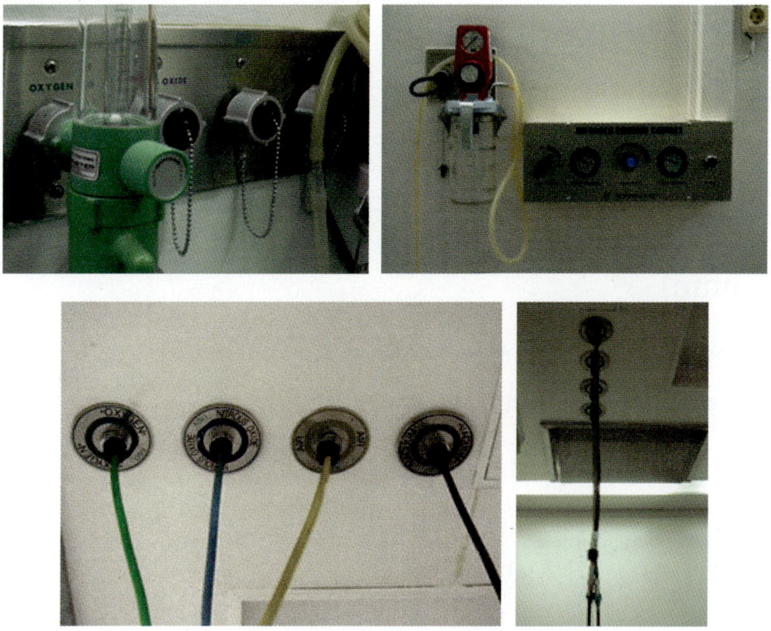

그림 80-1. 의료가스 중앙공급시스템의 예

벽식(상)과 천정식(하)

해 각 세포에 공급될 뿐만 아니라 세포의 활성도를 높여 치유력을 높이는 등의 그 역할이 상당히 많다.

산소를 사용하는 대표적인 의료기기에는 이산화탄소 중독이나 잠수병의 치료에 쓰이는 고압산소치료기, 산소결핍 환자에게 산소를 인위적으로 공급해 결핍증을 치유하기 위한 산소텐트, 환자에게 인공적인 호흡을 시키는 인공호흡기, 수술 환자의 마취를 위한 마취기 등이 있다.

2) 질소(N_2)

지구대기의 78%를 차지하는 질소는 환자치유 목적보다는 강한 압력으로 의료기기를 동작시키기 위한 구동 소스로써 많이 사용된다. 질소를 사용하는 대표적인 의료기기에는 수술실에서 뼈를 절단하거나 구멍을 내는 데 사용되는 수술용 드릴이 있으며 다른 가스와는 달리 질소는 10kg/cm^2 정도의 압력을 가지는 특징이 있다.

3) 아산화질소(N_2O)

예전에는 마취 효과가 있어 마취가스로 활용되었지만, 최근에는 거의 사용되지 않고 있다.

4) 무균압축공기(air)

일반적인 대기의 조성과 같으며 깨끗하게 여과된 압축공기를 말한다. 환자에게 주입되어도 위험이 없으므로 공기를 강제 주입하는 인공호흡기나 마취기, 치과용 핸드피스 구동에 주로 사용된다.

5) 흡인(vacuum)

대기압보다 낮은 압력으로서 발생하는 진공을 이용하여 환자에게서 발생하는 객담이나 혈액 등의 이물질을 빨아들이는 데 사용한다. 보통 고압, 저압 흡입기를 이 부분에 꽂아 사용한다.

81. Centrifuge | 원심분리기

의료용 원심분리기	A32000	기타	진단검사의학과

원심분리기는 물체가 원운동을 하면서 회전 중심에서 멀어지려는 힘인 원심력을 이용하여 혈액 내의 성분이나 비중(specific gravity)이 다른 물질을 분리하는 기기이다(그림 81-1).

주로 cell, subcell, organelles, micromolecules, viruss, DNA, RNA, 단백질 등을 분리할 수 있다. 일반적으로 원심분리기의 분리력은 원심분리 시 분당 로터(rotor)의 회전수를 나타내는 RPM[56](revolution per minute)을 고려하여 원심분리가 진행되는 동안 샘플에 가해지

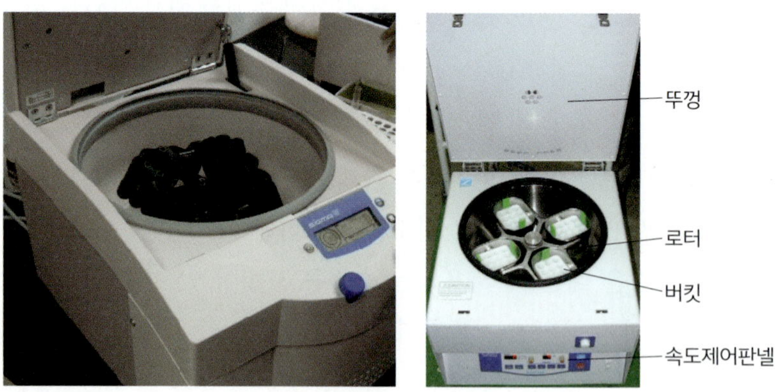

그림 81-1. 원심분리기
튜브를 담을 수 있는 버킷이 보인다.

56. 분당 회전수로 1,000rpm은 1분당 1,000회전을 의미함.

는 힘을 나타내는 중력을 단위로('g')하는 상대원심력(RCF)으로 나타내며 계산에는 아래의 공식이 적용된다.

$$g\ (RCF) = 1.12 \times (Speed(rpm)/1000)^2 \times Rotation\ Radius(cm)$$

원심분리기는 최대속도를 기준으로 하여 저속원심분리기, 고속원심분리기, 초원심/미세-초원심분리기 등으로 분류할 수 있으며 각각에 따라 분류되는 물질도 다르게 나타난다(표 81-1). 과거의 원심분리기 같은 경우 브러시(brush) 타입의 AC 모터를 주로 이용했지만, 모터 조정 기술의 발달로 최근에는 DC 모터를 이용하여 거의 반영구적으로 사용할 수 있을 만큼 발전하였다(그림 81-2).

원심력을 이용하는 원심분리기는 가운데서 회전하는 로터의 무게 중심이 중요하다. 따서 샘플 튜브를 담는 버킷은 대칭적으로 위치되어야 하며 샘플 튜브를 꽂을 때도 균형을 유지

표 81-1. 원심분리기 속도별 분류 물질

Maximum Speed (rpm X 10^3)	Centrifuge classes		
	Lowspeed	High-speed	Ultra/micro-ultra
	10	28	100/150
Maximum RCF(10^3)	7	100	800/900
Pellieting application			
Bacteria	Yes	Yes	(Yes)
Animal and plant cells	Yes	Yes	(Yes)
Nuclei	Yes	Yes	(Yes)
Precipitates	Some	Most	(Yes)
Membrane fractions	Some	Some	Yes
Ribosomes/Polysomes	-	-	Yes
Macromolecules	-	-	Yes
Viruses	-	Most	Yes

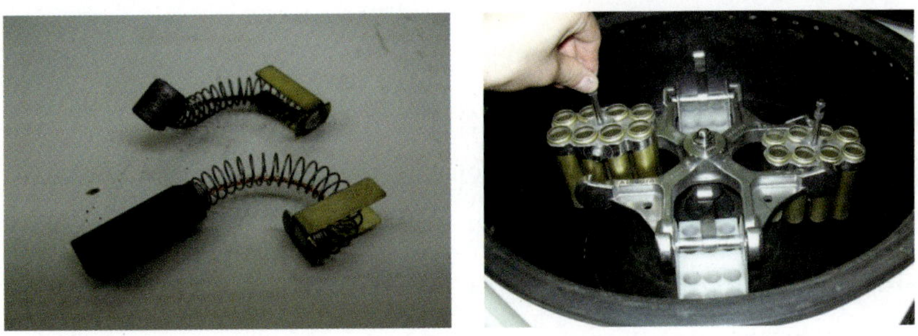

a b

그림 81-2. 브러시와 버킷

a. AC모터에 사용되는 브러시: 소모되어 달아 없어진 브러쉬와 새 브러시
b. 튜브를 담을 수 있는 버킷의 모양: 좌, 우가 대칭되게 삽입을 하고 있는 모습

해야 한다. 만일 규형을 잃었을 때는 회전 시 무게 중심이 무너져 물질 분리가 제대로 되지 않을 뿐만 아니라 오작동의 원인이 된다.

대표적으로 사용하는 최고속도에 따른 로터의 종류와 튜브를 표 81-2에 나타내었다.

표 81-2. 원심분리기에 사용되는 로터의 종류

	원심분리 로터	튜브		최고 rpm*
1	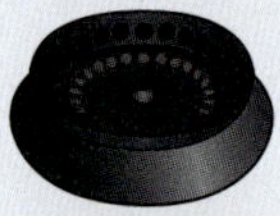	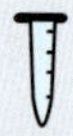	1.5mL × 24 tubes	17,000rpm 26,171xg**
2	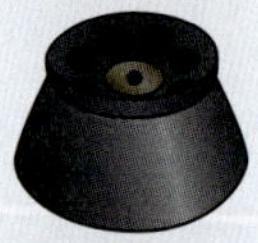	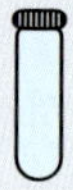	15mL × 12 tubes	15,000rpm 23,897xg
3	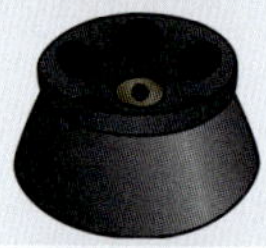	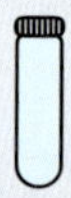	50mL × 6 tubes	15,000rpm 24,048xg
4	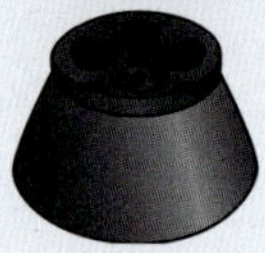	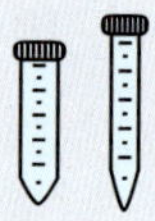	15mL × 12 tubes	1,000rpm

* 분당 회전수(Revolutions per minute, RPM): 회전하는 모든 물체의 1분당 회전수 단위
** 중력가속도(Time gravity, xg) = $(1.11786 \times 10^{-5}) \times rpm^2 \times$ 로터의 반지름(cm)

82. Clean bench | 청정작업대

청정작업대		기타	진단검사의학과

실험 대상물의 보호가 주목적인 청정작업대는 실험 공간을 무균화시켜 실험 대상물이 검사자나 공기로부터의 오염을 방지하면서 안전하게 실험할 수 있도록 사용되는 기기이다(그림 82-1).

청정작업대는 HEPA 필터를 통해 걸러진 외부 공기가 형성하는 공기 흐름(laminar flow)이 열린 문 아래로 배출되기 때문에 생화학적 위험이 있는 실험 대상물은 실험 대상물의 오염방지 차원을 넘어 검사자 보호를 위해 절대 사용하지 말아야 한다.

청정작업대는 청정화된 공기가 정면에서 작업자 앞으로 방출되는 수평층류형(horizontal laminar flow type)과 내부 천정면에서 작업대 아래로 수직으로 방출되는 수직층류형(vertical laminar flow type)으로 나누어진다(그림 82-2).

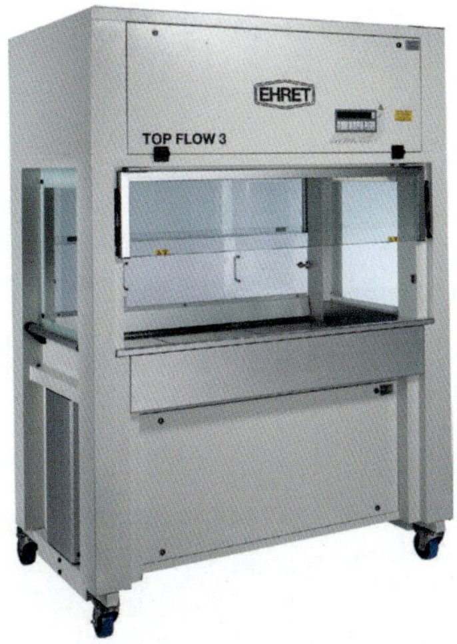

그림 82-1. 청정작업대(사진협조: 비엠에스 코리아)

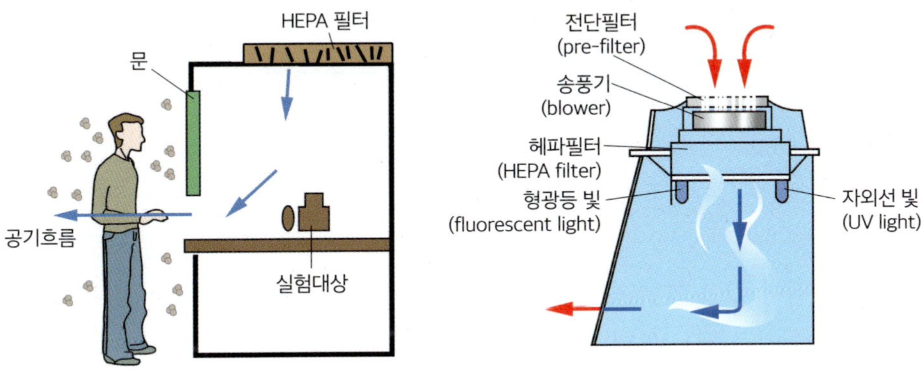

a

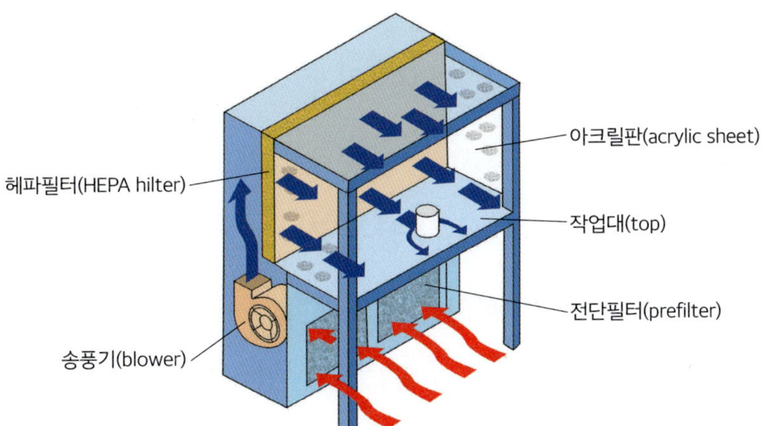

b

그림 82-2. 청정작업대의 방식

a. 수직층류형, b. 수평층류형

83. CO_2 insufflator | CO_2 주입기

기복기	A40020.01	기타	수술실

복강경(laparoscopy) 수술 시 어두운 복강 내부의 수술 시야 확보를 위해서 CO_2 주입기가 사용된다(그림 83-1). 즉, l/min 단위의 CO_2 가스를 주입하여 환자의 복강(abdominal cavity)을 부풀린 후 지속적으로 복강 내압을 일정하게 유지시켜 수술자의 복강 내 시야를 확보할 수 있도록 돕는다.

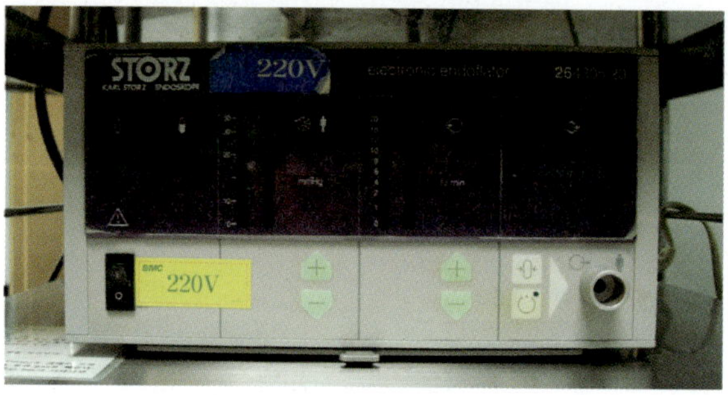

그림 83-1. CO_2 주입기

보통 CO_2 주입기에는 99.99%의 순도의 CO_2를 사용하는데 이는 CO_2가 주입 후 혈액에 잘 용해되는 성질이 있어 혈액순환을 통해 폐로 이동된 후 쉽게 배출되기 때문이다. 최근에는 가온 기능의 첨가로 체온과 비슷한 온도의 CO_2가 주입되어 환자에게도 이로울 뿐만 아니라 내시경 렌즈에 포그(fog)가 끼는 현상도 없어졌다. 대부분의 CO_2 주입기에는 일정한 복압 유지를 위해 기기의 디스플레이 패널에 현재 주입되고 있는 CO_2 가스의 유량(flow), 복압, 총 주입량 등이 표시되어 주입 상태를 쉽게 알 수 있게 되어 있다.

84. Electrophoresis | 전기영동기

의료용전기영동장치	A22160	기타	진단검사의학과

사전적 의미로 전기영동이란 전기장 안에서 하전된 입자가 양극 또는 음극 쪽으로 이동하는 현상이지만, 병원이나 실험실에서의 의미는 콜로이드[57](colloid)상태의 용액이 전하를 걸어주었을 때 양극에서 음극으로 이동하는 현상이며 이런 현상을 발생시키는 기기가 전기영

57. 분자 또는 이온보다 크기가 큰 미립자가 기체나 액체 중에 분산된 상태

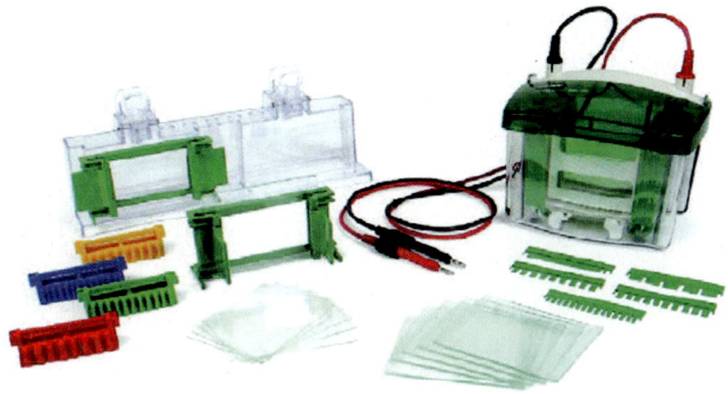

그림 84-1. 전기영동기
Bio-Rad Mini-PROTEAN Tetra(사진협조: 비엠에스 코리아)

동기다. 생물체를 구성하는 성분들이 대부분 콜로이드 상태로 존재하기 때문에 생물체의 구성성분 분석에 전기영동기가 필수적으로 사용되며, 특히 단백질, DNA, RNA, 아미노산, 뉴클레오티드 등을 분석할 때 많이 쓰인다(그림 84-1).

전기영동의 원리는 다음과 같다. 단백질, DNA 등이 포함된 콜로이드 상태의 용액이 음극으로 이동하는 속도는 입자의 전하량, 크기와 모양, 용액의 pH와 점성도, 용액에 있는 다른 전해질의 농도와 이온의 세기, 지지체의 종류 등에 의해 결정되기 때문에 분자 자체의 성질에 따라 각기 다른 속도를 가지게 되고, 이렇게 다른 속도를 가진 입자가 영동기 안에 설치된 특수한 조직만 걸러주는 겔이 발라진 플레이트(plate)에 붙어 분류된다. 전기영동기는 형태에 따라 디스크형, 수직형, 수평형으로 나눌 수 있다(그림 84-2, 3).

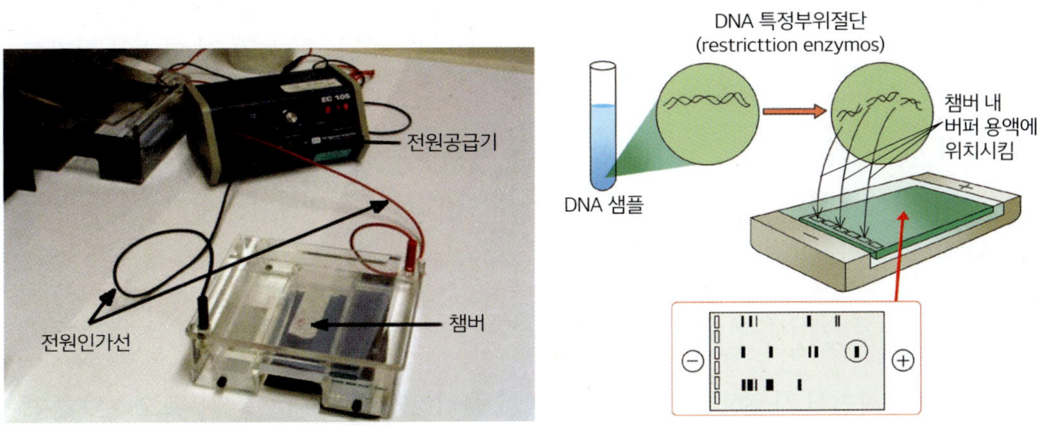

그림 84-2. 수평형 전기영동기와 작동원리

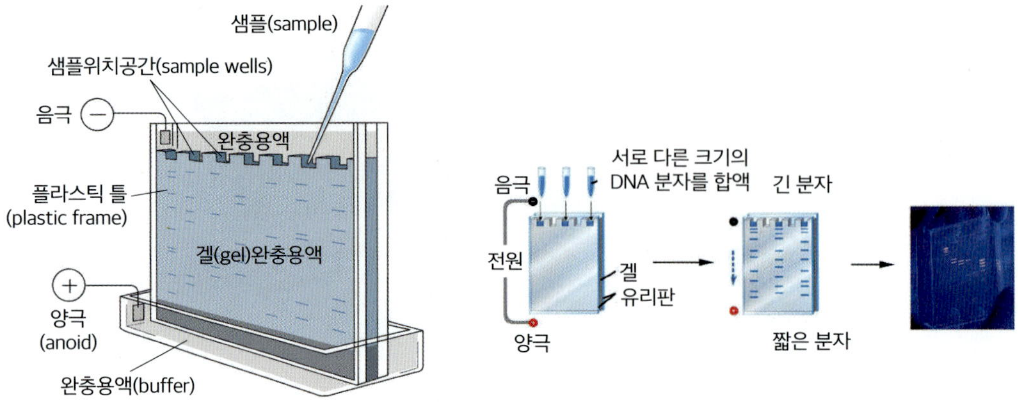

그림 84-3. 수직형 전기영동기 원리

가. 전기영동법의 종류

1) 이동계면 전기영동법(moving boundary electrophoresis)

분리하고자 하는 분자들이 용액 내에 산재해 있는 상태에서 전류를 통하여 용매와 용액 사이 또는 용액과 용액 사이에 계면을 이루게 하는 전기영동법으로 용액에다 빛을 통과시키고 그 결과를 사진으로 만들어서 계면의 이동을 조사할 수 있다. 이론상 매우 복잡하여 결과를 해석하는 데 어려운 단점이 있다.

2) 띠 전기영동법(zone electrophoresis)

거름종이, 아세트산 셀룰로오스, 폴리아크릴아미드 겔, 한천 겔, 녹말 겔 따위의 지지체에 분리하고자 하는 분자를 실은 후 전류를 흘려주어 시료의 성분들이 이동하면서 점 또는 띠를 이루어 시료에 있는 성분들을 확인하는 방법으로 광도계를 써서 정량화할 수도 있다. 띠 전기영동법의 경우에는 실험 목적에 따라 적당한 지지체를 선택하여야 효과적으로 분리할 수 있다. 아래는 지지체별 장단점을 나타낸다.

가) 거름종이

종이는 값이 싸면서 사용하기 편리한 지지체로 분리하려는 물질들이 셀룰로오스에 흡착이 잘 되어서 전기영동그림의 띠들 사이의 경계가 선명하지 못한 단점이 있다.

나) 아세트산 셀룰로오스

아세트산 셀룰로오스의 히드록시기를 아세틸화한 것으로서 흡착성이 약하고 물질을 분리하는데 시간이 짧아 거름종이보다 깨끗하고 쉽게 분리 검출이 가능하고, 여러 용매에 쉽게 용해되어 빠르고 쉽게 회수할 수 있는 장점이 있다.

다) 한천 겔

이 지지체는 투명하기 때문에 광도계를 쓰는 측정에 적당하며 사용이 간편하고 특히 슬라이드를 이용하는 면역 전기영동법에 많이 사용된다. 최근에는 한천 겔에서 아가로펙틴(agaropectin)을 제거한 아가로오스(agarose)가 DNA, RNA 및 플라스미드 등을 분리하는데 유용하게 사용되고 있다.

라) 녹말 겔

녹말을 가열하여 그 알맹이가 파괴되어 겔이 형성될 때까지 부분적으로 가수분해한 것으로 녹말 겔 구멍의 크기는 녹말의 종류, 완충 용액의 종류 및 pH에 따라 결정되며 분자를 거르는 체의 구실을 한다. 한천 겔을 쓸 경우보다 시료가 많이 필요하고, 분리된 물질을 용출하기 어려운 것이 결점이지만 여러 동질효소(isoenzyme)를 분리하는 데에 널리 사용되고 있다.

마) 아크릴아미드 겔

서로 다른 그물조직을 가진 두 가지 아크릴아미드 겔을 포개어, 불연속적인 층을 이루게 한 것으로 지지체의 그물조직의 구멍의 크기는 아크릴아미드의 농도를 변화시킴으로써 임의로 바꿀 수가 있다. 상층의 덜 촘촘한 겔은 단백질 같은 하전된 알맹이를 농축하는 역할을 하는 치쌓임겔(stacking gel)이므로 이 부분을 통과한 시료는 뚜렷한 띠를 형성할 수 있다. 분리하고자 하는 성분들의 전하에 따라서 분리할 수도 있고 분자를 질량에만 의존하는 분리도 가능하다.

오늘날 아크릴아미드 겔은 단백질의 분리, 정제한 단백질의 순도 검정, 단백질의 분자량 측정 그리고 DNA의 염기 결합순서 결정 등에 이용되고 있고 아크릴아미드 겔 전기영동법은 소량의 시료를 사용하여 단시간에 시료 혼합물을 분리할 수 있는 장점이 있다.

3) 불연속 겔 전기영동법(disc-gel electrophoresis)

불연속 겔 전기영동법은 아크릴아미드 겔을 이용하여 단백질들과 같은 하전된 알맹이가 매우 뚜렷한 띠들로 분리될 수 있도록 띠 전기영동법을 변형한 방법으로 띠 전기영동법과의 중요한 차이점은 두 가지 겔(치쌓임겔, 분리 겔)를 사용한다는 것과 겔 지지체와 완충용액 탱크에 사용하는 완충계들이 다르다는 것이다. 이 전기영동법을 불연속 겔 전기영동법이라고 부르는 이유는 두 겔계에 사용한 수소이 온농도, 이온의 세기, 완충용액의 조성 및 겔 농도 등이 불연속적이기 때문이다.

4) SDS겔 전기영동법

황산도데실나트륨 폴리아크릴아미드 겔 전기영동법(SDS-PAGE) 단백질이 단위체인지 아니면 중합체인지를 결정할 때와 소중합체를 구성하는 소단위체들의 수와 크기를 결정할 때 유용하게 사용되는 전기영동법이다.

5) 아가로오스 겔 전기영동법

DNA를 분리, 정제하여 확인하는 방법으로 간단하고 걸리는 시간이 짧을 뿐 아니라 밀도, 기울기, 원심분리법으로는 분리할 수 없는 DNA조각들의 혼합물을 분리할 수 있다. 그뿐만 아니라 겔 상에서 DNA는 브롬화에티듐(ethidium bromide)과 같은 형광성 시약으로 처리하면 염색되므로 자외선 하에서 DNA를 직접 관찰할 수 있다. 아가로오스 겔을 통한 DNA의 이동속도는 DNA 분자의 크기, 아가로오스의 농도, DNA의 형태, 전류의 세기, 염기 조성 및 온도 등에 좌우된다.

85. Electro-surgical unit(ESU) | 전기수술기

전기수술기	A35010.01	기타	수술실, 산부인과, 이비인후과 외 다수

고주파 전류가 인체를 통과할 때에는 근육에 전기충격이나 자극 없이 짧은 스파크나 열을 발생하는 원리를 이용하여 1920년에 보비(William T Bovie)가 처음 개발, 응용하여 '보비'라고도 불리는 전기수술기는 300KHz~3MHz, 1~10KV의 고전압, 고전류의 파형을 전극으

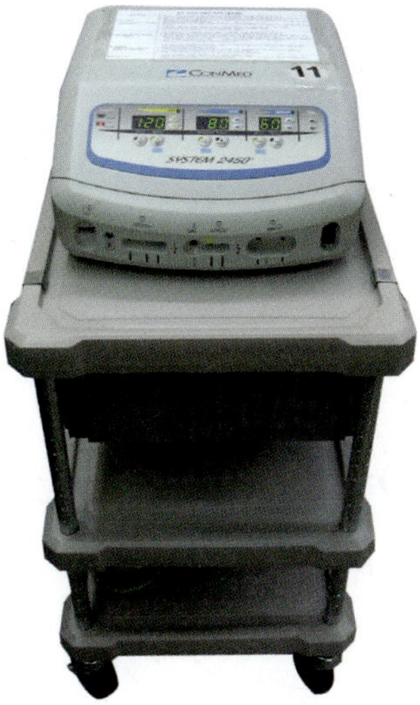

그림 85-1. 전기수술기의 예

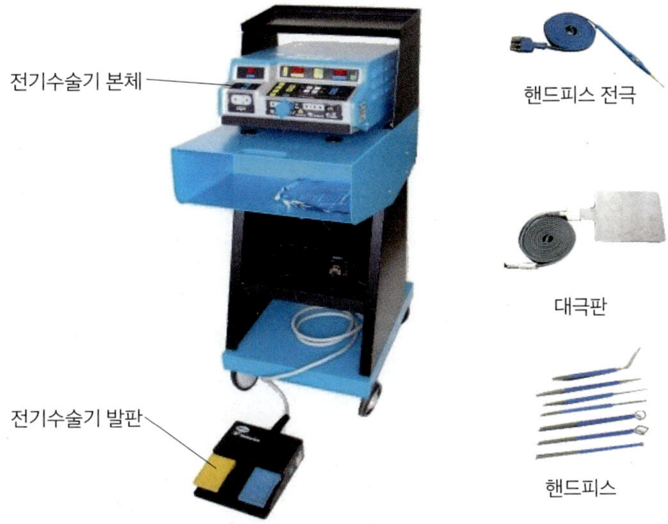

그림 85-2. 전기수술기의 구성

로 전달하여 인체조직의 절개나 응고에 사용된다(그림 85-1).

전기수술기는 크게 본체(body), 핸드피스 전극(handpiece), 대극판(electrode)으로 구성되어 있으며 본체에서 고주파 전류를 발생시켜 전극 끝을 통해 생체 내로 흘려보내면 이 전류는 대극판으로 다시 흘러나와 본체로 환류된다. 이 과정에서 인체에 접촉한 전극 부위에 전류가 집중되어 그 한 점에 고온의 큰 줄열(Joule's heat)이 발생하는 것을 이용 절개, 응고, 지혈을 하게 된다(그림 85-2).

한편, 몸속으로 들어간 잔류 전류는 전극이 접촉된 점에서부터 퍼져 버리기 때문에 인체에는 열이 발생하지 않으며 전류가 흘러나가는 대극판은 원활히 흘러나갈 수 있도록 대극판은 항상 넓은 범위로 최대한 잘 붙여 놓아야 한다(그림 85-3). 대극판의 종류에는 납판이나 스테인레스판과 같은 재사용형과 여러 형태에 맞는 일회용 대극판이 있다(그림 85-4). 최근에 개발된 전기수술기들은 극판의 접촉 여부를 인지하여 경고음으로 알려주는 기능이 기본적으로 장착되어 있어 안전하게 사용할 수 있다.

전기수술기의 출력 단위는 와트(W)를 사용한다. 일반적으로 절개 모드(cut mode)에서의 출력이 응고 모드(coagulation mode)보다 높아서 빠르고 신속하게 조직 절개를 할 수 있지만 높은 출력으로 인하여 출혈 가능성이 크다. 전기수술기는 라디오가 사용하는 주파수 영역대의 고주파 전류를 사용하기 때문에 누설전류[58](leakage current)의 한 형태인 RF 누설전류(RF leakage current)가 발생한다. 이는 환자에게 화상이나 쇼크를 입힐 수 있는 만큼 위

58. 단순히 제품에서 대지로 누설되어 흐르는 전류값만을 표시하는 것이 아니라 인체를 통해 대지로 흐를 수 있는 전류를 측정하는 것

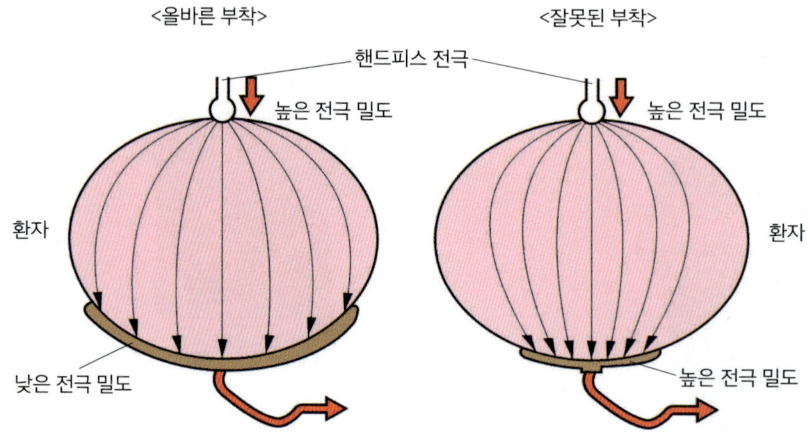

그림 85-3. 대극판의 올바른 부착 방법
대극판은 항상 넓은 면적으로 견고하게 부착이 되어 있어야 환자의 화상 사고(burn)를 방지할 수 있다.

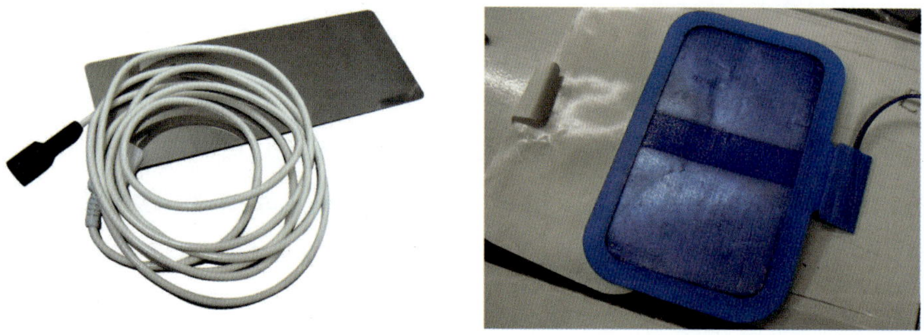

a b

그림 85-4. 대극판의 종류
a. 재사용형 대극판, b. 1회용 대극판

험하므로 반드시 주기적인 RF 누설전류에 대한 점검이 필요하다. 따라서 전기수술기 관리 담당자는 RF 누설전류 계측기를 이용하여 누설전류를 측정기록하고 문제가 있을 경우에는 반드시 기기를 종합적으로 점검해야 한다(그림 85-5).

일반적으로 RF 누설전류가 150mA 이하로 측정되면 정상으로 그 이상이면 이상이 있는 것으로 판단하고 있다.

핸드피스 전극은 용도에 따라 절개를 할 때 사용하는 모노폴라(monopolar) 핸드피스와 혈관의 응고나 지혈을 막는 데 사용하는 바이폴라(bipolar) 핸드피스 두 종류가 있는데(그림 85-6, 7) 바이폴라 핸드피스 같은 경우는 응고 모드에서 사용되고 고전압, 저전류를 흘려주어 혈관을 수축시키고 괴사 혈전 덩어리를 발생시켜 지혈하는 원리를 이용한다. 참고로 병원에서는 혈관을 응고시키는 목적의 기기로는 전기수술기(고주파, 고전압, 고전류 이용), 하모

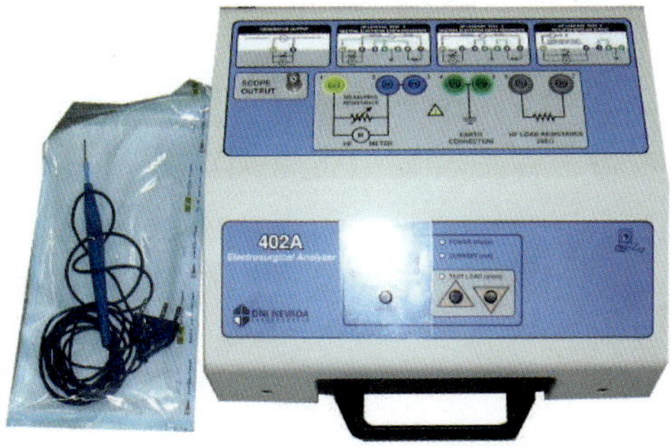

그림 85-5. ESU Power와 누설전류를 측정할 수 있는 전기수술기 계측기

전기수술기에서 나오는 출력값과 RF 누설전류(leakage current)를 측정하여 항상 안전한 상태의 사용이 가능하다.

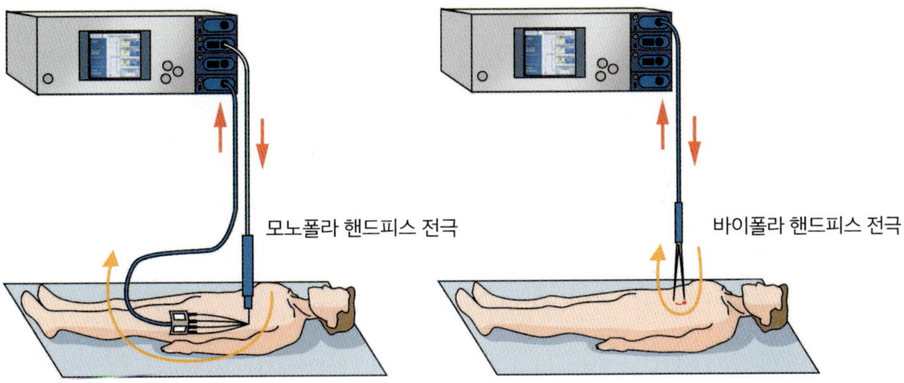

그림 85-6. 모노폴라, 바이폴라의 동작도

모노폴라(monopolar) 전극 같은 경우 전극에서 대극판으로 전류가 흘러나가고, 바이폴라(bipolar) 전극 같은 경우 한쪽에서 전류가 흘러나와 다른 쪽으로 흘러나가는 원리를 가지고 있다.

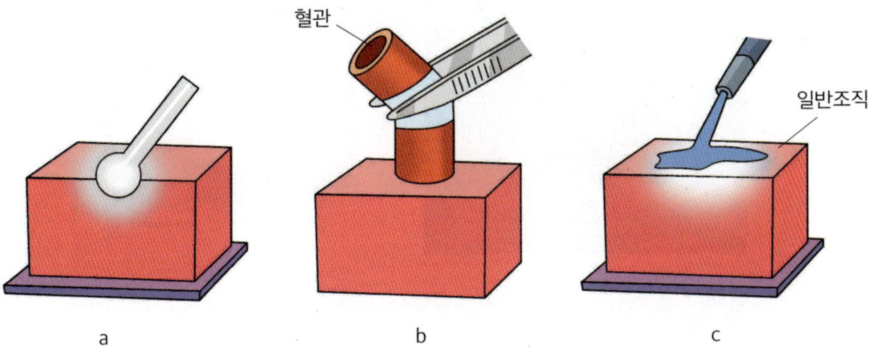

그림 85-7. 모노폴라, 바이폴라, 아르곤 모노폴라 전극의 동작 예

닉스카펠(harmonic scalpel, 초음파 이용), 리가슈어(Ligasure, 저전압, 고전류, 압력 이용)를 대부분 사용한다. 그 외에도 고전류를 흘려주는 전극 동작과 함께 아르곤가스를 분출시켜 아르곤가스가 이온화되면서 넓은 부위의 영역을 손쉽게 절개, 응고할 수 있는 아르곤 전기수술기(argon electro-surgical unit)가 있다.

86. Ethylene oxide gas sterilizer | 이오가스멸균기, 산화에틸렌가스멸균기

에틸렌옥시드가스멸균기	A04050.01	기타	중앙공급실

수술이나 각종 무균실험에서 사용되는 기구들은 완전히 무균화 되어야 하는데 이를 위해 일반적으로 고압증기멸균기(steam sterilizer)가 많이 사용된다. 하지만 고압증기멸균기는 120~135℃의 고온을 이용하므로 고무와 같이 열에 약한 재질의 기구에는 적합하지 못하다. 이러한 단점을 극복하고자 개발된 멸균기가 이오가스멸균기(ethylene oxide gas sterilizer)(그림 86-1, 2)이다. 이오가스멸균은 보통 37~55℃의 정도의 저온상태에서 멸균하므로 저온멸균기라고도 부른다.

이오가스멸균기는 기본적으로 에틸렌옥사이드[59](ethylene ixide(C_2H_4O))가스의 독성을 이용하며 대게 'C_2H_4O(10～90%) + CO_2 또는 C_2H_4O(10～90%) + Freon Gas(CFC or

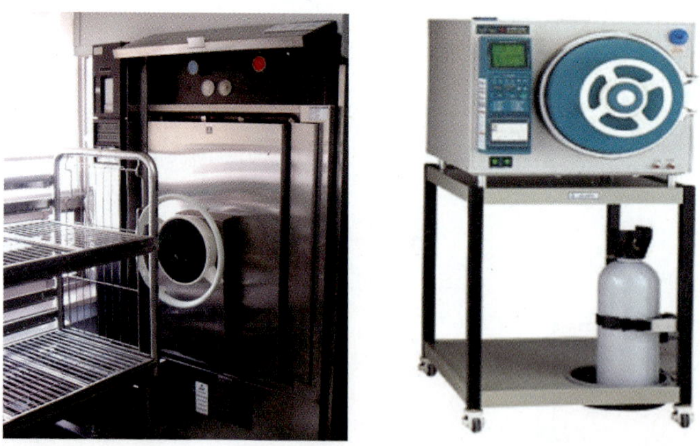

그림 86-1. 중앙공급실에서 사용하는 대형 이오가스멸균기와 소형 이오가스멸균기

59. 상온에서 무색의 기체로 특이한 냄새를 가지는 가연성, 폭발성, 독성이 높은 가스로 각종 화합물과 반응성이 높고, 핵산 등과도 반응하기 때문에 강한 살균력, 살출력의 특징을 가지는 기체임

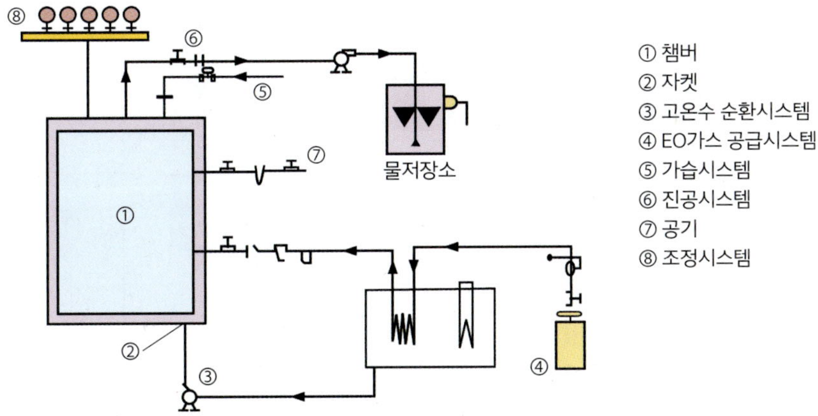

그림 86-2. 이오가스멸균기의 구조와 명칭

HCFC)'처럼 이산화탄소나 프레온을 혼합한 형태의 가스로 각종 세균, 바이러스 및 기타 미생물을 화학적으로 멸균한다(참고로 이오가스멸균기에 사용되는 혼합가스를 통칭하여 실무적으로 많이 사용하는 이오가스로 통칭한다).

기본 멸균 원리는 미생물에 이오가스가 침투하여 단백 생균에 있는 수소 이온과 결합하여 불활성화된 반응생성물로 변화시키면서 미생물의 세포대사나 DNA복제를 방해하거나 세포벽에 침투하여 사멸시킨다. 이오가스멸균기에 사용되는 에틸렌옥사이드는 쉽게 구할 수 있어 제조 및 사용이 편리하며, 모든 종류의 미생물사멸에 효력이 있고, 고온이나 압력 없이 건조된 물질에 쉽게 침투할 수 있어 멸균 물품의 부식이나 손상을 주지 않는 장점이 있다. 그러나 가스에 인화성이 있어 전기 스파크, 열, 폭발물 등을 피해야 하고, 독성이 있는 무색, 무취의 가스를 사람이 흡입하지 않도록 주의해야 하며, 멸균 시간이 길수록 가스의 독성 제거를 위한 공기 노출(aeration) 시간이 길어지기 때문에 멸균 후 멸균물을 사용하기까지 장시간이 걸리는 등의 단점이 있다. 그 밖에도 고압증기멸균기에 비해 유지비가 많이 들고, 기구의 수명을 단축 시키거나 녹을 발생시킬 수 있다.

최근에는 세계적으로 프레온가스와 이산화탄소(CO_2)규제 협약에 의해 이 혼합가스를 사용하지 못하게 되면서 100% 이오가스를 사용하는 카트리지 방식의 멸균기가 많이 사용되고 있다(그림 86-3).

이오가스멸균은 이오가스 노출시간, 이오가스 농도, 습도, 온도, 이오가스 침투능력에 따라 영향을 받기 때문에 균에 따라 이러한 조건들을 달리하여 멸균하며 이오가스멸균 후에는 이오가스의 독성제거를 위해 일정 시간 공기 중에 멸균물을 반드시 노출시켜야 한다. 만약 독성제거가 제대로 이루어지지 않은 기구에 인체가 노출되면 눈과 피부를 자극하여 심한 병변

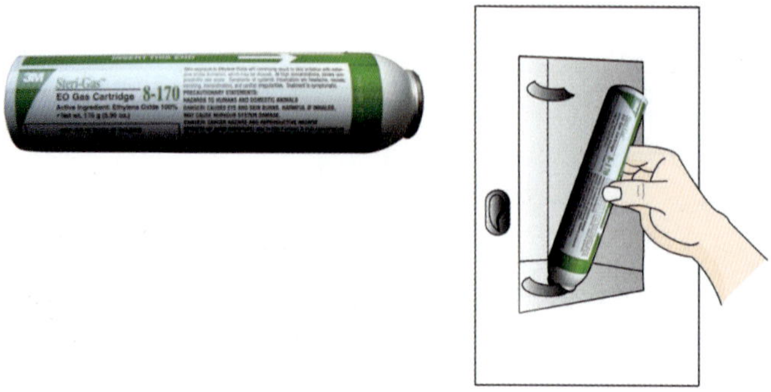

그림 86-3. 이오가스멸균기에 사용되는 이오가스 카트리지

이 생길 수 있고, 과도하게 장기적으로 노출된 경우에는 운동신경이나 말초신경에 치명적인 손상은 물론 암이 생길 수도 있으므로 항상 주의해야 한다. 일반적으로 공기 중 노출시간은 50~60℃에서 8~12시간 정도, 실내온도에서는 24시간 정도 시행한다.

멸균을 시행한 이후 멸균이 제대로 이루어졌는지에 대한 확인은 그 무엇보다도 중요하다. 따라서 이러한 확인을 위해 이오가스멸균 전 이오가스 반응지시표(sensitive chemical indicator, 그림 86-4)를 각 물품에 부착하고 멸균 후 부탁한 반응지시표를 확인함으로써 멸균 여부를 확인한다. 더욱 정확한 멸균 여부를 확인하기 위해서는 생균을 사용하는 생물학적 표지(biological indicator) 검사[60]를 시행하기도 한다.

	RK EO GAS-INDICATOR	B-1
BEFORE OPERATION	RK CE Bar turns blue after sterilized. Change en bleu après sterilisation. EO	+
0.5 hr.	RK CE Bar turns blue after sterilized. Change en bleu après sterilisation. EO	+
1 hr.	RK CE Bar turns blue after sterilized. Change en bleu après sterilisation. EO	-
2 hr.	RK CE Bar turns blue after sterilized. Change en bleu après sterilisation. EO	-
4 hr.	RK CE Bar turns blue after sterilized. Change en bleu après sterilisation. EO	-

그림 86-4. 이오가스멸균 후 멸균의 정상 비정상 상태를 확인하는 방응지시표
시간이 지남에 따라 반응지시표의 색깔이 변해가는 모습을 확인할 수 있다.

60. 생물학적 표지 검사의 경우 살아있는 균을 실제로 사용하여 멸균 후 균의 생존 여부를 확인하는 방법으로 보통 주1회 이상 검사를 시행하도록 권고된다.

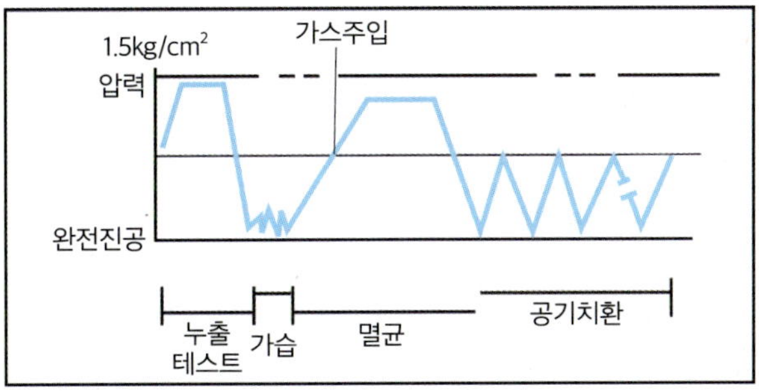

그림 86-5. 이오가스멸균 사이클

이오가스멸균기 내부에서 이루어지는 멸균 공정(cycle)은 '멸균기 내부 진공상태 형성 및 적정 온도 유지 → 스팀 분사 가습 → 이오가스 주입 → 멸균 → 진공에 의한 잔류 이오가스의 공기 중 방출→잔류 이오가스를 완전히 제거하기 위한 공기치환'의 과정으로 이루어진다(그림 86-5).

일반적으로 이오가스멸균기로 멸균해야 하는 기구는 습도나 열에 민감한 고무제품(rubber good), 카테터(catheter), 수술기구(surgical instruments), 주사침 및 주사기(needless and syringes), 전기기구(electrical equipment), 플라스틱 제품(plastic materials), 내시경 광학기기류(telescopic instrument), 마취 기구(anesthesia equipment), 인공폐 산소 공급기(heart-lung oxygenator), 특수검사용 유리 제품(special laboratory class ware) 등이 있다.

87. Film digitizer | 필름디지털변환기, 필름디지타이저

진단용엑스선촬영장치	A11020.01	진단기기	영상의학과

디지털 신호를 사용하는 컴퓨터가 의료기기에 접목되고 이런 의료기기들의 결과물을 이용하기 위한 네트워크 연결이 병원 시스템의 중추 역할을 맡게 되면서 아날로그 신호를 사용하던 기존 의료기기의 디지털 방식으로의 전환이 큰 문제로 대두하였다. 이 중 아날로그 방식의 방사선 필름으로 촬영한 X선 촬영기의 영상 정보를 디지털 신호로 전환하기 위하여 필름디지타이저가 개발되었다.

필름디지타이저는 이미 촬영된 X선 필름에 레이저 등을 투과하여 필름에 형성되어 있는 명암 차이를 전기신호로 변환한 후 A/D 변환기를 통해 다시 디지털 신호로 변환시켜 저장한다.

의료용으로 사용되는 디지타이저에는 평판스캐너[61](plate scanner), 드럼방식의 필름디지타이저, 디지털카메라에 사용되는 CCD[62](charge coupled device)를 이용하는 CCD 방식의 필름디지타이저가 있다(그림 87-1).

필름디지타이저는 스캔 후 표현되는 영상을 인치(inch)당 구성되는 점의 단위인 도트(dot)

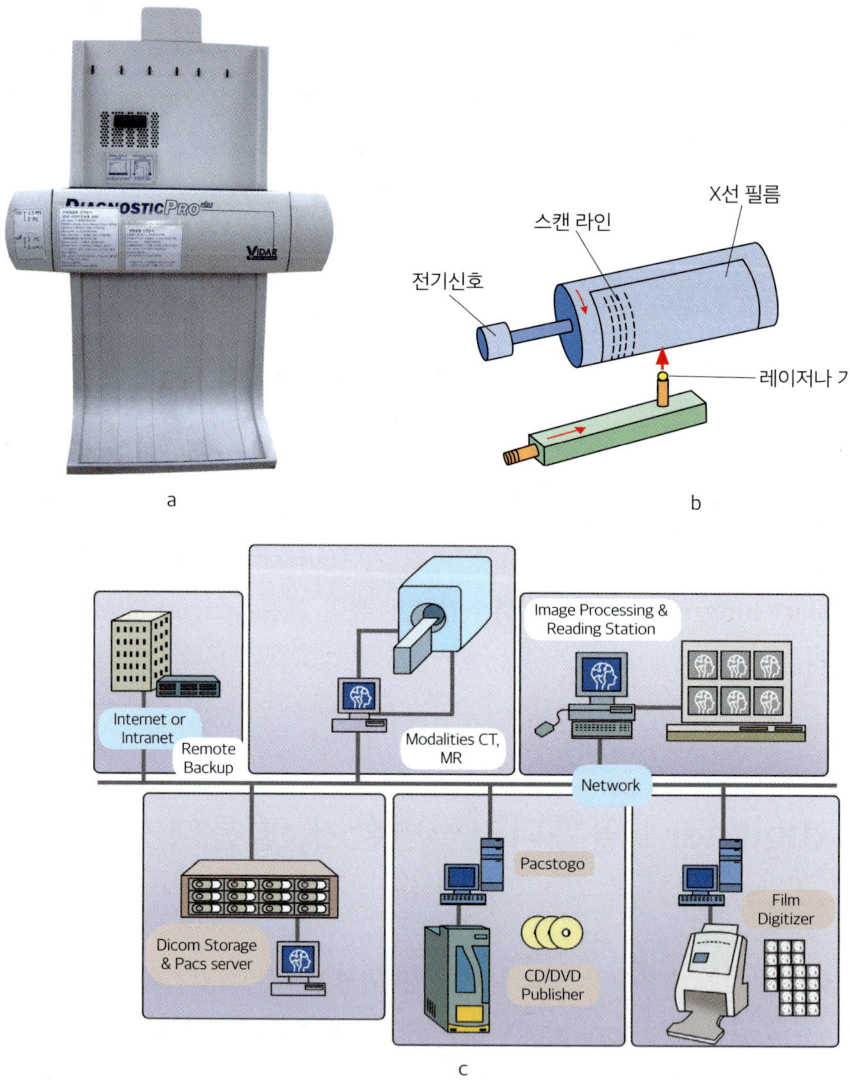

그림 87-1. 필름 디지타이저

a. 드럼 방식의 필름 스캐너, b. 드럼방식 필름 스캐너의 원리, c. 컴퓨터와 결합된 드럼방식의 필름 스캐너

---

61. 평판스캐너는 편리하게 사용할 수 있으나 필름의 크기가 스캐너와 잘 맞지 않고 스캐닝하는 속도가 느려 오래 사용되지는 못했음
62. 빛을 전하로 변환시켜 화상(畵像)을 얻어내는 센서

로 구현하기 때문에 도트의 수를 높이면 아날로그 영상과 차이 없는 디지털 이미지를 구현할 수 있다. 또한 스캐닝 영상을 그레이스케일(gray scale, 회색조)로 사용하여 컬러 이미지를 사용할 경우 발생하는 불필요한 영상의 크기 증가 없이 영상을 디지털화시킬 수 있다. 최근에는 DR(digital radiography)의 개발로 필름디지타이저는 거의 사용하지 않는 추세다.

88. Fume hood | 연무후드

연무후드		기타	진단검사의학과

연무후드는 연구실, 실험실, 병원 등에서 작업환경을 오염시키고 인체에 해로운 유해 가스나 자극성 연기(fume) 등이 나타나는 약품을 이용하여 실험할 때 유해 가스를 안전하게 배출시켜 검사자를 보호하고 쾌적한 실험실 작업환경을 유지하기 위해 사용된다(그림 88-1).

연무후드는 내부에 장착된 팬이 작동하면서 2/3 정도 열린 문을 통해 바깥의 공기를 빨아들이고 동시에 그 공기를 외부로 방출한다. 따라서 내식성이나 내열성이 우수한 내부 자재의 사용이 필수적이다(그림 88-2).

참고로 연무후드는 미국 FDA의 의료기기 분류 중 Class I의 생물학적 안전캐비닛(biological safety cabinet, BSC)과 동작 원리는 같으나 헤파(HEPA)필터를 사용하지 않는 차이점이 있다.

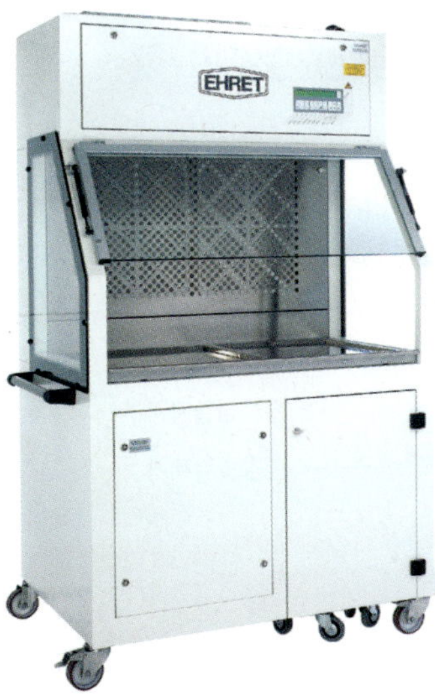

그림 88-1. 연무후드(사진협조: 비엠에스 코리아)

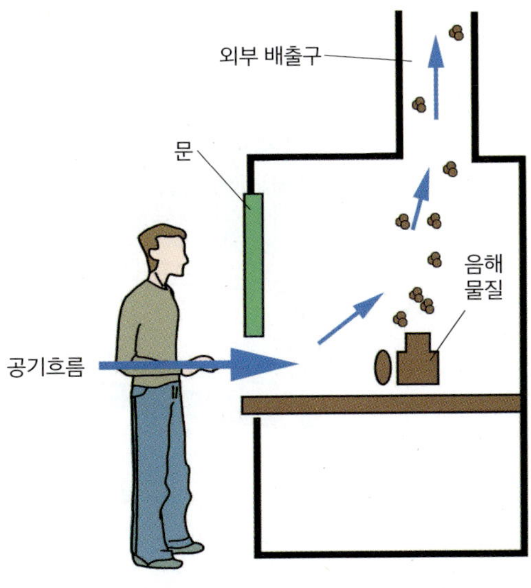

그림 88-2. 연무후드의 작동원리

89. Gel dryer | 겔건조기

겔건조기		기타	

진단검사의학과 겔건조기는 단백질, DNA, RNA, 아미노산, 뉴클레오티드 등의 분석 시 전기영동을 통해 크기별로 분리하고 염색과정을 거친 후 겔 형태로 된 분리 단백질을 건조된 상태로 원형을 장기간 보관을 하고자 할 때 사용하는 기기이다(그림 89-1).

겔건조기는 온도를 높여주는 히터, 진공을 잡아주기 위한 진공펌프, 온도, 시간 조절 타이머 등으로 되어 있으며 작동 원리는 플레이트에서 열이 가하면 비닐이 녹으면서 붙고, 아래쪽에서는 진공으로 습기를 제거하면서 건조가 된다(그림 89-2).

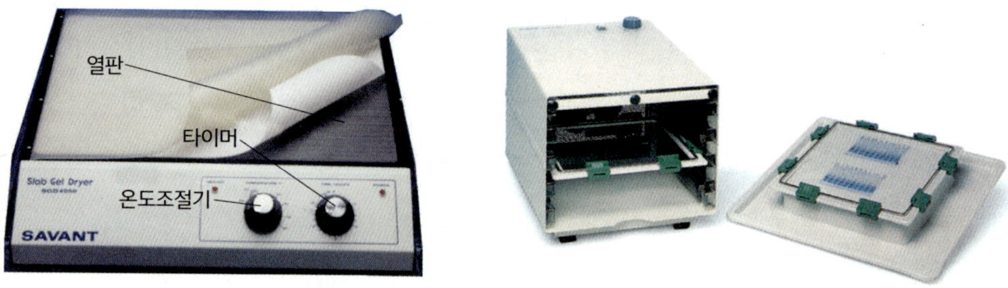

그림 89-1. 각종 겔건조기

Bio-Rad GelAir Drying System(사진협조: 비엠에스 코리아)

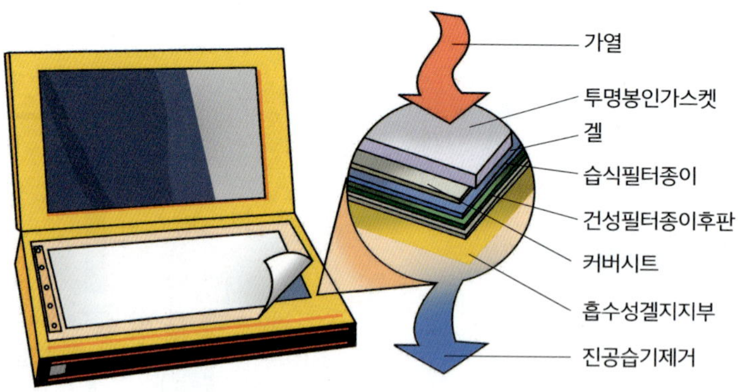

그림 89-2. 겔건조기의 작동원리

90. Heart lung machine | 인공심폐기

인공심폐기	A09010.01	기타	흉부외과, 수술실

심폐바이페스기(cardiopulmonary bypass machine)라고도 불리는 인공심폐기는 심폐수술(open heart surgery) 시 한시적으로 심장과 폐 기능을 대체하여 혈액에 산소를 공급하면서 순환시키는 기기이다(그림 90-1).

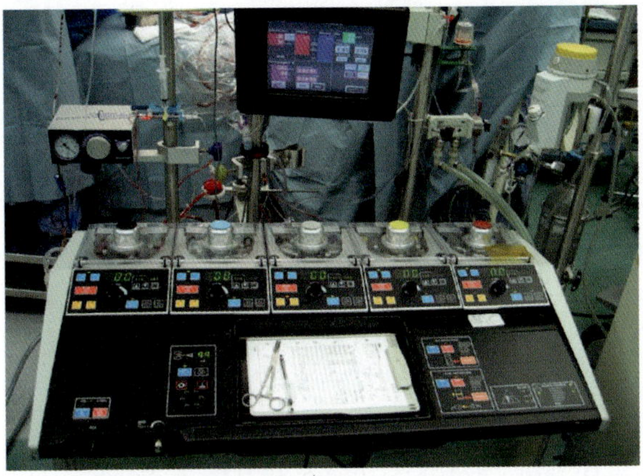

그림 90-1. 인공심폐기

작동원리는 심장과 폐의 기능을 일시적으로 정지시킨 후 심장의 일부분을 절개하는 개심술에서 혈액을 심장의 우심방(upper-right chamber)에서 산소 공급기(oxygenator)로 보내어 특별 투과막에 의해 산소가 공급된 적색의 생생한 혈액을 다시 대동맥으로 순환시키는 역할을 한다(그림 90-2).

과거에는 혈액에 직접 산소를 접촉시키는 방식을 사용하였지만, 적혈구의 파괴 및 단백질 변성이 일어나는 문제로 인하여 혈액이 가스와 간접적으로 접촉하는 밀폐형 심폐기가 개발되었다.

인공심폐기는 1953년 Gibbon이 심방중격결손 환자의 개심술에 처음으로 사용하여 성공한 이래 눈부신 발달을 거듭하여 지금은 사용이 보편화되었고 비교적 안전하게 시행되고 있다. 현재 인공심폐기를 이용한 심장 수술 기술의 발달로 많은 심장질환을 치료할 수 있게 되었고 Gibbon이 처음 개심술에 성공한 심방중격결손 수술 같은 경우 오늘날 수술 사망률이 1% 미만으로 좋은 결과를 얻고 있다. 국내에서는 많은 병원에서 매년 수천 회 이상의 개심술이 시행되고 있으며 수술 성공률도 매우 높다. 인공심폐기는 체외순환사(perfusion technologist)가 따로 관리하고 있다.

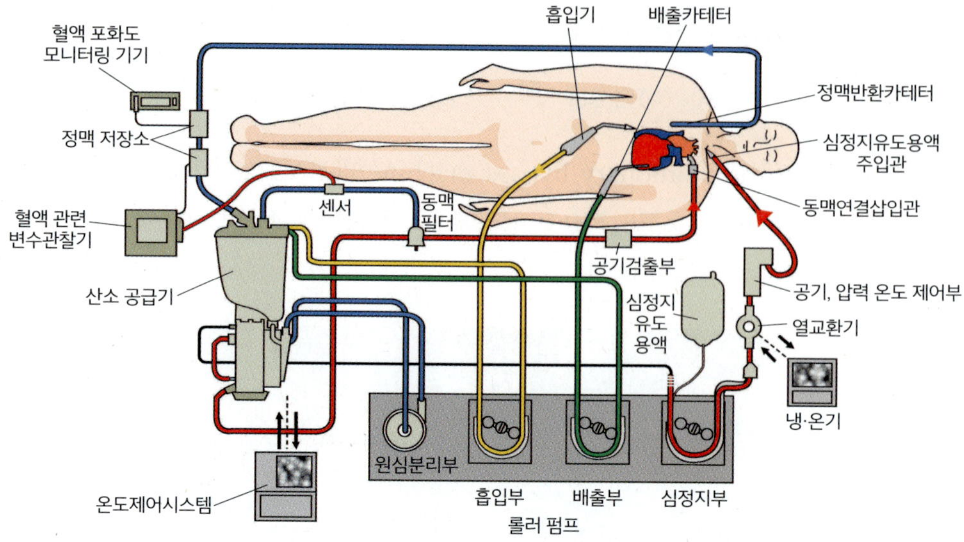

그림 90-2. 인공심폐기 동작 원리도

우심방에서 나온 혈액이 배출부 롤러 펌프에 의해 강제로 산소 공급기로 운반되고 산소 공급기에서 산소가 공급된 혈액이 다시 심장으로 돌아들어 간다. 그리고 정맥반환카테터에서는 정맥이 산소 공급기로 연결되어 산소 공급 후 다시 심장으로 들어가게 된다.

그러나 인공심폐기를 이용한 개심술은 인공심폐기를 통한 관류 시간이 길수록 심장과 폐의 손상이 나타나므로 대부분의 수술이 체외순환 시간(1~3시간) 이내에서 이루어지고 있다.

91. Hypo-hyperthermia machine or units | 환자체온유지기

체온조절장치	A09170.01	기타	수술실

환자체온유지기는 수술 환자의 저체온증[63](hypothermia)을 방지하기 위해 물이나 공기와 같이 열전달이 우수한 물질을 순환시켜 환자의 체온을 적정 온도로 유지하는 기기이다(그림 91-1).

물을 이용하는 방식은 기기 안쪽 증류수 탱크에 저장된 증류수가 히터(heater)에 의해 데워지면 모터가 환자가 깔고 누워있는 블랭킷(blanket) 쪽으로 가온 된 증류수를 강제 회전시켜 환자의 체온을 적정하게 유지하는 원리이며 공기를 이용하는 방식은 물 대신 히터로 가열된 공기를 공급하는 원리를 가지고 있다. 특징으로는 환자의 안전을 위해 적정 온도를 유지하지 못하고 만일 온도가 과도하게 오르거나 증류수의 순환이 원활하지 못하면 자동적으

63. 환자의 체온이 35℃ 이하로 내려갔을 때를 말하는 것으로 증상으로는 심장의 부정맥, 심정지 등을 유발하며 지속적으로 35℃ 이하의 저체온이 된다면 심장, 뇌, 폐, 기타 등의 중요장기 기능이 저하되어 회복되지 못하고 결국은 사망하게 됨

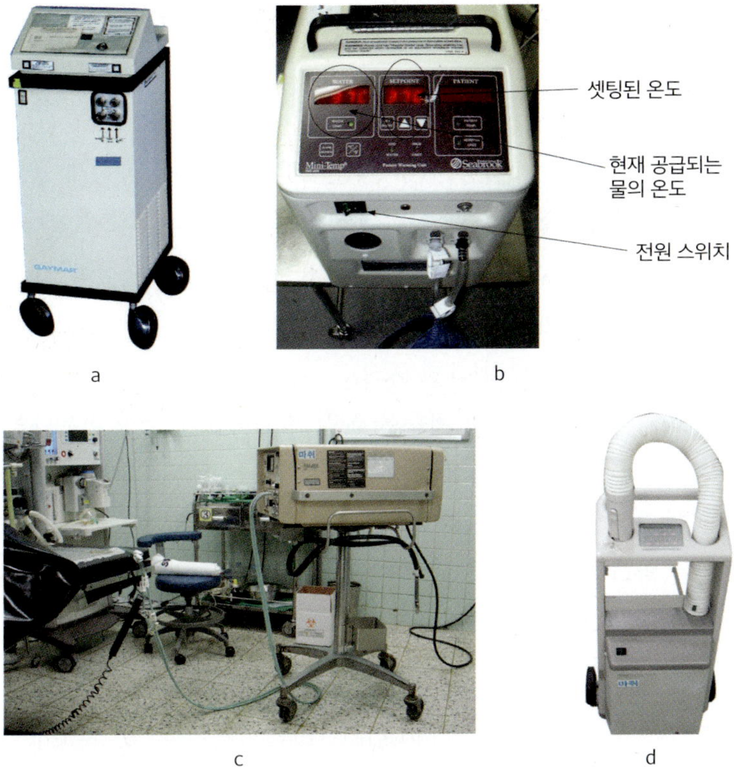

그림 91-1. 물을 이용하는 환자체온유지기(a, b)와 공기를 이용하는 환자체온유지기(c, d)의 예

이동이 가능하게 바퀴가 달려 있고 디스플레이 판넬에는 현재 온도와 세팅 온도를 보여줌으로써 환자 온도를 정확히 유지해 줄 수 있는 정보를 보여준다.

로 작동에러가 나타나도록 설계가 되어 있다. 고장 원인으로는 크게 온도센서 이상과 블랭킷의 누수나 찢어짐이 대부분이다(그림 91-2). 원리상으로는 간단하지만 실제 수술에서는 없어서는 안 되는 중요한 의료기기 중 하나이다.

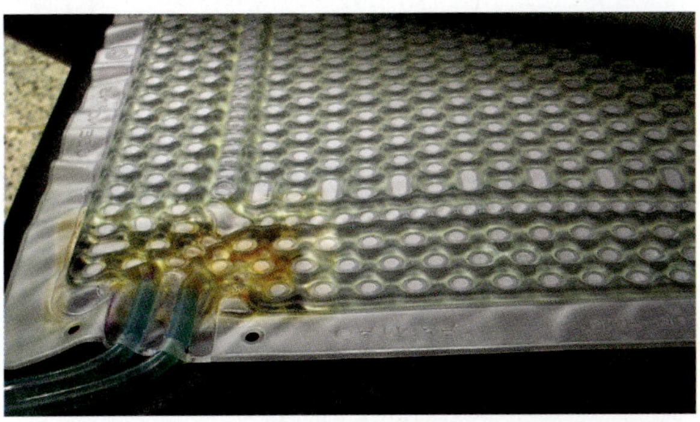

그림 91-2. 환자체온유지기 사용되는 블랭킷

92. Micro pipet | 마이크로피펫

		기타	진단검사의학과 등

마이크로피펫은 마이크로리터(μL) 단위의 적은 양의 액체를 정확하게 흡입, 분주하는 기구로서 마치 주사기로 액체를 흡입할 때 사람의 힘으로 당기던 피스톤을 스프링이 대신하는 것으로 이해할 수 있다. 마이크로피펫의 용량은 사용하는 팁으로 결정하는데 1,000μL, 200 μL, 20μL, 10μL 팁을 주로 사용한다. 각 피펫의 용량은 표기된 최대 범위 내에서 조정 버튼이나 양조절 손잡이를 돌려 조절한다(그림 92-1).

마이크로피펫의 흡입과 분주는 조정 버튼을 눌러 시행하는데 조정 버튼에는 두 번의 정지 구간이 있다. 첫 번째 정지 구간은 지정된 용량을 흡입, 분주하는 용도로 이용되고 두 번째 정지 구간은 분주 후 잔류물을 완전히 분주하는데 사용된다(그림 92-2).

마이크로피펫에는 일회용 팁(그림 92-3)이 쓰이는 데 사용한 팁은 배출버튼을 눌러 제거하고 새 팁으로 교체한다.

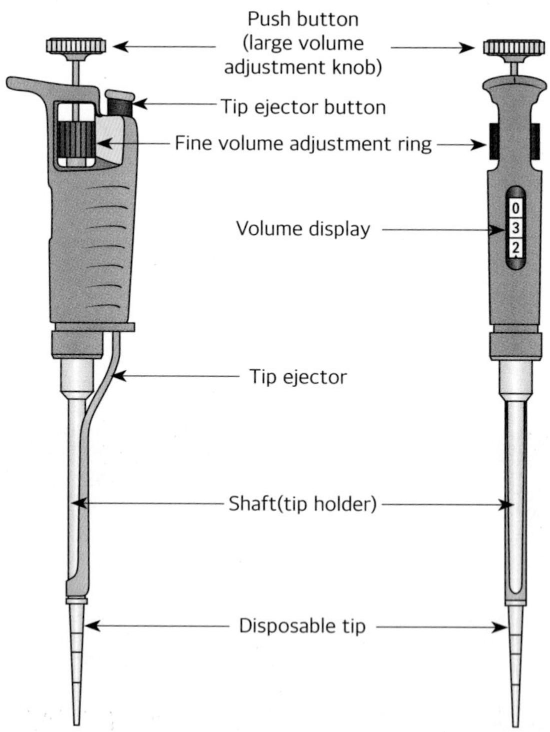

그림 92-1. 마이크로피펫의 구성

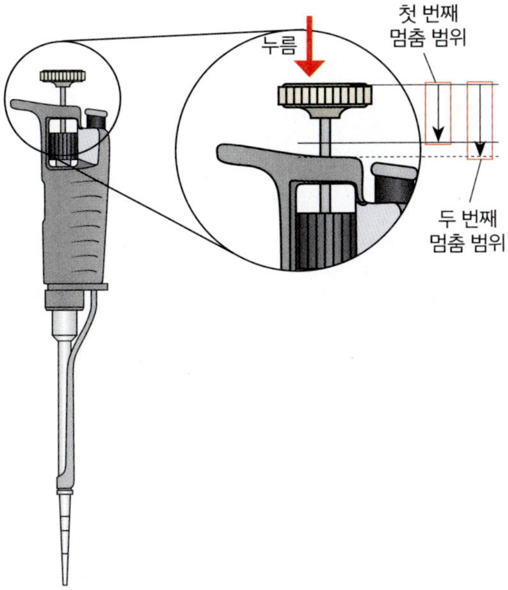

그림 92-2. 조정 버튼의 2단계 멈춤 범위

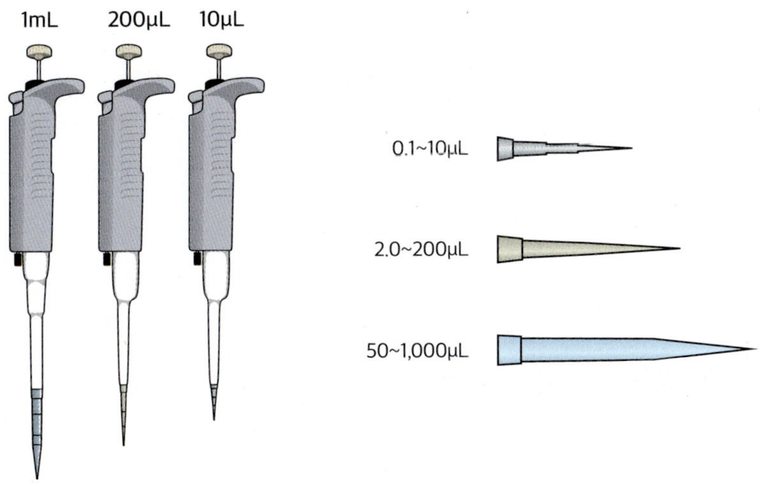

그림 92-3. 마이크로피펫과 팁

사용한 마이크로피펫은 다음 사용을 위해 세척해야 한다. 마이크로피펫의 세척 방법은 ① 먼저 그림 92-4와 같이 피펫을 분해한 후에, ② 알코올로 잘 닦은 뒤, ③ 고압증기멸균기로 멸균(121°C, 20분)한 후, ④ 건조 후 다시 조립해서 사용한다. 또한, 마이크로피펫은 정확성 유지를 위해 주기적인 보정이 필수적이다.

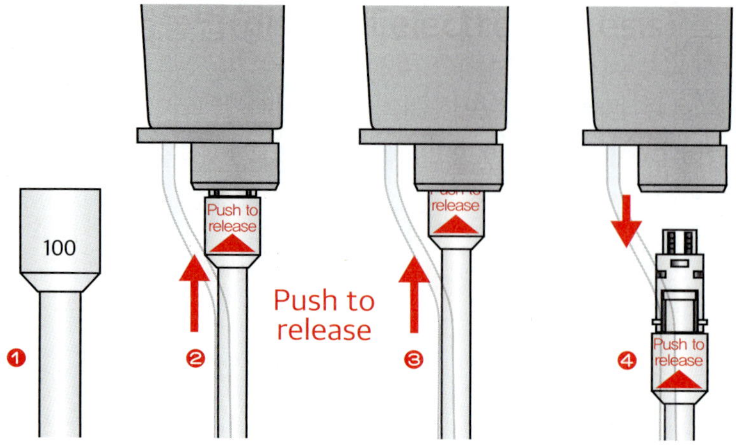

그림 92-4. 마이크로피펫 분해

93. Microscope | 현미경

		기타	진단검사의학과, 피부과 등

현미경은 사람의 눈으로 볼 수 없는 작은 물질을 확대하여 관찰할 수 있는 기기이다. 현미경의 종류에는 대표적으로 광학 현미경, 전자 현미경, 원자 현미경 등이 있으며 그 밖에도 X선 현미경, 초음파 현미경, 가상 현미경 등 매우 다양한 현미경이 사용되고 있다. 그러나 일반적으로 현미경이라 하면 광학 현미경을 지칭한다.

가. 광학 현미경(bright field microscope)

1) 명시야 현미경(light field microscope)

가시광선을 이용하는 모든 현미경을 지칭한다(그림 93-1). 명시야 현미경은 균일한 입사광을 조사하였을 때 관찰 물체의 부분마다 흡수율이 다른 원리를 이용한 것으로서 유리 재질의 렌즈와 가시광선을 광원으로 이용한다. 명시야 현미경의 동작 원리는 다음과 같다. 광원에서 가시광선을 쏘아주면 이 빛이 관찰 물을 통과한 후 대물렌즈와 접안렌즈를 통해 확대되어 나타난다. 일반적으로 대물렌즈를 통하면 확대된 실상이 만들어지며 이 확대된 실상은 접안렌즈를 통해 한 번 더 확대된다(그림 93-2). 보통 접안렌즈는 초점이 고정되어 있어

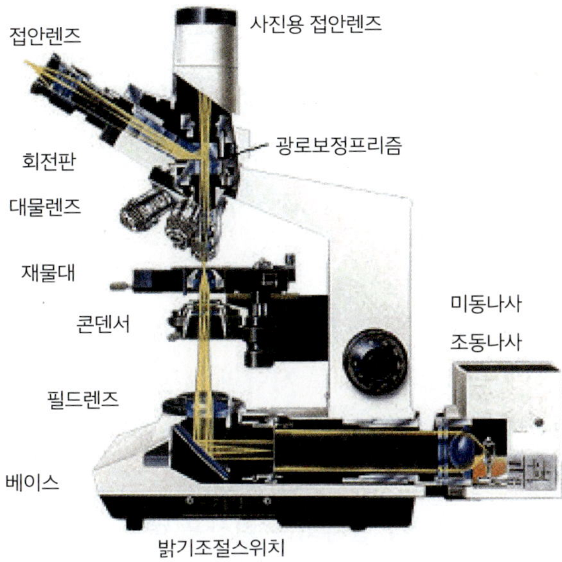

그림 93-1. 명시야 현미경과 명칭

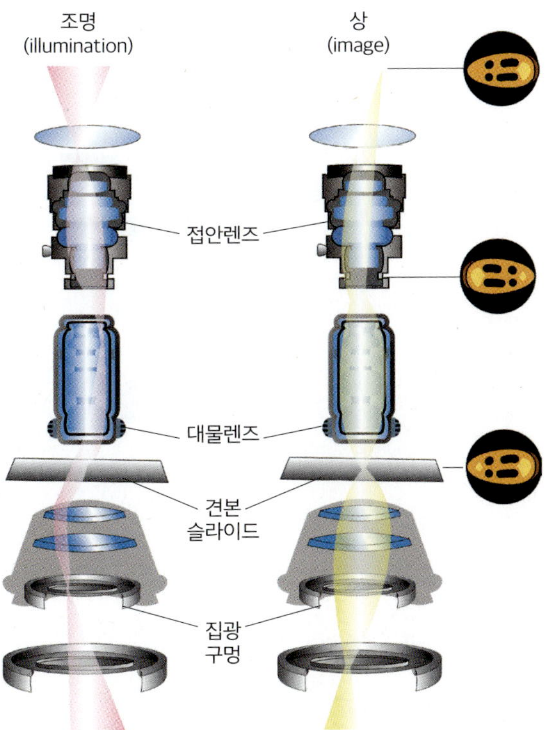

그림 93-2. 명시야 현미경의 작동원리

대물렌즈와 관찰 물 사이의 거리는 조동나사와 미동나사를 돌려 조절한다. 명시야 현미경은 1,000배 정도의 배율과 0.2μm 정도의 분해능을 가지며 광원으로 가시광선을 사용하기 때문에 가시광선의 파장보다 작은 물체는 관찰할 수 없고 투명한 물체는 염색을 통해 분리 관찰해야 한다. 명시야 현미경은 관찰 위치에 따라 위에서 물체를 관찰하는 정립 현미경과 밑에서 관찰하는 도립 현미경으로 구분한다.

2) 암시야 현미경(dark field microscope)

암시야 현미경은 명시야 현미경과 반대로 시야의 배경을 어둡게 하여(=암시야) 물체를 밝게 볼 수 있도록 해주는 현미경이다. 즉, 거미줄과 같은 투명하고 밝은 물체는 배경이 밝을 때는 잘 안 보이지만, 배경이 어두우면 잘 보이는 원리와 같다. 암시야는 광원에서 조사된 빛이 콘덴서를 통과하면서 산란되거나 반사되는 현상을 이용하므로 가시광선의 파장보다 작은 물체(예: 혈액 속 작은 지방입자)를 높은 콘트라스트로 관찰할 수 있으나 물체 표면과 내부의 미세한 구성은 관찰하기 어려운 단점이 있다(그림 93-3). 통상적으로 광학 현미경에 암시야 콘덴서를 삽입하는 것만으로 암시야 관찰이 가능하다.

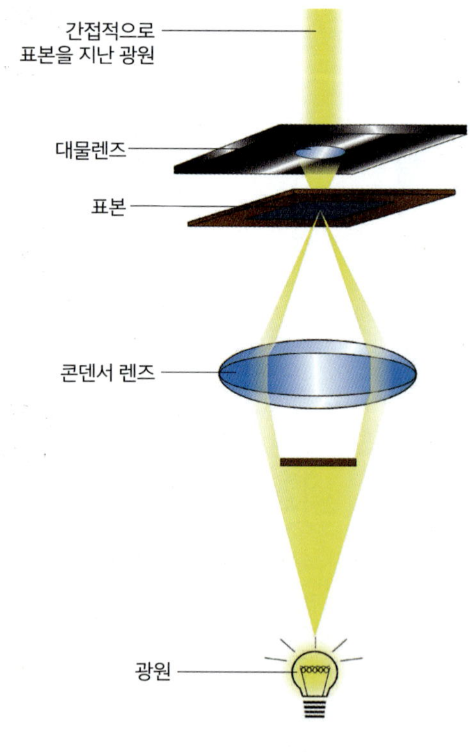

그림 93-3. 암시야 현미경의 원리

3) 위상차 현미경(phase contrast microscope)

1930년대 네덜란드의 제르니케가 처음 발명한 위상차 현미경은 관찰물의 두께와 굴절률의 차이를 이용한다(그림 93-4).

이 현미경은 회절된 광선과 회절되지 않은 광선 사이에 간섭현상을 일으켜 발생하는 위상차를 명암의 차이로 만들어 물체를 식별하는 데 염색이 필요 없어 살아있는 투명세포처럼 염색하면 죽어버리는 대상을 관찰할 때 유용하다.

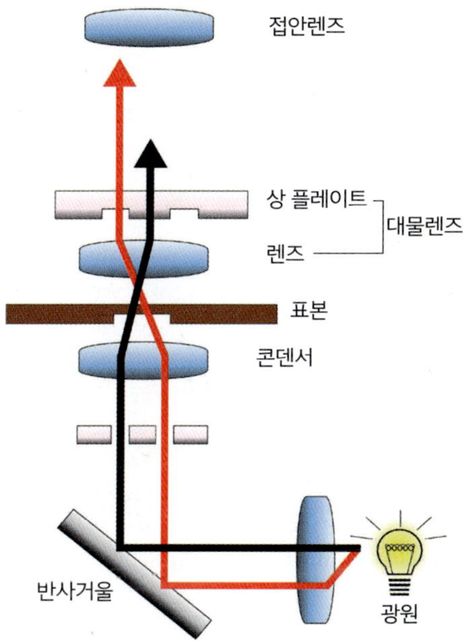

그림 93-4. 위상차 현미경 원리

4) 간섭 현미경(interference microscope)

간섭 현미경은 표본을 투과한 물체광에 광원에서 분리된 간섭광을 겹쳐 나타난 간섭현상을 이용하여 물체의 구조를 관찰하는 현미경이다(그림 93-5). 주로 투명한 물체의 미세구조, 요철의 변화, 위상변화 관찰에 사용되며 표본의 단위 면적당 양을 정량적으로 측정하는 데에도 쓰인다. 간섭 현미경은 모양뿐 아니라 물체의 위상에 의해 생긴 광위차를 검출한다는 점에서 위상차 현미경과 유사하다.

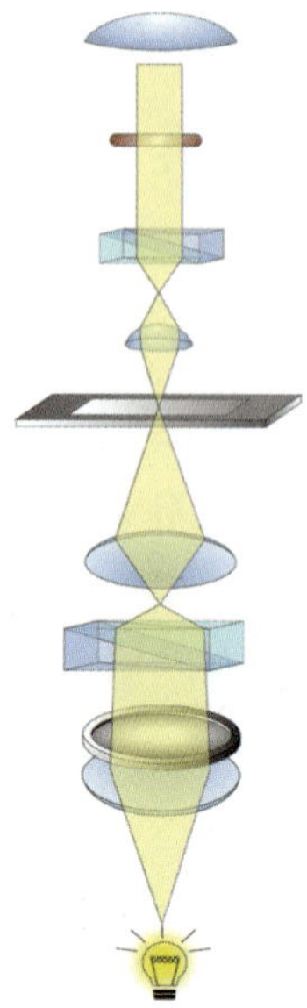

그림 93-5. 간섭 현미경의 원리

5) 편광 현미경(polarizing microscope)

투명한 광물 관찰에 주로 이용되는 편광 현미경은 물체마다 빛의 진동방향이 다른 성질을 이용한 것으로서 특정 각도에서 한 가지의 물질만을 선택적으로 관찰하거나 물질의 혼합 성분을 구분하는 데 주로 사용한다(그림 93-6). 외형적 특징으로는 박편을 사이에 두고 상부에는 상부니콜(또는 분해기(analyzer))과 하부에는 하부니콜(또는 편광기(polarizer))이라는 편광판이 있으며, 재물대가 회전한다.

편광 현미경의 동작 원리는 다음과 같다. 우선 모든 진동방향의 광파가 섞여 있는 자연광을 상부니콜을 제거한 상태에서 하부니콜로 통과시키면(개방니콜의 상태) 한 방향으로만 진동하는 편광이 구해진다. 이 편광을 관찰하려는 박편에 비추면 색과 밝기를 통해 박편을 구분할 수 있다.

또한, 상부니콜을 하부니콜과 직각이 되도록 끼우면(직교니콜의 상태) 빛이 투과되지 않아 아무것도 보이지 않는 상태가 된다. 이때 재물대를 회전하여 박편을 관찰하면 일정한 각도에서만 표본이 보인다. 이 경우 해당 각도에 따라 어떤 물체인지 구분할 수 있는데 이는 물체의 내부 구성의 차이에 따라 빛의 굴절 또는 반사각 다르기 때문이다(그림 93-7). 참고로 상부니콜을 '분해기(analyzer)'라고 일컫는 이유는 이를 통해 하부니콜 '편광기(polarizer)'을 통과한 빛의 방향을 확인할 수 있기 때문이다.

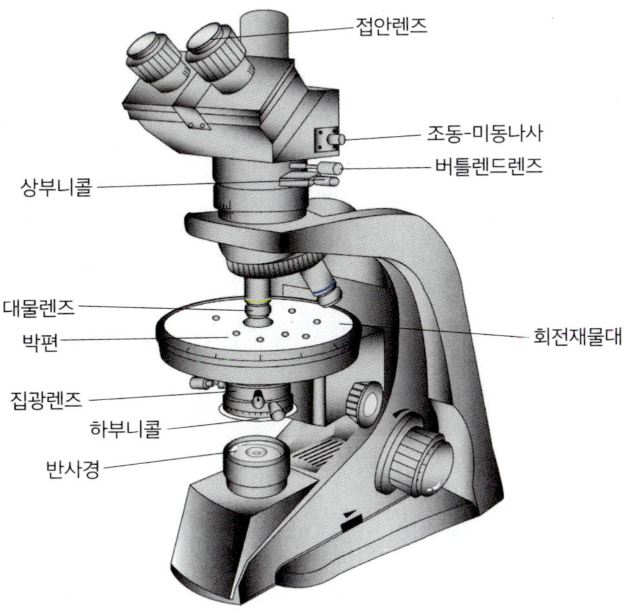

그림 93-6. 편광 현미경과 명칭

① 접안렌즈: 직접 표본을 눈을 관찰하는 렌즈, ② 조동-미동나사: 현미경의 초점을 맞추기 위한 나사로 조동나사는 초점 거리를 대략 맞추기 위한 나사이고 미동나사는 조동나사로 맞춘 후 세밀하게 초점을 맞추는 데 사용함, ③ 버틀렌드렌즈: 상부니콜 바로 위에 있으면서 빛이 주위로 벗어나지 않도록 해주는 역할을 함, ④ 상부니콜: 하부니콜과 진동방향이 90° 수직으로 놓이며 이때 빛이 완전히 차단되어 완전 소광 현상이 일어나게 하는 데 사용됨, ⑤ 대물렌즈: 여러 배율의 렌즈가 있으며 저 배율은 박편 전체를 관찰할 때 고배율은 부분적으로 더 정밀히 관찰할 때 사용함, ⑥ 박편: 빛이 투과할 수 있도록 얇게 조각으로 만들어진 관찰대상, ⑦ 회전재물대: 표본을 올려놓는 원판의 받침대로 회전할 수 있고 회전 각도를 읽을 수 있는 눈금이 새겨져 있음, ⑧ 집광렌즈: 하부니콜 바로 위에 자리잡고 있으며 빛이 벗어나지 않고 모아주는 역할을 함, ⑨ 하부니콜: 360° 회전할 수 있으며 상부니콜과 직교(90°)되는 방향으로 놓아 사용됨, ⑩ 반사경: 편광 현미경에 빛이 투과되어 표본을 관찰할 수 있도록 빛을 모아주는 거울

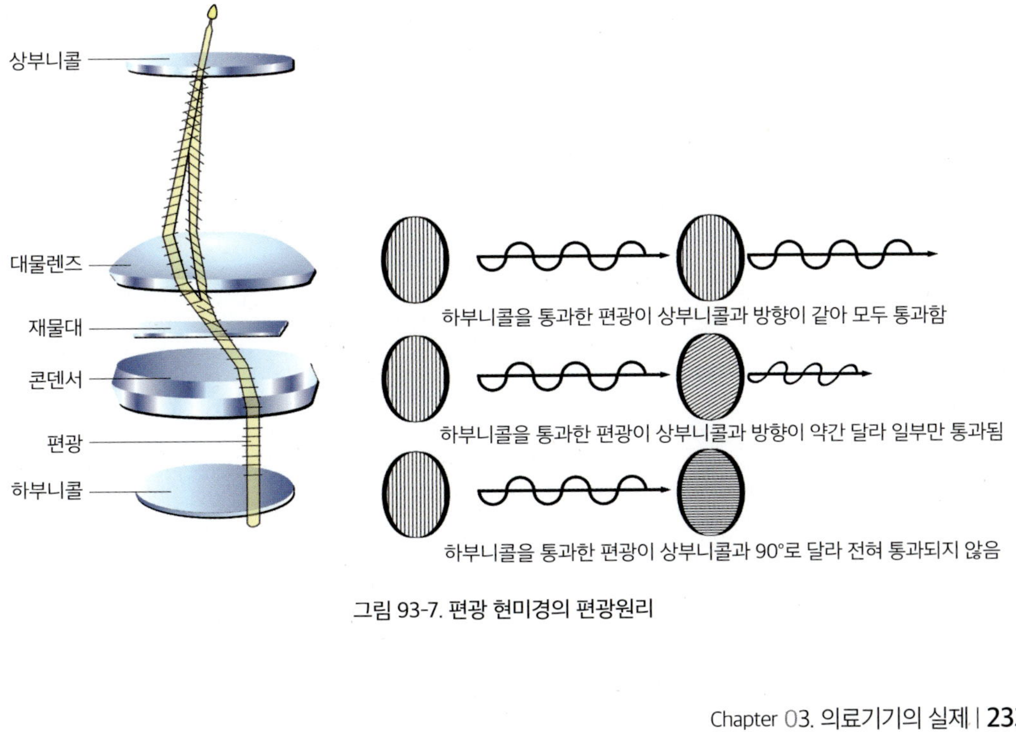

그림 93-7. 편광 현미경의 편광원리

6) 형광 현미경(fluorescence microscope)

형광 현미경은 형광물질[64](형광색소)로 처리한 표본에 파장이 짧은 자외선을 비추어 발산되는 형광 현상을 이용하는 현미경으로서 형광의 유무와 종류로 세포를 구분한다. 형광 현미경은 살아있는 세포를 파괴하지 않으면서 세포의 수나 체적을 관찰할 수 있어 생물학, 세균학 영역에서 가장 많이 사용되고 있다.

형광 현미경의 동작 원리는 다음과 같다. 먼저 관찰에 앞서 표본들을 특수한 시약으로 처리한다. 처리한 표본들은 특별한 입사광에만 반응하는데 극히 짧은 시간 동안만 빛을 흡수하였다가 파장이 긴 적색계통의 빛을 방출한다. 이후 이 빛은 필터를 통해 형상으로 관찰된다(그림 93-8).

형광 현미경의 광원으로는 수은램프가 많이 사용되는데 이는 수은램프에서 발생하는 빛은 자외선, 청색광, 적색광 등 다양한 빛으로 구성되어 있어 필터만으로도 쉽게 특정 파장의 빛만을 시료에 닿게 할 수 있기 때문이다.

형광 현미경은 면역검사에 많이 이용하고 있으며, 형광이 미약한 경우 어두운 곳에서 관찰하기도 한다. 1990년대 이후 CCD 카메라가 현미경에 이용되면서 감도가 비약적으로 높아져 미약한 형광까지도 고감도로 가시화할 수 있게 되었다.

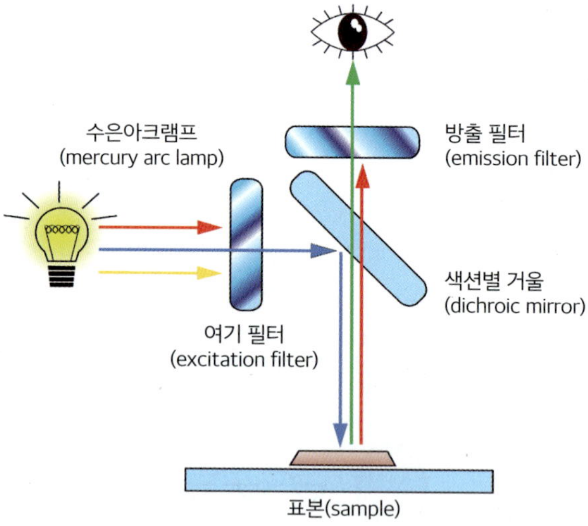

그림 93-8. 형광 현미경의 원리

여기 필터를 통해 특수 파장의 빛이 들어오면 그 빛에만 반응하는 형광물질로 처리된 표본이 형광을 발하고 이 형광을 다시 방출 필터를 통해 확인한다.

58. 외부에서 어떤 자극을 받았을 때 고유한 빛을 발하는 물질

7) 실체 현미경(stereomicroscope)

실체 현미경은 두 눈으로 물체를 보는 것과 유사한 방식을 사용하여 표본을 입체적으로 관찰할 수 있는 현미경이다. 쌍안을 사용하는 일반 현미경은 대물렌즈에서 접안렌즈까지 하나의 광축으로 이루어져 입체감을 나타내지 못하나 실체 현미경은 대물렌즈에서 좌우로 약 15° 정도 광축을 벌어지게 나누어 상을 만들기 때문에 상을 입체적으로 관찰할 수 있다(그림 93-9). 입체상을 관찰할 수 있는 실체 현미경은 해부와 같이 표본을 관찰하면서 다른 작업을 할 때 주로 사용되며 물체의 내부 구조보다는 외형을, 미세구조보다는 다소 큰 구조를 관찰하는 데 사용된다. 일반 현미경은 5배, 10배, 20배, 50배, 100배 등의 대물렌즈를 교환하여 배율을 바꾸지만, 실체 현미경의 배율은 10~100배가 보통이며 최근에는 줌(zoom) 형식을 이용하여 렌즈 교환 없이 배율을 바꿀 수 있다.

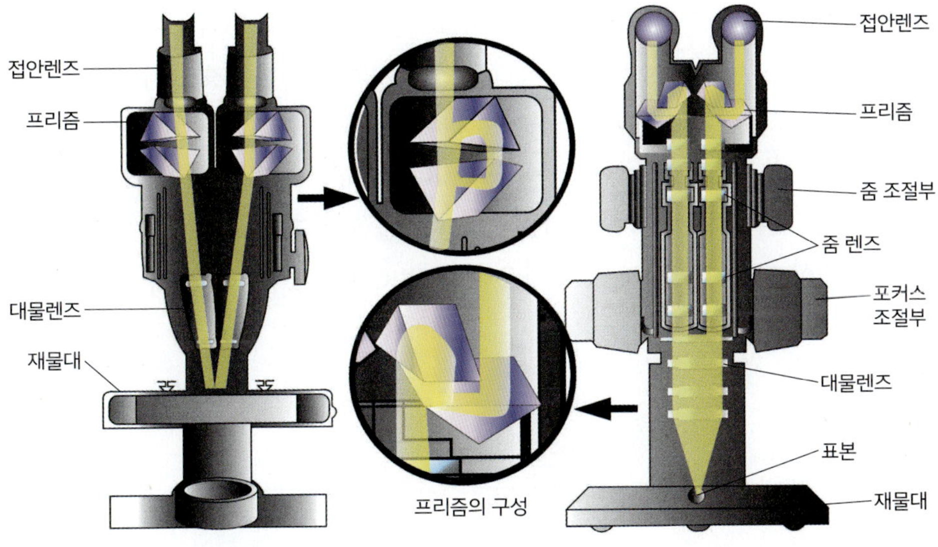

그림 93-9. 실체 현미경의 원리

나. 전자 현미경(electron microscope)

1930년대 초 독일의 과학자 Max knoll과 Ernst Ruska는 가시광선 대신 에너지가 큰 전자빔을 사용하는 전자 현미경을 개발하였다. 전자 현미경은 광학 현미경으로는 관찰할 수 없는 세포의 핵이나 미토콘드리아 등의 형태, 구조뿐만 아니라, 핵의 구성이나 양까지도 정밀하게 관찰할 수 있다. 전자 현미경에는 주사 전자 현미경과 투과 전자 현미경 두 종류가 있다.

1) 주사 전자 현미경(scanning electron microscope, SEM)

주사 전자 현미경은 일반 광학 현미경으로 관찰하기 어려운 미세한 시료 표면을 고배율, 고분해능으로 관찰할 수 있는 현미경으로서 광원으로 전자빔을 사용한다.

주사 전자 현미경의 동작 원리는 전자총에서 가속된 전자로 구성된 전자빔(electron beam)이 자장을 가지는 자기렌즈를 통과하면서 좁게 모이고, 이렇게 모인 전자빔이 울퉁불퉁한 시료 표면에 조사된다(scanning). 이때 탄성 및 비탄성 충돌로 인해 시료 표면에서는 여러 종류의 전자선과 X선이 튀어나오는데 이 중에서 검출기로 2차 전자(secondary electron)를 검출하여 영상화 한다(그림 93-10).

주사 전자 현미경은 인위적으로 만든 전자를 가속하는 원리를 이용하기 때문에 전자의 가속 정도에 따라 배율, 초점, 화상의 밝기, 콘트라스트 등을 조절할 수 있다. 또한, 큰 초점심도로 시료의 곡면이나 표면 형상을 3차원으로 구현할 수 있다.

일반적으로 주사 전자 현미경은 50Å[65](옹고스트롬) 정도의 해상력을 지닌 것이 사용되지만, 세밀한 관찰을 위해 10Å 이하의 해상력을 가진 고분해능 현미경도 사용되고 있다. 주사 전자 현미경은 사용 목적에 따라 여러 부가 장치를 추가할 수 있는데 대표적으로 EDX(energy dispersive x-ray spectroscopy) 장치와 EBIC(electron beam induced current) 장치가 있다. EDX 장치는 시료에서 방출되는 X선을 검출하여 시료에 어떠한 원소의 물질이 어느 정도 포함되어 있는지 확인하는 데 사용하며 EBIC 장치는 시료에 전류를 흘려주어 시료

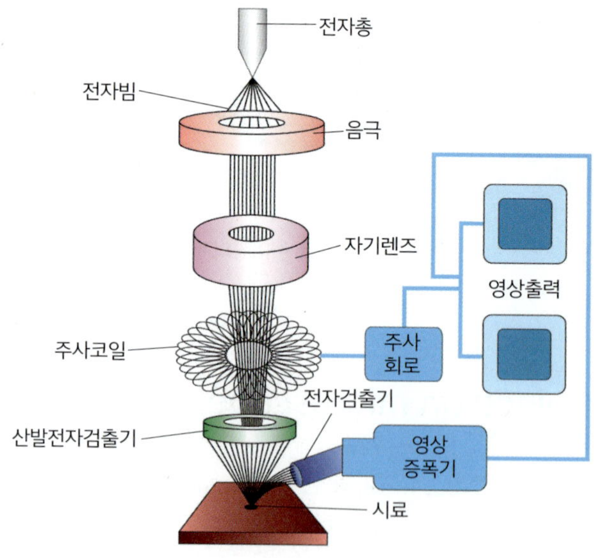

그림 93-10. 주사 전자 현미경의 원리

65. 길이의 단위로 보통 원자나 분자의 크기를 나타낼 때 사용하며 1Å=10^{-10}m임

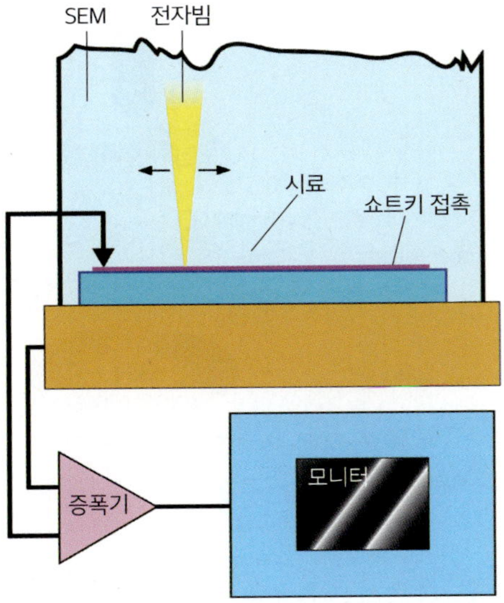

그림 93-11. 주사 전자 현미경에서 EBIC 장치의 원리

를 통과한 전류와 전자빔의 동조화를 통해 시료에서 발광하는 형태의 이미지 관찰에 사용한다(그림 93-11).

2) 투과 전자 현미경(transmission electron microscope, TEM)

투과 전자 현미경은 광선 대신 전사빔을 사용하고 유리 렌즈 대신 자기력을 띠는 코일을 사용하여 전자빔을 모으는 것을 제외하고는 광학 현미경과 같은 원리를 가진다. 그러나 일반 광선보다 매우 짧은 파장을 가지는 전자들을 사용하기 때문에 분해능이 광학 현미경보다 수천 배 정도 우수하여 의학, 생물학, 재료학 등에서 널리 이용된다.

투과 전자 현미경의 동작 원리는 다음과 같다. 진공상태의 전자총에서 발생하여 가속된 전자들이 자장을 이용하여 전자빔 방향을 조정할 수 있는 집광렌즈를 지나면서 중앙부로 모인다. 이렇게 모인 전자빔은 약 100nm 정도로 얇게 처리된 표본을 지나면서 반사되거나 투과된다. 이 중 투과된 전자빔이 대물렌즈와 투사렌즈를 지난 후 하단부 형광판에 부딪히면 표본의 밀도차이에 따른 음영을 가지는 영상으로 나타난다(그림 93-12).

투과 전자 현미경은 주사 전자 현미경에서 사용하는 주사방식(beam scan)이 아닌 광학 현미경의 투과 방식을 사용하기 때문에 표본을 투과하는 전자의 가속전압을 높여줄수록 투과되는 전자빔의 파장이 짧아져 해상도가 좋아지게 된다. 이론적으로는 광학 현미경의 10,000배 수준인 0.002nm의 해상도까지 만들어 낼 수 있다(그림 93-13).

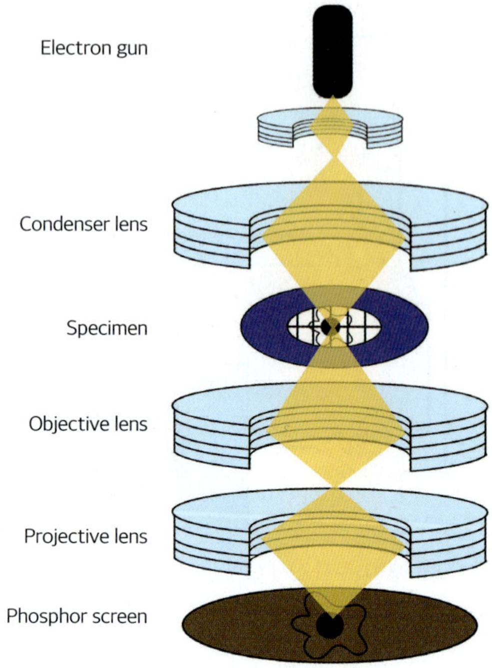

그림 93-12. 투과 전자 현미경의 원리

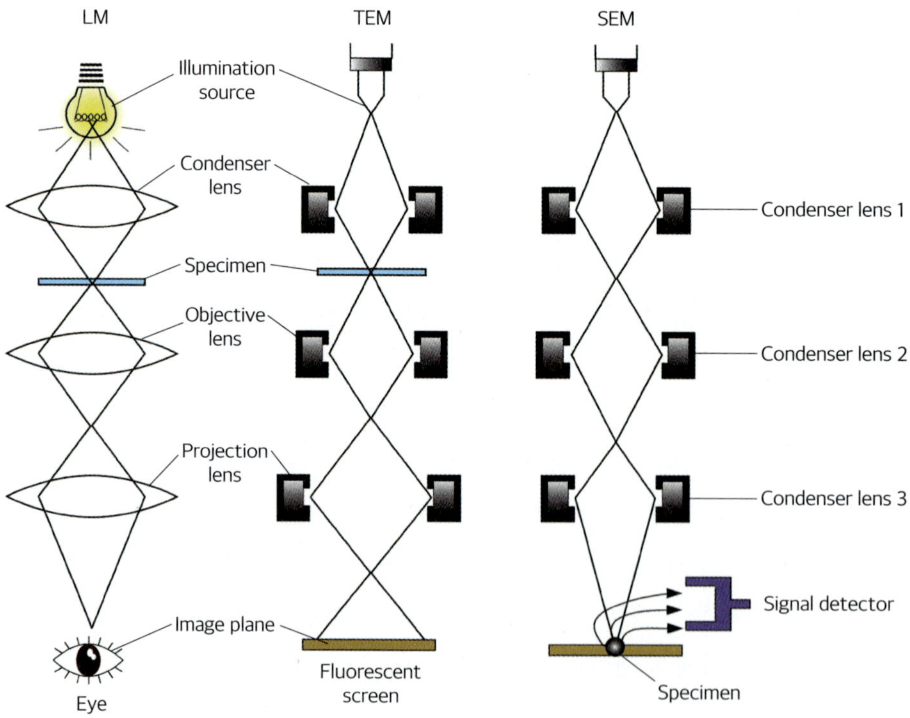

그림 93-13. 광학 현미경, 투과 전자 현미경, 주사 전자 현미경의 비교

다. 원자 현미경(scanning probe microscope, SPM)

1982년 개발된 원자 현미경은 이름처럼 0.01nm 크기의 원자까지 관찰할 수 있는 고배율의 현미경이다. 원자 현미경은 원자를 조작할 수 있고, 시료를 진공이나 액체, 대기 상태에서도 볼 수 있어 그 활용분야가 매우 넓다. 원자 현미경의 종류로는 주사 탐침 현미경, 원자간력 현미경과 표면의 마찰력을 측정하는 LFM, 시료의 경도와 점도를 측정하는 FMM과 PDM, 자기력을 측정하는 MFM, 시료의 전기적 특성을 측정하는 EFM 등이 있다.

1) 주사 탐침 현미경(scanning tunneling microscope, STM)

원자 현미경 중 가장 먼저 개발된 주사 탐침 현미경은 원자 수준의 분해능이 있는 표면 계측 장비로서 나노 크기의 예리한 텅스텐 탐침을 가지고 있다. 이 탐침을 시료 표면에 근접시킨 후 일정한 전압을 걸어주면 전자가 에너지 벽을 뚫고 지나면서 전류가 흐르는 양자역학적 터널링현상이 나타나는데 이러한 탐침과 시료와의 전류변화를 이용하면 시료 표면의 형상화뿐 아니라 다양한 물리적 특성을 측정할 수 있다(그림 93-14). 주사 탐침 현미경의 경우 원리적으로 도체 시료만 관찰할 수 있는 단점이 있다.

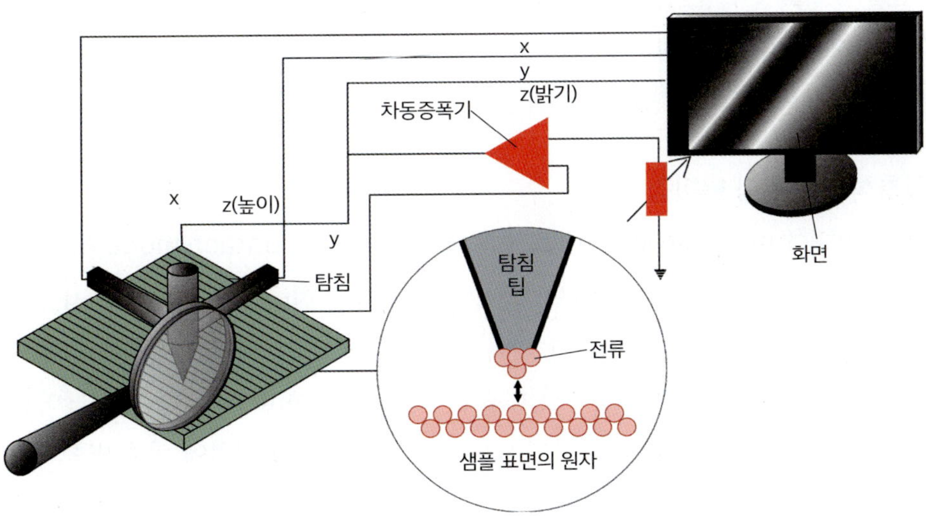

그림 93-14. 주사 탐침 현미경의 원리

2) 원자간력 현미경(atomic force microscope, AFM)

원자간력 현미경은 주사 탐침 현미경에 사용하는 텅스텐 재질의 탐침 대신 매우 미세한 힘에도 쉽게 휘어지는 캔틸레버(cantilever)를 이용한다. 또한, 주사 탐침 현미경과 마찬가지로 시료 표면에 탐침 끝을 가까이 접근시키나 전류의 변화를 측정하는 대신, 탐침 끝의 원자와 시료 끝의 원자 사이에 인력과 척력을 이용한다. 이때 인력과 척력 중 어떤 힘을 이용하느냐에 따라 접촉식 원자간력 현미경(contact mode AFM)과 비첩촉식 원자간력 현미경(non-contact mode AFM)으로 나눈다. 원자간력 현미경의 원리인 인력과 척력의 상호 작용력은 도체나 부도체 모두에서 발생하기 때문에 시료의 표면을 처리하지 않고도 도체, 부도체의 시료 모두 관찰할 수 있다. 그 밖에 고분자 시료를 관찰할 수 있는 두두림식 원자간력 현미경도 있다.

(1) 접촉식 원자간력 현미경 (contact mode atomic force microscope, contact mode-AFM)

접촉식 원자간력 현미경은 원자간의 '척력'을 이용하는 현미경이다. 탐침이 시료에 가까이 접근하면 원자간 척력에 의해 캔틸레버가 휘어진다. 이러한 휘어진 정도를 정확히 측정하기 위해 캔틸레버에 레이저를 조사하고 반사되는 레이저를 광검출센서(photodiode)가 검출하면서 시료를 형상화 한다(그림 93-15). 이 현미경의 단점으로는 탐침이 시료에 가까이 접촉하기 때문에 시료에 가하는 힘이 시료의 원자간 결합을 파괴할 수 있으며, 부드러운 시료는 표면 형상을 제대로 측정하지 못하는 예도 있다.

(2) 비접촉식 원자간력 현미경 (non-contact mode atomic force microscope, noncontact-mode AFM)

비접촉식 원자간력 현미경은 원자간의 '인력'을 이용하는 현미경이다. 탐침과 시료간의 인력은 척력에 비해 매우 작아 캔틸레버가 휘어지는 정도를 접촉식 원자력간 현미경에서 사용하는 방법으로는 측정할 수 없다. 따라서 비접촉식 원자간력 현미경에서는 캔틸레버를 기계적으로 일정하게 진동시키고, 이 진동이 시료의 표면을 지나면서 인력에 의해 변화되는 만큼의 진폭과 위상의 변화 정도를 레이저와 광검출센서(photodiode)를 이용하여 영상화시킨다.

따라서 비접촉식 원자력간 현미경은 접촉식 원자간력 현미경으로는 측정할 수 없는 연질의 시료 측정에 이용할 수 있다. 그러나 비접촉 원자력간 현미경은 접촉식 원자간력 현미경에 비해 탐침과 시료 간의 거리가 멀어 영상의 질이 낮고, 표면에 응축된 물이 있으면 시료의 표면이 아닌 응축된 물의 표면을 형상화하기 때문에 정확성이 떨어진다(그림 93-16).

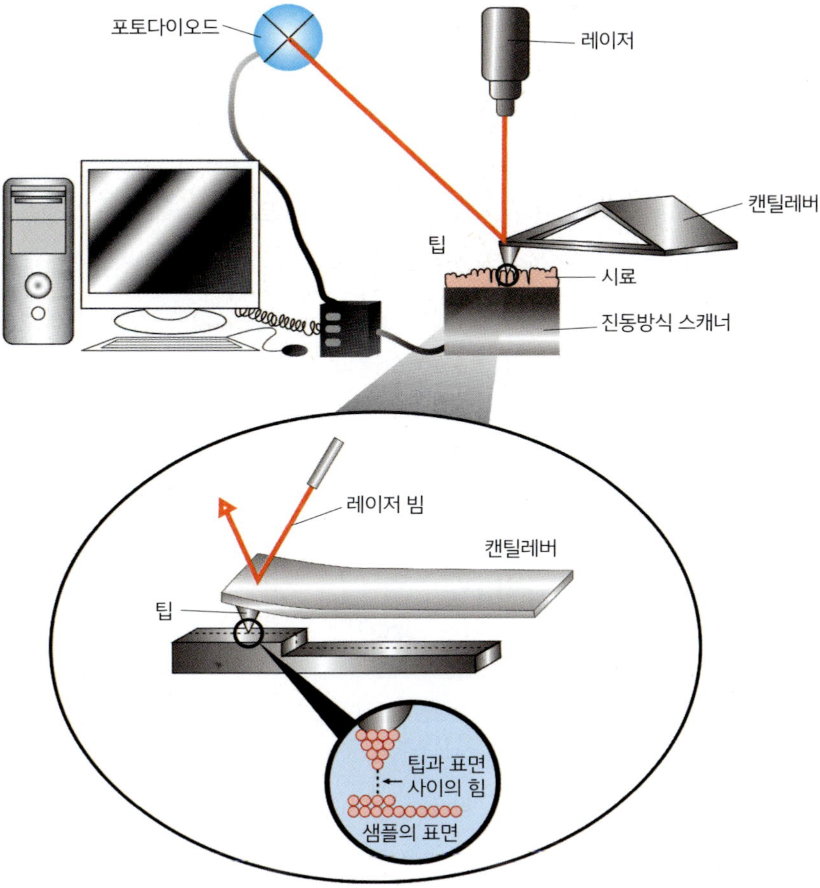

그림 93-15. 접촉식 원자간력 현미경의 원리

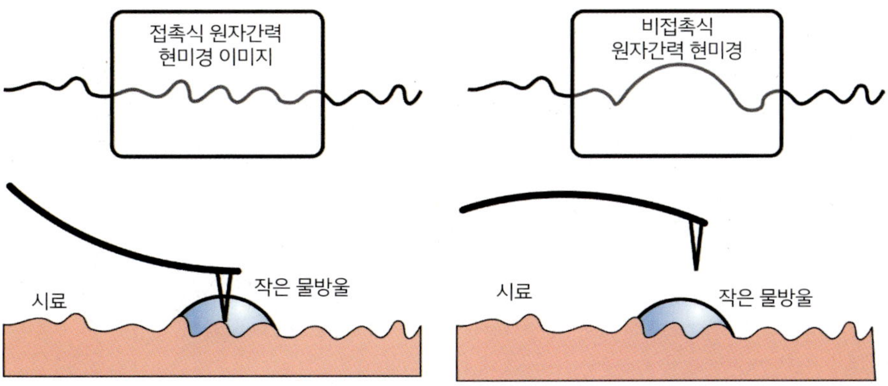

그림 93-16. 시료 표면에 응축된 물이 있는 경우 접촉식 원자간력 현미경과 비접촉식 원자간력 현미경 간의 출력 영상의 차이

(3) 두드림식 원자간력 현미경
(tapping mode atomic force microscope, tapping mode-AFM)

접촉식과 비접촉식 원자간력 현미경은 고분자 시료를 손상시킬 수 있어 이에 대한 정확한 관찰이 불가능하다. 따라서 이를 보완하기 위해 개발된 현미경이 두두림식 원자간력 현미경이다. 두두림식 원자간력 현미경에서는 20~100nm 정도의 진폭으로 진동하는 캔틸레버가 시료표면을 가볍게 두들겨 발생시킨 진폭의 변화를 레이저를 이용하여 측정하고 이를 광검출센서로 검출하여 영상화 한다(그림 93-17). 캔틸레버 태핑방식은 손상되기 쉬운 시료나 표면의 고저 차가 큰 시료 관찰에 주로 이용되고 원자간력 현미경 중 최고의 해상도를 나타낸다.

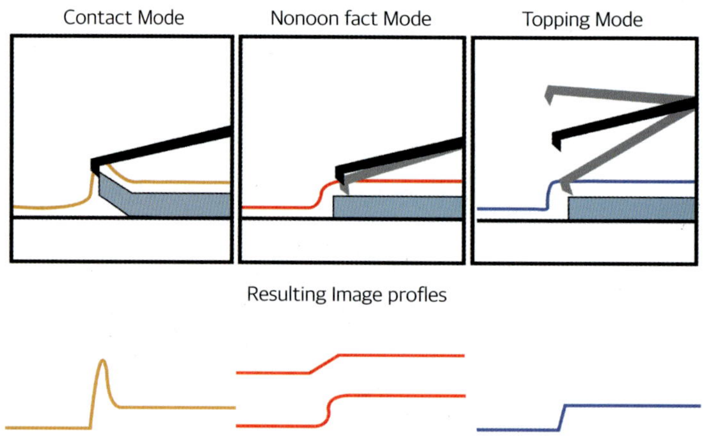

그림 93-17. 캔틸레버 동작 방식에 따른 출력 영상의 차이

3) LFM(lateral force microscope)

LFM은 접촉식 원자력간 현미경(contact mode atomic force microscope, C-AFM)과 같이 원자간 척력을 이용하는 현미경으로서 시료의 마찰력 측정에 사용된다. 척력으로 인하여 좌우로 휘어지는 캔틸레버에 반사된 레이저를 광검출센서(photodiode)를 통해 형상화하고 이를 통해 시료 표면의 마찰력을 측정한다(그림 93-18). LFM은 같은 물질이라도 표면처리 종류에 따라 달라지는 마찰력을 측정할 수 있어 마찰이나 마모 연구 등에 많이 쓰인다.

4) FMM(force modulation microscope)

FMM은 시료의 경도와 점도를 측정할 때 사용하는 원자 현미경이다. FMM에서는 접촉방

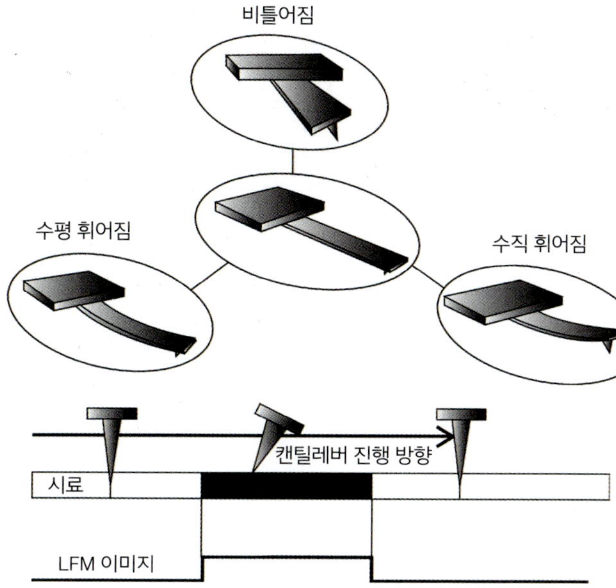

그림 93-18. LFM의 캔틸레버 동작과 출력 영상

식의 탐침을 일정한 진폭으로 진동시켜 시료를 스캐닝하는데 이때 단단한 부분에서는 진동이 잘 전달되어 진폭이 커지고, 부드러운 부분에서는 진동이 흡수되어 진폭이 감소된다(그림 93-19). 이런 현상과 함께 시료의 점도에 따른 위상변화를 측정하여 시료의 경도와 점도를 측정한다.

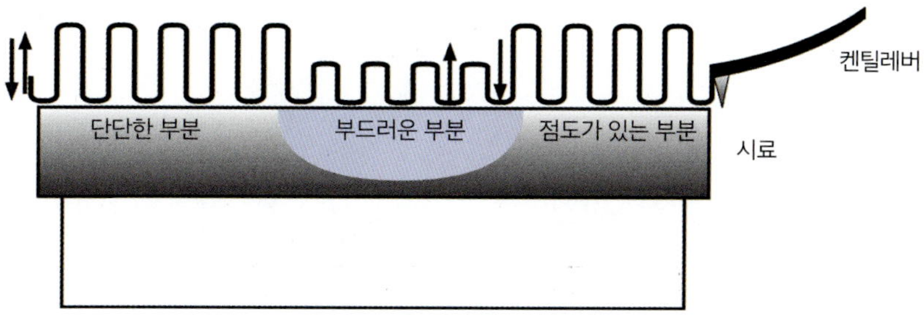

그림 93-19. FMM의 시료 물성에 따른 캔틸레버 동작과 출력 영상

5) PDM(phase detection microscope)

FMM과 측정 목적은 같지만 FMM과 달리 비접촉방식의 탐침을 사용하는 현미경이다. PDM에 서는 비접촉방식의 탐침을 일정한 진폭으로 진동시켜 시료를 스캐닝하는데 이때 시

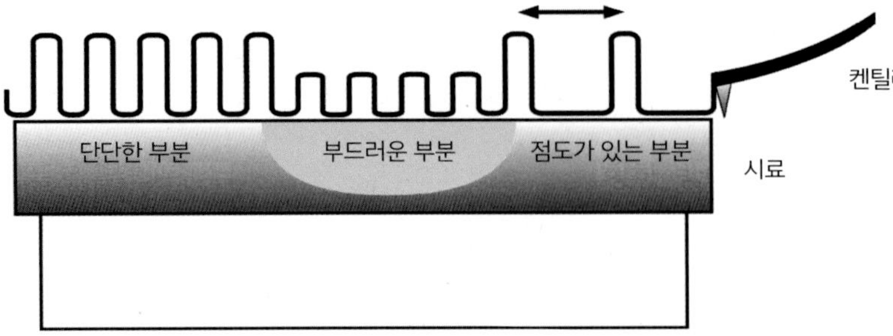

그림 93-20. PDM의 시료 물성에 따른 캔틸레버 동작과 출력 영상

료의 점성이나 탄성 등에 따라 캔틸레버의 주파수가 변한다. 이런 변화에 따라 위상차도 변하게 되는데 이런 위상차 변화를 레이저를 이용 측정하여 영상화 한다(그림 93-20). PDM은 비접촉방식이기 때문에 손상되기 쉬운 연질 시료 측정에 주로 이용된다.

6) 자기력 현미경(magnetic force microscope, MFM)

MFM은 코발트, 크롬 등의 자성체로 코팅된 탐침을 시료에 접근시킨 후 자기력을 측정하는 현미경이다. 자기력에 의해 캔틸레버가 휘어지면 그 휘어진 캔틸레버에 레이저를 조사한 뒤 반사되는 레이저를 광검출센서(photodiode)를 이용하여 형상화하고 자기력을 측정한다(그림 93-21).

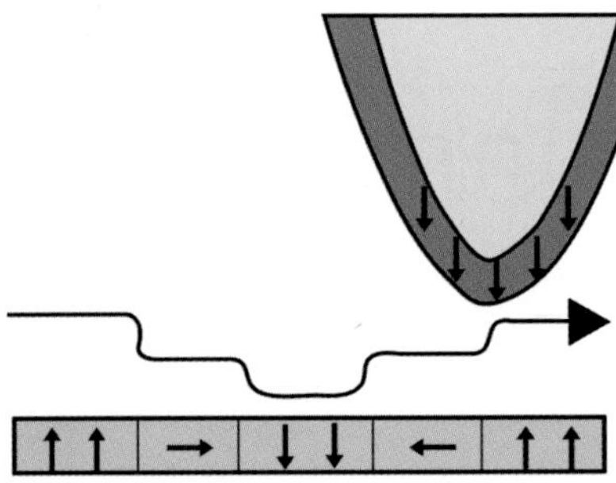

그림 93-21. MFM의 시료 자성에 따른 캔틸레버 동작과 출력 영상

7) 정전기력 현미경(electrostatic force microscope, EFM)

FEM은 두드림방식(tapping mode)으로 진동하는 탐침과 시료에 전압을 인가한 뒤 전하를 띄는 시료를 스캐닝하여 캔틸레버의 진동수 변화를 레이저로 측정하여 시료의 표면전위, 표면전하 등의 전기적 특성을 측정하는 현미경이다(그림 93-22). 전기적 성질을 이용하므로

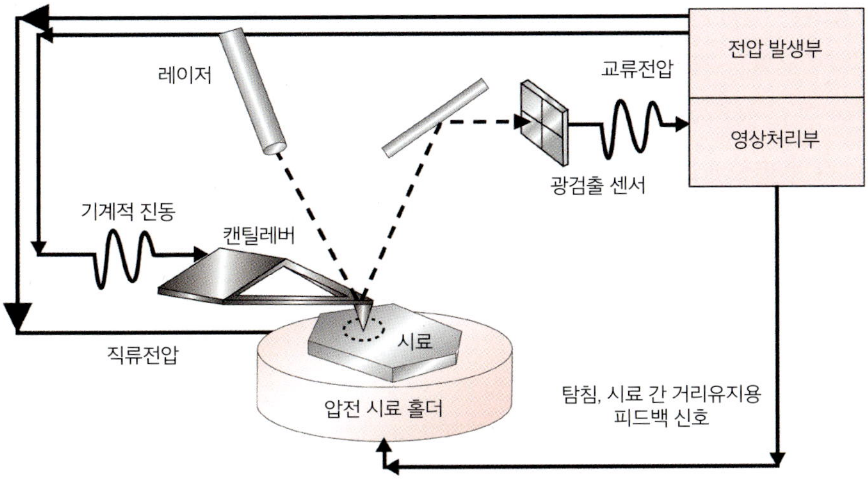

그림 93-22. EFM의 시료 자성에 따른 캔틸레버 동작과 출력 영상

MFM과 비슷한 형태의 상을 관찰할 수 있는 특징이 있다.

94. Microtome | 박편절단기

조직절편기	A33030.01	기타	진단검사의학과

조직의 병변을 현미경으로 관찰하기 위해서는 세포 표본을 파라핀으로 포매한 후 이를 2~25μm(마이크로미터, 10^{-6}m) 정도로 얇게 잘라내 염색하는 과정을 거친다. 이 과정에서 강철날(steel blade)을 이용하여 세포 표본을 얇게 잘라내는 기기가 박편절단기이다(그림 94-1).

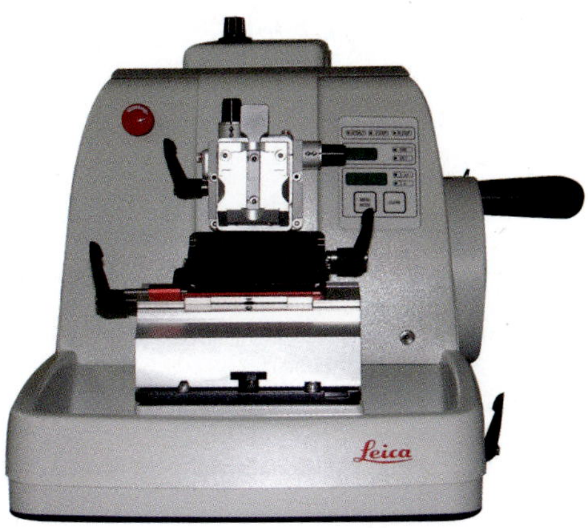

그림 94-1. 박편절단기

보통 사용되는 강철 날은 매우 미세하고 날카로워 사용 시 주의해야 한다. 최근에는 레이저를 이용함으로써 조직을 10~100μm 정도까지 미세하게 정밀하게 절단할 수 있어 세포 전처리 과정이 필요 없는 레이저 절단기(laser microtome)까지 개발되어 있다.

박편절단기의 종류에는 절삭날이 고정되어 있으면서 시료가 움직여서 자르는 로터리방식(미노방식, 케임브리지방식이라고도 불림)과 시료는 고정되어 있고 절삭날이 움직여서 자르는 슬라이딩(sliding)방식으로 나눌 수 있다. 로터리방식은 연속절편이 가능하나 슬라이딩방식은 연속절편이 어려운 특징이 있다(그림 94-2).

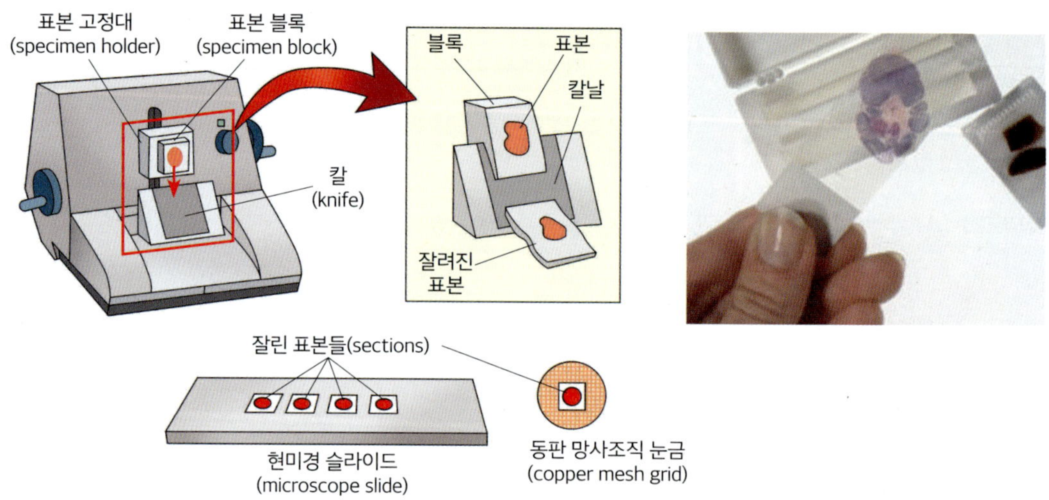

그림 94-2. 박편절단기의 명칭과 박편 후 염색된 조직의 모습

파리핀으로 포매된 세포 표본 블록이 표본 고정대에 고정되고 칼날이 위아래로 왔다 갔다 하면서 표본이 얇게 잘리게 된다. 이렇게 잘린 표본들은 염색액을 통해 우측의 사진과 같이 염색된 후 현미경을 통해 관찰된다.

95. Paraffin dispenser | 파라핀분주기

표본가공기	A33030.01	기타	진단검사의학과

질병 진단과 수술 후 경과 파악을 위해 실시하는 생검(biopsy)에서는 살아있는 세포 검체를 장시간 일정한 형태로 보관하기 위해 파라핀을 입히는데 이때 파라핀을 녹여 응고되지 않은 상태로 유지해주는 기기가 파라핀분주기다(그림 95-1).

검체는 일반적으로 고정(fixation) → 수세(washing) → 탈수(dehydration) → 투명(cleaning) 침투(infilteration) → 포매(embedding) → 삭정(trimming) → 박절(section)

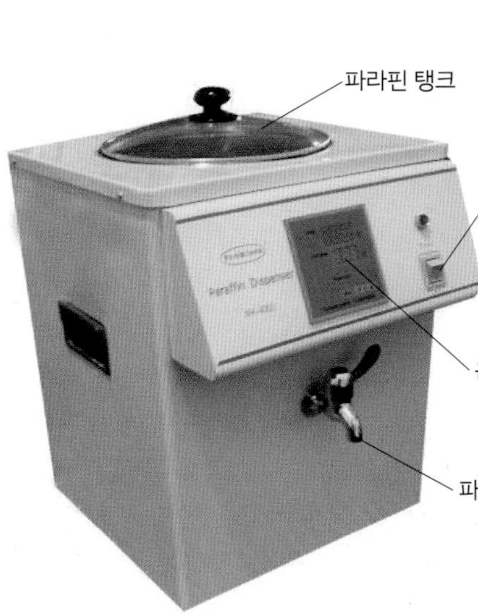

그림 95-1. 파라핀 분주기

→ 염색(stain) → 봉입(mounting) 과정을 통해 표본화가 되어 관찰 또는 보관된다. 이 중 검체의 공간을 메우면서 일정한 모양으로 굳히는 포매과정에서 파라핀이 사용된다. 포매제에는 셀로이딘, 젤라틴, 파라핀, 합성수지 등이 있으나 파라핀은 작은 크기의 검체를 쉽고 빠르게 포매하고 이후 박절과정에서 조직을 얇게 박절하거나 연속적으로 절편을 할 수 있어 많이 사용되고 있다.

파라핀분주기의 기본 동작 원리는 내장된 히터를 통해 약 55°C 정도의 일정한 온도로 파라핀 탱크를 가열하여 파라핀을 녹이고 녹은 상태를 유지하기 위해 온도센서를 사용한다(그림 95-2).

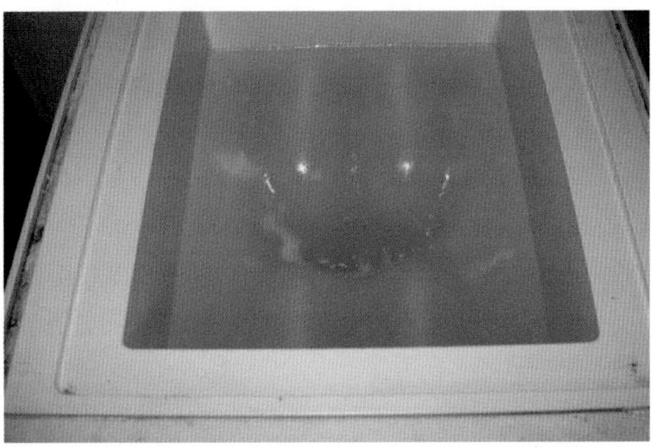

그림 95-2. 파라핀분주기 챔버 내에 파라핀이 녹아 있는 모습

96. Peripheral nerve stimulator(PNS) | 말초신경자극기

신경자극탐색기	A30060.01	기타	마취통증의학과, 수술실

말초신경자극기는 일정한 펄스를 내는 수 밀리~수십 밀리암페어(mA)의 전류를 인위적으로 흘려 근육의 경련이 유발되도록 하는 기기이다(그림 96-1).

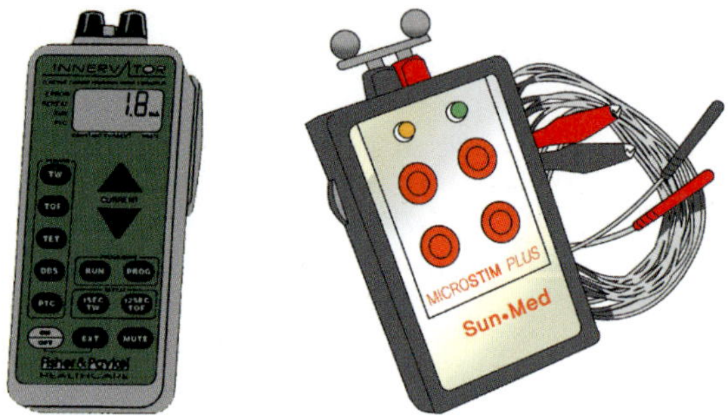

그림 96-1. 말초신경자극기

이 기기를 이용하여 마취를 용이하게 하기 위한 기관내 삽관[66](intubation)이나 수술을 용이하게 하기 위해 투여되는 근이완제에 대한 환자의 반응 정도를 관찰함으로써 이완제의 추가투여 여부나 수술 후 마취 신경근의 회복 상태 등을 평가할 수 있다(그림 96-2). 일반적으로 크기는 손바닥 정도의 크기로 대부분 이동성이 강하기 때문에 배터리 구동방식을 채택하고 있다.

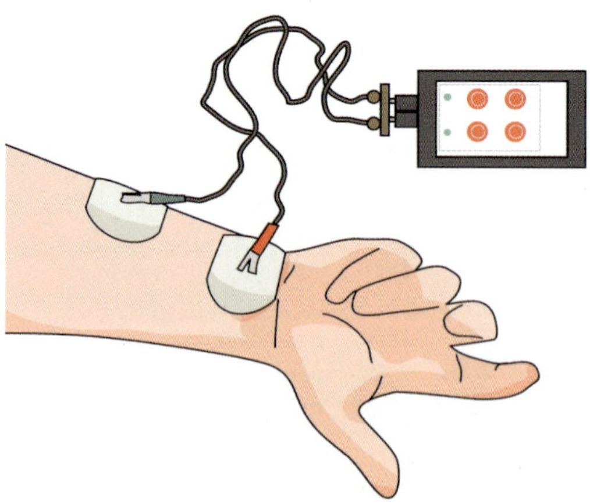

그림 96-2. 말초신경자극기의 사용 예

66. 환자의 입이나 코를 통하여 기관삽관 튜브를 삽입하여, 성대 사이의 후두를 통해서 기관에 삽입하는 것으로 가장 확실한 기도유지 방법으로 병원에서 심정지 상황에서 흔히 사용하는 응급소생대책

97. Picture archiving communication system(PACS) | 의료영상저장전송장치

의료용영상처리용장치	A26430.01	기타	병원공통

최근의 병원에서 사용하는 X선, 내시경, 초음파, MRI, CT, PET, 감마카메라 등을 통해 획득한 의료용 영상들은 JPEG(최근에는 JPEG2000이 논의되고 있음)에 영상 고유 정보나 기타 정보가 더해지고 TCP/IP 프로토콜을 포함하는 DICOM(digital imaging and communications in medicine)이라는 디지털 포맷을 사용하는데 PACS는 이러한 포맷의 영상을 컴퓨터를 이용하여 저장, 전송, 가공할 수 있는 시스템을 말한다.

PACS는 컴퓨터를 기반으로 운용되기 때문에 네트워크나 컴퓨터를 통해서 언제 어디서나 특별한 제약 없이 의료영상을 볼 수 있으며 환자의 현재와 과거 영상을 자유롭게 조회하여 질병의 진행사항을 심도 있게 관찰할 수 있다. 또한 과거 필름기반의 작업방식으로 만들어진 병력 관련 영상들을 필름으로 출력, 보관하면서 나타나게 된 보관 및 관리의 비용문제를 해결할 수 있을 뿐만 아니라 많은 영상을 빠르고 정확하게 이용할 수 있다는 큰 장점이 있다. 최근에는 이 같은 PACS의 장점을 이용하여 원거리 의료교육이나 원격진료도 가능해졌다(그림 97-1).

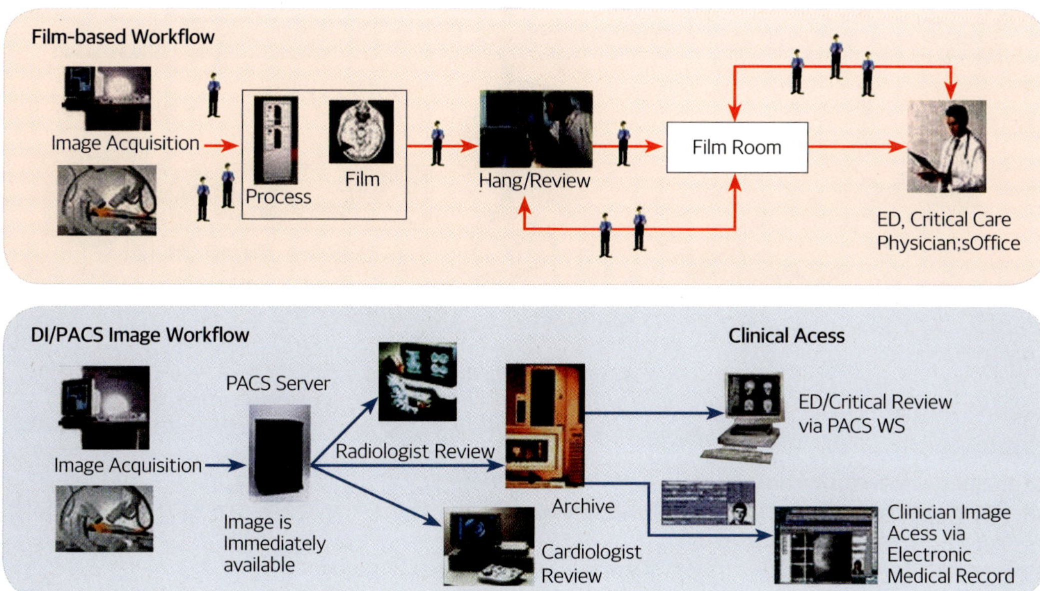

그림 97-1. 필름기반의 작업과 PACS를 이용한 작업의 비교

전형적으로 PACS는 의료영상 전달에 기본이 되는 랜[67](local area network, LAN)이나 완[68](wide area network, WAN)의 네트워크 시스템(backbone이라고 함)을 기반으로 하여 각각의 고유한 IP주소[69](internet protocol address)를 가진 의료기기들과 연결되어 기기들에서 획득한 영상을 기기에서 직접 DICOM으로 변환하여 출력하거나 획득된 영상을 DICOM 변환기(converter)를 통해 메인 서버에 전송, 저장하는 구성으로 되어 있다(그림 97-2). 그리고 이런 구성을 기반으로 판독의는 메인 서버에 저장된 영상을 다시 불러 판독을 하게 되고 응용소프트웨어에 의해 확대, 자르기, 대조, 밝기 등의 영상 보정을 통해 판독의 정확도를 높일 수 있다(그림 97-3). 그 외에도 PACS는 디지털 신호를 사용하기 때문에 다른 HIS[70](hospital information system)나 RIS[71](radiology information system), OCS[72](order communication system) 등과 같이 디지털 신호를 사용하는 병원 내부 전산 시스템과 통합되어 사용될 수도 있다.

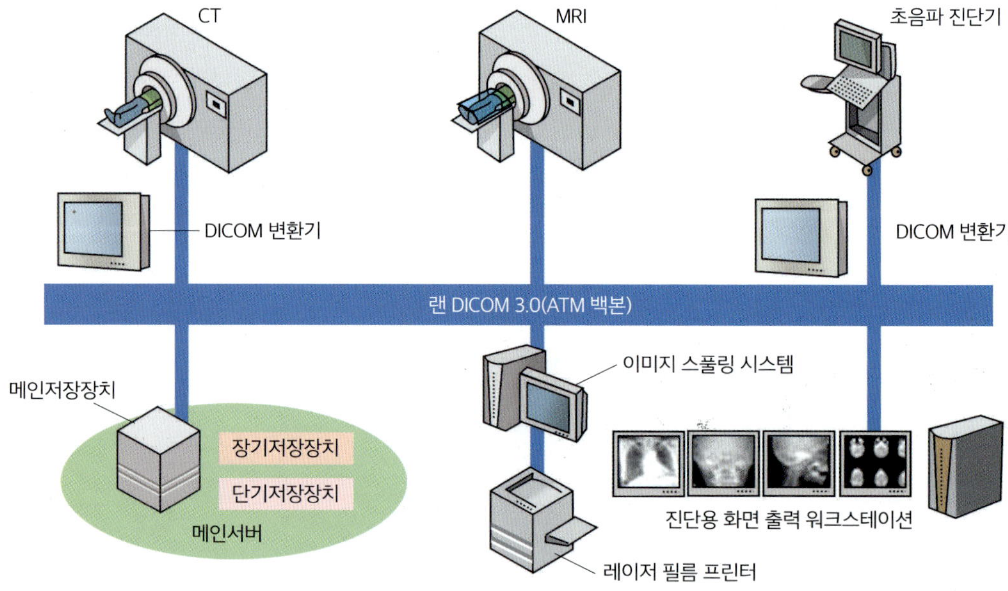

그림 97-2. PACS의 기본 구성

67. 근거리 통신망의 약어로 300m 이내의 넓지 않은 지역 내를 커버하는 통신망을 나타내는 용어
68. 광역 통신망의 약어로 랜보다 넓은 지역을 커버하는 통신구조로써 지방과 지방, 국가와 국가 등 장거리 지역 사이를 연결하는 통신망를 나타내는 용어
69. 통신망에서 통신망을 사용하는 기기들을 구분하기 위해 사용하는 고유 주소 체계
70. 병원 내에 사용되는 정보를 통합하여 병원 내부뿐만 아니라 외부와 공통적인 정보를 제공하기 위한 시스템으로 DACS, DCS 등을 모두 통합한 시스템
71. 영상의학과에서 만들어지는 영상을 분석, 관리 및 전송을 위한 시스템
72. 원무, 진료, 일반 행정과 같은 환자 중심으로 일어나는 업무를 간편하게 수행할 수 있도록 한 시스템

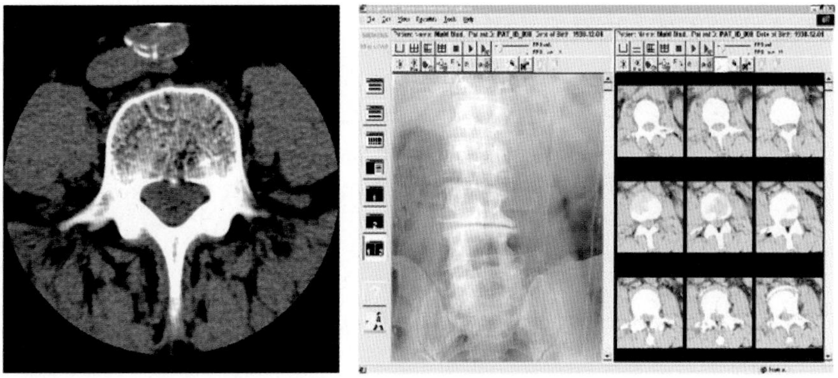

그림 97-3. PACS를 이용한 영상과 소프트웨어

최근에는 기존의 DICOM 대신에 HL7[73]이라는 표준을 사용하게 되면서 이 둘을 모두 혼용하여 사용하고 있으며, 선진국에서는 새로운 표준 영상 프로토콜로 CCOW(clinical context object workgroup)가 논의되고 있다. 현재 PACS는 영상의학과적 영상들만 다루던 수준을 넘어 동영상을 처리하는 Cardiac PACS, 임플란트(implant)에 대한 의사결정을 지원하는 Orthopedic PACS, 정밀한 컬러영상을 지원하는 Pathologic PACS, 의료기관 간의 전송문제를 해결하기 위해 Web 환경에서 PACS를 구현하는 Web PACS 등으로 세분화되어 발전하고 있으며 과거 단순 판독에서 더 발전하여 입체영상이나 자동판독기능, 수술 위치 정보 제공하는 Surgery Guide 기능 등을 지원하고 있다. IT 기술이 발전한 우리나라도 앞으로 선진국처럼 DICOM, HL7 등을 모두 흡수하여 병원 내 모든 정보시스템을 이용할 수 있도록 거대 표준 프레임워크 IHE(intergrating the healthcare enterprise)를 구성하는 쪽으로의 발전할 것으로 예상된다.

98. Pressure infusor | 가압주입기

의약품압력주입기	A79040	기타기기	수술실

가압주입기는 외상 환자, 중환자 및 기타 수술 환자에게 수액을 주입할 경우 인위적으로 압력을 가하여 수액이 빠른 시간 내에 혈액에 주입되도록 도와주는 기기이다(그림 98-1).

크게 가압용 벌브(bulb), 압력게이지, 가압부로 구성이 되어 있으며 높은 팽창압을 견뎌야 하므로 공기의 유출 여부를 반드시 사전에 확인해야 한다. 또한, 사용 시에도 일반적으로 사

73. 병원정보시스템, 임상실험시스템, 경영시스템 등 성격이 다른 이기종의 시스템 간 정보 교환을 위한 표준의 하나

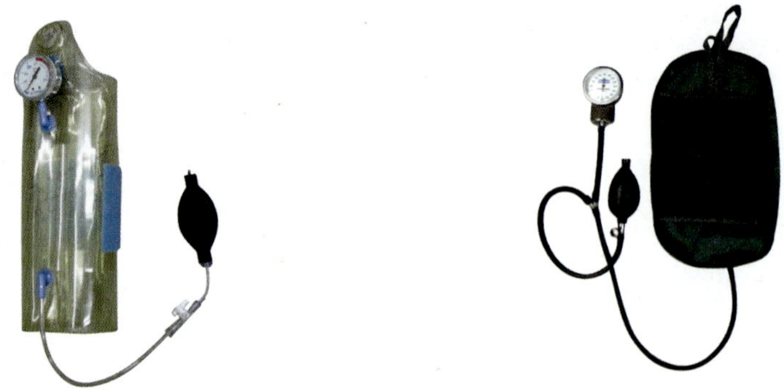

그림 98-1. 가압주입기

용되는 175~300mmHg 사이 압력 이상의 과도한 압력을 주지 않도록 주의해야 한다.

99. Roller mixer | 시료혼합기

혈액표본처리기구	A22280.01	기타	진단검사의학과

각종 시료나 혈액 샘플들을 빠른 시간 안에 균일하게 혼합하기 위해 사용되는 의료기기로 주로 혈액 샘플을 다루는 진단검사의학과, 채혈실, 화학 분석실 등에서 사용한다(그림 99-1). 작동원리로는 0~60rpm 정도의 속도로 돌아가는 일정 회전수의 롤러(roller) 위에 혈액 샘플이 들어있는 튜브를 올려놓으면 그 샘플들이 롤러와 같이 돌면서 혼합된다. 기기의 구성은 비교적 간단하여 모터, 기어, 롤러로 구성되어 있다.

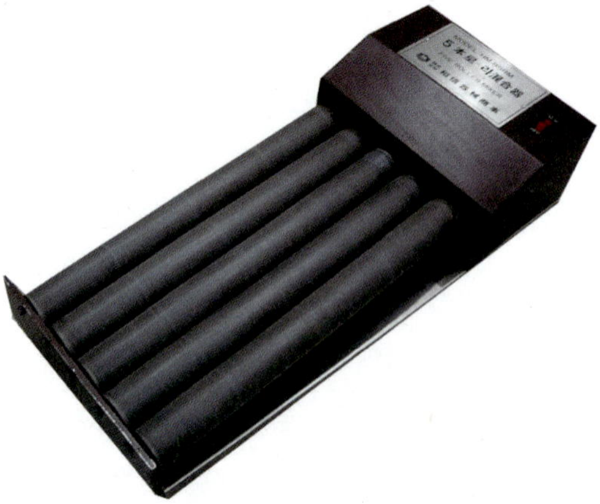

그림 99-1. 시료혼합기와 작동예

100. Suction machine or suction unit | 흡입기

의료용흡인기	A39010	기타	수술실, 중환자실 등

흡입기는 진공 원리를 이용하여 기도나 입, 항문, 객담, 소변 등의 분비물이나 수술 후 발생하는 혈액 등의 분비물을 빨아들이는 기기이다.

흡입기는 형태에 따라 진공펌프가 포함되고 이동이 가능한 이동형 흡입기(portable suction machine), 병원의 의료가스 중앙공급시스템((medical gas) central piping system, CPS)의 진공을 이용하면서 별도의 진공펌프 없이 이동 가능한 이동형 흡입기(movable suction unit), 병원의 의료가스 중앙공급시스템의 진공을 이용하면서 진공펌프 없이 CPS panel에 고정된 고정형 흡입기(wall suction unit)기로 나누어진다(그림 100-1). 또한 최대 진공압에 따라 병원에서 일반적으로 사용하는 고진공압(high vacuum pressure)흡입기와 저진공압(low vacuum pressure)흡입기로 나누어지며, 저진공압 흡입기의 경우는 0~25cmH_2O의 낮은 압의 흡입력으로 흉부외과적 환자에게 많이 쓰이기 때문에 흉부 흡입 유닛(thoracic suction unit)이라고도 불린다(그림 100-2).

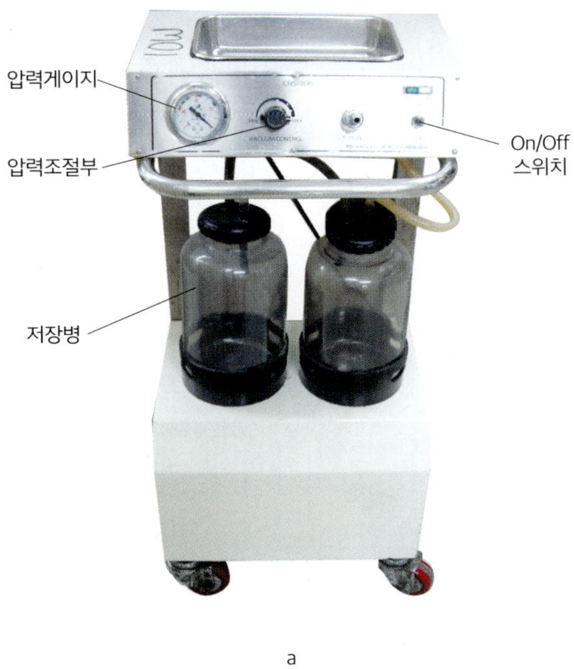

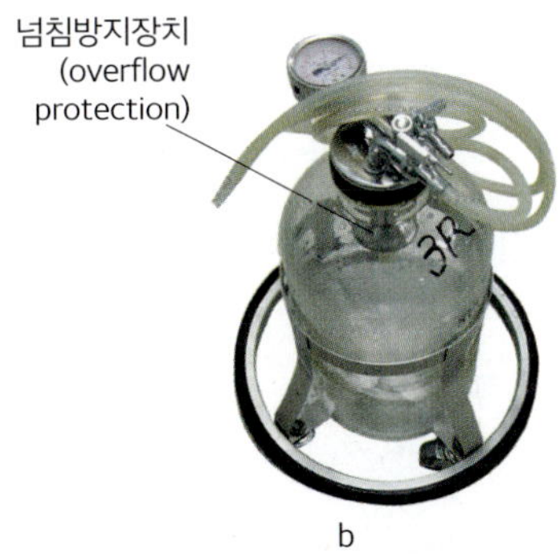

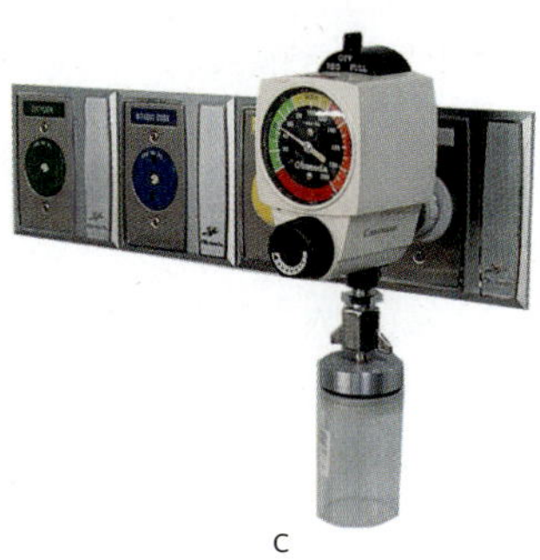

그림 100-1. 흡입기의 종류

a. 이동형 흡입기(portable suction machine)
b. 수술실에서 주로 사용하는 발로 이동이 가능한(kick type) movable 고 진공압 흡입기
c. CPS에 꽂힌 벽걸이 흡입기(wall suction unit)

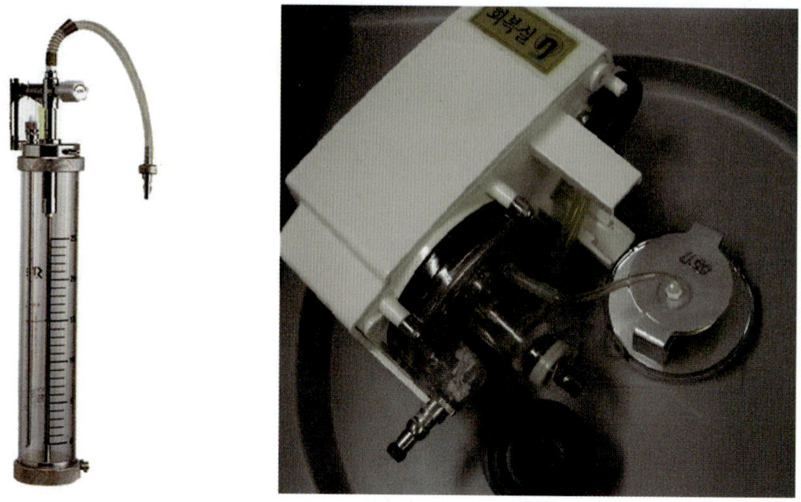

그림 100-2. 액주계(water manometer[74])를 사용하는 저진공압 흡입기 내부

일반적으로 흡입기는 진공을 만들기 위한 진공펌프, 이 물질을 걸러주는 박테리아필터, 진공의 정도를 보여주는 진공 게이지, 저장병 등으로 구성되어 있다(그림 100-3). 저장병의 경우 과거에는 유리 저장병이 많이 사용되었지만, 요즘에는 편의상의 이유로 최근에는 플라스틱 재질이 많이 사용되고 있으며 분비물이 저장병을 가득 채워 진공펌프로 넘어가 펌프가 고장 나는 것을 방지하기 위해 모든 흡입기에는 오버 플로트 프로텍터 밸브(overfloat protecter valve)가 장착되어 있다(그림 100-4). 참고로 흡입기는 석션머신(suction machine)

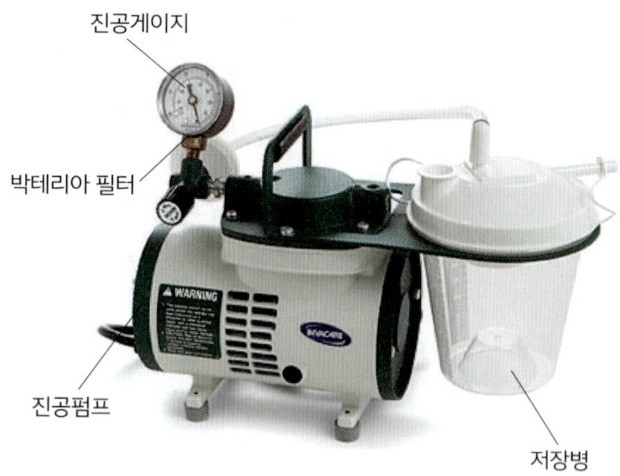

그림 100-3. 흡입기의 구성 요소

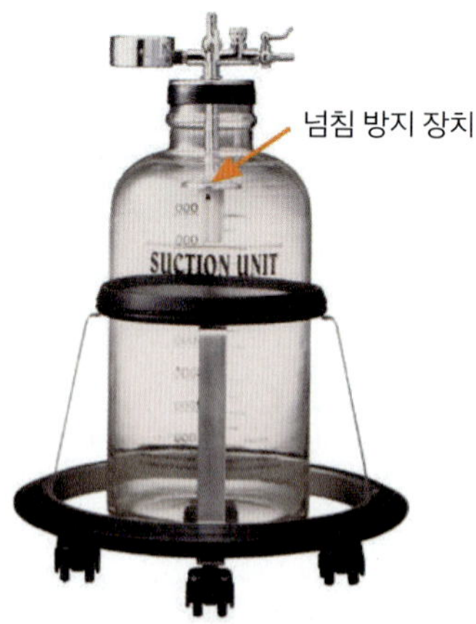

그림 100-4. 넘침 방지 장치 밸브가 장착된 흡입기

74. 액체 기둥의 높이차에 의하여 압력 또는 압력차를 측정하는 기구

이나 석션레귤레이터(suction regulator) 또는 석션 유니트(suction unit) 등으로 불리는데 석션머신에서의 머신의 의미는 펌프가 달린 흡입기의 총칭이며 유니트는 다른 기계 장치가 없는 단위 기기를 의미한다.

101. Surgical instruments | 수술용 기구들

외과적 수술에 사용되는 수술기구에는 사용목적과 용도에 따라 예리한 기구(cutting and dissecting of tissue), 붙잡는 기구(grasping or holding of tissue), 견인기(rectractor), 봉합기로 나누어진다. 다음에 소개하는 수술기구들은 병원에서 기본적으로 사용되고 있는 것들이다.

1) 시저(scissor)

조직 등을 자를 때 사용하는 기구이다.

(1) 멧젬바우만 시저(metzembaum scissor)

미세한 조직을 무디게 자를 때 사용하는 수술기구로 가늘고 긴 바디, 둥근 끝 단(tip)의 특징이 있다.

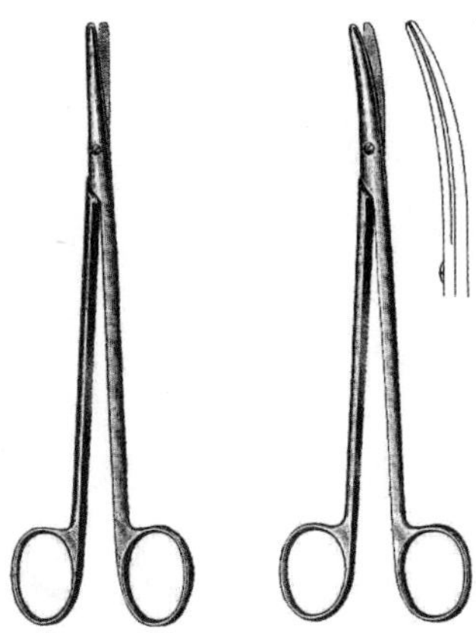

(2) 메이요 시저(mayo scissor)

일자형(straight type)과 곡선형(curved type)이 있으며 근육과 같은 굵은 조직이나 접합용 수처[75](suture)를 자를 때 사용하는 수술기구이다.

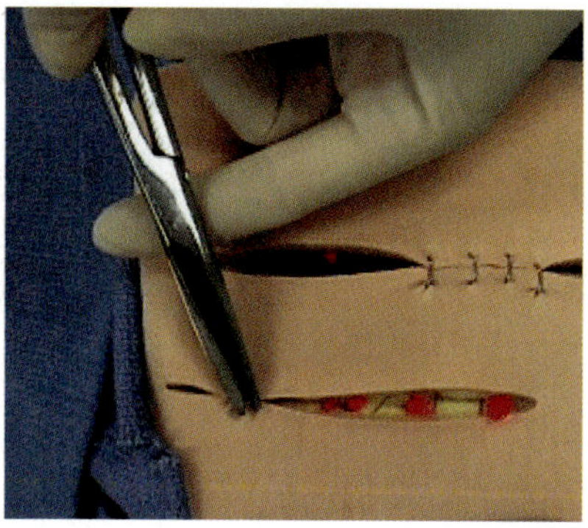
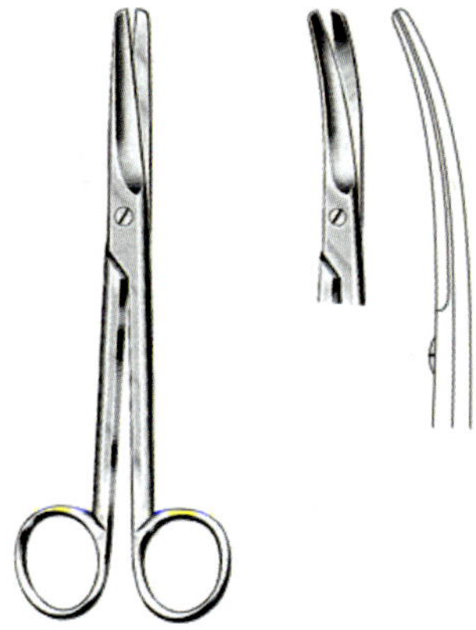

(3) 밴디지 시저(bandage scissor)

끝 단(tip)이 각이 져 있고 환자에게 상처를 주지 않으면서 밴드를 자르는 용도로 사용하는 기구이다.

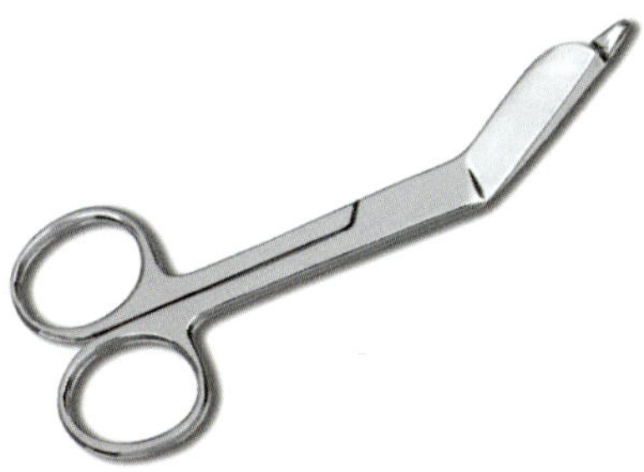

(4) 큐티클 시저(cuticle scissor)

손톱이나 발톱 뿌리의 피부 조직 등을 미세하게 잘라낼 때 사용하는 수술기구이다.

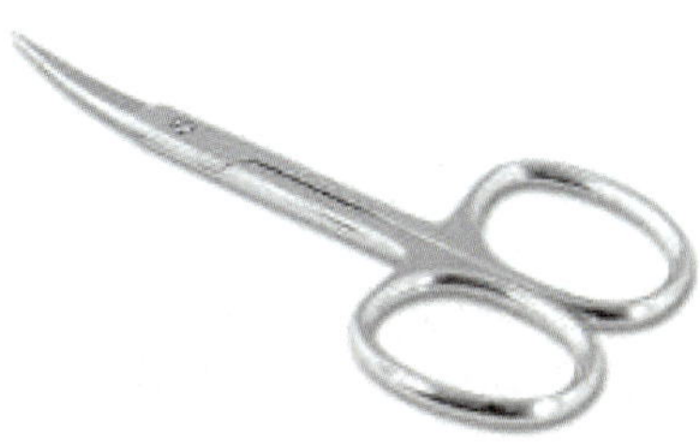
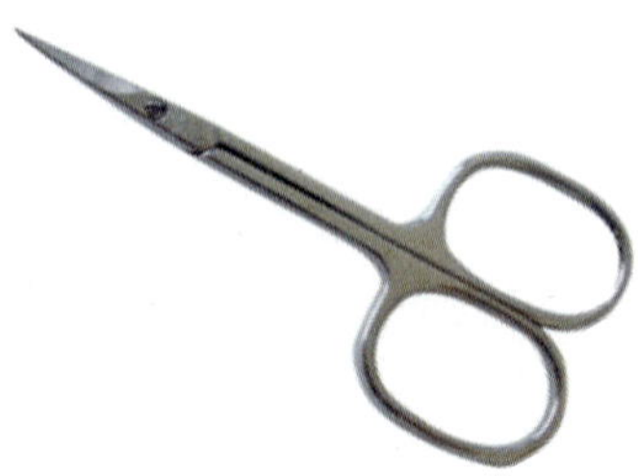

75. 조직을 봉합하기 위해 사용되는 의료용 실

2) 커터(cutter)

조직의 손상을 최소화 하면서 비교적 단단한 조직을 절단할 때 사용하는 기구이다.

(1) 큐티클 커터(cuticle cutter), 큐티클 니뻐(cuticle nipper)

손톱이나 발톱 등을 미세하게 잘라낼 때 사용하는 수술기구이다.

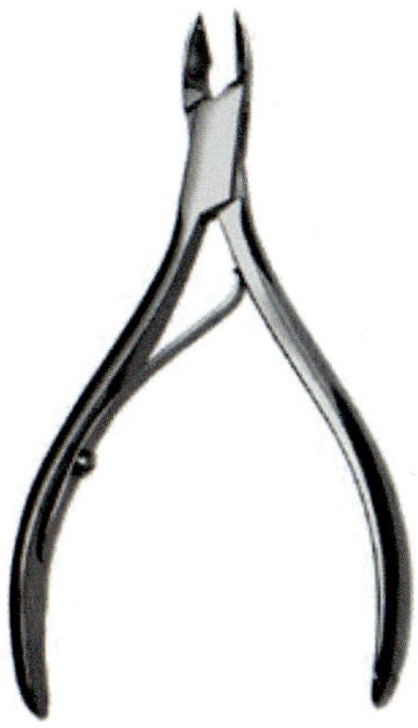

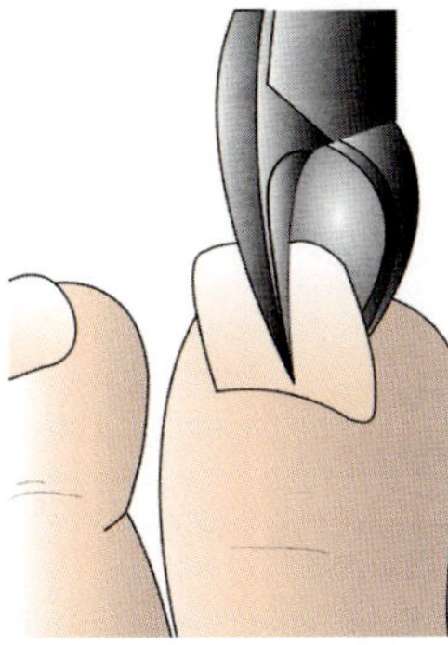

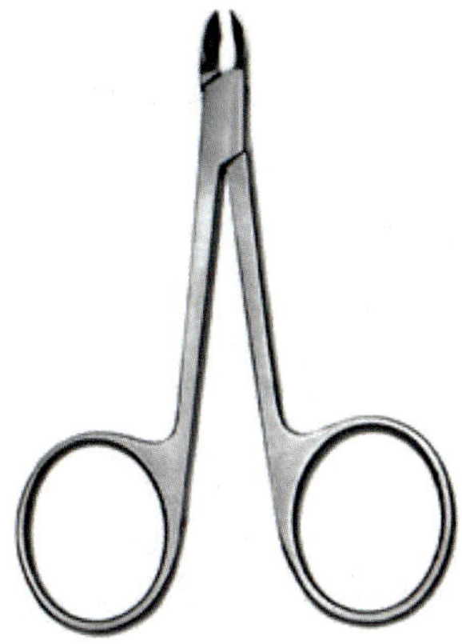

(2) 본커터(bone cutter)

정형외과 수술적으로 뼈를 자를 때 사용하는 기구이다.

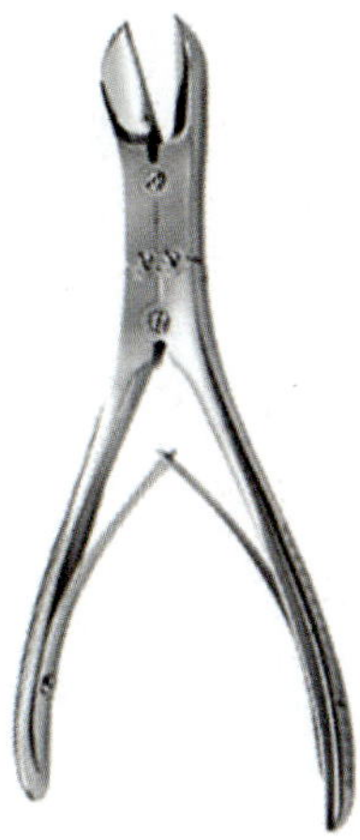

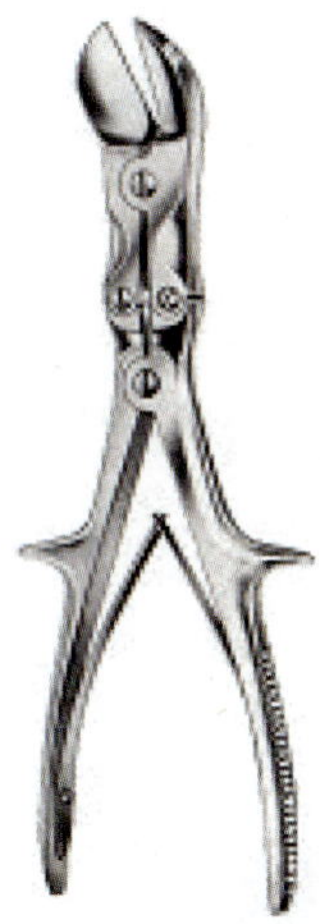

3) 론저(rongeur)

썩거나 이상이 있는 뼈를 뜯어낼 때 사용하는 기구로 펀치보다 상위개념으로 보면 된다.

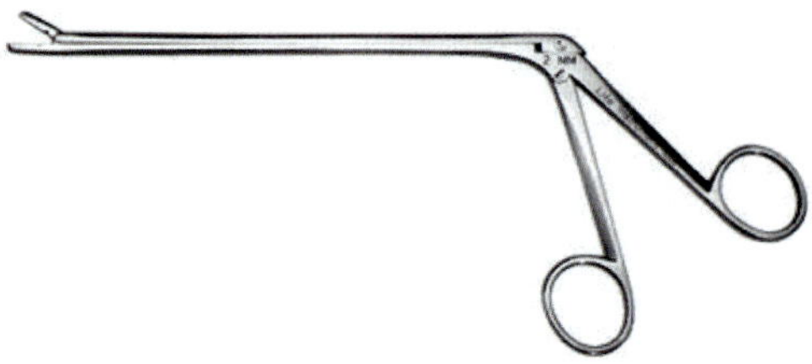

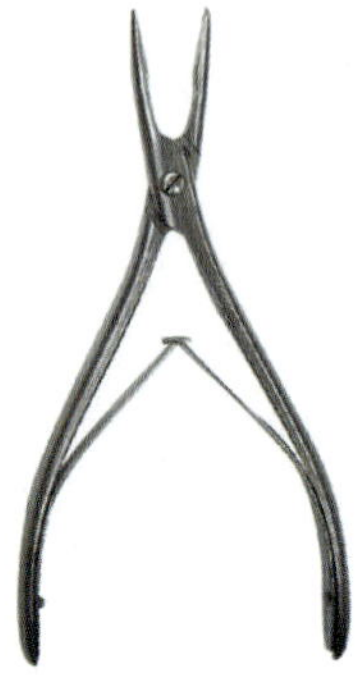

4) 펀치(punch)

(1) 캐리슨 펀치(kerrison punch)

일반적으로 펀치라고 하면 캐리슨 펀치를 말하며 이것은 썩거나 이상이 있는 뼈 일부분을 뜯어낼 때 사용하는 기구이다.

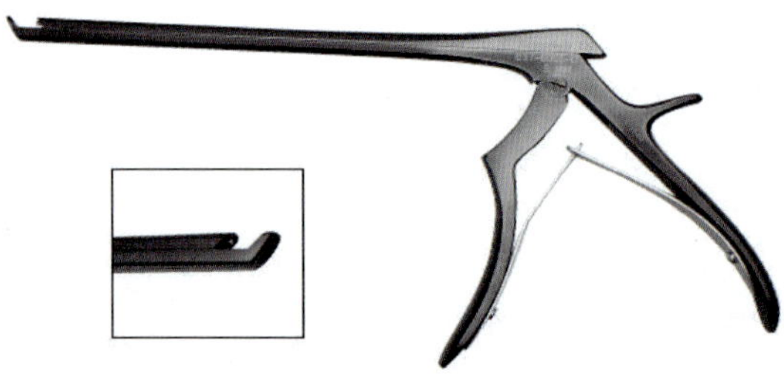

(2) 바이옵시 펀치(biopsy punch)

생검용 조직을 뜯어낼 때 사용하는 수술기구이다.

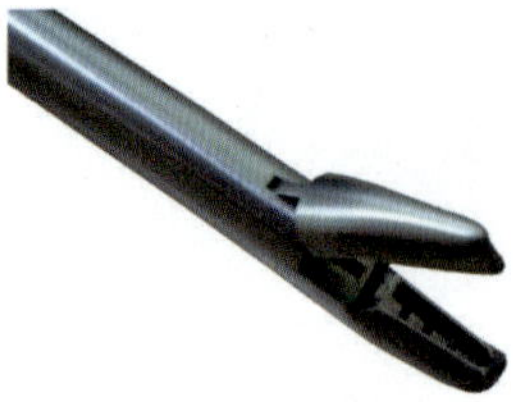

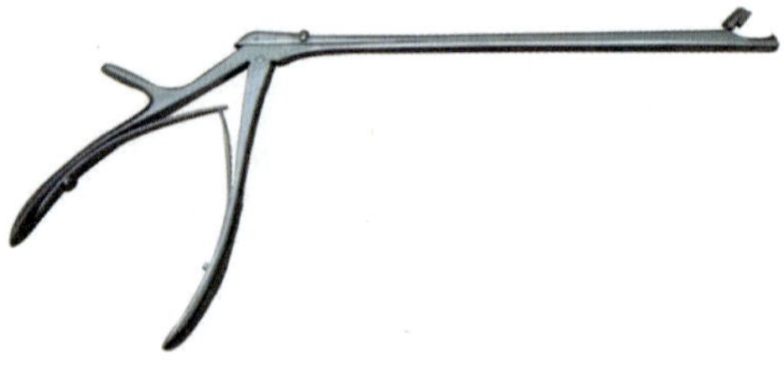

5) 니들홀더(needle holder)

조직 봉합을 위한 바늘(needle)을 잡을 때 사용하는 기구로 아래 왼쪽의 니들홀더 같은 경우는 끝(tip)부분을 텅스텐 카바이트를 사용하여 내구성이 좋으면서 무뎌져 제 기능을 하지 못할 경우 교체를 할 수 있는 장점이 있다.

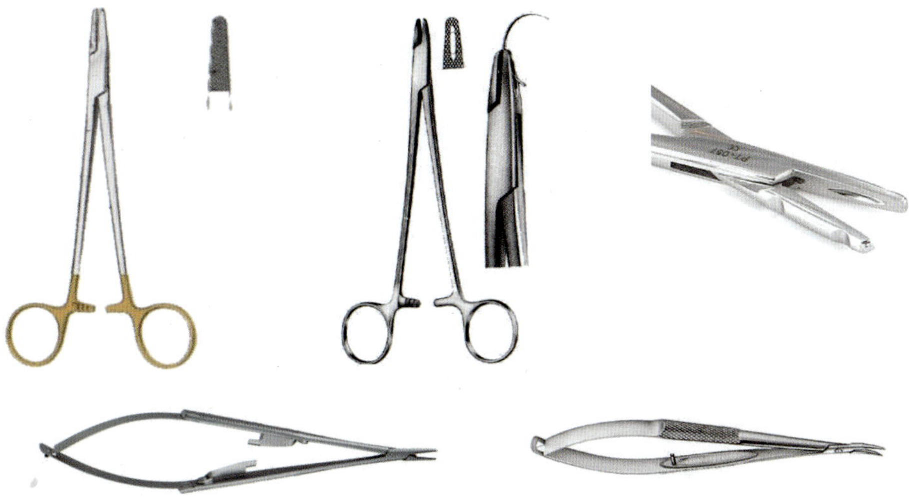

6) 치즐(chisel)

정형외과에서 뼈를 깎아 낼 때 사용하는 수술기구이다.

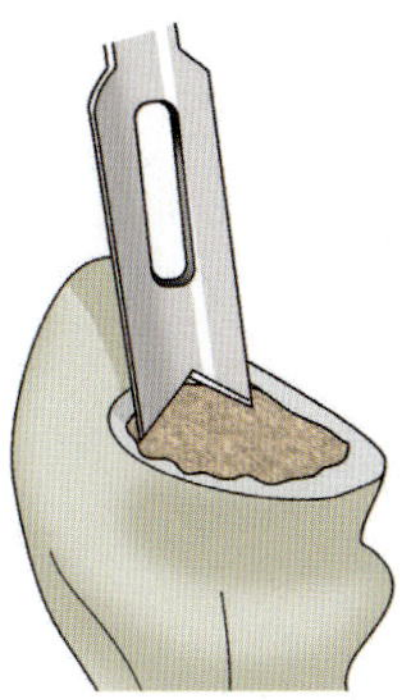

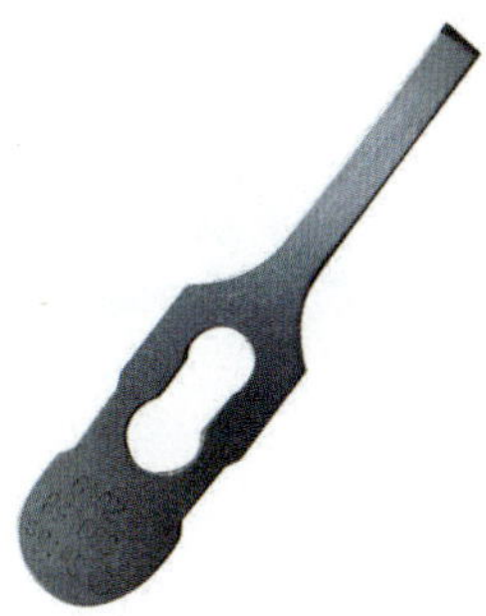

(1) 오스테오톰(osteotome)

정형외과에서 사용하는 치즐의 한 종류로 뼈를 등분 낼 때 사용하는 치즐이다.

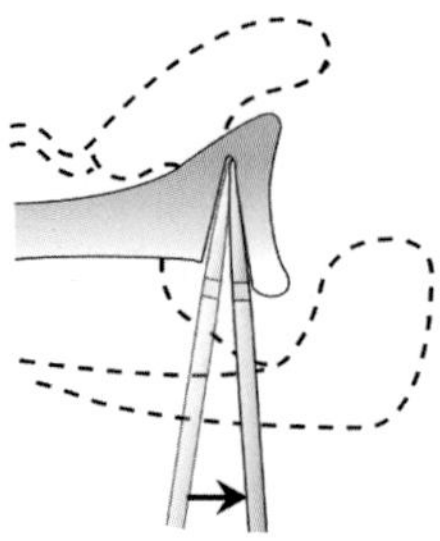

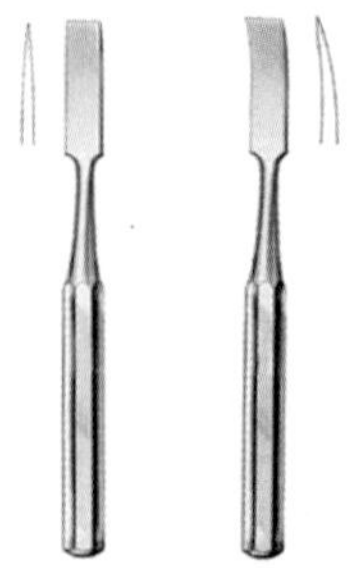

(2) 가우지(gouge)

정형외과에서 사용하는 치즐의 한 종류로 날의 모양이 오목한 모양을 가지고 있고 뼈에 구멍을 뚫거나 홈을 새길 때 사용하는 기구이다.

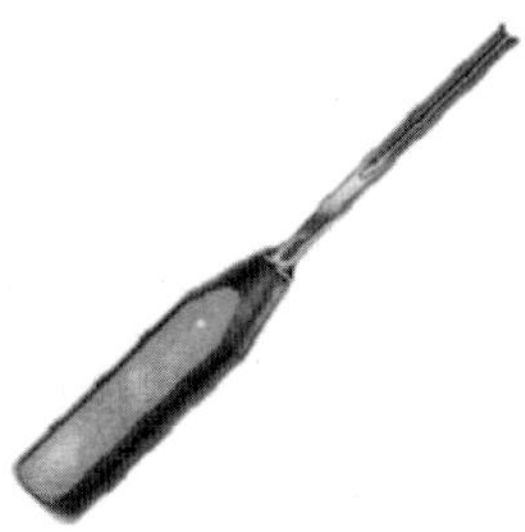

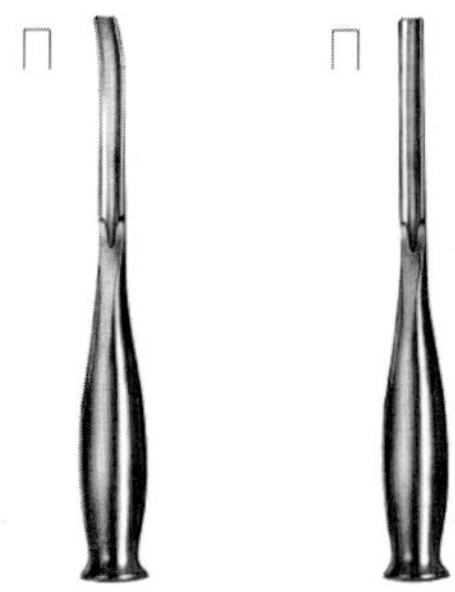

7) 말렛(mallet)

치즐을 사용할 때 치즐의 머리(chisel head) 부분을 때릴 때 사용하는 수술기구이다.

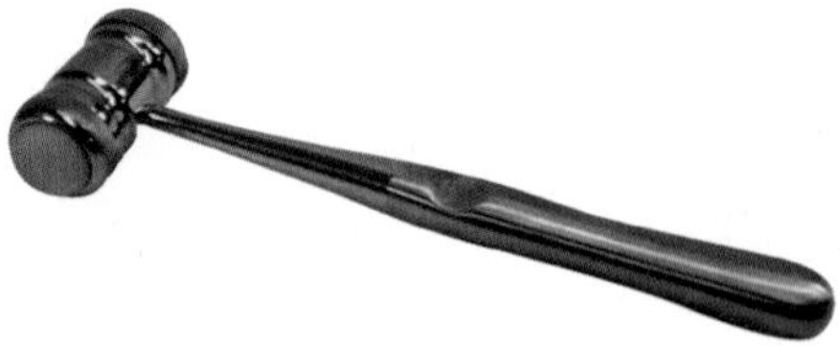

8) 포셉스(forceps)

조직 등을 잡을 때 사용하는 수술기구로 용도와 모양에 따라 여러 가지 종류가 있다.

(1) 엘리게이터 포셉스(alligator forceps)

끝이 악어입 모양이고, 손으로 잡는 부분이 각이 져 있는 포셉이다.

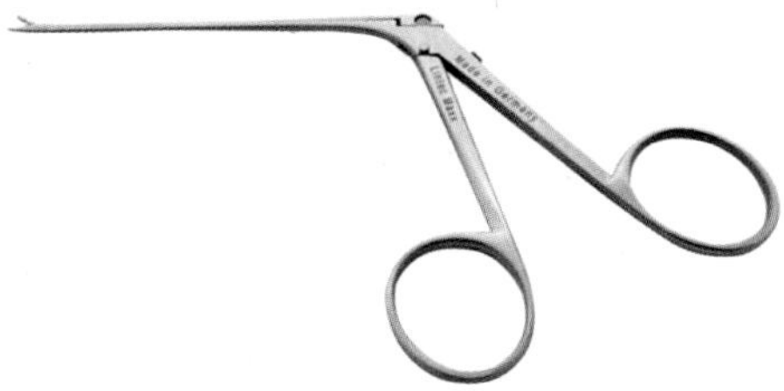

(2) 티슈 포셉스(tissue forceps)

세포 조직을 잡을 때 사용하는 포셉이다.

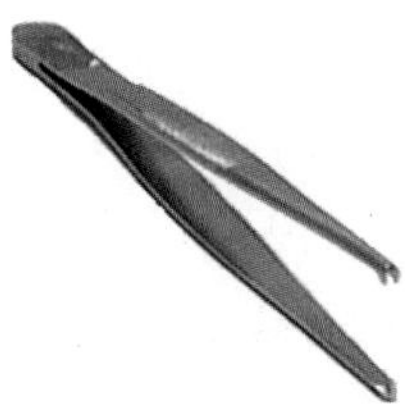
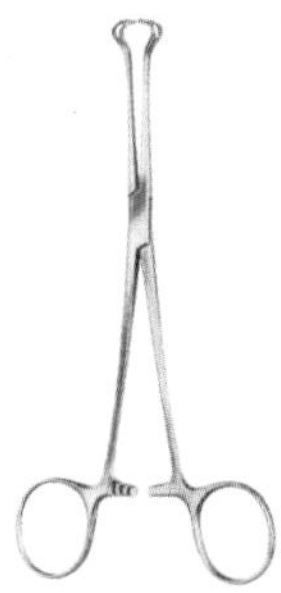
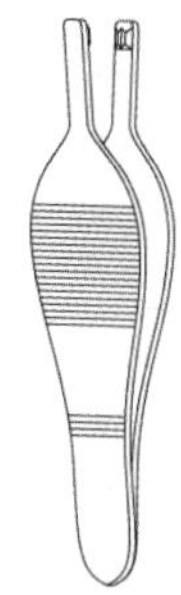

(3) 헤모스테틱 포셉스(hemostatic forceps)

혈관을 잡을 때 사용하는 포셉이다.

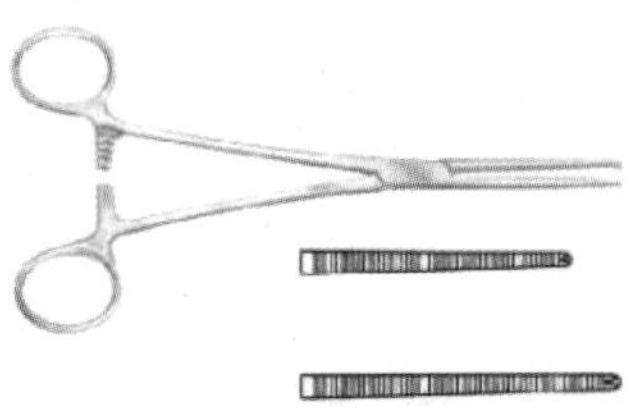
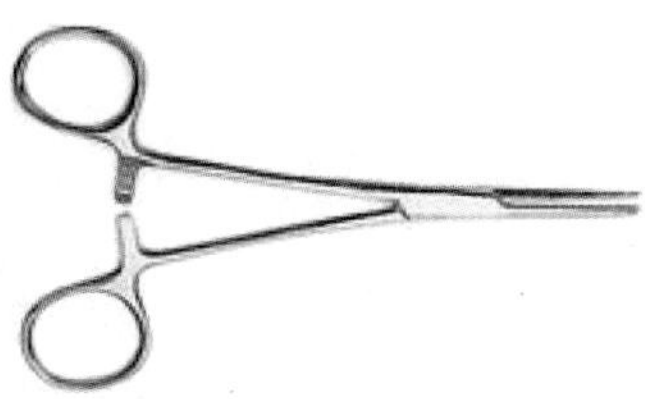
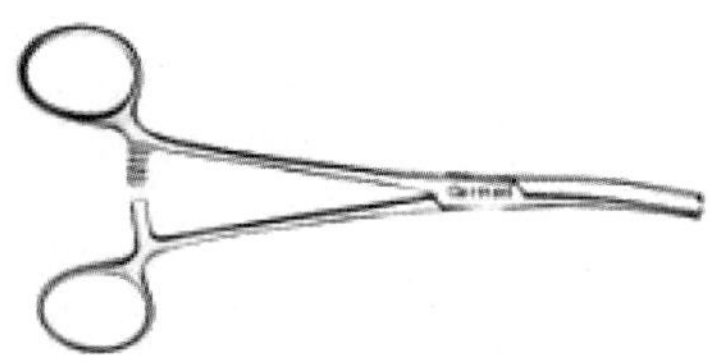
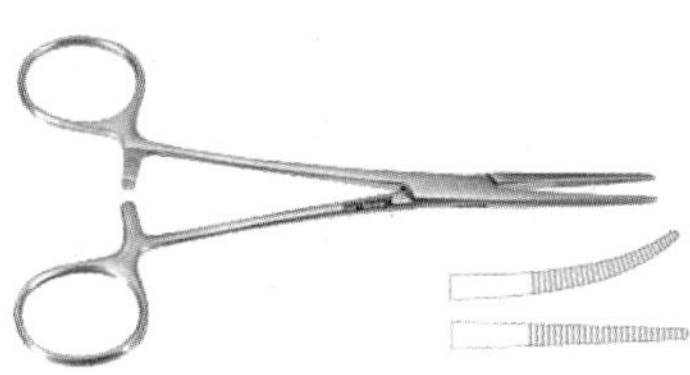
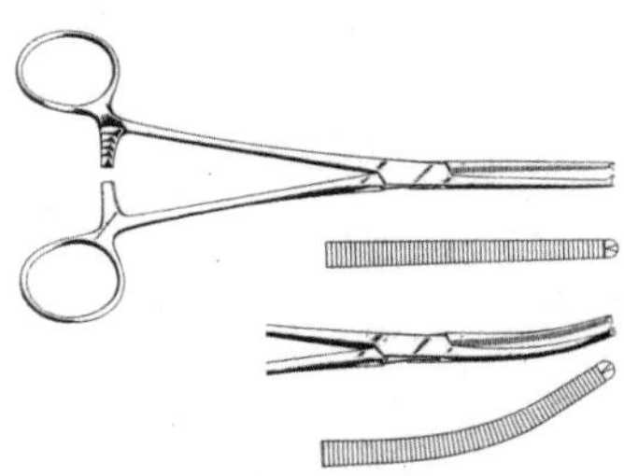

(4) 모스키토 포셉스 (mosquito forceps)

혈관을 잡아서 혈액이 흐르지 못하게 할 때 사용하는 크기가 작은 포셉이다.

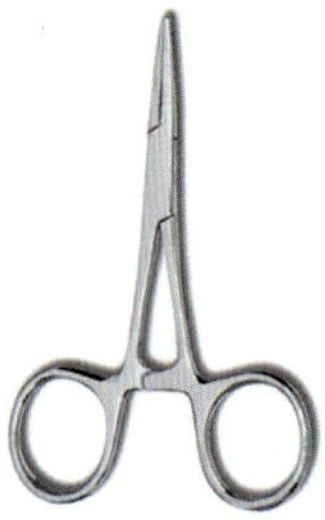
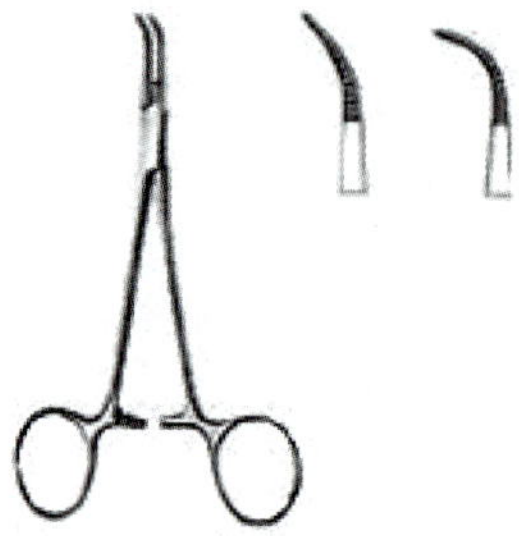
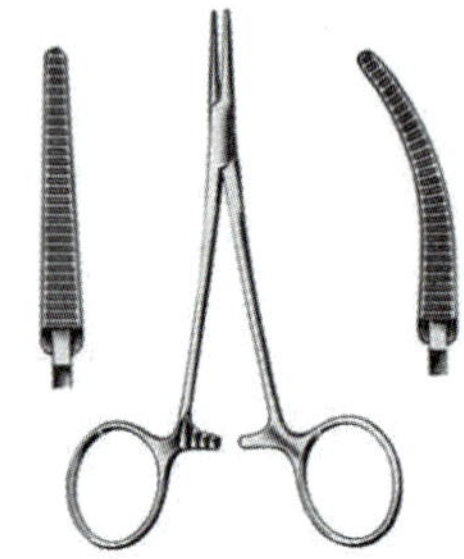

(5) 옵스테트리컬 포셉스(obstetrical forceps)

자궁의 태아를 이동시킬 때 사용하는 표셉이다.

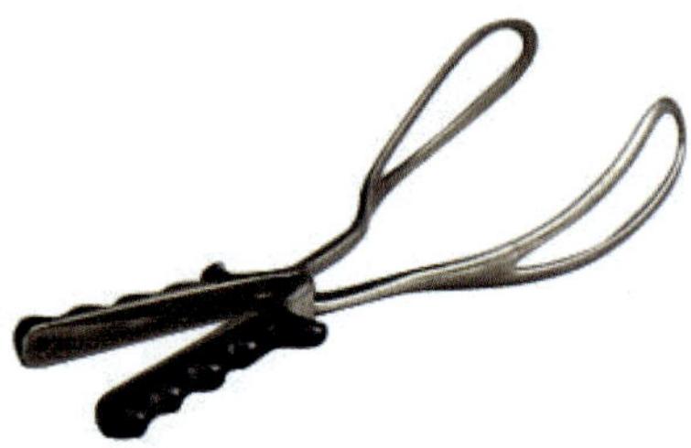
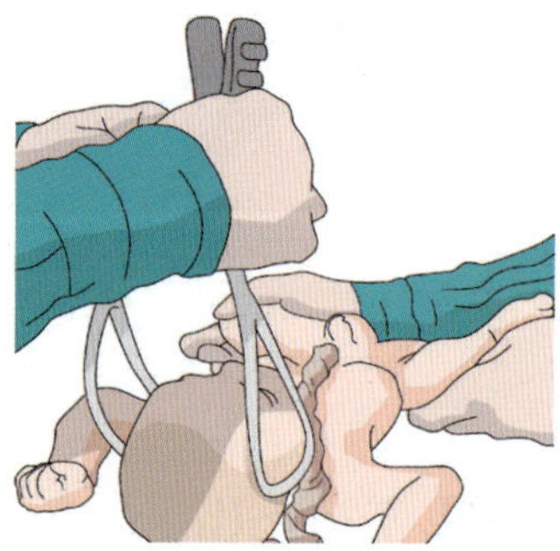

(6) 스폰지포셉스(sponge (holding) forceps), 드레싱 포셉스(dressing forceps)

수술 시 스펀지, 거즈(gauze), 민감한 의료용 물체 등을 취급할 때 사용하는 포셉이다.

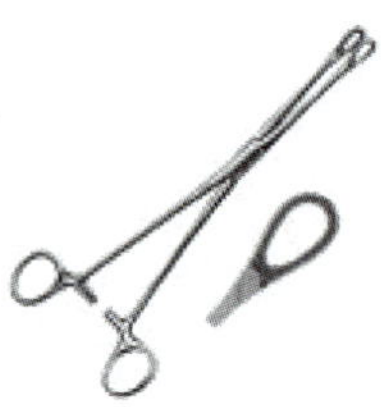
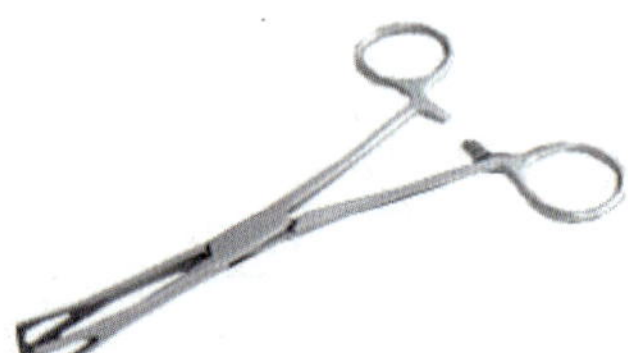
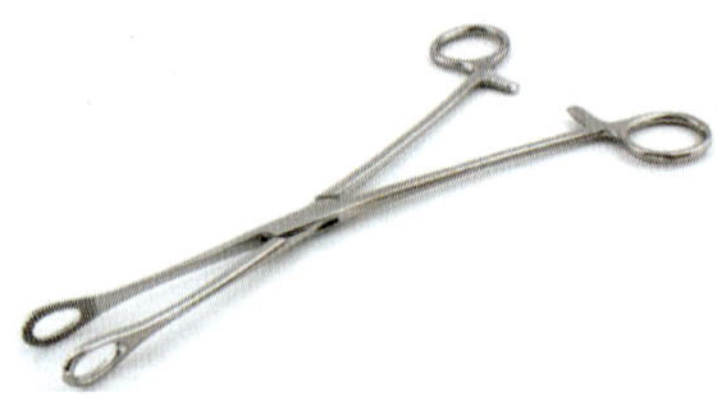

(7) 엘리스 티슈 포셉스(allis tissue forceps)

혈관이나 조직을 잡을 때 사용하는 포셉이다.

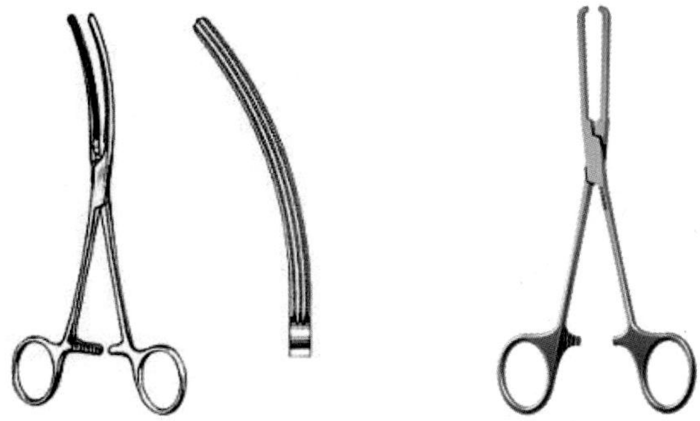

(8) 인테스티널 포셉스(intestinal forceps)

위나 창자와 같은 장기에 손상이 많이 가지 않게 잡을 때 사용하는 포셉이다.

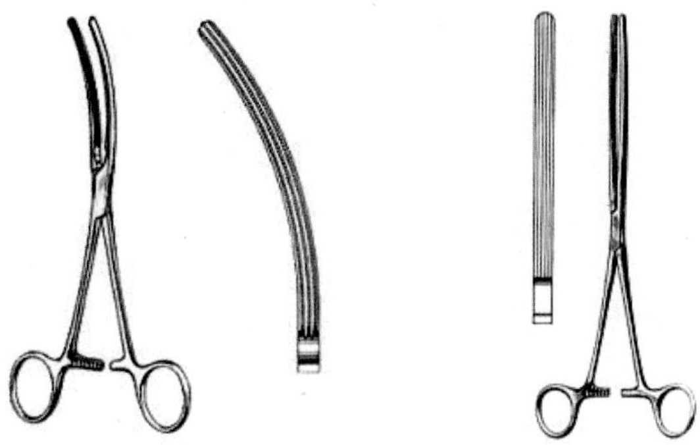

9) 클램프(clamp)

(1) 캘리(Kelly)

환자 치료 시 이용되는 각종 튜빙(tubing)을 잡아놓을 때 사용하는 기구로 hemostatic forcep과는 이(tooth)가 없는 차이점이 있다. 일반적으로 클램프라 하면 캘리를 말한다.

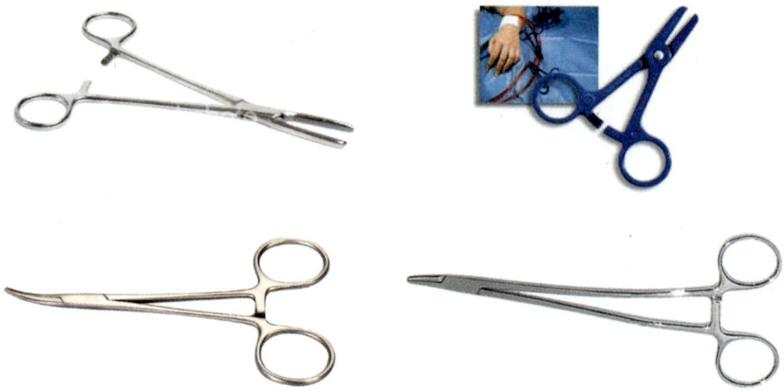

(2) 타월 클램프(towel clamp)

수술용 타월(towel) 이나 환자의 피부에 덮여 있는 드레이프(drape)를 붙잡고 있거나, 피부를 단단히 고정시킬 때 사용하는 수술기구이다.

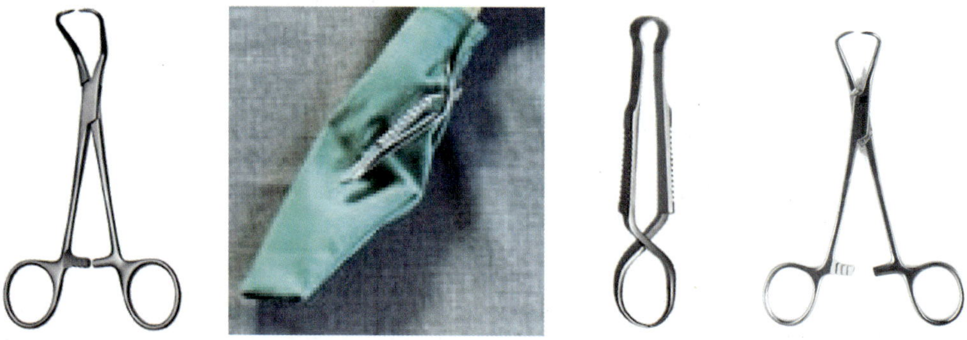

(3) 불독 클램프(bulldog clamp)

수술 중 동맥혈관에 혈액이 흐르는 것을 일시적으로 차단할 때 사용하는 수술기구이다.

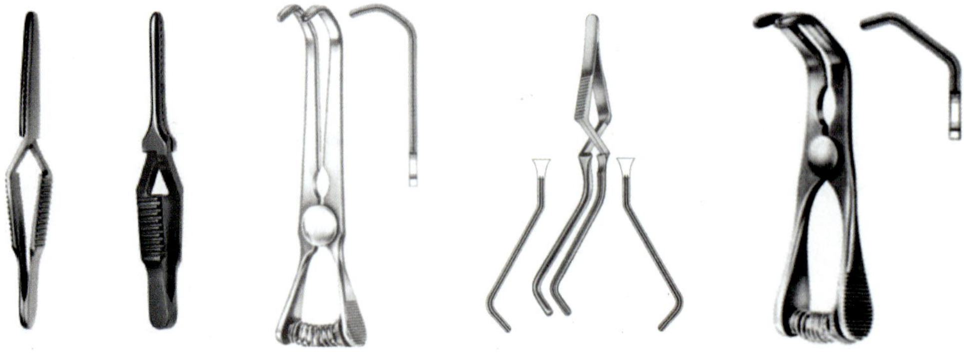

10) 큐렛(curette)

끝 모양이 숟가락 모양으로 썩은 뼈 등을 긁어낼 때 사용하는 수술기구로 긁어내는 뜻의 프랑스어의 어원을 가지고 있다.

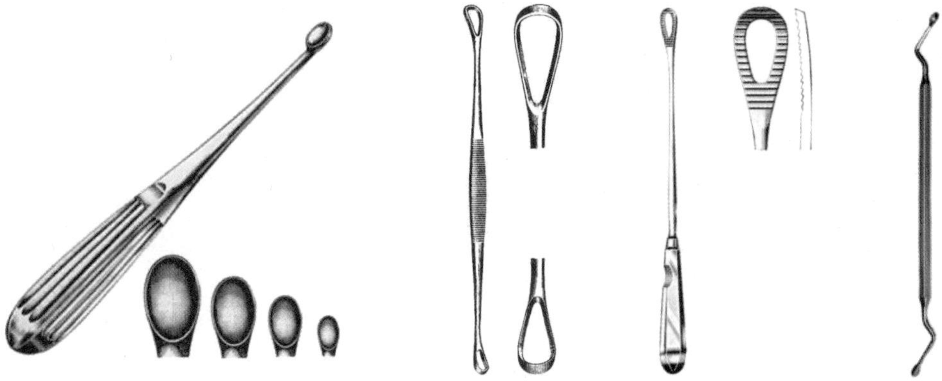

11) 쉬스(sheath)

경식내시경(rigid scope)을 보호하면서 식염수의 계속적인 주입으로 수술 시 내시경을 원활히 움직일 수 있도록 도와주는 보조적인 역할의 기구

라고 할 수 있다. 수술에 사용되는 내시경은 제조회사 다양하므로 이에 따라 쉬스의 입구(entrance) 모양이 각각 다르다.

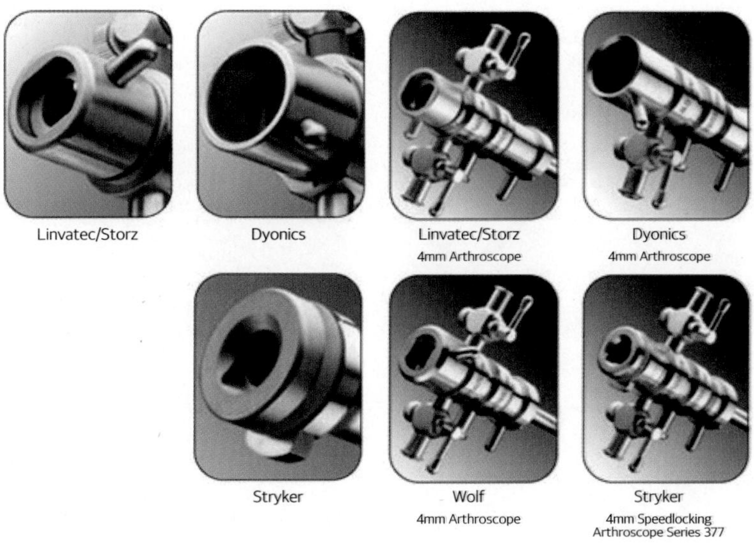

회사별 쉬스의 종류

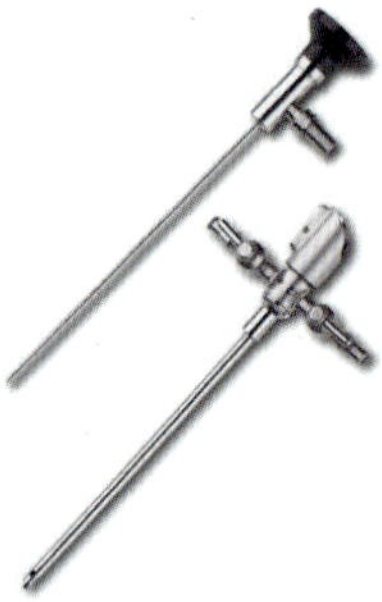
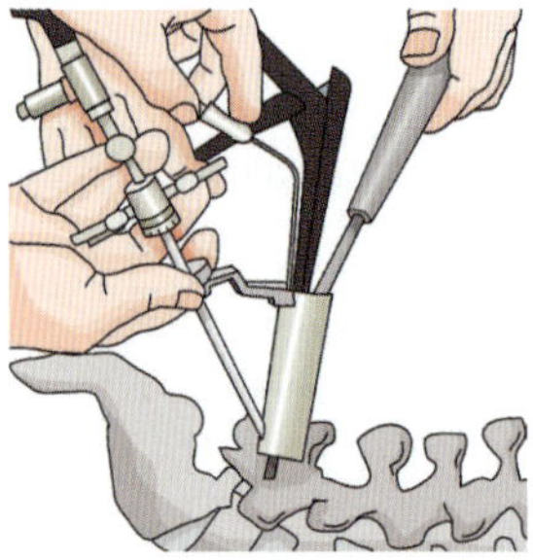
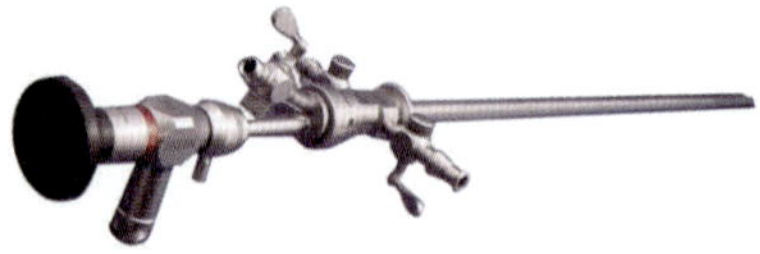

12) 아스피레이션 실린지(aspiration syringe)

치과 등에서 국소마취를 할 때 마취제를 주입하기 위한 용도로 사용되는 기구이다.

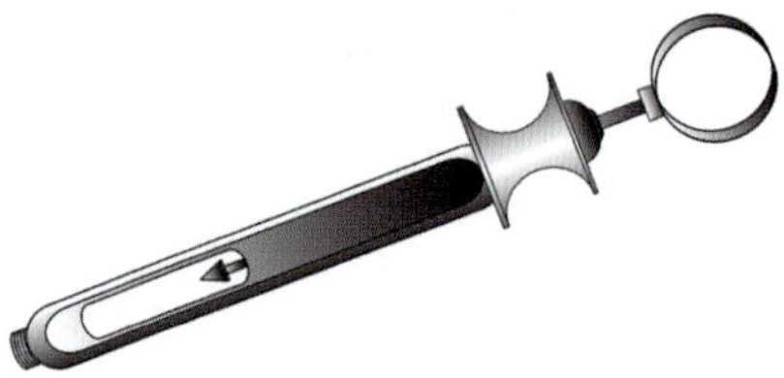

마취제를 꽂은 상태의 아스피레이션 실린지

13) 리트랙터(retractor)

수술 시 절개된 부위를 열린 상태로 고정하는 수술기구이다.

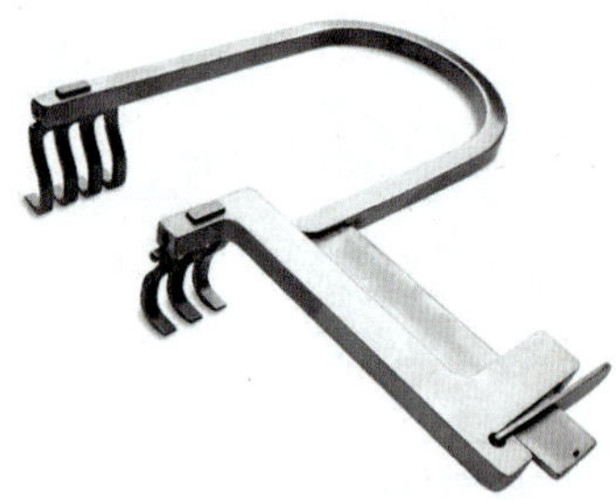
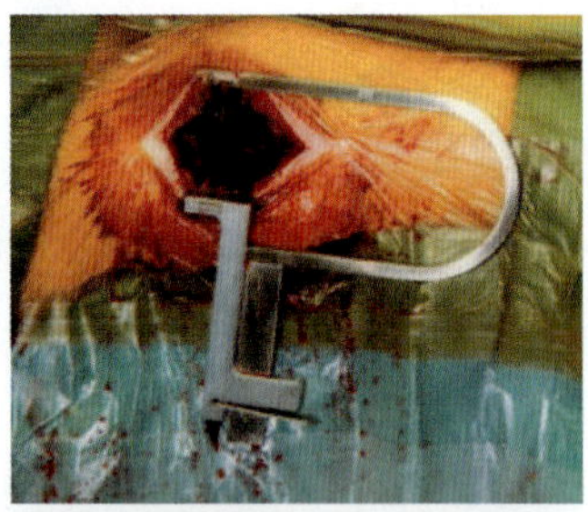
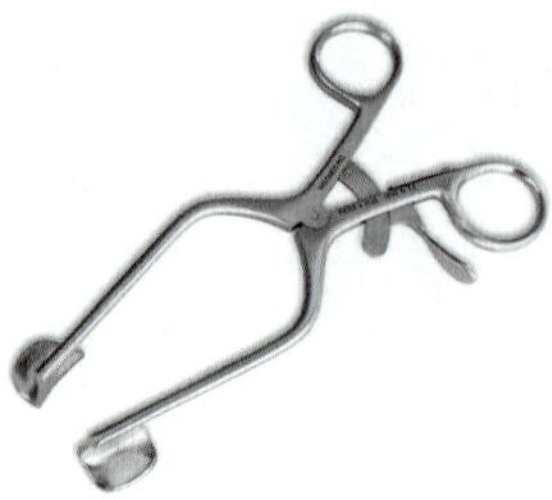
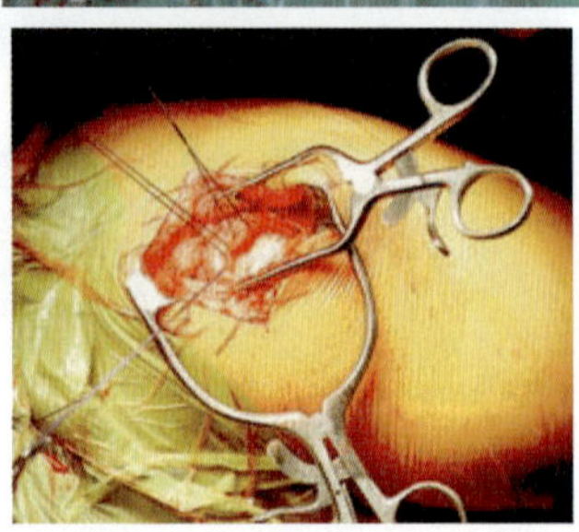

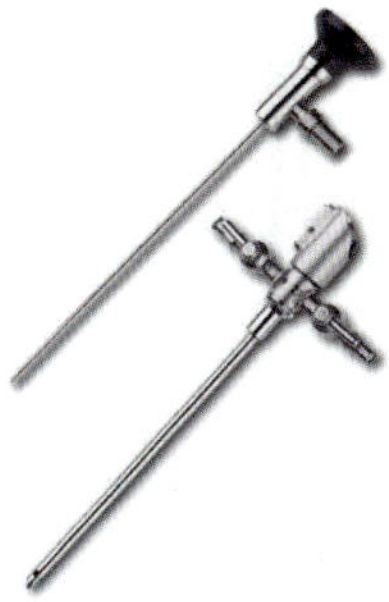
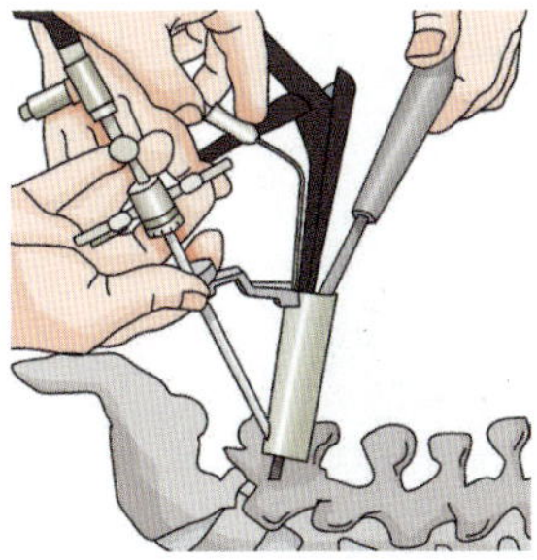
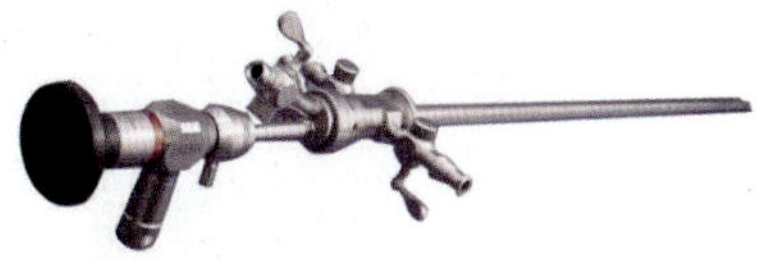
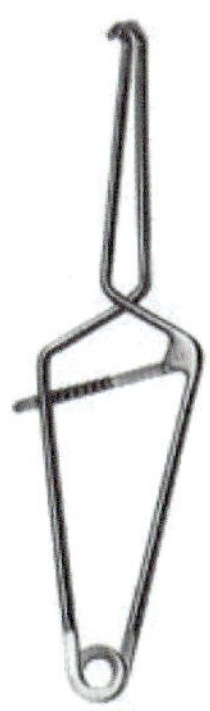
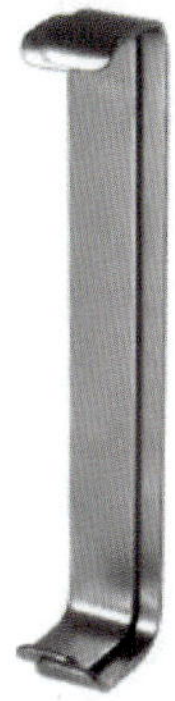
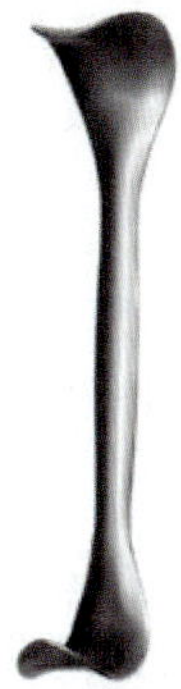
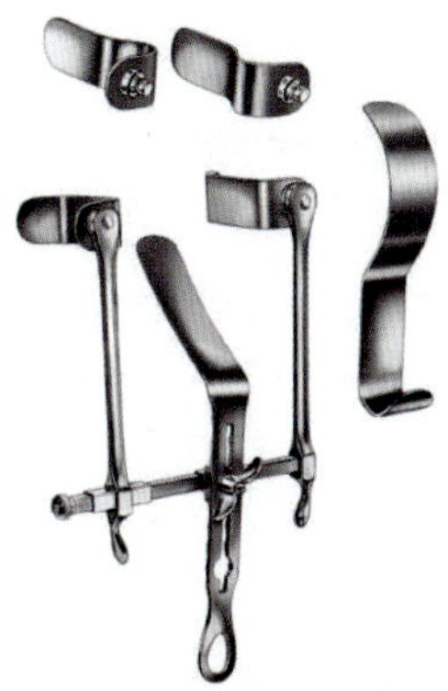

(1) 아이리드 리트렉터(eye lid retractor)

안 관련 수술 시 눈꺼풀을 벌여 고정하기 위해 사용하는 수술기구이다.

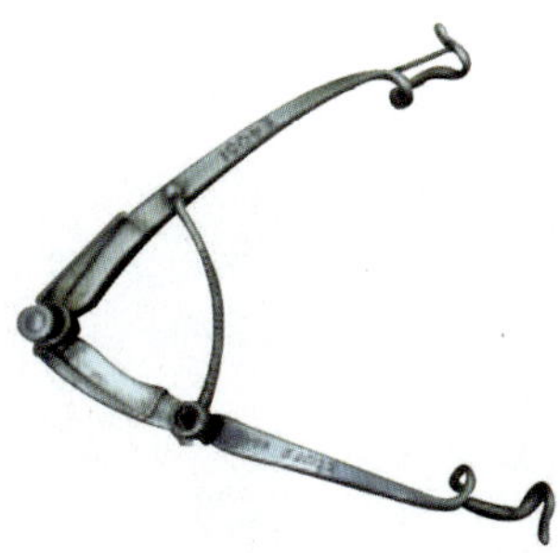

14) 스카펠(scapel)

수술 시 절개를 위해 사용되는 날카로운 칼을 말하는데 사용되는 횟수에 따라 일회용(disposable)과 재사용(reusable)이 있고, 사용되는 날(blade)의 재질로는 단단하게 열처리된 티타늄, 세라믹, 다이아몬드 등이 사용된다. 잡는 방법에 따라 Pencil grip, Finger grip, Palm grip으로 나눌 수도 있다.

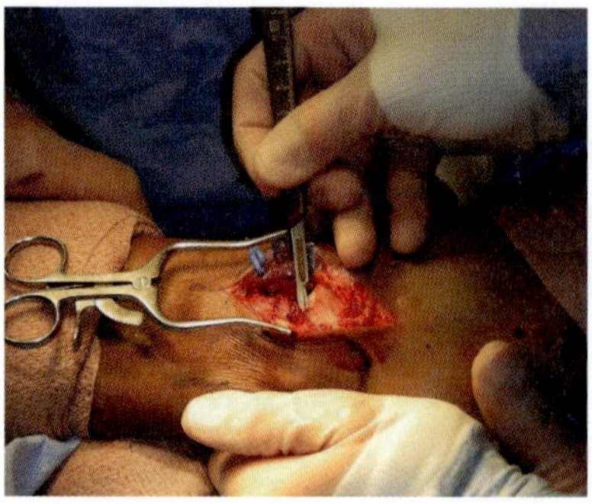 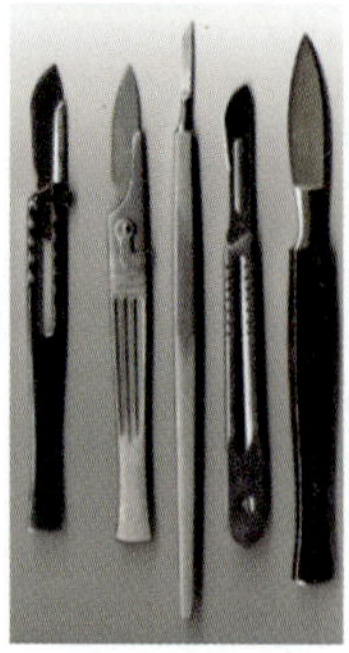 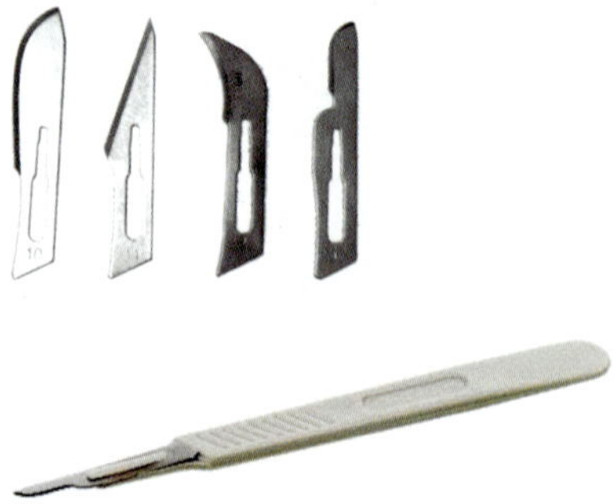

15) 트로카(trocar)

복강경, 흉강경, 내시경 수술 등에서 내시경(scope) 이나 포셉스(forceps) 등의 수술기구들이 이동하는 통로를 확보하기 위해 인체에 구멍을 뚫을 때 사용하는 수술기구이다.

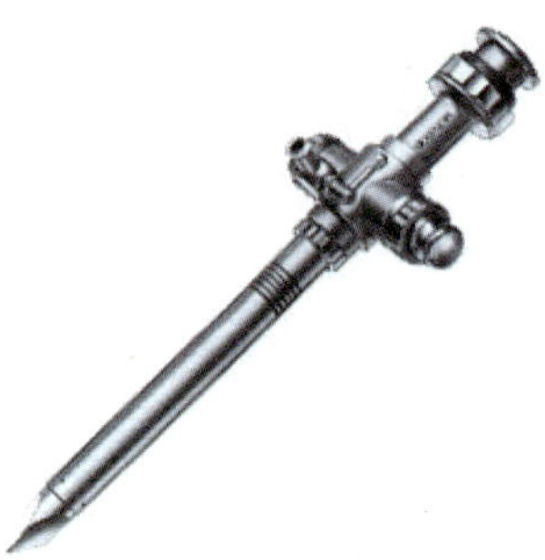 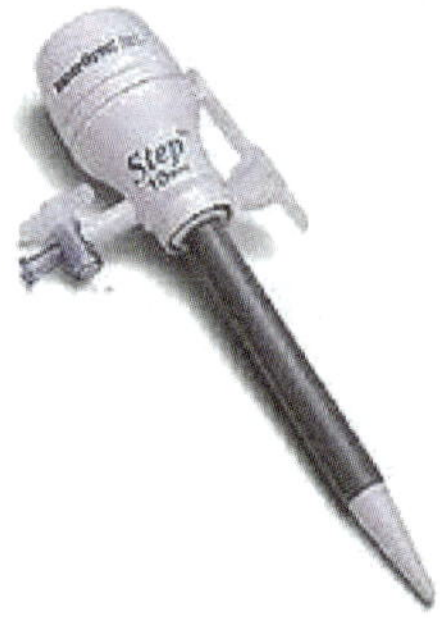 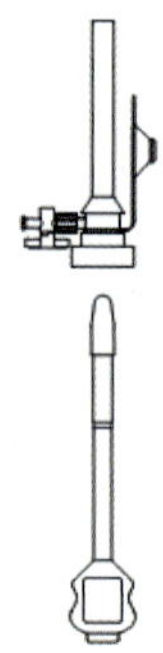

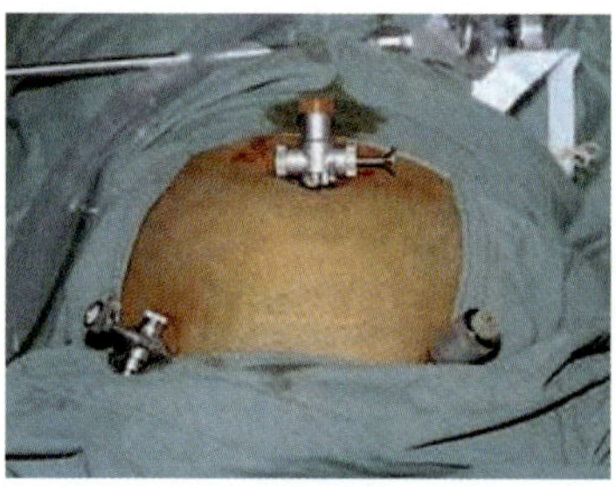 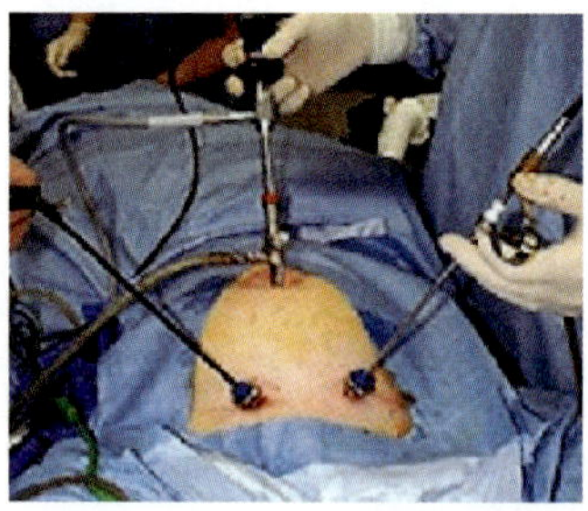

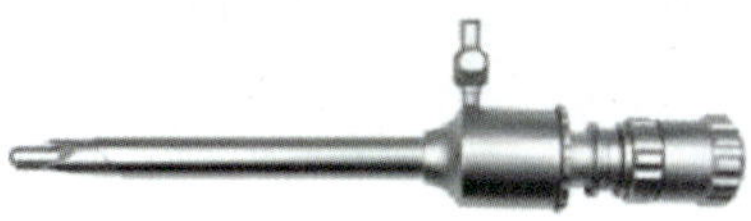 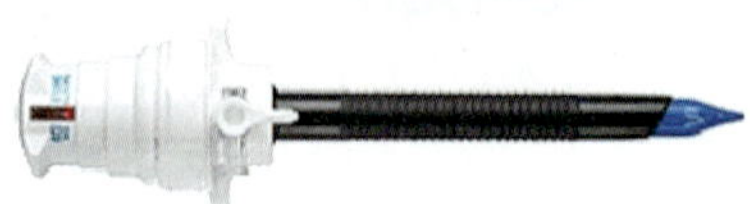

16) 스킨 훅(skin hook)

성형외과 등에서 피부 접합 등을 시행할 때 피부를 잡아당기는 역할을 하는 수술기구이다.

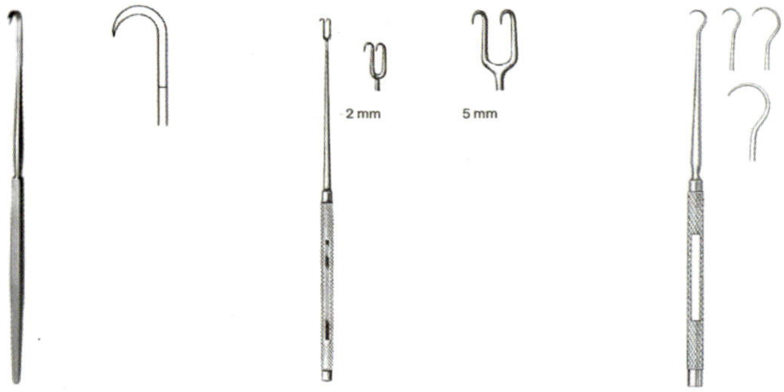

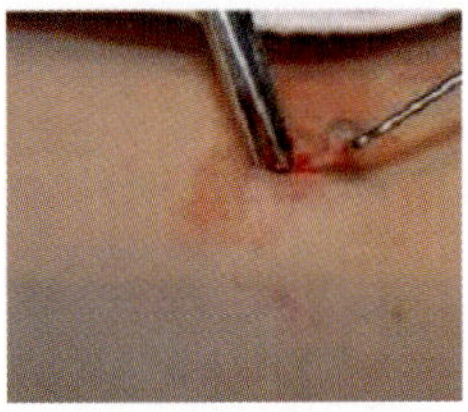

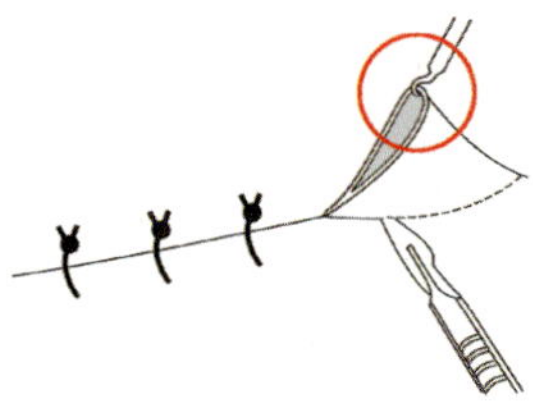

17) 스펙큘럼(speculum)

복수형으로 스펙큘라(specula)라고도 불리며, 질(vaginal), 직장(rectum), 귀(ear) 등과 같이 내부 공간(cavity)을 가진 곳을 검사하고자 할 때 진입 구(channel)를 넓혀줘 검사를 용이하게 도와주는 수술기구이다.

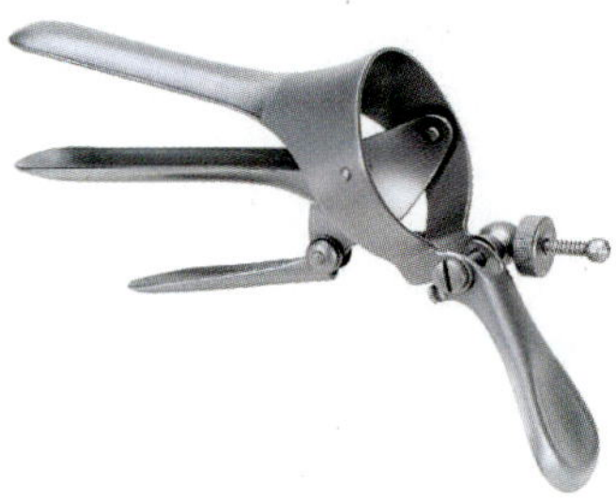

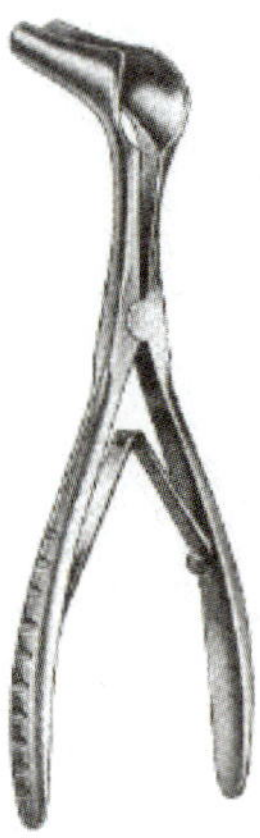

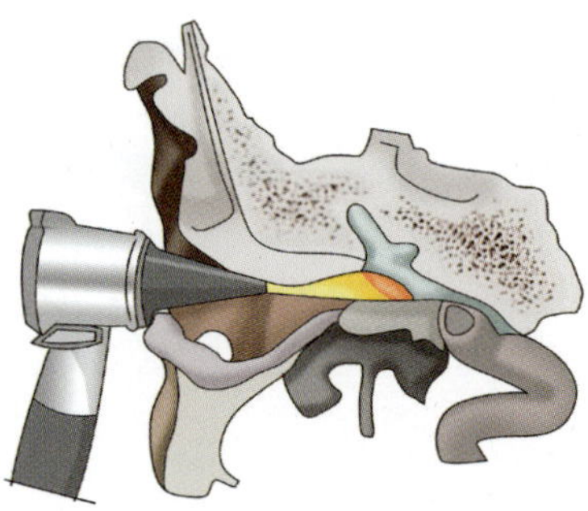

18) 석션팁 혹은 석션튜브(suction tip or suction tube)

상처나 체강 내의 혈액 분비물, 뼛조각 등의 파편 물을 흡입하기 위해 사용하는 수술기구이다. 사용하는 부분과 용도에 따라 모양이 다양하다.

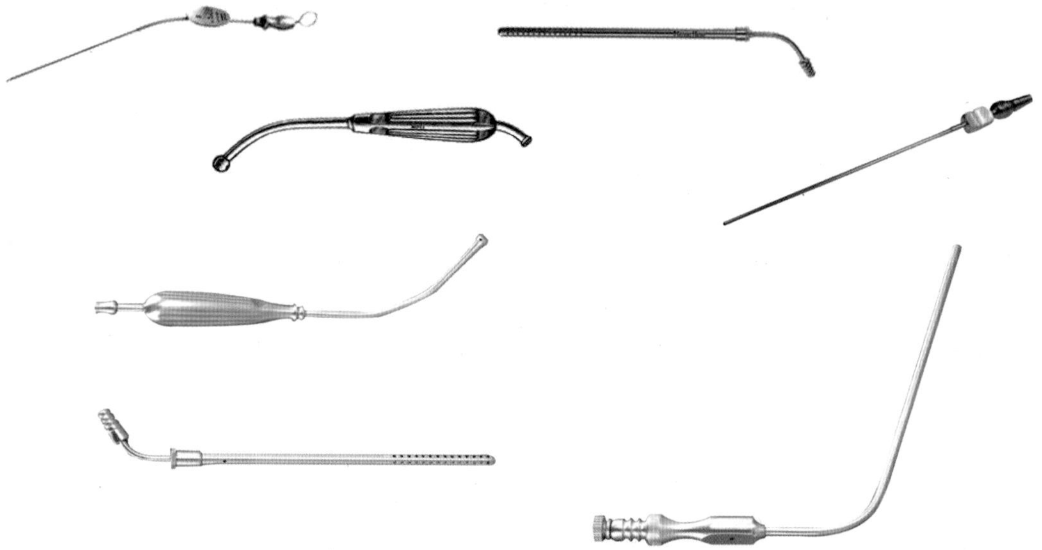

19) 스패튤라(spatula)

인체조직을 누르기 위한 주걱 모양의 압박용 수술기구이다.

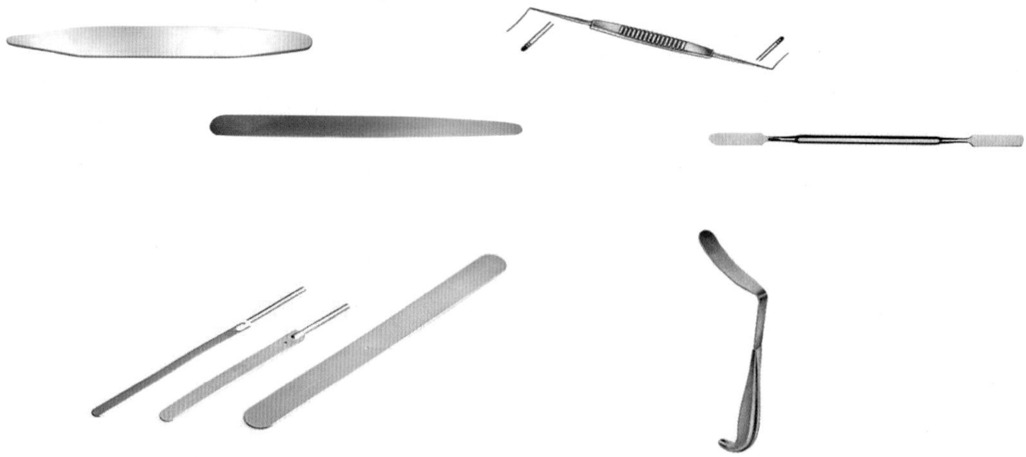

20) 본매로우니들(bone marrow needle)

뼛속에 있는 척수(bone marrow)를 추출하기 위해 사용하는 기구이다.

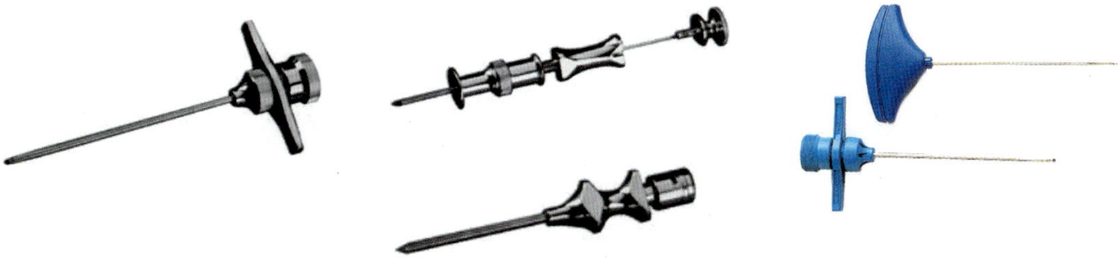

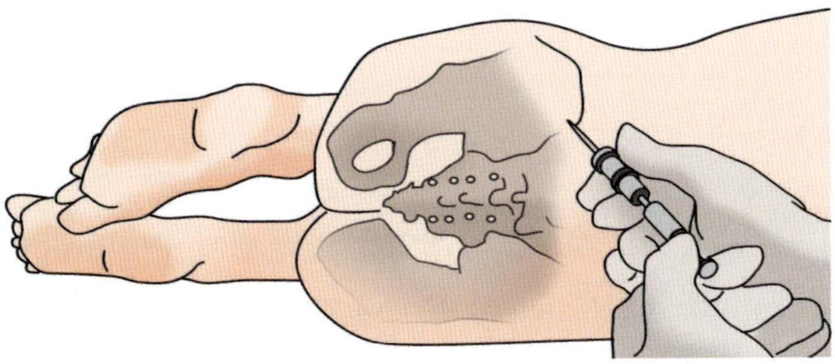

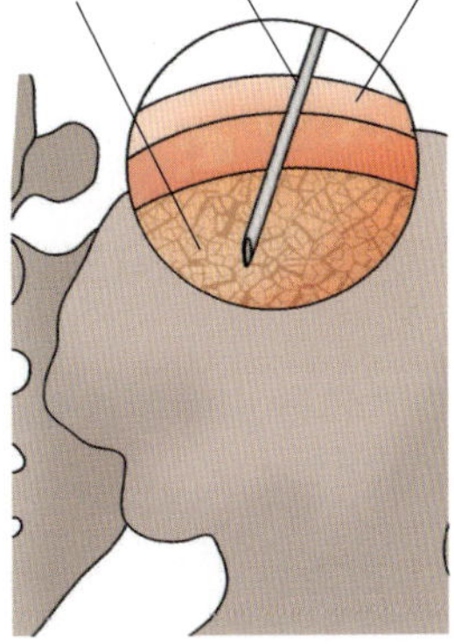

21) 텅디프레서(tongue depressor)

구강(oral cavity)이나 인두(pharynx)를 검사 시 혀를 누를 때 사용하는 기구이다.

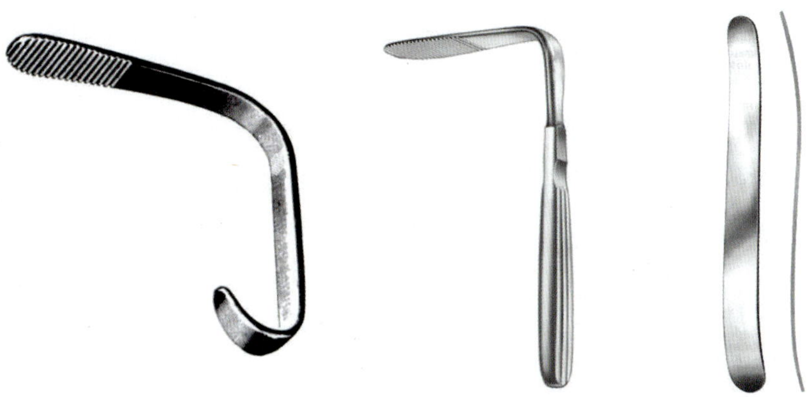

22) 헤모클립어플라이어(hemoclip applier)

일시적이거나 영구적으로 혈액의 흐름을 차단하기 위해 혈관(blood vessel)을 잡아주는(ligation) 금속클립(matclip)을 눌러 고정할 때 사용하는 기구이다.

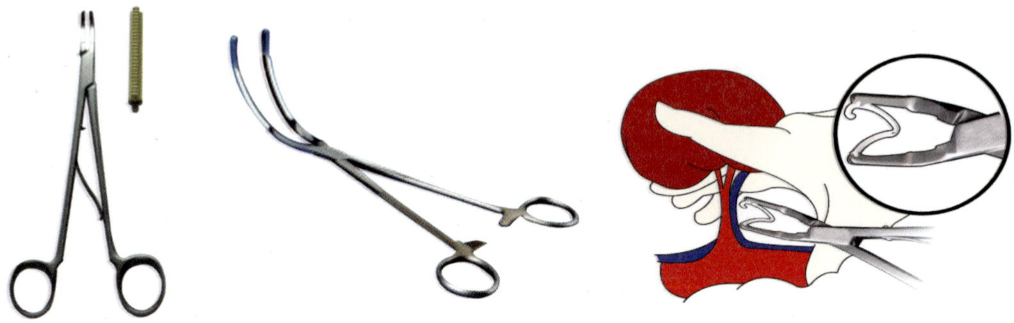

23) 핸드피스(handpiece)

일반적으로 수술실에서는 정형외과 수술용으로 보형물의 삽입을 위해 뼈에 구멍(drilling)을 뚫거나, 큰 구멍으로 갈아내기(reaming), 절단(sawing) 등 수술자가 가할 수 있는 힘 이상의 물리적인 힘을 가하여 시술할 경우에 사용하는 것으로 구동방식에 따라 전기를 사용하는 전동식, 배터리식, 무균의 질소가스를 사용하는 공압식이 있다. 종류로는 드릴리머(drill/reamer), 사지탈소(sagittal saw(oscillating saw)), 리시프로케이팅소(reciprocating saw), 스테넘소(sternum saw)로 나눌 수 있다.

드릴리머(drill/reamer)는 권총같이 생긴 드라이버(driver) 끝(tip)에 와이어(wire), 핀(pin), 드릴(drill)을 고정할 수 있는 척[76](chuck)이나 reamer attachment를 교체하면서 용도에 맞게 사용할 수 있다. 우리나라는 수술실에서는 대부분 사용 편리성에 의해 배터리식을 선호하는 경우가 많다.

공압식 같은 경우 CPS[77]((medical gas) central piping system)에서 공급되는 가스를 이용하므로 만약 CPS Pipe line이 오염될 경우, 시술 시 공기 순환을 일으켜 감염을 일으킬 수 있다고 알려져 있다.

76. 각종 공작용 도구를 고정하는 장치
77. 병원 내에서 깨끗하며 고순도의 산소, 질소, 무균압축공기와 일정한 압이 유지되는 흡입을 위한 배관 시스템

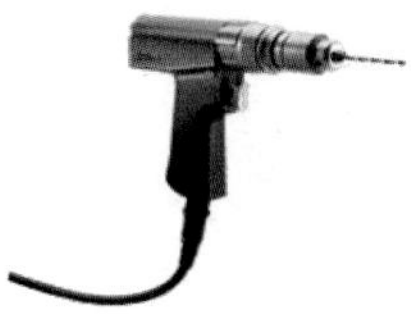

전동식 드릴리머
(drill/reamer)

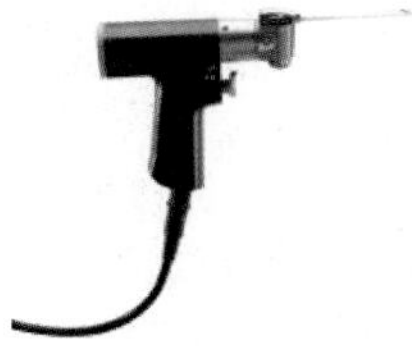

사지탈소
(sagittal saw)

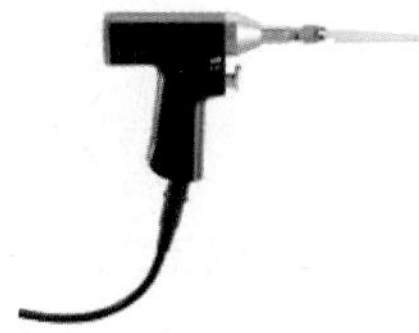

리시프로케이팅소
(reciprocating saw)

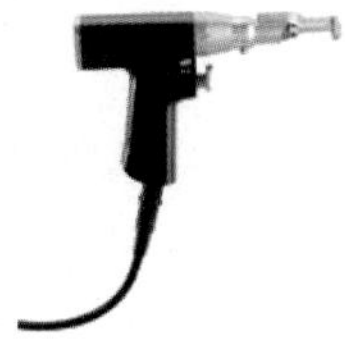

스테넘소
(sternum saw)

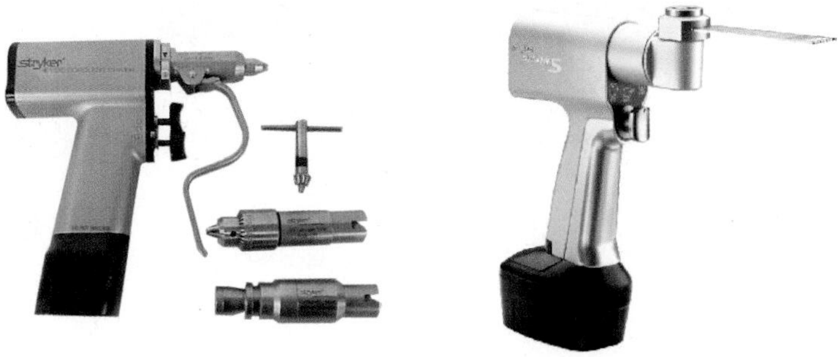

배터리식 드릴리머 드라이버와 척과 reamer attachment, 사지탈소

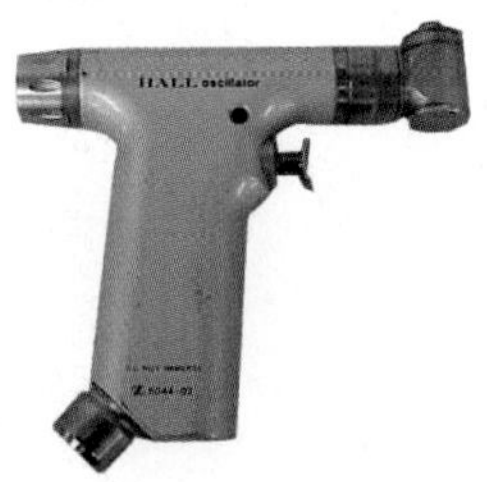

공압식 사지탈소

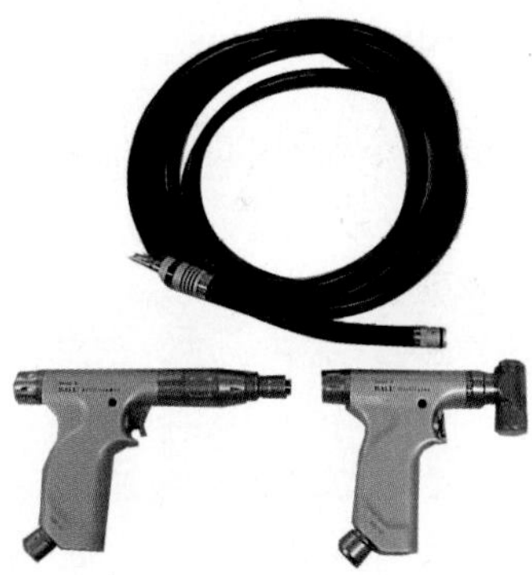

공압식 드릴리머, 유니버셜호스(universal Hose), 사지탈소

102. Tissue processor | 조직처리기

표본가공기	A33030	기타기기	병리과

현미경으로 조직을 관찰하기 위해서는 조직의 자연상태를 유지한 채 얇게 박절할 필요가 있다. 이를 위해서는 ① 효소활동을 멈추게 함으로써 조직의 손상 방지 및 매염 등을 위한 조직 세포의 고정(fixation), ② 탈수(dehydration), ③ 파라핀을 침투시킴으로써 조직이 슬라

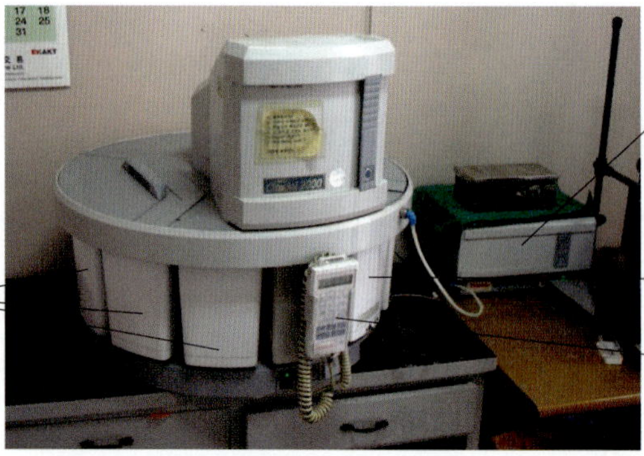

그림 102-1. 조직처리기
항온기의 경우 약 55~60℃ 사이 온도를 유지함으로써 파라핀을 액체상태로 유지한다.

이드 염색이 될 수 있는 침투(infiltration)의 과정이 필요한데 이를 자동으로 진행하는 기기가 조직처리기(그림 102-1)이다.

조직처리기의 기본원리는 고정, 탈수의 기능을 하는 여러 시약에 카세트(cassette)에 넣은 조직세포를 담그고 빼는 과정을 반복한 후에 진공으로 파라핀이 침투할 수 있게 해준다(그림 102-2). 조직처리기를 이용한 총 소요시간은 약 14~16시간 정도이며 병리과의 필수 기기 중 하나이다.

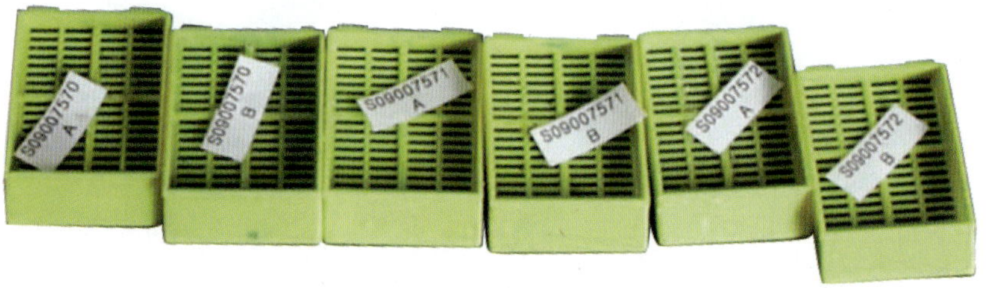

그림 102-2. 카세트의 종류

사용되는 시약으로는 포르말린(neutral buffered formalin), 에탄올(ethanol), 자일렌(xylene), 파라핀(paraffin) 등이 있으며 포르말린은 고정을 위해, 에탄올은 탈수를 위해, 파라핀은 침투를 위해 사용되며, 자일렌의 경우 탈수 후 남아 있을지도 모르는 에탄올과 파라핀을 함께 용해 시킬 수 있어서 에탄올과 파리핀의 중간단계에 사용된다.

Chapter 04

의료기기의 미래 전망

지난 세기 동안 의학은 의공학(biomedical engineering)을 바탕으로 한 의료기기의 발전과 더불어 급속도로 발전되었다고 해도 과언이 아니다. 이에 따라 인간은 질병이 발생, 진행되기 전에 사전 진단을 통한 치료를 더욱더 효율적으로 받을 수 있게 되어 삶의 질이 획기적으로 향상되었기에 미래에는 어떤 의료기기들이 개발되고 활용될지 알아볼 필요가 있다.

1. 병변 진단 기술의 발전

뢴트겐의 X선 발견 이후 X선을 이용한 X선촬영기는 검사 시 환자에게 어떠한 고통을 주지 않으면서 편하게 신체 내부 정보를 알 수 있게 해줌으로써 청진기나 수술 등에 의존할 수밖에 없었던 과거에 비해 의학 수준을 한 단계 높이는 데 지대한 영향을 미쳤다. 하지만 과거의 X선촬영기는 단순한 평면적 영상만을 보여주었기에 병변의 정확한 진단을 하는 데는 한계가 있었다. 이에 많은 과학자와 의공학자들이 연구와 실험을 거듭하여 근래에는 인체 내부의 해부학적 영상을 단층 또는 3차원적으로 얻을 수 있게 되었을 뿐만 아니라, 초음파를 이용한 초음파 영상진단, 동위원소를 이용한 감마카메라, PET, PET-CT 등의 영상진단, 자기공명현상을 이용한 MRI 영상진단 등 인체의 생리학적 기능을 관찰하면서 진단까지도 가능한 기술의 의료기기를 사용할 수 있게 되었다. 그리고 고통 없이 혈액을 채취할 수 있는 주사기, 적외선을 이용하여 혈액 내 산소포화도를 측정할 수 있는 산소포화도기 등과 같은 굳이 고도의 기술 없이 간단하면서도 소형으로 고통 없이 원하는 진단을 할 수 있는 의료기기가 개발되어 사용되는 등 이제는 거의 대부분의 진단에 의료기기가 이용되고 있다고 해도 과언이 아니나 아직도 뇌의 분야에는 한계가 존재한다. 뇌 같은 경우 활동 상태 확인이라든지 작용기전의 확인 등은 아직도 불가능하다. 따라서 미래에는 MRI, CT, PET 등의 기술적, 기능적 발달뿐 아니라 이 기기 간에 기술적 융합 기기의 개발을 통해 뇌의 기능적 영상을 얻을 수 있는 기기가 개발 활용될 것이다.

2. 유비쿼터스 건강관리 기술의 발전

과거에는 예방적 의료 개념보다는 치료적 의료 개념이 더욱 강했기 때문에 질병이 발생한 후에서야 비로소 의료서비스가 시작되어 치료 시기를 놓치는 경우가 많았고, 피검자가 반드시 의료기관을 방문해야만 하는 불편함이 따랐다. 이러한 치료적 의료 개념의 단점을 극복하고 환자에게 보다 편리한 의료서비스를 제공하기 위해 발전한 개념이 바로 유비쿼터스 건강관리(ubiquitous healthcare)시스템이다. 유비쿼터스 건강관리 시스템은 간단히 피검자가 언제 어디서든 본인이 원할 때 유, 무선 네트워크로 연결된 건강관리 시스템에 접속하여 본인의 상태를 확인하고 이상이 있을 경우 관계된 의료기관에 정보가 전달되어 질병 발전 전에 신속하고 적절하게 조치될 수 있도록 돕는 시스템으로써 기반기술로는 생체정보센서기술, 생체정보 모니터링기술, 데이터 기록 및 분석기술, 피드백기술의 4가지 기본 기술이 사용되는데 그중에서 유비쿼터스 건강관리 시스템 기술의 핵심은 정상적인 생활에 지장을 주지 않으면서 자연스럽게 피검자의 상태 진단에 필요한 각종 생체신호를 계측하고 데이터를 기록하는 기술이다. 즉, 기존에는 필요한 생체신호를 측정하기 위해서는 일반적으로 의료기관에서 사용하는 의료기기(환자감시장치, 혈당계 등)를 이용해야 했지만 무구속-무자각 생체기술을 적용하면 피검사가 일상적으로 접하는 침대, 좌변기, 의자, 옷, 또는 휴대폰과 같은 각종 단말기 등에 고감도 신호 측정센서를 설치하여 침대에서는 호흡신호, 좌변기에서는 혈압이나 체온, 의자에서는 근전도, 옷에서는 심전도, 체온, 움직임 신호, 휴대전화 등에서는 산소포화도 등의 신호 검출이 가능하다. 따라서 앞으로는 유비쿼터스 건강관리 시스템의 발전과 함께 기본 기술이 될 수 있는 계측 관련 전자 기술 및 데이터 기록 및 분석 관련 기술의 발전과 함께 계측된 정보를 병원이나 의료기관 간에 상호 전송할 수 있는 유, 무선 생체신호 전송기술, 스마트폰을 이용한 원거리 무선통신기술, 인터넷 등의 유선통신기술, 전송된 데이터의 보안기술 등이 동반 발전될 것이나.

3. 인체 기능을 대체할 인공장기 개발

과거에는 장기들이 기능을 손실하거나 치료 불가능한 질병에 걸렸을 경우 대체할 방법이 없었다. 하지만, 의공학의 발전과 함께 시작된 인공장기에 대한 연구로 인해 현재는 기술적으로 상당한 발전이 이루어졌을 뿐 아니라 상업적으로도 많이 이용되고 있다. 지금까지 개발된 인공장기의 종류에 대해 간단하게 살펴보면, 2001년 미국 루이스빌대에서 처음으로 이식 임상실험을 한 대체형 인공심장, 신장기능을 상실해 혈액의 노폐물을 잘 제거하지 못하는 환자에게 혈액투석을 통해 혈액 내의 노폐물을 제거해 주는 인공신장기, 수술 시 환자의 심장과 폐를 잠시 정지시키고 외부에서 심장과 폐를 대신해 혈액에 산소를 공급하고 신체 각 부위로 순환시키는 인공심폐기, 심박동 기능이 상실된 환자들의 심장 윗부분에 삽입해 심박동을 일으키는 전기적 자극신호를 주기적으로 발생시키는 심박동기 등이 오래전부터 사용되었고, 청신경 감각세포가 손상돼 들을 수 없는 환자의 귓속에 수술을 통해 삽입해 사용하는 인공 와우각 자극기(cochlear implant), 폐의 질병으로 인해 폐기능이 정지된 환자에게 사용하는 인공폐, 노환으로 인해 관절이 부러지거나 썩는 등의 질병으로 인해 제 기능을 못 하는 관절의 대체용으로 인공관절(artificial joint)과 함께 인공간, 인공망막, 인공의수, 인공뼈, 인공피부 등에 대한 연구가 활발하게 진행되고 있다.

가. 인공심장

인공심장은 크게 완전히 심장을 대체하는 용도의 완전인공심장(total artificial heart, TAH)과 심실의 박출 기능만을 위한 심실보조장치(ventricular assist device, VAD)로 나누어진다. 체외에서 사용하는 인공심장은 이미 1980년대 후반부터 상용화되어 널리 사용되고 있으며, 1990년대 후반부터는 심실보조장치가 널리 쓰이다가 그 후에 완전 이식형 완전 인공심장이 연구 개발되어 사용되고 있다. 우리나라에서는 1984년 서울대학교 민병구 교수팀이 정부지원하에 처음 시작한 이후 2001년 전기식 체내이식형 양심실 보조장치에 대한 임상시험을 시행함으로써 명실상부 세계적인 인공심장 기술을 보유할 수 있게 되었다. 인공심장은 그간의 기술적 발전에도 아직 혈액 적합성 문제가 남아 있다. 따라서 미래에는 재료학적으로 혈액 적합성이 향상되고 더욱 소형화, 정밀화되면서 신체의 생리적 요구에 능동적으로 대응할 수 있는 인공심장이 개발될 것으로 기대된다.

나. 인공신장

혈액투석기로 불리는 인공신장은 현재 신부전증 환자에게 거의 사용되고 있다. 주 2~3회에 걸쳐 투석을 시행하며 혈액내 노폐물을 걸러주는 원리를 가지기 때문에 잦은 투석으로 인한 환자의 사회적 활동 제한과 그에 따른 경제적 손실을 주고, 투석을 위해 외부에서 혈관내 접근을 하므로 감염에 관한 문제를 극복하기 위해 미래에는 복막투석법에 기본한 투석액 재생시스템을 가진 신체 착용형 인공신장기의 개발 및 상용화가 기대되며, 투석 횟수나 시간을 줄일 수 있는 투석기의 개발이 기대된다.

다. 인공폐

체외형 인공심폐기 같은 경우 이미 1963년에 상용화되어 임상에서 사용되었고 최근에는 체외형 인공심폐기 중에서도 막산화기(membrane oxygenator) 방식의 심폐기가 주로 사용되어 오고 있는데, 최근에는 체내에 직접 삽입되어 사용할 수 있는 인공폐가 개발되어 임상실험에 착수하였다. 체내 삽입형의 경우 환자의 흉곽에 이식되어 폐동맥과 폐정맥 사이에서 폐의 기능을 대신하는 모델과 대정맥에 삽입되어 산소교환을 대신 수행하는 모델로 나누어지는데 둘 다 혈액에 의한 손상이 있고 장기간 사용이 어려운 단점이 있어 미래에는 혈액적합성이 우수하여 혈액에 의한 손상이 적고 한번 삽입으로 장시간 사용이 가능한 인공폐의 개발이 기대된다.

라. 인공혈관

1952년 고분자 직물의 나일론 재질 인공혈관이 처음으로 사용된 이후 현재는 폴리에스터(polyester)와 테프론(teflon) 섬유를 이용하여 직물처럼 엮은 것이 사용되고 있으며 대동맥과 같은 중구경 이상의 동맥용으로 이용되고 있다. 소구경 같은 경우 혈관에 피가 응고되어 막히는 문제가 있어 아직은 성공하지 못하고 있으며 향후에 세포조직공학을 이용하여 생체재료에 항혈전성 내피세포를 배양하고 고분자 재료를 개질함으로써 감염이나 세포 괴사와 같은 부작용을 막으면서 혈전의 문제를 해결할 수 있는 소구경 혈관 개발이 기대된다.

최근에 조직공학의 발전으로 인해 머지않은 미래에 인공장기로 인체 장기를 거의 대체할 수 있을 것이라는 기대감이 높아지고 있지만, 인체 장기의 특성상 상용화까지는 앞으로도 많은 시간이 소요될 것으로 예상한다. 따라서 향후 인체 장기에 대한 완전 복제가 가능하기 전까지는 인공장기에 대한 발전은 가속화될 것이며 막대한 부가가치와 함께 인간 생명 연장 역사에 한 축을 담당할 것으로 예상한다.

4. 원격의료(telemedicine)

유비쿼터스가 단순히 진단이 목적이라면 원격의료는 진단과 치료를 목적으로 한다고 할 수 있다. 정보통신 기술과 통신망의 발달로 대용량의 정보전송이 가능해짐에 따라 원격의료의 개념이 한층 더 구체적으로 실용화되었고 우주인의 건강관리와 같이 원격진료는 실용화되어 이용되고 있기도 하다. 특히 최근에는 촉진, 타진을 제외한 문진, 정진, 시진을 완벽하게 구현하여 진료실의 의사 진료와 거의 대등한 수준에까지 올라와 있다.

원격의료는 원래 의사의 손길이 필요한 원격지에서 데이터 통신을 이용해 응급환자를 진료하거나 의료 정보를 공유하거나 전달하기 위해 도입된 개념으로, 기존의 정보통신기술발달과 함께 지속적인 발전으로 원격 수술 시 수술 보조나 의료 정보 공유를 위한 범위로 연구가 활발히 진행되고 있다. 최근에는 수술용 로봇 '다빈치'를 위시한 의료용 로봇기술의 발달로 원격 응급 수술과 지속적인 감시가 필요한 인공심장 이식환자의 상태 감시가 가능한 개념으로까지 확대되어 연구되고 있다.

이러한 발전을 바탕으로 하여 미래에는 더욱 진보한 무선기술과 더불어 의료에 대한 각종 지식을 실시간으로 획득하면서 환자가 언제 어디서든 필요할 때 진료받을 수 있는 원격진료(Etelemedicine) 환경이 구축될 것으로 예상하며, 이러한 진료 환경은 미래에 일반적 의료 행위로 정착되어 현재의 의료행태를 대체하겠지만, 원격진료가 정착하기 위해서는 다음과 같은 선행 조건들이 해결되어야 할 것이다.

① 원격의료 시행자(의사)의 진료결과에 대한 책임소재 유무
② 원격의료를 행하기 위한 필수 의료기기의 구축 비용문제
③ 원격의료의 수익성 있는 사업 모델 구축
④ 산각벽지의 원격진료를 위한 인프라 구축문제
⑤ 원격의료에 대한 법적 규제 및 조항 신설문제
⑥ 원격의료를 통한 정보 보안에 관한 문제

이러한 조건들이 명확하게 해결되면 미래에 인간이 누릴 수 있는 의료환경은 오늘날의 그것과는 비교할 수 없는 환경으로 변모할 것이다.

5. 의료 영역에서의 로봇 이용 증가

로봇은 고도의 정밀성과 정확성을 가지고 있으면서도 이용이 용이하고 활용이 넓은 장점이 있고 산업적, 기술적, 경제적 파급효과가 대단히 높아 일본, 미국 등 여러 국가에서 로봇 분야를 중추 산업으로 육성하고 있다. 의료 영역에서 활용되고 있는 로봇은 크게 수술 로봇, 수술 시뮬레이션로봇, 재활로봇, 기타 의료 로봇으로 나누어진다. 선진국에서는 이미 모든 영역에서 고른 연구와 이용이 이루어지고 있다. 국내에서도 자체 수술 로봇(레보아이)을 개발하는 수준에 이르렀지만, 아직도 해당 분야 선진국과는 격차가 있으며 실제 이용도 다빈치와 같은 수술 로봇에 한정되어 이루어지고 있다. 다행히 최근 들어 로봇 산업에 대한 인식이 바뀌면서 대기업의 로봇시장 진출, 정부의 정책적 지원과 대규모 투자가 실행되거나 예정되어 있어 앞으로 다양한 로봇의 개발과 이용이 이루어질 것으로 예상한다.

6. 우리나라의 의공학기술

과거 일부 국가의 기술적 우위가 분명했던 의공학 분야는 의용생체정보기술, 로봇기술, 나노기술, 신소재기술, 조직공학기술 등의 세부기술 발전을 통해 국가 간 기술력이 일정 정도 평준화되었으며, 발전 양상도 이제 IT, BT, NT 기술과의 융합을 통해 이루어지고 있다. 이러한 기술발달 추세 속에 특히 융합분야에서 두각을 나타내고 있는 우리나라는 앞으로 해당 분야에서 상당한 경쟁력을 유지할 것으로 예상한다. 국가에서도 의공학 분야의 국제적 경쟁력 강화 필요성과 우리나라 산업 구조와의 적합성을 인식하여 각 대학, 연구소 및 기업에 다양한 지원을 제공하여 긍정적인 성과를 얻고 있다. 앞으로도 실버의료기기, 영상진단기기, 스마트폰을 이용한 모바일 헬스케어기기, 한방의료기기, 인공장기, 생체재료, 생체계측, 의료정보통신 등에 대한 대규모 투자가 예정되어 있어 국내 의공학 분야의 발전은 더욱 가속화될 것으로 예상한다.

Chapter 05

의공학 전공자를 위한 팁

1. 의공학 관련 전공자들이 자주 묻는 질문과 답변소개

Q 전자재료공학을 전공하고 있는 학생입니다. 의공학에 관한 간단한 설명과 의료기기 외 의공학에는 어떤 분야가 있는지 그리고 의료기기 관련 연구를 하고 싶은데 학부생 때 들어둘 만한 과목은 무엇이 있을까요?

A 의공학은 간단히 의학 + 공학 개념의 학문으로 공학적 지식을 이용한 과학적 방법을 의학의 영역에 적용하는 학문으로 의료기기 외에 DNA 관련 연구, 복제, 세포, 로봇 등 적용 분야가 무한대입니다. 의료기기라는 것이 전기, 전자, 기계의 조합체이므로 기본적으로 전기, 전자, 기계 공학외 생리학, 해부학 등을 들어 놓으시면 좋을 것 같습니다.

Q 기계공학을 전공하고 있습니다. 의공학 분야에 기계공학을 어떻게 접목할 수 있는지요?

A 기계공학 전공하셨다면 다양한 분야에 접근하실 수 있는데 특히 의공학에서 많이 접목되는 분야로 로봇, 인공 고관절, 의수, 의족 분야가 있습니다. 그 외의 분야는 기계공학적인 측면으로 인간의 편의를 위해 적용할 수 있다면 어디든지 접목이 가능하다고 보면 됩니다. 기계공학을 이용한 의공학 분야 같은 경우 의과대 내에 대학원 과정으로 개설되어 있으니 참고해 보시는 것도 좋을 것 같습니다.

Q 어떤 대학의 의학공학부에서는 4학년 때에 의용전자공학, 의료정보공학, 의용메카트로닉스로 전공이 나누어지는 것 같은데 어떻게 다른지 알려주세요?

A 어느 과목에 비중을 두느냐에 따라 나누어진다고 볼 수 있습니다. 간단한 예로는 의용전자공학은 의료기기에 이용되는 전기, 전자 기술, 의료기기 회로 설계, 의료정보공학은 OCS, PACS, EMR 등의 병원 전산화 관련 소프트웨어 개발과 기타 컴퓨터 관련, 의용메카트로닉 스는 전동 휠체어, 의료용 로봇 관련이라고 보시면 될 것 같습니다.

Q 의공학이란 게 우리나라에서 그다지 많이 알려져 있는거 같지는 않은데요? 선생님 경우 의공학을 선택한 이유가 궁금합니다.

A 저 같은 경우 첫 번째로 우리나라보다 기술적으로 앞서있는 소위 선진국이라 불리는 미국, 일본, 독일 등에서는 의공학의 위상이 높다는 점, 두 번째로 의공학과가 특성화된 과이고 다양한 분야를 접목해서 공부할 수 있어서 본인이 노력만 한다면 다양한 분야로 비교적 쉽게 취업할 수 있다는 점, 세 번째 우리나라에서는 아직 초기 발전 단계의 분야로 장기적으로 발전가능성이 크다는 점 등을 고려하였습니다.

Q 분자영상학 분야를 전공하고자 합니다. 학부로 의공학을 전공하고 대학원을 가는 게 좋을까요? 그리고 학부과정만 이수한 후 취업해서 하는 일과 대학원 과정까지 이수한 후 취업해서 하는 일 간에는 어떤 차이가 있나요?

A 현재 분자영상분야는 단순히 환자의 이상 유무 확인을 넘어 명확한 진단의 확률을 굉장히 높이는데 일조하고 있습니다. 그러기에 앞으로는 전망이 밝은 분야라 생각합니다. 개인적으로 그쪽으로 전공을 하시고자 한다면 의공학을 학부로 선택하기보다는 병리나 방사선 분야를 학부로 선택하시고 그 후에 대학원을 의공 쪽으로 하시는 것이 전문성을 가지는데 더 도움이 될 것으로 생각합니다. 그리고 사회진출 같은 경우 일반적으로 학부과정을 마치게 되면 영업, 엔지니어, 병원, 의료기기 인증 등의 일을 할 수 있고 대학원 과정을 마치면 영업 쪽, 엔지니어 쪽, 병원 쪽뿐만 아니라 개발, 연구원, 교수 등으로 진출할 수 있습니다. 참고로 영업 쪽, 엔지니어 쪽, 병원 쪽은 석사를 그렇게 선호하지 않습니다.

Q 의공학과를 졸업 후 주로 어떤 분야에서 일하나요?

A 대표적으로 의료기기 영업, 의료기기 서비스 엔지니어, 연구원, 유학, 의료기기 개발, 의학대학원, 교수, 의료기기 인허가, 소프트웨어 개발, 임상 전문가(clinical scientist), 제품 전문가(product specialist), 의료기기 마케팅, 의료기기 임상시험 등의 분야로 많이 진출하고 있습니다.

Q 임상 전문가(clinical scientist) 직종에 대해 알고 싶습니다. 그리고 임상 전문가를 위한 커리큘럼이 있나요?

A 의사분들이 연구를 위해 의료기기 이용하려 할 때 의료기기에 대한 전문적인 지식으로 지원을 해주는 직종으로 MRI, CT, 초음파 진단기 분야가 대표적인 활동 분야고 이 외에도 모든 기기 분야가 다 가능하다고 볼 수 있습니다. 애석하게도 국내에는 이런 직종을 위한 커리큘럼은 없습니다. 또한 이 직종으로 활동하고 계신 분도 극히 소수입니다. 만약 이 직종을 원하신다면 학부 과정보다는 대학원 및 박사 과정까지 이수 후 관련 업무를 담당하는 대기업 쪽으로 취업하시는 것을 추천합니다.

Q 현재 전자공학을 전공하고 있습니다. 의료전자 분야의 GE나 필립스 같은 외국계 대기업에 엔지니어로 취업하고지 합니다. 취업을 위해서 무엇을 준비해야 하나요?

A 현실적으로 의학적 지식과 공학적 지식을 함께 가지고 있는 의공학 출신을 선호하고 있긴 하지만 엔지니어로 취업을 원하시기 때문에 전자공학 출신이라고 해도 단점이 될 만한 부분은 없다고 생각됩니다. 만약 이 분야로 취업하시기를 원하신다면 전자적 지식 외에도 의학적 지식을 함께 키우시는 것이 필요할 것입니다. 그리고 대기업일수록 사내 경쟁이 치열하고 제한된 인력으로 기술지원 서비스를 하므로 충분한 체력관리는 필수입니다. 참고로 현장에서 근무하는 엔지니어들의 의견을 들어보면 학사성적 3.0 이상, 토익 800 이상, 기본적 전자공학, 의공학적 지식 등만 기본적으로 갖춘다면 엔지니어로 취업하는 데에는 큰 어려움이 없다고 합니다.

Q 의료 전자 분야의 국내기업과 외국계기업(지멘스, 필립스, GE 등) 취업 시 장, 단점이 궁금합니다.

A 국내기업과 외국계기업 취업에 대한 장, 단점을 일반적일 예를 들어 비교해 드리겠습니다.

국내기업

1. 장점

1) 연봉이나 직급의 동반 상승과 함께 본인의 노력에 따라 이직이 비교적 수월한 편입니다.
2) 외국계 기업보다는 시스템적인 관리가 좀 덜하므로 개인이 직접 본인 스타일에 따라 계획을 관리할 수 있고 한국적 마인드로 기업이 운영되기 때문에 사내 분위기 적응이라든지 연봉협상이 수월한 편입니다.
3) 인력 충원이 많이 부족한 실정이므로 본인이 조금만 노력한다면 외국기업보다 비교적 수월하게 취업할 수 있습니다. 아직 인력 충원이 많이 부족한 실정이므로 본인이 조금만 노력한다면 외국기업보다 비교적 수월하게 취업할 수 있습니다.

2. 단점

1) 국내에는 아직 삼성전자 외에 다른 대기업의 참여가 없으며 대부분 중소기업 위주로 산업적 생태가 이루어져 있다.
2) 자체적인 기술력으로 의료기기를 생산, 판매하는 업체보다 수입을 주로 하는 업체가 대부분으로 이 경우 국내의 한정된 시장 내에서 외국에서 수입되는 한정된 기술의 기기로 영업 경쟁을 해야 하므로 시장 대응력에서 외국기업보다 떨어지는 편입니다.
3) 특별한 기술이나 영업력, 아이템, 자본을 가지고 있는 업체가 아니라면 인지도 면에서 외국기업에 밀리기 때문에 초기 시장을 장악하기가 쉽지 않습니다.

외국계 기업

1. 장점

1) 기업의 운영 시스템이 잘 갖춰져 있습니다.
2) 영업을 위한 아이템이 다양하고 기업의 네임밸류에 따른 병원의 인지도가 좋아 초기 시장진입이 국내기업보다 수월한 편입니다.
3) 직원 교육이라든지 의료기기 연구 개발이 인프라 구축이 잘 되어 있기 때문에 영업 시 이점이 있는 편입니다.

2. 단점

1) 회사가 시스템적으로 운영되기 때문에 서류 작업(paper work)이 아주 많습니다. 외국계 회사에 근무하는 직원 대부분이 받는 연봉보다 1.5배 정도 일을 더 한다고 느낄

정도로 업무 강도가 높습니다.

2) 일의 성과를 중요하게 생각하고 있기 성과에 대한 스트레스가 심합니다.

Q 의료기기 회사와 병원의 취업 시 각각의 장, 단점을 알고 싶습니다. 그리고 병원 내 의공학과 운영에 대해서도 알고 싶습니다.

A 의료기기 회사와 병원 취업 시 장단점을 간단히 말씀드리면,

의료기기 회사 취업 시: 아무래도 이익을 목적으로 하는 조직이어서 정년을 보장받기가 병원보다는 어렵습니다. 하지만 본인의 실력 유무에 따라 병원보다는 더 높은 연봉을 받을 수 있고, 승진의 기회가 더 많습니다. 그리고 맡은 기기나 업무의 영역이 구체적으로 한정되기 때문에 본인의 노력 여하에 따라 한 분야에 전문가가 될 수 있습니다.

병원취업 시: 일반적으로 정년이 보장되고 비교적 퇴근 시간이 일정하므로 본인의 의지 여하에 따라 자기 계발을 할 수 있는 시간적 여유가 의료기기 회사보다는 많은 편입니다. 하지만 병원 내부 인력의 적체 현상으로 승진이 잘되지 않고, 퇴직과 신규입사를 통한 인력순환이 잘 이루어지지 않기 때문에 분위기가 다소 관료적이고 폐쇄적인 경우가 많습니다. 제조업체를 통해 기술교육을 받을 수 있으나, 핵심 기술의 개방은 이루어지지 않기 때문에 특정 분야의 전문가가 되기 위해서는 본인이 많이 노력해야 합니다. 따라서 병원 내 의공기사는 순수 엔지니어라기보다는 엔지니어 성격을 가진 관리자로 보시는 것이 정확할 것 같습니다.

아직 우리나라는 수도권을 제외하고는 병원 내 의공학과의 개념이 거의 없는 것이 현실이기 때문에 정확히 의공학과가 어떤 분야로 나누어지고, 어떻게 운영되는지에 대한 명확한 규정이 없어 단언하지는 못하지만, 일반적으로 방사선영역, 진단검사영역, 핵의학영역, 치료방사선영역, 중앙공급실, 수술실 등으로 부서 영역별로 나누며 영역별로 담당자들이 지정되어 일하고 있습니다.

Q 병원 내 의공기사로 취업하고 싶습니다. 의공기사는 어떤 식으로 채용되나요? 그리고 의공학과가 있는 병원은 어디가 있을까요?

A 의공학과 졸업 후 병원으로의 취업은 그렇게 놓지 않습니다. 병원은 일반 기업체보다는 직업 안정성이 높아 많이들 취업하기 원하지만, 자리가 잘 나지 않는 편입니다. 규모가 큰 종합병원 같은 경우 대부분 전공, 영어 등의 시험을 통한 공채 형식으로 채용하고, 나머지 일반 중, 소형 병원 등에서는 경력직 위주의 특채 형식으로 많이

채용하고 있습니다. 최근에는 정직원으로 바로 채용하는 것이 아니라 인턴과정 후 정직원으로 채용하는 경우가 많습니다. 많은 대형 병원에는 의공학과로 자체 부서가 있는 경우가 많고 중형 병원이나 그 이하 규모의 병원에서는 구매나 시설과 쪽에 편입되어 운영되는 경우가 많습니다.

2. 의공기사, 의공산업기사, 의료전자기능사 국가자격증소개

가. 자격증 신설 배경

의료기기 산업은 공학, 의학, 생물학, 재료학 등이 결합된 지식집약형 산업으로 인체의 생명과 안전성에 직접 영향을 주는 특징을 가지고 있으며, 미래의 경쟁에서 앞선 선진국의 기술 수준을 따라잡기 위해서는 의료기기 산업 분야에서 종사하게 될 전문 기술인력을 확보하고자 자격제도 제정

나. 자격증의 필요성

내 의료기기 생산은 연평균 30%(98~03년)의 고도성장 추세에 있고 의료기기 수입, 임대, 판매업의 신고제도 도입, 의료기기 제조 시 일정한 시설 및 품질관리체계 유지, 의료기기 등급분류에 따른 합리적 사전관리체계 확립 등을 주요 내용으로 하는 「의료기기법」 시행(06.6)에 맞춘 전문 인력이 필요하기 때문임

다. 자격증 취득자의 직무 내용

의료공학에 관한 전문적인 지식을 바탕으로 의료기기의 연구, 개발, 제조, 수리, 인허가, 수입, 판매, 사후관리(A/S) 등의 업무 수행할 수 있으며 의료기기 제조, 생산, 설치 업체 및 의료기기를 보유하고 있는 전국 병원에 취업하여 업무를 수행할 수도 있음

라. 자격증 신설 절차 및 신설 과정

대한의용생체공학회에서 처음으로 도입 신청 → 국가기술자격종목 신설 여부에 관한 관계부처 및 전문가회의(복지부, 식약청, 대한전자공학회, 한국의료기기산업협회 등)(2004. 7. 23. 한국산업인력공단) 실시 → (사)대한의용생체공학회에서 연구용역실시(2004. 9~2005. 5) → 설명회 개최(2005. 3. 29. 한국산업인력공단) → 의공기사 등 종목의 신설여부 심의를 위한 전자분야 전문위원회 심의(2005. 7. 7) → 참석위원 6명중 5명이 신설에 동의하였으나 직무분야 분류 등에 대한 이견 존재 → 직무분야 및 종목명칭 관련 전문가회의 개최(2005.11.22)하여 의공학 관련 종목은 전자분야로 분류하는 것이 바람직하고 기능사는 의공학 전반이 아니라 한정된 분야만 다루므로 의료전자기능사로 명칭 변경함이 타당한 것으로 결론 → 전문가회의 결과를 토대로 전자분야 전문위원회 심의(2005.12.9) → 참석위원 6명중 전원이 신설에 동의 → 의공기사, 의공산업기사, 의료전자기능사의 자격종목 신설에 대하여, “노동부 공고 제 2006 - 221호”로 다음과 같이 입법예고 → 한국산업인력공단에서 2008년 8월 첫 시험 시행

마. 자격증 합격률과 취득 후 진로 및 전망

1) 의공기사

최근 보건의료 산업과 제약 산업은 전 세계적으로 주목받는 최첨단 산업으로 촉망되고 있는 분야로, 국제적 수준의 인증과 품질관리를 적용하기 위해서는 전문 기술인력의 체계적인 양성이 필요하며, 이런 전문 인력의 수요는 앞으로 크게 증대될 것으로 예상하는 분야이다.

- 자격 취득자의 전망
  - 정부 지원 의료기기 연구 기관의 연구원
  - 의료기기의 제조, 설치, 수리업체의 기술 책임자
  - 병원의 의료기기관리 책임자
  - 의료기기 수입업체의 판매 책임자 등
- 합격률 평균: 필기 52.7%, 실기 24.6%

2) 의공산업기사

의료기기 산업관련 제조, 생산 업무에 대한 기술 제공 및 의료기기의 설치 및 안전운영 업무에 관련된 산업체가 500여 곳이 있으며, 실험기기 및 데이터 정리 등을 활용할 수 있는 정부 및 교육기관 연구소가 있어 진출분야가 넓은 편으로 자격증 취득 시 취업이 유리한 편임

- 합격률 평균: 필기 47.4%, 실기 27.4%

3) 의료전자기능사

의료기기 산업관련 제조, 생산 업무에 대한 기술 제공 및 의료기기의 설치 및 안전운영 업무에 관련된 산업체가 500여 곳이 있으며, 실험기기 및 데이터 정리 등을 활용할 수 있는 정부 및 교육기관 연구소가 있어 진출분야가 넓은 편으로 자격증 취득 시 취업이 유리한 편임

- 합격률 평균: 필기 60.2%, 실기 70.2%

바. 응시자격(의공기사, 의공산업기사, 의료전자기능사)

※ 한국산업인력공단에서 운영하는 큐넷사이트(www.q-net.or.kr)에서 "응시자격 자가진단" 메뉴를 이용하여 응시자격 확인이 가능함

1) 의공기사

다음 각 호의 어느 하나에 해당하는 사람

1. 산업기사 등급 이상의 자격을 취득한 후 응시하려는 종목이 속하는 동일 및 유사 직무분야에서 1년 이상 실무에 종사한 사람
2. 기능사 자격을 취득한 후 응시하려는 종목이 속하는 동일 및 유사 직무분야에서 3년 이상 실무에 종사한 사람
3. 응시하려는 종목이 속하는 동일 및 유사 직무분야의 다른 종목의 기사 등급 이상의 자격을 취득한 사람
4. 관련학과의 대학졸업자등 또는 그 졸업예정자
5. 3년제 전문대학 관련학과 졸업자등으로서 졸업 후 응시하려는 종목이 속하는 동일 및 유

사 직무분야에서 1년 이상 실무에 종사한 사람

6. 2년제 전문대학 관련학과 졸업자 등으로서 졸업 후 응시하려는 종목이 속하는 동일 유사 직무분야에서 2년 이상 실무에 종사한 사람
7. 동일 및 유사 직무분야의 기사 수준 기술훈련과정 이수자 또는 그 이수예정자
8. 동일 및 유사 직무분야의 산업기사 수준 기술훈련과정 이수자로서 이수 후 응시하려는 종목이 속하는 동일 및 유사 직무분야에서 2년 이상 실무에 종사한 사람
9. 응시하려는 종목이 속하는 동일 및 유사 직무분야에서 4년 이상 실무에 종사한 사람
10. 외국에서 동일한 종목에 해당하는 자격을 취득한 사람

비고

1. "졸업자등"이란 「초 · 중등교육법」 및 「고등교육법」에 따른 학교를 졸업한 사람 및 이와 같은 수준 이상의 학력이 있다고 인정되는 사람을 말한다. 다만, 대학(산업대학 등 수업연한이 4년 이상인 학교를 포함한다. 이하 "대학등"이라 한다) 및 대학원을 수료한 사람으로서 관련 학위를 취득하지 못한 사람은 "대학졸업자등"으로 보고, 대학등의 전 과정의 2분의 1 이상을 마친 사람은 "2년제 전문대학졸업자등"으로 본다.
2. "졸업예정자"란 국가기술자격 검정의 필기시험일(필기시험이 없거나 면제되는 경우에는 실기시험의 수험원서 접수마감일을 말한다. 이하 같다) 현재 「초 · 중등교육법」 및 「고등교육법」에 따라 정해진 학년 중 최종 학년에 재학 중인 사람을 말한다. 다만, 「학점인정 등에 관한 법률」 제7조에 따라 106학점 이상을 인정받은 사람(「학점인정 등에 관한 법률」에 따라 인정받은 학점 중 「고등교육법」 제2조제1호부터 제6호까지의 규정에 따른 대학 재학 중 취득한 학점을 전환하여 인정받은 학점 외의 학점이 18학점 이상 포함되어야 한다)은 대학졸업예정자로 보고, 81학점 이상을 인정받은 사람은 3년제 대학졸업예정자로 보며, 41학점 이상을 인정받은 사람은 2년제 대학졸업예정자로 본다.
3. 「고등교육법」 제50조의2에 따른 전공심화과정의 학사학위를 취득한 사람은 대학졸업자로 보고, 그 졸업예정자는 대학졸업예정자로 본다.
4. "이수자"란 기사 수준 기술훈련과정 또는 산업기사 수준 기술훈련과정을 마친 사람을 말한다.
5. "이수예정자"란 국가기술자격 검정의 필기시험일 또는 최초 시험일 현재 기사 수준 기술훈련과정 또는 산업기사 수준 기술훈련과정에서 각 과정의 2분의 1을 초과하여 교육훈련을 받고 있는 사람을 말한다.

2) 의공산업기사

다음 각 호의 어느 하나에 해당하는 사람

1. 기능사 등급 이상의 자격을 취득한 후 응시하려는 종목이 속하는 동일 및 유사 직무분야에 1년 이상 실무에 종사한 사람

2. 응시하려는 종목이 속하는 동일 및 유사 직무분야의 다른 종목의 산업기사 등급 이상의 자격을 취득한 사람
3. 관련학과의 2년제 또는 3년제 전문대학졸업자 등 또는 그 졸업예정자
4. 관련학과의 대학졸업자 등 또는 그 졸업예정자
5. 동일 및 유사 직무분야의 산업기사 수준 기술훈련과정 이수자 또는 그 이수예정자
6. 응시하려는 종목이 속하는 동일 및 유사 직무분야에서 2년 이상 실무에 종사한 사람
7. 고용노동부령으로 정하는 기능경기대회 입상자
8. 외국에서 동일한 종목에 해당하는 자격을 취득한 사람

비고

1. "졸업자등"이란 「초 · 중등교육법」 및 「고등교육법」에 따른 학교를 졸업한 사람 및 이와 같은 수준 이상의 학력이 있다고 인정되는 사람을 말한다. 다만, 대학(산업대학 등 수업연한이 4년 이상인 학교를 포함한다. 이하 "대학등"이라 한다) 및 대학원을 수료한 사람으로서 관련 학위를 취득하지 못한 사람은 "대학졸업자등"으로 보고, 대학등의 전 과정의 2분의 1 이상을 마친 사람은 "2년제 전문대학졸업자등"으로 본다.
2. "졸업예정자"란 국가기술자격 검정의 필기시험일(필기시험이 없거나 면제되는 경우에는 실기시험의 수험원서 접수마감일을 말한다. 이하 같다) 현재 「초 · 중등교육법」 및 「고등교육법」에 따라 정해진 학년 중 최종 학년에 재학 중인 사람을 말한다. 다만, 「학점인정 등에 관한 법률」 제7조에 따라 106학점 이상을 인정받은 사람(「학점인정 등에 관한 법률」에 따라 인정받은 학점 중 「고등교육법」 제2조제1호부터 제6호까지의 규정에 따른 대학 재학 중 취득한 학점을 전환하여 인정받은 학점 외의 학점이 18학점 이상 포함되어야 한다)은 대학졸업예정자로 보고, 81학점 이상을 인정받은 사람은 3년제 대학졸업예정자로 보며, 41학점 이상을 인정받은 사람은 2년제 대학졸업예정자로 본다.
3. 「고등교육법」 제50조의2에 따른 전공심화과정의 학사학위를 취득한 사람은 대학졸업자로 보고, 그 졸업예정자는 대학졸업예정자로 본다.
4. "이수자"란 기사 수준 기술훈련과정 또는 산업기사 수준 기술훈련과정을 마친 사람을 말한다.
5. "이수예정자"란 국가기술자격 검정의 필기시험일 또는 최초 시험일 현재 기사 수준 기술훈련과정 또는 산업기사 수준 기술훈련과정에서 각 과정의 2분의 1을 초과하여 교육훈련을 받고 있는 사람을 말한다.

3) 의료전자기능사

자격 제한 없음

3) 시험과목 및 합격기준

표. 시험과목 및 합격기준

	의공기사	의공산업기사	의료전자기능사
필기	1. 기초의학 및 의공학 2. 의용전자공학 3. 의료안전·법규 및 정보 4. 의료기기 5. 의용기계공학	1. 기초의학 및 의공학 2. 의용전자공학 3. 의료안전·법규 및 정보 4. 의료기기 5 .의용기계공학	전과목 혼합(의용공학개론, 의료기초공학, 의료기기운용)
합격기준	과목당 20문항(100점 만점에 60점 이상) - 과목당 40점 이상(전과목 평균 60점 이상)	과목당 20문항(100점 만점에 60점 이상) - 과목당 40점 이상(전과목 평균 60점 이상)	100점 만점에 60점 이상
검정방법	객관식 4지택일형 (시험시간: 2시간 30분)	객관식 4지택일형 (시험시간: 2시간 30분)	객관식 4지택일형 (시험시간: 1시간)
실기	의공 실무	의공 실무	의료전자 실무
합격기준	100점 만점에 60점 이상	100점 만점에 60점 이상	100점 만점에 60점 이상
검정방법	필답형(시험시간: 2시간 30분)	필답형(시험시간: 2시간 30분)	복합형(필답형: 1시간, 작업형: 3시간 정도)
관련학과	의공학과, 의료공학과, 의용생체공학과 등	의공학과, 의료공학과, 의용생체공학과 등	의료전자과

4) 직무내용 및 필기 출제기준

가) 의공기사

출제기준(필기)

직무분야	전기·전자	중직무분야	전자	자격종목	의공기사	적용기간	2017.1.1~2021.12.31
○ 직무내용: 의공학에 관한 고급 기술지식과 숙련 기능을 숙지하고 의료기기의 구조를 이해하여 연구개발, 인·허가, 제조, 품질관리 및 설치, 유지, 보수 및 안전성을 확보하는 의료기기와 관련된 제반 직무							
필기검정방법	객관식	문제수	100	시험시간	2시간 30분		

필기과목명	문제수	주요항목	세부항목	세세항목
기초의학 및 의공학	20	1. 기초의학	1. 인체해부생리학	1. 근골격계 2. 신경계 3. 심혈관계 4. 소화기계 5. 호흡기계
			2. 전기생리학	1. 세포막 전기현상 2. 신경 전기현상 3. 심장 전기현상
		2. 의공학기초	1. 의용생체전극	1. (비)분극전극 2. 의료용전극 3. 내부전극 4. 미세전극 5. 기타 의용생체전극 6. 의용생체전극과 작용
			2. 의용생체센서	1. 유도성센서 2. 용량성센서 3. 압전센서 4. 온도센서 5. 광센서 6. 기타 의용생체센서 7. 의용생체센서와 작용
의용(醫用) 전자공학	20	1. 전기공학	1. 전자기학	1. 정전계 2. 유전체 3. 자계 4. 전류와 자기장 5. 전자유도 및 인덕턴스
			2. 회로이론	1. 전압, 전류 및 저항 2. 회로해석 3. 교류회로
		2. 전자공학	1. 전원회로	1. 정류회로 및 안정화전원회로 2. 평활회로
			2. 증폭회로	1. 증폭회로 일반 2. 궤환증폭회로 3. 전력증폭회로 4. 차동증폭회로 및 연산증폭회로
			3. 발진 및 변복조	1. 발진조건과 주파수안정 2. 각종 발진회로와 특성 3. 변조회로의 종류 및 특성 4. 복조회로의 종류 및 특성
			4. 디지털회로	1. 논리게이트 및 불대수의 응용 2. 조합논리회로 3. 순서논리회로
			5. 디지털시스템	1. 마이크로프로세서 2. 주변장치 인터페이스

필기과목명	문제수	주요항목	세부항목	세세항목
		3. 생체계측공학	1. 생체계측	1. 생체계측의 특수성 2. 생체계측시의 잡음대책
			2. 생체신호계측	1. 생체신호의 종류 및 특징 2. 생체신호처리법 3. 생체신호계측기 4. 생체 압력 및 유량계측
의료안전·법규 및 정보	20	1. 의료안전	1. 의료 전기안전	1. 접지와 누설전류 2. Electric Shock 3. 전자파의 정의, 발생원인, 영향 4. 등전위
			2. 의료 기타안전	1. 의료기기 등급 2. 의료기기 안전표시 3. 멸균 4. 방사선 안전 5. 의료가스 안전 6. 폐기물의 안전관리 7. 광학적 안전 8. 열적 안전 9. 기계적 안전
		2. 의료법규	1. 의료기기법규	1. 의료기기법 2. 의료기기법 시행령 3. 의료기기법 시행규칙
		3. 의료정보학	1. 의료정보학개론	1. 의료정보학의 개념 2. 의료정보학 용어 및 분류체계
			2. 의료정보시스템	1. 병원정보시스템 2. 원격의료 및 재택의료
의료기기	20	1. 진단 및 치료기기	1. 진단기기 및 기타	1. 생체전기신호진단기 (ECG, EMG, EEG 등) 2. 심박출량계 3. 혈류량측정기 4. 초음파진단기 5. 환자감시장치 6. 혈압계 7. 방사선 진단기기 8. CT 9. MRI 10. PET 11. 감마카메라 12. 체열진단기기 13. 원격 및 재택진단기기 14. 임상검사기기 15. 기타진단기기

필기과목명	문제수	주요항목	세부항목	세세항목
			2. 치료기기 및 기타	1. 제세동기 2. 페이스메이커 3. 수액펌프 4. 전기수술기 5. 마취기 6. 인공심폐기 7. 인공신장 8. 인공호흡기 9. 인공심장 10. 인공관절 11. 신생아보육기 12. 전기자극치료기 13. 체외충격파쇄석기 14. 카테터 15. 방사선치료기기 16. 기타치료기기
의용기계공학	20	1. 생체물성학	1. 생체의 특성	1. 생체의 전기적 특성 2. 생체의 자기장 특성 3. 생체의 광학적 특성 4. 생체의 방사선에 대한 특성 5. 생체의 열·기계적 특성
		2. 생체재료학	1. 생체재료일반	1. 생체재료의 정의 2. 생체재료의 조건
			2. 의용재료	1. 의용금속재료 2. 의용 세라믹 재료 3. 의용합성고분자
			3. 생체적합성	1. 생체조직반응 2. 재료의 생체내 분해현상 3. 생체적합성
		3. 생체역학	1. 생체역학 일반	1. 기초역학 2. 혈류역학
			2. 생체역학응용	1. 의지 2. 보조기 3. 동작분석
		4. 의용기계 요소학	1. 의료용 기계요소	1. 체결요소 2. 구속요소 3. 동력전달요소

출제기준(실기)

직무 분야	전기·전자	중직무 분야	전자	자격 종목	의공기사	적용 기간	2017.1.1~2021.12.31

○ 직무내용: 의공학에 관한 고급 기술지식과 숙련 기능을 숙지하고 의료기기의 구조를 이해하여 연구개발, 인·허가, 제조, 품질관리 및 설치, 유지, 보수 및 안전성을 확보하는 의료기기와 관련된 제반 직무

○ 수행준거: 1. 전원회로를 이해할 수 있다.
2. 증폭회로를 이해할 수 있다.
3. 발진 및 변복조 회로를 이해할 수 있다.
4. 디지털회로 및 디지털회로응용시스템을 이해할 수 있다.
5. 의용계측센서를 이해할 수 있다.
6. 계측기기의 사용법을 숙지하고 있다.
7. 의료기기 성능평가를 할 수 있다.
8. 의료기기 안전관리를 할 수 있다.
9. 의료기기 유지보수를 할 수 있다.

실기검정방법	필답형	시험시간	2시간30분

실기과목명	주요항목	세부항목	세세항목
의공실무	1. 의료기기 및 계측기기	1. 계측기기의 사용법 이해하기	1. 의공학용 계측장비를 사용할 수 있다. 2. 누설전류와 접지저항을 측정할 수 있다.
	2. 의료기기안전관리	1. 의료기기 안전관리하기	1. 육안검사를 통하여 안전을 점검할 수 있다. 2. 전기적인 안전을 점검하고 관리할 수 있다. 3. 생물학적인 안전을 점검하고 관리할 수 있다.
		2. 의료기기 안선관리결과서 작성하기	1. 안전관리 관련 내용을 장비이력에 반영하여 장비이력서를 작성할 수 있다.
	3. 의료기기유지보수	1. 의료기기 예방점검실시하기	1. 예방점검 내역과 절차에 따라 예방점검을 실시할 수 있다. 2. 예방점검 결과 내용을 보고서로 작성할 수 있다.
		2. 의료기기 수리하기	1. 수집된 자료를 활용하여 고장의 원인을 분석하고 판별할 수 있다. 2. 고장 원인이 불분명한 경우 원인파악을 위하여 각종 추가 시험을 실시할 수 있다. 3. 고장 원인에 따라 적절한 수리를 할 수 있다.
	4. 의료기기 하드웨어 설계제작	1. 회로기술 정보 수집	1. 개발 계획서에서 요구하는 사항을 검토할 수 있다. 2. 회로를 구성하는 세부기술의 정보를 수집할 수 있다. 3. 회로를 구성하는 부품의 정보를 수집할 수 있다. 4. 회로 제작에 필요한 기술을 설정할 수 있다. 5. 회로 제작 규격을 확정할 수 있다.

실기과목명	주요항목	세부항목	세세항목
		2. 부품 확보	1. 제품 규격에 맞는 부품을 조사할 수 있다. 2. 제품 규격에 맞는 부품의 가성비를 비교할 수 있다. 3. 부품의 수급 일정을 조율할 수 있다. 4. 제품 규격에 맞는 부품을 확보할 수 있다.
		3. 회로 설계	1. 회로 설계를 위한 도구를 선정할 수 있다. 2. 회로 설계를 위한 블록 다이어그램을 작성할 수 있다. 3. 회로 설계를 위한 부품의 정보를 구성할 수 있다. 4. 회로 설계를 위한 펌웨어를 제작할 수 있다. 5. 시뮬레이션을 통하여 회로 설계에 반영할 수 있다. 6. 회로 설계 도구를 이용하여 회로를 설계할 수 있다.
		4. 회로 제작	1. 부품을 구비하여 회로 제작을 준비할 수 있다. 2. 설계된 회로에 제작 공정을 확인할 수 있다. 3. 설계된 회로의 기능 오류를 수정할 수 있다. 4. 제품개발에 적합한 회로를 제작할 수 있다.
		5. 회로 검증	1. 회로 검증을 위한 계측 환경을 구축할 수 있다. 2. 회로 검증을 위한 계측 시설을 운용할 수 있다. 3. 회로 검증을 위해 측정결과와 규격을 비교할 수 있다. 4. 개발 계획서에 따라 회로의 기능을 검증할 수 있다. 5. 개발 계획서에 따라 회로의 성능을 검증할 수 있다.
	5. 의료기기 성능검사	1. 시험 규격 설정하기	1. 성능평가를 위한 시험 규격을 설정할 수 있다. 2. 제품에 적합한 시험 방법을 설정할 수 있다. 3. 시제품을 시험 할 시험 계획서를 작성할 수 있다. 4. 시험에 적합한 시험 장비를 확보할 수 있다.
		2. 성능 측정하기	1. 시험 계획서에 따라 성능을 측정할 인증된 장비를 준비할 수 있다. 2. 장비에 대한 사용법을 숙지할 수 있다. 3. 시험 계획서에 따라 장비를 사용하여 제품을 측정할 수 있다. 4. 측정값을 기록할 수 있다.
		3. 성능 평가하기	1. 측정값을 시험 규격에 따라 분석하여 평가할 수 있다. 2. 시제품에서 발생된 문제점을 원인분석 할 수 있다. 3. 원인분석하여 개선사항을 도출할 수 있다. 4. 성능 평가 보고서를 작성할 수 있다.

실기과목명	주요항목	세부항목	세세항목
	6. 의료기기 제작	1. 조립하기	1. 수립된 생산계획에 의거하여 해당품목에 대한 설비, 치공구, 작업인력 등을 준비할 수 있다. 2. 상세 작업표준서를 활용하여 자재를 선택하여 조립할 수 있다. 3. 조립된 자재를 작업표준서에 따라 조립여부를 확인할 수 있다. 4. 특정자재를 조립하는 특수 공정의 경우 별도 관리기준에 의거하여 조립할 수 있다. 5. 조립 작업 후 생산실적 체크리스트를 작성할 수 있다.
		2. 자가검사하기	1. 공정검사 기준서에 의거하여 제품의 이상유무를 검사할 수 있다. 2. 검사 결과를 공정검사 성적서에 작성할 수 있다. 3. 제품의 동작이상 발생시 교체, 폐기, 수리를 결정할 수 있다. 4. 대처가능한 단순 불량의 경우 교체 및 수리할 수 있다. 5. 불량의 경우 공정검사 성적서를 관련부서로 공유하고 개선대책을 수립할 수 있다. 6. 자체적으로 수립한 품질목표를 기준으로 일간, 주간, 월간 지표를 작성할 수 있다.

나) 의공산업기사

출제기준(필기)

직무 분야	전기·전자	중직무 분야	전자	자격 종목	의공산업기사	적용 기간	2017.1.1~2021.12.31
○ 직무내용: 의공학에 관한 기술지식과 숙련 기능을 숙지하고 의료기기의 구조를 이해하여 제조, 품질관리 및 설치, 유지, 보수 및 안전성을 확보하는 의료기기와 관련된 제반 직무							
필기검정방법	객관식	문제수	100	시험시간	2시간 30분		

필기과목명	문제수	주요항목	세부항목	세세항목
기초의학 및 의공학	20	1. 기초의학	1. 인체해부생리학	1. 근골격계 2. 신경계 3. 심혈관계 4. 소화기계 5. 호흡기계
			2. 전기생리학	1. 세포막 전기현상 2. 신경 전기현상 3. 심장 전기현상
		2. 의공학기초	1. 의용생체전극	1. (비)분극전극 2. 의료용전극 3. 내부전극 4. 미세전극 5. 기타 의용생체전극 6. 의용생체전극과 작용
			2. 의용생체센서	1. 유도성센서 2. 용량성센서 3. 압전센서 4. 온도센서 5. 광센서 6. 기타 의용생체센서 7. 의용생체센서와 작용
의용 전자공학	20	1. 전기공학	1. 전자기학	1. 정전계 2. 유전체 3. 자계 4. 전류와 자기장 5. 전자유도 및 인덕턴스
			2. 회로이론	1. 전압, 전류 및 저항 2. 회로해석 3. 교류회로
		2. 전자공학	1. 전원회로	1. 정류회로 및 안정화전원회로 2. 평활회로
			2. 증폭회로	1. 증폭회로 일반 2. 궤환증폭회로 3. 전력증폭회로 4. 차동증폭회로 및 연산증폭회로
			3. 발진 및 변복조	1. 발진조건과 주파수안정 2. 각종 발진회로와 특성 3. 변조회로의 종류 및 특성 4. 복조회로의 종류 및 특성
			4. 디지털회로	1. 논리게이트 및 불대수의 응용 2. 조합논리회로 3. 순서논리회로

필기과목명	문제수	주요항목	세부항목	세세항목
			5. 디지털시스템	1. 마이크로프로세서 2. 주변장치 인터페이스
		3. 생체계측공학	1. 생체계측	1. 생체계측의 특수성 2. 생체계측시의 잡음대책
			2. 생체신호계측	1. 생체신호의 종류 및 특징 2. 생체신호처리법 3. 생체신호계측기 4. 생체 압력 및 유량계측
의료안전·법규 및 정보	20	1. 의료안전	1. 의료 전기안전	1. 접지와 누설전류 2. Electric Shock 3. 전자파의 정의, 발생원인, 영향 4. 등전위
			2. 의료 기타안전	1. 의료기기 등급 2. 의료기기 안전표시 3. 멸균 4. 방사선 안전 5. 의료가스 안전 6. 폐기물의 안전관리 7. 광학적 안전 8. 열적 안전 9. 기계적 안전
		2. 의료법규	1. 의료기기법규	1. 의료기기법 2. 의료기기법 시행령 3. 의료기기법 시행규칙
		3. 의료정보학	1. 의료정보학개론	1. 의료정보학의 개념 2. 의료정보학 용어 및 분류체계
			2. 의료정보시스템	1. 병원정보시스템 2. 원격의료 및 재택의료
의료기기	20	1. 진단 및 치료기기	1. 진단기기 및 기타	1. 생체전기신호진단기 (ECG, EMG, EEG 등) 2. 심박출량계 3. 혈류량측정기 4. 초음파진단기 5. 환자감시장치 6. 혈압계 7. 방사선 진단기기 8. CT 9. MRI 10. PET 11. 감마카메라 12. 체열진단기기 13. 원격 및 재택진단기기 14. 임상검사기기 15. 기타진단기기

필기과목명	문제수	주요항목	세부항목	세세항목
			2. 치료기기 및 기타	1. 제세동기 2. 페이스메이커 3. 수액펌프 4. 전기수술기 5. 마취기 6. 인공심폐기 7. 인공신장 8. 인공호흡기 9. 인공심장 10. 인공관절 11. 신생아보육기 12. 전기자극치료기 13. 체외충격파쇄석기 14. 카테터 15. 방사선치료기기 16. 기타치료기기
의용기계공학	20	1. 생체물성학	1. 생체의 특성	1. 생체의 전기적 특성 2. 생체의 자기장 특성 3. 생체의 광학적 특성 4. 생체의 방사선에 대한 특성 5. 생체의 열·기계적 특성
		2. 생체재료학	1. 생체재료일반	1. 생체재료의 정의 2. 생체재료의 조건
			2. 의용재료	1. 의용금속재료 2. 의용 세라믹 재료 3. 의용합성고분자
			3. 생체적합성	1. 생체조직반응 2. 재료의 생체내 분해현상 3. 생체적합성
		3. 생체역학	1. 생체역학 일반	1. 기초역학 2. 혈류역학
			2. 생체역학응용	1. 의지 2. 보조기 3. 동작분석
		4. 의용기계 요소학	1. 의료용 기계요소	1. 체결요소 2. 구속요소 3. 동력전달요소

출제기준(실기)

직무분야	전기·전자	중직무분야	전자	자격종목	의공산업기사	적용기간	2017.1.1~2021.12.31

○ 직무내용: 의공학에 관한 기술지식과 숙련 기능을 숙지하고 의료기기의 구조를 이해하여 제조, 품질관리 및 설치, 유지, 보수 및 안전성을 확보하는 의료기기와 관련된 제반 직무

○ 수행준거: 1. 전원회로를 이해할 수 있다.
2. 증폭회로를 이해할 수 있다.
3. 발진 및 변복조 회로를 이해할 수 있다.
4. 디지털회로 및 디지털회로응용시스템을 이해할 수 있다.
5. 의용계측센서를 이해할 수 있다.
6. 계측기기의 사용법을 숙지하고 있다.
7. 의료기기 안전관리를 할 수 있다.
8. 의료기기 유지보수를 할 수 있다.

실기검정방법	필답형	시험시간	2시간 30분

실기과목명	주요항목	세부항목	세세항목
의공실무	1. 의료기기 및 계측기기	1. 계측기기의 사용법 이해하기	1. 의공학용 계측장비를 사용할 수 있다. 2. 누설전류와 접지저항을 측정할 수 있다.
	2. 의료기기안전관리	1. 의료기기 안전관리하기	1. 육안검사를 통하여 안전을 점검할 수 있다. 2. 전기적인 안전을 점검하고 관리할 수 있다. 3. 생물학적인 안전을 점검하고 관리할 수 있다.
		2. 의료기기 안전관리결과서 작성하기	1. 안전관리 관련 내용을 장비이력에 반영하여 장비이력서를 작성할 수 있다.
	3. 의료기기유지보수	1. 의료기기 예방점검 실시하기	1. 예방점검 내역과 절차에 따라 예방점검을 실시할 수 있다. 2. 예방점검 결과 내용을 보고서로 작성할 수 있다.
		2. 의료기기 수리하기	1. 수집된 자료를 활용하여 고장의 원인을 분석하고 판별할 수 있다. 2. 고장 원인이 불분명한 경우 원인파악을 위하여 각종 추가 시험을 실시할 수 있다. 3. 고장 원인에 따라 적절한 수리를 할 수 있다.
	4. 의료기기 하드웨어 설계제작	1. 회로기술 정보 수집	1. 개발 계획서에서 요구하는 사항을 검토할 수 있다. 2. 회로를 구성하는 세부기술의 정보를 수집할 수 있다. 3. 회로를 구성하는 부품의 정보를 수집할 수 있다. 4. 회로 제작에 필요한 기술을 설정할 수 있다. 5. 회로 제작 규격을 확정할 수 있다.
		2. 부품 확보	1. 제품 규격에 맞는 부품을 조사할 수 있다. 2. 제품 규격에 맞는 부품의 가성비를 비교할 수 있다. 3. 부품의 수급 일정을 조율할 수 있다. 4. 제품 규격에 맞는 부품을 확보할 수 있다.

실기과목명	주요항목	세부항목	세세항목
		3. 회로 설계	1. 회로 설계를 위한 도구를 선정할 수 있다. 2. 회로 설계를 위한 블록 다이어그램을 작성할 수 있다. 3. 회로 설계를 위한 부품의 정보를 구성할 수 있다. 4. 회로 설계를 위한 펌웨어를 제작할 수 있다. 5. 시뮬레이션을 통하여 회로 설계에 반영할 수 있다. 6. 회로 설계 도구를 이용하여 회로를 설계할 수 있다.
		4. 회로 제작	1. 부품을 구비하여 회로 제작을 준비할 수 있다. 2. 설계된 회로에 제작 공정을 확인할 수 있다. 3. 설계된 회로의 기능 오류를 수정할 수 있다. 4. 제품개발에 적합한 회로를 제작할 수 있다.
		5. 회로 검증	1. 회로 검증을 위한 계측 환경을 구축할 수 있다. 2. 회로 검증을 위한 계측 시설을 운용할 수 있다. 3. 회로 검증을 위해 측정결과와 규격을 비교할 수 있다. 4. 개발 계획서에 따라 회로의 기능을 검증할 수 있다. 5. 개발 계획서에 따라 회로의 성능을 검증할 수 있다.
	5. 의료기기 성능검사	1. 시험 규격 설정하기	1. 성능평가를 위한 시험 규격을 설정할 수 있다. 2. 제품에 적합한 시험 방법을 설정할 수 있다. 3. 시제품을 시험 할 시험 계획서를 작성할 수 있다. 4. 시험에 적합한 시험 장비를 확보할 수 있다.
		2. 성능 측정하기	1. 시험 계획서에 따라 성능을 측정할 인증된 장비를 준비할 수 있다. 2. 장비에 대한 사용법을 숙지할 수 있다. 3. 시험 계획서에 따라 장비를 사용하여 제품을 측정할 수 있다. 4. 측정값을 기록할 수 있다.
		3. 성능 평가하기	1. 측정값을 시험 규격에 따라 분석하여 평가 할 수 있다. 2. 시제품에서 발생된 문제점을 원인분석 할 수 있다. 3. 원인분석하여 개선사항을 도출할 수 있다. 4. 성능 평가 보고서를 작성할 수 있다.
	6. 의료기기 제작	1. 조립하기	1. 수립된 생산계획에 의거하여 해당품목에 대한 설비, 치공구, 작업인력 등을 준비할 수 있다. 2. 상세 작업표준서를 활용하여 자재를 선택하여 조립할 수 있다. 3. 조립된 자재를 작업표준서에 따라 조립여부를 확인할 수 있다. 4. 특정자재를 조립하는 특수 공정의 경우 별도 관리기준에 의거하여 조립할 수 있다. 5. 조립 작업 후 생산실적 체크리스트를 작성할 수 있다.

실기과목명	주요항목	세부항목	세세항목
		2. 자가검사하기	1. 공정검사 기준서에 의거하여 제품의 이상유무를 검사할 수 있다. 2. 검사 결과를 공정검사 성적서에 작성할 수 있다. 3. 제품의 동작이상 발생시 교체, 폐기, 수리를 결정할 수 있다. 4. 대처가능한 단순 불량의 경우 교체 및 수리할 수 있다. 5. 불량의 경우 공정검사 성적서를 관련부서로 공유하고 개선대책을 수립할 수 있다. 6. 자체적으로 수립한 품질목표를 기준으로 일간, 주간, 월간 지표를 작성할 수 있다.

다) 의료전자기능사

출제기준(필기)

직무 분야	전기·전자	중직무 분야	전자	자격 종목	의료전자기능사	적용 기간	2017.1.1~2021.12.31
○ 직무내용: 각종 의료기기의 구조를 이해하고 의료기기의 분해, 조립, 조정, 수리 및 각종 의료기기와 관련된 제반 직무							
필기검정방법	객관식	문제수	60	시험시간	1시간		

필기과목명	문제수	주요항목	세부항목	세세항목
의용공학이론, 의료기초공학, 의료기기운용	60	1. 의공기초의학	1. 의공학 개요	1. 의공학 기초 2. 의학용어 기초
			2. 해부생리학 개요	1. 생리학 기초 2. 해부학 기초
		2. 의용 계측	1. 생체 전기계측	1. 생체 전기현상에 이용되는 증폭기 2. 기타 생체신호용 증폭기
			2. 생체의 압력, 유량 계측	1. 생체 압력계측 2. 생체 유량계측
		3. 전기전자회로	1. 전기회로	1. 회로이론 2. 전기계측
			2. 전자회로	1. 전자공학기초 2. 디지털논리회로 3. 전자계측

필기과목명	문제수	주요항목	세부항목	세세항목
		4. 의료기기 소재	1. 의료기기 부품	1. 센서 2. 변환기 3. 의료 광원
			2. 의료용 기계요소	1. 체결요소 2. 구속요소 3. 동력전달요소
		5. 의료정보학	1. 의료정보학 개론	1. 의료정보학의 개념 2. 의료정보학 용어 및 분류체계 3. 의료정보시스템
			2. 컴퓨터기초	1. 컴퓨터구조 2. 프로그래밍언어
		6. 의료기기	1. 진단기기	1. 의료영상기기 2. 환자감시기기 3. 기타진단기기
			2. 치료기기	1. 치료기기 2. 재활기기 3. 기타치료기기
		7. 의료안전 및 법규	1. 의료안전	1. 의료기기 생물학적 안전 2. 의료기기 전기·기계적 안전 3. 방사선 안전
			2. 의료법규	1. 의료기기법

출제기준(실기)

직무분야	전기·전자	중직무분야	전자	자격종목	의료전자기능사	적용기간	2017.1.1~2021.12.31

○직무내용: 각종 의료기기의 구조를 이해하고 의료기기의 분해, 조립, 조정, 수리 및 각종 의료기기와 관련된 제반 직무
○수행준거: 1. 의용계측에 대해 이해하고 있다.
2. 전기전자회로에 대해 이해하고 있다.
3. 의료기기에 대해 이해하고 있다.
4. 기초회로실험을 수행할 수 있다.
5. 생체신호계측용 기기를 다룰 수 있다.
6. 의료기기 안전관리를 할 수 있다.

실기검정방법	복합형	시험시간	3시간30분 정도 (필답형 1시간, 작업형 2시간30분 정도)

실기과목명	주요항목	세부항목	세세항목
의공실무	1. 의용 전자	1. 기초회로실험 실습하기	1. OP-AMP를 다룰 수 있다. 2 신호처리 회로를 작성할 수 있다. 3. 누설전류를 측정할 수 있다. 4. 절연저항을 측정할 수 있다.
	2. 의용 계측	1. 생체신호계측 실습하기	1. 생체계측용 의료기기를 다룰 수 있다. (ECG, EMG 등) 2. 환자감시기기를 다룰 수 있다.
	3. 의료기기안전관리	1. 의료기기 안전관리하기	1. 육안검사를 통하여 안전을 점검할 수 있다. 2. 전기적인 안전을 점검하고 관리할 수 있다. 3. 생물학적인 안전을 점검하고 관리할 수 있다.
		2. 의료기기 안전관리결과서 작성하기	1. 안전관리 관련 내용을 장비이력에 반영하여 장비이력서를 작성할 수 있다.
	4. 의료기기유지보수	1. 의료기기 예방점검 실시하기	1. 예방점검 내역과 절차에 따라 예방점검을 실시할 수 있다. 2. 예방점검 결과 내용을 보고서로 작성할 수 있다.
		2. 의료기기 수리하기	1. 수집된 자료를 활용하여 고장의 원인을 분석하고 판별할 수 있다. 2. 고장 원인이 불분명한 경우 원인파악을 위하여 각종 추가 시험을 실시할 수 있다. 3. 고장 원인에 따라 적절한 수리를 할 수 있다.
	5. 의료기기 하드웨어 설계제작	1. 회로기술 정보 수집	1. 개발 계획서에서 요구하는 사항을 검토할 수 있다. 2. 회로를 구성하는 세부기술의 정보를 수집할 수 있다. 3. 회로를 구성하는 부품의 정보를 수집할 수 있다. 4. 회로 제작에 필요한 기술을 설정할 수 있다. 5. 회로 제작 규격을 확정할 수 있다.
		2. 부품 확보	1. 제품 규격에 맞는 부품을 조사할 수 있다. 2. 제품 규격에 맞는 부품의 가성비를 비교할 수 있다. 3. 부품의 수급 일정을 조율할 수 있다. 4. 제품 규격에 맞는 부품을 확보할 수 있다.
		3. 회로 설계	1. 회로 설계를 위한 도구를 선정할 수 있다. 2. 회로 설계를 위한 블록 다이어그램을 작성할 수 있다. 3. 회로 설계를 위한 부품의 정보를 구성할 수 있다. 4. 시뮬레이션을 통하여 회로 설계에 반영할 수 있다. 5. 회로 설계 도구를 이용하여 회로를 설계할 수 있다.
		4. 회로 제작	1. 부품을 구비하여 회로 제작을 준비할 수 있다. 2. 설계된 회로에 제작 공정을 확인할 수 있다. 3. 설계된 회로의 기능 오류를 수정할 수 있다. 4. 제품개발에 적합한 회로를 제작할 수 있다.

실기과목명	주요항목	세부항목	세세항목
	6. 의료기기 제작	1. 조립하기	1. 수립된 생산계획에 의거하여 해당품목에 대한 설비, 치공구, 작업인력 등을 준비할 수 있다. 2. 상세 작업표준서를 활용하여 자재를 선택하여 조립할 수 있다. 3. 조립된 자재를 작업표준서에 따라 조립여부를 확인할 수 있다. 4. 특정자재를 조립하는 특수 공정의 경우 별도 관리기준에 의거하여 조립할 수 있다. 5. 조립 작업 후 생산실적 체크리스트를 작성할 수 있다.
		2. 자가검사하기	1. 공정검사 기준서에 의거하여 제품의 이상유무를 검사할 수 있다. 2. 검사 결과를 공정검사 성적서에 작성할 수 있다. 3. 제품의 동작이상 발생시 교체, 폐기, 수리를 결정할 수 있다. 4. 대처가능한 단순 불량의 경우 교체 및 수리할 수 있다. 5. 불량의 경우 공정검사 성적서를 관련부서로 공유하고 개선대책을 수립할 수 있다. 6. 자체적으로 수립한 품질목표를 기준으로 일간, 주간, 월간 지표를 작성할 수 있다.

3. 병원부서별 약어

GS: general surgery(일반 외과)

OS: orthopedics surgery(정형외과)

NS: neurosurgery(신경외과)

OB: obstetrics(산과)

GY: gynecology(부인과)

OBGY: 산부인과(OG라고도 함)

U or UR: urology(비뇨기과)

PD or PED: pediatrics(소아청소년과)

ENT or ORL: (이비인후과)
ear & nose & throat, otorhinolaryngology

PS: plastic surgery(성형외과)

CS: chest surgery(흉부외과)

CM: chest medicine(호흡기내과)

NH: 신장내과

HO: hematology-oncology(혈액종양학과)

GI: gastrointestinal medicine(소화기내과)

OPH: ophthalmology(안과)

CV: (심장내과) cardiovascular medicine
(cardium-heart, vascular-vessel)

ED: endocrinology(내분비내과)

NR: neurology(신경내과)

PY: psychiatry(정신과)

ICU: intensive care unit(중환자실)

NICU: neonatal intensive care unit(신생아중환자실)

SICU: surgical intensive care unit(외과계중환자실)

MICU: medical intensive care unit(내과계중환자실)

NCU: neurosurgical care unit(신경외과중환자실)

CCU: coronary care unit(관상동맥질환 집중치료실)

OR: operating room(수술실)

PACU: postanesthesia care unit(회복실)

DR: delivery room(분만실)

ER or EMC: (응급실)
emergency room, emergency medical center

4. 의료기기 품목 및 품목별 등급 2018.8.7.

(A) 기구 기계[기구·기계] Medical Instruments

A01000 진료대와 수술대 Operating and treatment table

A01010.01 범용수동식진료대 [1] Table, examination/treatment, general-purpose, manually-operated 일반적으로 사용하는 수동식 진료대

A01010.02 범용수동유압식진료대 [1] Table, examination/treatment, general-purpose, hydraulicall -powered 일반적으로 사용하는 유압수동식 진료대

A01010.03 비뇨기과용수동식진료대 [1] Table, examination/treatment, urological, manually-operated 비뇨기과 에서 사용하는 수동식 진료대(수술대 겸용 포함)

A01010.04 비뇨기과용수동유압식진료대 [1] Table, examination/treatment, urological, hydraulically- powered 비뇨기과에서 사용하는 수동유압식 진료대(수술대 겸용 포함)

A01010.05 산부인과용수동식진료대 [1] Table, examination/treatment, gynaecological, manually- operated 산부인과에서 사용하는 수동식 진료대

A01010.06 산부인과용수동유압식진료대 [1] Table, examination/treatment, gynaecological, hydraulically- powered 산부인과에서 사용하는 수동유압식 진료대

A01010.07 산부인과용수동식분만대 [1] Table, birthing, manually-operated 산부인과에서 사용하는 수동식 분반대

A01010.08 산부인과용수동유압식분만대 [1] Table, birthing, hydraulically-powered 산부인과에서 사용하는 수동유압식 분만대

A01010.09 수동식진단용엑스선장치진료대 [1] Table, x-ray system, diagnostic, manually-operated 엑스선을 이용하여 인체를 투시·촬영할 때 사용하는 수동식 진료대

A01010.10 범용전동식진료대 [1] Table, examination/treatment, general-purpose, electrically-powered 일반적으로 사용하는 전동식 진료대

A01010.11 범용전동유압식진료대 [1] Table, examination/treatment, general-purpose, electrohydraulic 일반적으로 사용하는 전동식 유압식 진료대

A01010.12 비뇨기과용전동식진료대 [1] Table, examination/treatment, urological, electrically-powered 비뇨기과 에서 사용하는 전동식 진료대(수술대 겸용 포함)

A01010.13 비뇨기과용전동유압식진료대 [1] Table, examination/treatment, urological, electrohydraulic 비뇨기과에서 사용하는 전동유압식 진료대(수술대 겸용 포함)

A01010.14 산부인과용전동식진료대 [1] Table, examination/treatment, gynaecological, electrically- powered 산부인과에서 사용하는 전동식 진료대

A01010.15 산부인과용전동유압식진료대 [1] Table, examination/treatment, gynaecological, electro- hydraulic 산부인과에서 사용하는 전동유압식 진료대

A01010.16 산부인과용전동식분만대 [1] Table, birthing, electrically-powered 산부인과에서 사용하는 전동식 분만대

A01010.17 산부인과용전동유압식분만대 [1] Table, birthing, electrohydraulic 산부인과에서 사용하는 전동유압식 분만대

A01010.18 전동식진단용엑스선장치진료대 [1] Table, x-ray system, diagnostic, electrically-powered 엑스선을 이용하여 인체를 투시·촬영할 때 사용하는 전동식 진료대

A01020.01 수동식수술대 [1] Table, operation, manually-operated 수술시 환자를 지지해주는 수동식 수술대

A01020.02 수동유압식수술대 [1] Table, operation, hydraulically-powered 수술시 환자를 지지해주는 수동 유압식 수술대

A01020.03 전동식수술대 [1] Table, operation, electrically-powered 수술시 환자를 지지해주는 전동식 수술대

A01020.04 전동유압식수술대 [1] Table, operation, electrohydraulic 수술시 환자를 지지해주는 전동 유압식 수술대

A01030.01 유아가온장치 [2] Heater, infant 열원을 이용하여 유아의 체온을 유지하는 기구

A01040.01 환자고정보조대 [1] Patient positioning or immobilization device 환자 진료 또는 주사 시에 환자의 자세를 유지 또는 고정하기 위해 사용되는 기구·기계. 천으로 만든 재료는 제외된다

A01050.01 수동식방사선치료대 [1] Table, radiation therapy, manually-operated 방사선 치료시 사용하는 수동식 환자 치료대

A01050.02 수동유압식방사선치료대 [1] Table, radiation therapy, hydraulically-powered 방사선 치료에 사용하는 수동 유압식 치료대

A01050.03 전동식방사선치료대 [1] Table, radiation therapy, electrically-powered 방사선 치료에 사용하는 전동식 치료대

A01050.04 전동유압식방사선치료대 [1] Table, radiation therapy, electrohydraulic 방사선 치료에 사용하는 전동 유압식 치료대

A01060.01 수동식진료용의자 [1] Chair, examination/treatment, manually-operated 환자의 진단·검사 및 수술 시 환자를 지지해주는 수동식 의자

A01060.02 전동식진료용의자 [1] Chair, examination/treatment, electrically-powered 환자의 진단·검사 및 수술 시 환자를 지지해주는 전동식 의자

A02000 의료용 침대 Bed for medical use

A02010.01 수동식의료용침대 [1] Bed, general-purpose, manually-operated 의료기관에서 환자 진료에 사용하는 수동식 침대

A02010.02 전동식의료용침대 [1] Bed, general-purpose, electrically-powered 의료기관에서 환자 진료에 사용하는 전동식 침대

A02020.01 의료용공기분사침대 [2] Bed, air fluidized 욕창 등을 방지하고자 표면에서 공기를 내뿜는 기구

A02030.01 의료용순환침대 [2] Bed, flotation therapy 욕창 등을 방지하고자 물, 공기, 진흙, 모래 등이 순환하는 매트리스가 있는 기구

A02040.01 수동식환자회전침대 [1] Bed, kinetic, manually-operated 욕창 등을 방지하고자 환자를 회전하는 수동식 기구

A02040.02 전동식환자회전침대 [2] Bed, kinetic, electrically-powered 욕창 등을 방지하고자 환자를 회전하는 전동식 기구

A02050.01 의료용교대부양매트리스 [2] Mattress, flotation therapy 매트리스의 공기방 등을 교대로 부풀려 신체의 압력 분포의 위치를 바꾸어 줌으로써 욕창 등을 방지하고자 사용하는 매트리스, 방석 등의 기구

A02050.02 의료용압력분산매트리스 [2] Mattress, pressure dispersion therapy 신체에 가해지는 압력을 분산하여 욕창 등을 방지하고자 사용하는 매트리스, 방석 등의 기구

A02060.01 의료용침대구동기구 [1] Bed drive unit, electrically-powered 수동식 침대에 장착하여 침대를 전동으로 구동하게 하는 장치

A03000 의료용 조명기 Medical light and lamps

A03010.01 수술용무영등 [1] Light system, surgical 수술실 등에서 환부를 비치는 데에 사용하는 무영등

A03010.02 광파이버수술용조명등 [1] Light system, surgical, fibreoptic 수술실 등에서 환부를 비치기 위하여 광파이버를 사용하는 기구

A03020.01 일반용조명용광원장치 [1] Light source, general-purpose 광섬유 등을 이용하여 환부에 빛을 비치는 일반조명용 광원 장치

A03020.02 내시경용광원장치 [2] Light source, endoscope 광섬유 등을 이용하여 환부에 빛을 비치는 내시경용 광원 장치

A03030.01 의료용헤드램프 [1] Light, headworn 수술, 진단 등에 사용하고자 머리에 고정하는 조명용 기구

A03040.01 진료용조명등 [1] Light, examination 환자의 진료시에 사용하는 조명용 기구. 일반적으로 천정 또는 바닥 등에 고정되며 여러개의 조명기로 시스템의 이룰 수 있다.

A03040.02 안과용철조기 [1] Ophthalmodiaphanoscope 투광법에 의해 구강전정을 통해 눈의 이면(망막)을검사하는 데 사용하는 안과용 기기

A03040.03 엔토프토스코프 [1] Entoptoscope 눈의 투광체 검사에 사용하는 안과용 기기

A03040.04 이동형조명기 [1] Light, examination, mobile 진료용 조명기의 모든 특성을 갖춘 이동형 조명기. 보통 경증의 진료 및 치료시에 이용하며 한 장소에서 다른 장소로 쉽게 이동할 수 있다.

A03040.05 귀조명기 [1] Light, ear 귀 진료에 사용되는 조명 기구

A03040.06 치과용조명기 [1] Light, dental, general-purpose 치과수술 또는 검사시 구강을 집중적으로 조명하는 기구

A03040.07 투광조명등 [1] Light, transilluminator 피부 및 연조직(유방, 음경내용물 등)을 반투명으로 조명하여 검사 등 진료를 위한 강한 광원을 갖춘 조명기구

A03050.01 광선환부표시기 [1] Patient positioning device, diagnostic imaging/radiotherapy, laser 비간섭성 빛 또는 레이저로 환부의 위치를 표시해주는 기구

A04000 의료용 소독기 Medical sterilizing apparatus

A04010.01 B형소용량고압증기멸균기 [2] Sterilizer, moist heat, Best-type 챔버의 용량이 60L이하이며, 포화증기를 이용하여 포장된 혹은 포장되지 않은 고체류, 중공물품, 다공성 물품 등 의료용 제품을 멸균하는 기구

A04010.02 N형소용량고압증기멸균기 [2] Sterilizer, moist heat, None-type 챔버의 용량이 60L이하이며, 포화증기를 이용하여 포장하지 않은 고체류의 의료용 제품을 멸균하는 기구

A04010.03 S형소용량고압증기멸균기 [2] Sterilizer, moist heat, Special-type 챔버의 용량이 60L이하이며, 포화증기를 이용하여 포장하지 않은 고체류의 제품과 제조자에 의해 특별히 명시된 의료용 제품을 멸균하는 기구

A04010.04 대형고압증기멸균기 [2] Sterilizer, moist heat, large 챔버의 용량이 60L초과이며, 포화증기를 이용하여 포장을 한 기구류 및 섬유류 등 의료용 제품을 멸균하는 기구

A04020.01 의료용자외선소독기 [2] Disinfector, ultravioloet 의료용 제품을 자외선으로 소독하는 기구

A04025.01 의료용적외선소독기 [2] Disinfector, infrared 의료용 제품을 적외선으로 소독하는 기구

A04030.01 의료용열소독기 [2] Disinfector, thermal 의료용 제품을 습기가 있는 열 혹은 끓는 물로 소독하는 기구. 세척 및 건조공정을 포함할 수도 있다.

A04040.01 건열멸균기 [2] Sterilizer, dry heat 의료용 제품을 건열을 이용하여 멸균하는 기구

A04050.01 에틸렌옥사이드가스멸균기 [2] Sterilizer, gas, ethylene oxide 의료용 제품을 에틸렌옥사이드(EtO) 가스를 이용하여 멸균하는 기구

A04060.01 의료용포름알데히드가스소독기 [2] Disinfector, gas, formaldehyde for medical use 의료용 제품을 포름알데히드가스를 이용하여 소독하는 기구

A04060.02 의료용포름알데히드가스멸균기 [2] Sterlizer, gas, formaldehyde for medical use 의료용 제품을 포름알데히드가스를 이용하여 멸균하는 기구

A04070.01 의료용화학소독기 [2] Disinfector, chemical 의료용 제품을 화학제를 이용하여 소독하는 기구. 세척 및 건조공정을 포함할 수도 있다.

A04080.01 의료용오존소독기 [2] Disinfector, ozone 의료용 제품을 오존을 이용하여 소독하는 기구

A04090.01 의료용저온플라즈마멸균기 [2] Sterilizer, plasma, low temperature 의료용 제품을 저온 플라즈마를 이용하여 멸균하는 기구

A04090.02 콘택트렌즈소독기 [2] Contact lens cleaner 재사용 콘택트렌즈를 소독하는 기구

A04090.03 경성내시경용세정소독기 [2] Disinfecting unit, endoscope, rigid 경성 내시경 관강내에 소독액을 순환시켜 소독하는 기구. 건조기능이 있는 것도 있다.

A04090.04 연성내시경용세정소독기 [2] Disinfecting unit, endoscope, flexible 연성 내시경 관강내에 소독액을 순환시켜 소독하는 기구. 건조기능이 있는 것도 있다.

A04090.05 냉액멸균기 [2] Sterilizer, liquid, cold 수술기구, 연성 및 경성 내시경 등을 냉액을 이용하여 멸균하는 기구

A04090.06 미포장용마이크로파멸균기 [2] Sterilizer, microwave, unwrapped device 포장되지 않은 수술기구 등을 마이크로파 열원을 이용하여 멸균하는 기구

A04090.07 포장용마이크로파멸균기 [2] Sterilizer, microwave, wrapped device 포장된 수술기구 등을 마이크로파 열원을 이용하여 멸균하는 기구

A04090.08 액체용마이크로파멸균기 [2] Sterilizer, microwave, fluid 밀봉용기의 용액 등 의료용 제품을 마이크로파 열원을 이용하여 멸균하는 기구

A04090.09 이산화염소가스멸균기 [2] Sterilizer, gas, chlorine dioxide 의료용 제품을 이산화염소가스를 이용하여 멸균하는 기구

A05000 의료용 무균수 장치 Medical water sterilizers

A05010.01 의료용무균수장치 [2] Water purification system, general medical use 수술전 수세 등에 사용하는 무균수를 제조하는 기구. 음용수를 제조하는 기구는 제외된다.

A06000 마취기 Anesthesia apparatus

A06010.01 가스마취기 [3] Anaesthesia system, gas 환자에게 마취가스 등을 주입하여 마취하는 기구

A06010.02 마취용기화기 [3] Vaporizer, anaesthesia 휘발성 흡입마취제를 증발시키는 기구. 증발된 마취가스는 일정한 농도로 산소 및 아산화질소와 함께 환자의 폐내로 주입된다.

A06010.03 아산화질소가스진정기 [3] Anaesthesia system, nitrous oxide 아산화질소(일산화이질소) 가스를 이용하여 치과, 산부인과, 성형외과 등에서 진료시 환자를 진정시키는 기구

A06010.04 정맥마취기 [3] Anaesthesia system, intravenous 마취가스를 사용하지 않고 정맥마취를 하는 기구

A06020.01 전기마취기 [3] Anaesthesia system, electrical 신경조직에 전류를 흘려 환자를 마취하는 기구.

A07000 호흡 보조기 Respiratory apparatus

A07010.01 범용인공호흡기 [3] Ventilator, continuous, facility use 일정량의 산소를 포함한 호흡가스를 환자에게 공급하여 환자의 호흡을 돕거나 조절하는 기구. 신생아·소아용, 고빈도 및 개인용 인공호흡기는 제외한다.

A07010.02 개인용인공호흡기 [3] Ventilator, continuous, home-use 일정량의 산소를 포함한 호흡가스를 환자에게 공급하여 환자의 호흡을 돕거나 조절하는 자동순환형 기구. 의사의 지도하에 가정에서 환자 또는 환자의 가족이 조작할 수 있도록 되어있다.

A07010.03 고빈도인공호흡기 [3] Ventilator, high frequency 생리학적 호흡수보다도 높은 빈도의 호흡요구가 있는 환자에게 일정량의 산소를 포함한 호흡가스를 공급하여 호흡을 돕거나 조절하는 자동순환형 기구.

A07010.04 마취용인공호흡기 [3] Workstaion ventilator, anaesthesia 환자의 전신마취에 사용하는 인공호흡기로서 호흡상태의 변화 또는 위험한 조건 발생에 대한 경고장치를 갖추고 있다.

A07010.05 신생아·소아용인공호흡기 [3] Ventilator, neonatal/paediatric 가변적인 호흡요구가 있는 신생아, 소아환자에게 장기적인 호흡을 지원하기 위해 서 일정량의 산소를 포함한 호흡가스를 공급하여 호흡을 돕거나 조절하는 기구.

A07010.06 운반형인공호흡기 [3] Ventilator, transport 환자의 이송중 또는 의료기관 밖에서 환자에 대한 일정량의 산소를 포함한 호흡가스를 환자에게 공급하여 환자의 호흡을 돕거나 조절하는 자급식 가스공급기구. 보통 전지전원식이나 공기압식이 있다.

A07010.07 음압인공호흡기 [3] Ventilator, negative-pressure 흉벽를 음압으로 확장시켜 폐에 공기를 유입시키기 위한 자동순환형 기구.

A07010.08 양압지속유지기 [3] Positive airway pressure unit 자발호흡시에 지속적으로 기도양압을 지원하기 위해 이용하는 기구. 보통 기

도폐색에 의한 수면시 무호흡증의 환자에게 이용하며 센서를 이용하여 기도압을 자동적으로 조절한다.

A07010.09 수동식심장펌프인공소생기 [3] Resusicator, pump, cardiopulmonary, manually-operated 심폐소생시 흉부의 주기적 심장압박을위해 이용하는 수동식 펌프. 공기압으로 제어하며 근골 및 내장손상을 막기 위해 압박력을 설정할 수 있다.

A07020.01 수동식인공호흡기 [3] Resuscitator, pulmonary manually-operated, resuable 위급할 때 안면마스크나 환자의 기도에 삽입된 튜브를 통하여 호흡을 도와주는 기구. 일반적으로 호흡낭(Bag)과 밸브를 포함하며, 보통 구급차, 구급실 등에서 사용된다

A07020.02 일회용수동식인공호흡기 [3] Resuscitator, pulmonary manually-operated, single-use 위급할 때 안면마스크나 환자의 기도에 삽입된 튜브를 통하여 호흡을 도와주는 일회용 수동식 기구. 일반적으로 호흡낭(Bag)과 밸브를 포함하며 보통 구급차, 구급실 등에서 사용된다.

A07025.01 호흡기용마스크 [1] Mask, ventilator 인공호흡을 하거나 산소를 공급하기 위하여 사용하는 마스크 등의 기구

A07025.02 에어로졸마스크 [1] Mask, aerosol 환자에게 에어로졸화한 물입자를 포함한 공기, 산소 또는 공기와 산소의 혼합가스를 공급하기 위해 이용하는 마스크. 보통 넓은 지름 튜브를 이용해 산소원 및 네브라이저에 접속한다.

A07025.03 부분재호흡마스크 [1] Mask, partial rebreathing 환자의 기도에 공기와 산소의 혼합가스를 공급하기 위해 이용하는 마스크. 호기가스와 신선가스의 혼합가스를 흡입하기 위해 이용하는 리저버백이 있으며, 보통 튜브를 이용하여 산소원에 접속한다.

A07025.04 비재호흡마스크 [1] Mask, non-rebreathing 기도에 공기와 혼합한 고농도의 산소를 공급하기 위해 코와 입에 설치하는 일회용 마스크. 2개의 한방향 밸브(흡기시에 폐쇄하여 리저버백 내의 산소에 실내공기가 혼입하는 것을 막는 것과 호기시에 폐쇄하여 호기가스가 리저버백에 유입하는 것을 막는 것)을 갖춘다.

A07025.05 가스혼합마스크 [1] Mask, venturi 환자의 기도에 공기와 산소의 정확한 혼합가스를 공급하기 위해 코와 입에 설치하는 마스크. 산소농도를 제어하는 교환식 인서트(벤츄리)가 있으며 튜브를 이용해 산소원에 접속한다.

A07025.06 구급소생마스크 [1] Mask, resuscitation 심폐소생시 환자에게 산소를 투여하기 위해 코와 입에 설치하는 마스크. 구강대 구강 소생법의 대체를 목적으로 하고 교차감염을 방지할 수 있다.

A07030.01 산소공급기 [2] Oxygen therapy delivery system 환자의 호흡을 위한 산소 용기가 있는 기구로서 튜브와 산소마스크를 같이 사용한다

A07040.01 의료용산소발생기 [2] Oxygen concentrator 화학 반응이나 여과, 흡착 등 물리적인 방법에 따라 호흡용 산소를 공급하는 기구

A07050.01 수동식의료용산소천막 [1] Oxygen administration tent, manually-operated 환자의 머리에 덮어 호흡용 산소를 투여하는 수동식 기구.

A07050.02 수동식국소의료용산소소매 [1] Oxygen therapy sleeve, topical 산소가 풍부한 가스를 피부에 적용하기 위해 이용하는 수동식 소매(슬리브). 손발을 봉하거나 두부에서부터 아래의 신체를 감쌀 수가 있다.

A07050.03 전동식의료용산소천막 [2] Oxygen administration tent, electrically-powered 환자의 머리를 덮어 호흡용 산소를 투여하는 전동식기구. 온도와 습도를 조절하는 장치를 포함할 수 있다

A07050.04 전동식국소의료용산소소매 [2] Oxygen therapy sleeve, topical, electrically-powered 산소가 풍부한 가스를 피부에 적용하기 위해 이용하는 전동식 소매(슬리브). 손발을 봉하거나 두부에서부터 아래의 신체를 감쌀 수가 있다.

A07060.01 의료용온습도조절기 [2] Humidifier, heat/moisture exchange 환자의 호흡 가스를 데워주거나 습도를 조절하는 기구

A07070.01 외음압호흡보조장치 [3] Ventilator, negative pressure 환자의 횡격막과 상부에 외부 음압을 주기적으로 가함으로써 호흡을 보조하는 챔버 형태의 기구

A07080.01 왕복식호흡보조대 [2] Bed, rocking 복부의 중량을 이용하고자 환자를 반복적으로 움직여 횡격막의 움직임으로 환자의 호흡을 도와주는 기구

A07090.01 의료용가스공급장치 [2] Medical gas system 산소, 마취가스 등을 중앙에서 공급하는 기구

A07100.01 의료용산소혼합공급기 [2] Oxygen therapy delivery system 일정 비율의 산소를 공급하는 기구

A07110.01 산화질소전달장치 [3] Gas administration system, nitric oxide 환자에게 산화질소를 일정하게 전달하고자 인공호흡기나 그 밖의 호흡 보조 기구에 연결하여 사용하는 장치

A08000 의료용 챔버 Medical chamber

A08010.01 의료용고압산소챔버 [2] Hyperbaric chamber for medical use 대기압보다 높은 압력으로 산소를 가하여 환자의 조직으로 산소를 전달하는 기구. 단순히 기압조절을 위하여 사용되는 산업장비는 해당되지 않음.

A08020.01 경피산소챔버 [2] Patient chamber, extremities 환자의 사지를 챔버에 넣고 사용하는 기구. 대기압보다 약간 높은 압력으로 습기가 있는 산소를 공급한다

A08030.01 복부감압챔버 [2] Hypobaric chamber, abdominal 임신이나 출산 중에 복부의 통증을 완화하고자 복부의 압력을 줄이는 데에 사용하는 기구

A08040.01 환자격리챔버 [2] Patient chamber, isolation 화상 환자 또는 면역성이 약한 환자 등을 보호하기 위한 챔버, 팬, 공기 여과기 등을 갖추고 있으며 외부의 오염을 막기 위하여 내부 압력을 약간 높게 유지하는 기구

A09000 내장 기능 대용기 Artificial internal organ apparatus

A09010.01 인공심폐장치 [4] Cardiopulmonary bypass system 심장수술시 혈액이 심장을 통과하지 않고 흐르게 하여 심장수술을 용이하게.하는 장치. 기본 기능은 정맥에 산소를 공급하여 동맥에 바로 흐르도록 하는 것임. 보통 심장내 흡인, 여과, 온도관리 등의 몇가지 기능을 갖추고 있다. 본 장치는 모듈 및 펌프, 온도조정기, 각종 모니터 등을 포함한다. 단일 장치 또는 모듈로 구성되어 있다.

A09020.01 심폐용혈액회로 [3] Circuits, blood, cardiopulmonary bypass system, tubing set 환자의 혈액을 체외로 유도하고 재주입하기 위한 회로

A09030.01 심폐용혈액저장조 [2] Cardiotomy reservoir 순환 혈액을 일시적으로 저장하는 기구

A09030.02 헤파린사용심폐용혈액저장조 [3] Cardiotomy reservoir, heparin 순환 혈액을 일시적으로 저장하는 헤파린 사용 기구

A09040.01 심폐용산화기 [4] Oxygenator, cardiopulmonary bypass 개심술을 시행할 때 환자 혈액에 산소를 공급하는 기구

A09050.01 심폐용열교환기 [2] Cardiopulmonary bypass, heat exchanger 심폐 바이패스술 또는 치료시 혈액이나 관류액을 통과시켜 가온 또는 냉각시키는 기구. 주로 심폐용온도제어장치와 연결하여 사용한다.

A09050.02 헤파린사용심폐용열교환기 [3] Heat exchanger, cardiopulmonary bypass, heparin 심폐 바이패스술 또는 치료를 목적으로 혈액 또는 관류액을 가온 또는 냉각하는 헤파린사용 열교환 시스템으로 이루어진 기기

A09060.01 심폐용온도제어장치 [2] Cardiopulmonary bypass, temperature control unit 심폐용열교환기나 심폐용산화기 등의 온도를 조절하고 모니터링하는 기기

A09070.01 심폐용혈액여과기 [4] Cardiopulmonary bypass system filter, arterial blood line 심장절개술 시 흡인라인의 혈액의 흐름과 체외순환을 방해하는 이물질이나 혈전 등을 여과하기 위한 기구

A09080.01 심폐용준비액여과기 [3] Cardiopulmonary bypass system filter, priming solution 심폐회로의 준비액을 여과하기 위한 일회용 기구. 혈액의 정화에는 사용하지 않는다.

A09090.01 심폐용라인내혈액가스모니터 [3] Cardiopulmonary bypass system blood gas monitor, in-line 심폐장치의 모듈 중 하나로, 순환혈중의 가스농도 측정 및 감시에 이용하는 장치. 적절한 센서와 함께 사용한다.

A09090.02 호흡회로가스모니터 [2] Patient monitor respiration 호흡회로내의 가스를 감지하는 기구. 환자에로의 가스유입, 배출 등을 감시하도록 설계된다.

A09100.01 심폐용수위감지제어기 [2] Cardiopulmonary bypass system air bubble/fluid level detector 혈액 저장조의 혈액 수위를 감시하고 이미 설정된 범위를 벗어날 경우 경보를 울려주는 기구.

A09100.02 보조순환장치용펌프 [4] Centrifugal , Sprial blood pump 심부전시의 혈액순환 유지에 이용하는 펌프. 심기능 유지를 인공보조에 의존하고 있는 환자의 순환보조(심부전시의 혈액순환 보조)를 한다. 개심술 및 시술후에 단기간 심장의 기능회복을 보조하기 위해 사용한다. 원심형식과 나선형식 등이 있다.

A09110.01 심폐용혈액펌프 [4] Cardiopulmonary bypass system, roller pump 가스 교환 및 혈액의 재주입을 목적으로 혈액을 순환시키는 기구. 회전 롤러 방식 등이 있다.

A09120.01 심폐용가스제어장치 [3] Cardiopulmonary bypass system gas control unit 산소 공급기에서 공급되는 가스의 흐름을 측정하여 제어하는 기구

A09130.01 심폐용기포제거기 [3] Cardiopulmonary bypass system defoamer 심폐 바이패스 수술시에 혈액에서 기포를 제거하기 위해 이용하는 기기로 산소공급기와 연결하여 사용된다. 혈액을 환자에게 되돌리기 전에 혈액에 필요한 산소를 첨가하는 데도 이용한다.

A09140.01 심폐용기포탐지기 [2] Cardiopulmonary bypass system air bubble/foam detector 관류라인내의 기포를 탐지하여 경보를 울리거나 연결된 펌프를 멈추는 기구.

A09150.01 의료용보조순환장치 [4] Circulatory assist system 대동맥 풍선 제어 장치, 혈액 펌프 장치, 보조 심장 장치 등 심부전 환자의 혈액 순환 보조를 위한 장치

A09150.02 보조심장장치 [4] Circulatory assist system, artificial heart 흉부나 복부에 이식하는 보조심장장치로서 인공심실의 역할을 하는 펌프와 펌프에 연결된 전기 또는 공기 구동 외부 전원장치를 포함한다. 전원장치는 환자에게 부착되고, 베터리나 공압 콘솔을 포함한다.

A09150.03 대동맥풍선제어장치 [4] Circulatory assist system, intra-aortic ballon 심장기능을 보조하기 위하여 하행 대동맥에 삽입하는 풍선카테터로 구성된 제어장치로서 심장 수술 후 심장이 정상적인 기능을 하도록 순환을 보조를 한다.

A09160.01 체외기포형인공폐 [3] Oxygenator, extracoroporeal bubble 환자의 가스교환요건을 채우기 위해 혈액과 가스환경과의 가스교환에 이용하는 장치. 보통 개심술시에 이용한다.

A09160.02 체외막형인공폐 [3] Oxygenator, extracoropreal membrane 호흡부전 및 심폐부전의 치료나 호흡곤란 등을 경감하기 위하여 사용하는 기기. 체외에서의 혈액에 대한 산소를 특수한 막형 폐를 이용하여 혈액속의 이산화탄소를 제거한다. 혈액펌프사용없이,동정맥으로의 카테터 삽입을 필요로 한다.중환자실에서 사용하며 15일이상 사용이 가능하다.

A09160.03 헤파린사용체외식막형인공폐 [3] Oxygenator, extracoropreal membrane, heparin 헤파린을 사용한 체외식막형인공폐

A09160.04 혈관내막형인공폐 [4] Oxygentor intravascular, membrane 막형 인공폐의 일종으로 장시간에 걸쳐 체내에서의 가스교환을 지원하도록 설계된 기구

A09170.01 체온조절장치 [2] Heating/cooling pad system control unit 환자의 체온을 일정하게 유지하는 데에 사용하는 장치

A09180.01 복막투석장치 [3] Peritoneal dialysis system 복강 내로 투석액을 주입하여 물질을 교환하는 시간을 부여한 후, 투석물을 제거하여 노폐물을 제거하는 데에 사용하는 장치

A09190.01 복수·흉수여과농축기 [3] Ascites treatment system by filtration, concentration and infusion 복수 또는 흉수를 체외로 배출하고 농축여과하여 혈액중에 되돌리기 위해 사용하는 기기

A09200.01 인공신장기 [3] Haemodialysis system 신부전증 또는 중독증 환자에게 투석을 하는 기구. 체외 혈액 시스템과 투석기, 투석액 공급 장치 등으로 구성되어 있으며 체외 혈액 시스템은 튜브, 펌프, 압력 모니터, 기포 탐지기, 경보 장치 등으로 되어 있다. 한외 여과 조절기가 필요한 고투과성 인공 신장기는 여기에서 제외된다.

A09210.01 고투과성인공신장기 [3] Haemodialysis system, high-permeability 신부전증 또는 중독증 환자에게 투석을 하는 기구. 체외 혈액 시스템과 투과성이 높은 투석기, 한외 여과 조절기, 투석액 공급 장치 등으로 구성되어 있다.

A09210.02 자가투석인공신장기 [3] Haemodialysis system, home-use 신부전증 또는 중독증환자에게 투석을 하는 기구. 별도의 정수장치의 설치나 소독등 기능이 필요없이 환자가 가정에서도 직접투석이 가능토록 설계된 장치

A09220.01 인공신장기용혈액회로 [2] Circuits, blood dialysis 혈액투석(혈액여과, 혈액투석여과를 포함)을 목적으로 한 혈액회로.

A09220.02 헤파린사용인공신장기용혈액회로 [3] Circuits, blood dialysis, Heparin 헤파린을 사용한 인공신장기용 혈액회로

A09220.03 복막투석장치용회로 [2] Circuits, blood dialysis, Pritoneal 복막투석장치 사용시 복강내로 약물을 주입 또는 배액을 할수 있도록 설계된 회로

A09230.01 인공신장기용정수장치 [3] Water purification system, hemodialysis 투석에 사용하는 물을 정화하는 장치

A09230.02 인공신장기용정수여과기 [3] Water purification filter, hemodialysis 인공신장기에 장착되어 물 또는 인공신장투석액을 정화하기 위하여 세균이나 내독소(endotoxin) 등을 제거하는 여과기

A09240.01 인공신장기용혈액여과기 [3] Dialyser, disposable 혈액 투석에 사용하는 여과기로서 중공사형, 코일형, 적층형 등이 있다

A09240.02 투석용주사제여과기 [3] Filter, blood dialysis 고효율 투석 시 환자몸에 주입할 주사액을 투석액으로부터 직접 여과를 통해서 제조하는 기구

A09250.01 혈액관류장치 [3] Haemoperfusion unit 환자의 혈액을 활성탄소, 레진 등의 흡착물질 또는 혈액 여과기 등을 사용하여 혈액내의 독, 약물 등을 제거하는 데에 사용하는 장치

A09260.01 체외형심장박동기 [3] Pacemaker, cardiac, external, invasive 심장에 자극을 주고자 주기적인 전기 펄스를 발생시키는 기구로서 심장박동기 이식 중 일시적 대체, 심장수술 시 또는 심근 경색 환자의 불규칙 박동을 조절하기 위한 기구

A09270.01 이식형심장박동기 [4] Pacemaker, cardiac, implantable 심장에 주기적인 전기자극 펄스를 주는 이식용 기구.

A09280.01 이식형심장박동기전극 [4] Pacemaker electrode cardiac, implantable 이식형 심장박동기와 심장에 연결되는 절연 전도체 전극. 펄스 발생기로부터 심장에 전기적 자극을 전달 및/또는 펄스 발생기에 심장의 전기적 신호를 전달한다.

A09280.02 체외형심장박동기전극 [4] Electrode, pacemaker, cardiac, external, transoesophageal 체외형심장박동기와 심장에 연결되는 절연 전도체 전극. 펄스 발생기로부터 심장에 전기적 자극을 전달 및/또는 펄스 발생기에 심장의 전기적 신호를 전달한다.

A09285.01 심장박동기분석기 [3] Electrocardiographic analyser 심장박동기 시술 시 심장박동기와 연결된 전극을 시험하여 심장 박동기의 정상 작동 여부를 분석하는 기구

A09290.01 심장박동기리드어댑터 [4] Adaptor, pacemaker lead, implantable 이식형 심장박동기 리드의 커넥터를 심장박동기에 접속하기 위해 이용하는 어댑터.

A09300.01 심장박동기백 [3] Bag, pacemaker, implantable 심장박동기를 담는 이식형 기구. 심장박동기의 안정된 이식환경을 만들기 위한 백이다. 보통 폴리머 메쉬로 되어 있다.

A09310.01 비이식형심장박동기수리교체재료 [3] Repair kit, external pacemaker, cardiac, 심장박동기의 이음줄 수리 또는 재연결에 사용하는 접착제, 밀봉제, 나사 등 비이식형 기구

A09310.02 이식형심장박동기수리교체재료 [4] Repair kit, implantable pacemaker, cardiac, 심장박동기의 이음줄 수리 또는 재연결에 사용하는 접착제, 밀봉제, 나사 등 이식형 기구

A09320.01 인공달팽이관장치 [3] Stimulator,

electrical, auditory, cochlear 중증 청각 장애 환자의 청각의 일부를 회복할 목적으로 사용하는 기기로서 전극 어레이, 수신자극장치, 스피치 프로세서로 구성된다.

A09330.01 인공신장투석액제조기 [3] Dissolver, blood dialysis 투석에 사용되는 인공신장투석액 제조 시 전기전도율제어 등을 통하여 투석형분말용제 등을 소정의 농도로 용해시키기 위해 사용하는 기기

A10000 보육기 Neonatal incubator

A10010.01 거치형보육기 [3] Incubator, infant 신생아의 의료 환경을 개선하기 위해 사용하는 것으로서 견고한 박스 형태의 기기. 전원을 사용하는 히터, 공기 순환용 팬, 습도 조절을 위한 물탱크 등으로 구성되어 있으며 산소 접속구가 있는 것도 있다.

A10020.01 운반용보육기 [3] Incubator, infant, transportable 이동하는 동안 신생아의 의료 환경 개선을 위해 사용하는 것으로서 견고한 박스 형태의 기구.

A10020.02 이동형보육기 [3] Incubator, infant, mobile 이동하는 동안 신생아의 의료 환경 개선을 위해 사용하는 것으로서, 이동을 위한 바퀴가 있는 견고한 박스 형태의 기구.

A11000 진단용 엑스선 장치

A11010.01 전신용전산화단층엑스선촬영장치 [2] CT system, full-body 복수의 X선 tube와 검출기를 이용하여 서로 다른 각도에서 얻어진 동일 평면상의 자료를 재조합하여 전신의 단층면 영상을 얻는 기구

A11010.02 부위한정용전산화단층엑스선촬영장치 [2] CT system, limited view field 복수의 X선 tube와 검출기를 이용하여 서로 다른 각도에서 얻어진 동일 평면상의 자료를 재조합하여 두부에서 경부 또는 사지 등의 국소부위의 단층면 영상을 얻는 기구

A11010.03 치과용전산화단층촬영엑스선장치 [2] Dental x-ray system, panoramic/tomographic, digital 진단을 목적으로 반도체 등을 이용하여 엑스선 투사 신호를 디지털로 전환하여 치아, 턱 등의 단층면 영상을 얻는 기구로서 치아, 턱 및 구강구조의 파노라마 화상을 촬영하도록 설계되어 있다.

A11010.04 암형전산화단층엑스선촬영장치 [2] X-ray system, diagnostic, computed tomography, arm 뼈, 치아 등의 경조직 촬영을 목적으로 X선 tube와 검출기를 양끝에 갖춘 지지구조로서 (암, C-Arm형)을 회전하여 서로 다른 각도에서 얻어진 동일 평면상의 자료를 재조합하여 전신 단층면의 영상을 얻는 기구.

A11010.05 일렉트론빔엑스선전산화단층촬영장치 [2] X-ray system, diagnostic, computed tomography, electronic beam 복수의 X선 tube와 검출기를 이용하여서로 다른 각도에서 얻어진 동일 평면상의 자료를 재조합하여 전신 단층면의 영상을 얻는 전자빔 주사방식 기구

A11020.01 진단용엑스선촬영장치 [2] X-ray system, general-purpose, analogue 진단을 목적으로 엑스선을 이용하여 인체를 촬영하는 기구

A11030.01 형광판식엑스선투시촬영장치 [3] X-ray system, diagnostic, fluorescent scanner 형광판을 사용하여 일반 진단을 목적으로 인체를 투시촬영을 하는 기구

A11040.01 진단용엑스선투시촬영장치 [3] Fluoroscopic x-ray system, general-purpose, stationary, digital 이미지 인텐시화이어에 따라 인체 해부학적 구조의 엑스선상을 영상화하는 기구

A11040.02 이동형엑스선투시촬영장치 [3] Fluoroscopic x-ray system, general-purpose, mobile, digital 이미지 인텐시화이어에 따라 인체 해부학적 구조의 엑스선상을 영상화하는 기구로서 이동형이다.

A11050.01 단층촬영용엑스선장치 [2] Multi-directional tomography x-ray system 인체의 특정 단면을 영상화하는 기구

A11060.01 유방촬영용엑스선장치 [2] Mammographic x-ray system, stationary, analogue 진단을 목적으로 엑스선을 이용하여 여성의 가슴을 촬영하는 기구.

A11060.02 디지털유방촬영용엑스선장치 [2] Mammographic x-ray system, stationary, digital 진단을 목적으로 반도체 등을 이용하여 여성의 가슴을 촬영하는 기구로서 엑스선 투사 신호를 디지털로 전환하여 영상화한다.

A11060.03 이동형유방촬영용엑스선장치 [2] Mammographic x-ray system, mobile, analogue 진단을 목적으로 엑스선을 이용하여 여성의 가슴을 촬영하는 기구로서 바퀴식 이동형이다.

A11060.04 이동형디지털유방촬영용엑스선장치 [2] Mammographic x-ray system, mobile, digital 진단을 목적으로 반도체 등을 이용하여 여성의 가슴을 촬영하는 바퀴식 이동형 기구로서 엑스선 투사 신호를 디지털로 전환하여 영상화한다.

A11060.05 포터블유방촬영용엑스선장치 [2] Mammographic x-ray system, portable, analogue 진단을 목적으로 엑스선을 이용하여 여성의 가슴을 촬영하는 기구로서 다른 장소로 쉽게 이동할 수 있는 구조로 되어 있다.

A11060.06 포터블디지털유방촬영용엑스선장치 [2] Mammographic x-ray system, portable, digital 진단을 목적으로 반도체 등을 이용하여 여성의 가슴을 촬영하는 이동형 기구로서 엑스선 투사 신호를 디지털로 전환하여 영상화한다.

A11070.01 간접촬영용엑스선장치 [2] Photofluorographic X-ray system 작은 필름에 엑스선상을 기록하는 장치로서 대량 검진에 사용한다

A11080.01 이동형엑스선촬영장치 [2] X-ray system, diagnostic, mobile, analogue 진단을 위하여 엑스선을 발생시켜 제어하는 기구로서 이동할 수 있는 바퀴가 있다.

A11080.02 포터블엑스선촬영장치 [2] X-ray system, diagnostic, portable, analogue 진단을 위하여 엑스선을 발생시켜 제어하는 기구로서 다른 장소로 쉽게 이동할 수 있는 구조로 되어 있다.

A11090.01 이동형디지털식순환기용엑스선투시진단장치 [3] Fluoroscopic x-ray system, angiography, mobile, digital 조영제 주입 후 심장, 혈관계, 림프계를 영상화하는 이동형디지털식 엑스선 투시 진단 장치

A11090.02 이동형아날로그식순환기용엑스선투시진단장치 [3] Fluoroscopic x-ray system, angiography, mobile, analogue 조영제 주입 후 심장, 혈관계, 림프계를 영상화하는 이동형아날로그식 엑스선 투시 진단장치

A11090.03 거치형디지털식순환기용엑스선투시진단장치 [3] Fluoroscopic x-ray system, angiography, stationary, digital 조영제 주입 후 심장, 혈관계, 림프계를 영상화하는 거치형디지털식 엑스선 투시 진단 장치

A11090.04 거치형아날로그식순환기용엑스선투시진단장치 [3] Fluoroscopic x-ray system, angiography, stationary, analogue 조영제 주입 후 심장, 혈관계, 림프계를 영상화하는 거치형아날로그식 엑스선 투시 진단 장치

A11100.01 전신용엑스선골밀도측정기 [3] Bone absorptiometric x-ray system, dual-energy 뼈 또는 인접 조직에 엑스선을 투과하여 뼈의 밀도와 미네랄 함량을 측정하는 기구

A11100.02 부위한정용엑스선골밀도측정기 [3] X-ray system, diagnostic, bone absorptiometer, limited view field 손목, 발목 등 인체의 일부분의 뼈 또는 인접 조직에 엑스선을 투과하여 뼈의 밀도와 미네랄 함량을 측정하는 기구

A11110.01 디지털진단용엑스선촬영장치 [2] X-ray system, diagnostic, general-purpose, digital 반도체 등을 이용하여 엑스선 투사 신호를 디지털로 전환하여 영상화하는 기구로서 엑스선 발생부를 포함한다.

A11110.02 이동형디지털진단용엑스선촬영장치 [2] X-ray system, diagnostic, mobile, digital 반도체 등을 이용하여 엑스선 투사 신호를 디지털로 전환하여 영상화하는 기구로서 엑스선 발생부를 포함하며 이동할 수 있는 바퀴가 있다.

A11110.03 포터블디지털진단용엑스선촬영장치 [2] X-ray system, diagnostic, portable, digital 반도체 등을 이용하여 엑스선 투사 신호를 디지털로 전환하여 영상화하는 기구로서 엑스선 발생부를 포함하며 다른 장소로 쉽게 이동할 수 있는 구조로 되어 있다.

A11110.04 디지털치과진단용구강내엑스선촬영장치 [2] Dental x-ray system, general-purpose, intraoral, digital 진단을 목적으로 엑스선을 이용하여 구강내에 검출기를 위치시켜 치아, 턱 등을 촬영하는 기구.

A11110.05 디지털치과진단용구강외엑스선촬영장치 [2] Dental x-ray system, general-purpose, extraoral, digital 진단을 목적으로 엑스

선을 이용하여 구강외에 검출기를 위치시켜 치아, 턱 등을 촬영하는 기구.

A11110.06 디지털치과진단용파노라마엑스선촬영장치 [2] Dental x-ray system, panoramic, digital 진단을 목적으로 반도체 등을 이용하여 엑스선 투사 신호를 디지털로 전환하여 영상화하는 치아, 턱 등을 촬영하는 기구. 치아, 턱 및 구강구조의 파노라마(넓은 시계)화상을 촬영하도록 설계되어 있다.

A11120.01 치과진단용구강내엑스선촬영장치 [2] Dental x-ray system, general-purpose, intraoral, analogue 진단을 목적으로 엑스선을 이용하여 구강내에 필름을 위치시켜 치아, 턱 등을 촬영하는 기구.

A11120.02 치과진단용구강외엑스선촬영장치 [2] Dental x-ray system, general-purpose, extraoral, analogue 진단을 목적으로 엑스선을 이용하여 구강외에 필름을 위치시켜 치아, 턱 등을 촬영하는 기구.

A11120.03 치과진단용엑스선투시촬영장치 [3] Dental x-ray system, panoramic/tomographic, analogue 이미지 인텐시화이어에 따라 치아, 턱 구조의 엑스선상을 영상화하는 기구

A11120.04 치과진단용파노라마엑스선촬영장치 [2] Dental x-ray system, panoramic, analogue 진단을 목적으로 엑스선을 이용하여 치아, 턱 등을 촬영하는 기구. 치아, 턱 및 구강구조의 파노라마(넓은 시계)화상을 촬영하도록 설계되어 있다.

A11145.01 엑스선간접촬영용카메라 [1] Photo-fluorographic camera, diagnostic imaging 작은 필름을 이용하여 엑스선상을 촬영하는 기구. 어둠상자를 포함하기도 한다

A11150.01 산란엑스선제거용그리드 [1] X-ray grid, stationary 방사선 촬영시 산란선을 제거하는 고정식 기구

A11150.02 산란엑스선제거용운동그리드 [1] X-ray grid, moving 방사선 촬영시 산란선을 제거하는 왕복운동식 기구

A11150.03 산란엑스선제거용회전그리드 [1] X-ray grid, rotating 방사선 촬영시 산란선을 제거하는 회전식 기구

A11160.01 수동식방사선용필름카세트 [1] X-ray film cassette, manually-operated 방사선 촬영 시 필름을 내장하는 수동식 기구

A11160.02 자동식엑스선필름카세트 [1] X-ray film cassette, automatic film changing 엑스선 촬영 시 필름을 내장하는 자동식 기구

A11160.03 광휘진성형광판용카세트 [1] Fluorescence, cassette 광휘진성 형광판을 내장하는 카세트

A11170.01 생검확인용엑스선촬영장치 [2] Stationary specimen x-ray system 진단을 위하여 엑스선을 이용하여 생검한 조직을 촬영하는 목적으로 사용되는 기기

A12000 비전리 진단 장치 Non-ionization diagnostic device

A12010.01 초전도자석식전신용자기공명전산화단층촬영장치 [2] MRI system, full-body, superconducting magnet 핵자기 공명 현상을 이용하여 인체의 모든 대상부위(전신)를 단층 촬영하는 기구. 초전도성 자석을 갖추고 있으며 고정형, 이동식 또는 운반형이 있다.

A12010.02 초전도자석식부위한정용자기공명전산화단층촬영장치 [2] MRI system, extremity imaging, superconducting magnet 핵자기 공명 현상을 이용하여 인체의 두부 등 신체의 일부분을 단층 촬영하는 기구. 초전도성 자석을 갖추고 있으며 고정형, 이동식 또는 운반형이 있다.

A12010.03 초전도자석식순환기용자기공명전산화단층촬영장치 [2] MRI system, cardiovascular, superconducting magnet 핵자기 공명 현상을 이용하여 심혈관계를 단층 촬영하는 기구. 초전도성 자석을 갖추고 있으며 고정형, 이동식 또는 운반형이 있다.

A12010.04 초전도자석식유방용자기공명전산화단층촬영장치 [2] MRI system, superconducting magnet, mammographic 핵자기 공명 현상을 이용하여 유방을 단층 촬영하는 기구. 초전도성 자석을 갖추고 있으며 고정형, 이동식 또는 운반형이 있다.

A12010.05 상전도자석식부위한정용자기공명전산화단층촬영장치 [2] MRI system, extremity imaging, resistive magnet 핵자기 공명 현상을 이용하여 인체의 두부 등 신체의 일부분을 단층 촬영하는 기구. 상전도자석(전자석방식)을 갖추고 있으며 고정형, 이동식 또는 운반형이 있다.

A12010.06 상전도자석식순환기용자기공명전산화단층촬영장치 [2] MRI system, cardiovascular, resistive magnet 핵자기 공명 현상을 이용하여 심혈관계를 단층 촬영하는 기구. 상전도자석(전자석방식)을 갖추고 있으며 고정형, 이동식 또는 운반형이 있다.

A12010.07 상전도자석식유방용자기공명전산화단층촬영장치 [2] MRI system, mammographic, resistive magnet 핵자기 공명 현상을 이용하여 유방을 단층 촬영하는 기구. 상전도자석(전자석방식)을 갖추고 있으며 고정형, 이동식 또는 운반형이 있다.

A12010.08 상전도자석식전신용자기공명전산화단층촬영장치 [2] MRI system, full-body, resistive magnet 핵자기 공명 현상을 이용하여 인체의 모든 대상부위(전신)를 단층 촬영하는 기구. 상전도자석(전자석방식)을 갖추고 있으며 고정형, 이동식 또는 운반형이 있다.

A12010.09 영구자석식부위한정용자기공명전산화단층촬영장치 [2] MRI system, extremity imaging, permanent magnet 핵자기 공명 현상을 이용하여 인체의 두부 등 신체의 일부분을 단층 촬영하는 기구. 영구자석을 갖추고 있으며 고정형, 이동식 또는 운반형이 있다.

A12010.10 영구자석식순환기용자기공명전산화단층촬영장치 [2] MRI system, cardiovascular, permanent magnet 핵자기 공명 현상을 이용하여 심혈관계를 단층 촬영하는 기구. 영구자석을 갖추고 있으며 고정형, 이동식 또는 운반형이 있다.

A12010.11 영구자석식유방용자기공명전산화단층촬영장치 [2] MRI system, mammographic, permanent magnet 핵자기 공명 현상을 이용하여 유방을 단층 촬영하는 기구. 영구자석을 갖추고 있으며 고정형, 이동식 또는 운반형이 있다.

A12010.12 영구자석식전신용자기공명전산화단층촬영장치 [2] MRI system, full-body, permanent magnet 핵자기 공명 현상을 이용하여 인체의 모든 대상부위(전신)를 단층 촬영하는 기구. 영구자석을 갖추고 있으며 고정형, 이동식 또는 운반형이 있다.

A13000 방사선 진료 장치 Radiologic device

A13010.01 양전자방출전산화단층촬영장치 [2] PET system 인체 내부에 위치한 양전자 방출 방사성 핵종의 분포와 위치를 탐색하여 단층 영상을 만드는 기구

A13010.02 양전자방출·전산화단층엑스선조합촬영장치 [2] Nuclear medicine system, positron emission tomography, combination 양전자방출전산화단층촬영장치와 전산화단층엑스선촬영장치를 조합하여 단층 영상을 만드는 기구.

A13020.01 치료용하전입자가속장치 [3] Accelerator system collimator electron applicator 전자, 양자 등의 대전 입자가 높은 에너지를 갖도록 가속하여 치료에 사용하는 기구

A13030.01 치료용중성자조사장치 [3] Radionuclide source, therapeutic, neutron activation 높은 에너지의 중성자를 발생시켜 치료에 사용하는 기구

A13040.01 형광스캐너 [2] X-ray system, diagnostic, fluorescent scanner 인체에 엑스선이나 낮은 에너지의 감마선을 쪼여 유기되는 형광 방사를 측정하는 기구

A13050.01 핵단층촬영장치 [2] Nuclear, tomography 인체 내의 핵 방사를 탐지하여 특정 부위의 단층면의 영상을 제공하는 기구

A13060.01 방사성핵종재호흡장치 [2] Radiation, nuclear, breath 기체상, 휘발성 방사성 핵종 또는 방사성 핵종 에어로졸을 환자에게 호흡하게 하여 핵의학 환기 시험 등을 하는 기구

A13070.01 방사선치료용빔조정블록 [2] Beam block material, therapeutic radiation collimator 방사선원의 빔의 형태를 조정하고자 납과 같은 물질로 만든 기구

A13080.01 수동식근접치료용방사선조사장치 [3] Radiation interstitial therapy, manually-operated 방사선 치료를 위하여 방사선 물질을 체내 또는 피부 표면에 적용하는 수동식 기구

A13090.01 원격조정식근접치료용방사선조사장치 [3] Radiation interstitial therapy, teletherapy 방사선 치료를 위하여 방사선 물질을 체내 또는 피부 표면에 적용하는 기구

A13100.01 원격치료용방사선조사장치 [3] Radiation therapy, teletherapy 환자의 신체와 떨어져 있는 방사선원으로 쬐어 치료를 할 수 있도록 하는 기구

A13110.01 감마카메라 [2] Gamma camera 방사선 동위 원소의 체내 분포를 검출기로 화상화하는 기구

A13120.01 기능검사용방사선측정장치 [2] Radiation, diagnostic 체내의 방사선 동위 원소 농도의 시간적 변화를 측정하여 기록하는 장치로서 갑상선 섭취율 측정, 국소 혈류량 산정, 심장 기능의 평가 등에 사용하는 기구

A13130.01 베타계수기 [2] Radiation survey meter, beta ray 임상 시료에서 방사되는 베타선을 계수하는 기구

A13140.01 감마계수기 [2] Radiation survey meter, gamma ray 상 시료에서 방사되는 감마선을 계수하는 기구

A13150.01 베타·감마계수기 [2] Radiation survey meter, gamma ray, beta ray 임상 시료에서 방사되는 베타선과 감마선을 계수하는 기구

A13160.01 감마선골밀도측정기 [2] Bone absorptiometer, gamma ray 뼈 또는 인접 조직에 감마선 등을 투과시켜 뼈의 밀도와 미네랄 함량을 측정하는 기구

A13170.01 단일광자방출전산화단층촬영장치 [2] Single photon emission computed tomography system 단일광자방출 전산화단층촬영장치를 이용하여 단층영상을 만드는 장치.

A13170.02 단일광자방출 전산화단층엑스선조합촬영장치 [2] Single photon emission computed tomography combination system 단일 광자방출전산화단층촬영장치와 전산화단층엑스선 촬영장치를 소합하여 이용하여 단층영상을 만드는 장치.

A13180.01 치료용엑스선조사장치 [3] Radiation therapy 방사선 치료용 엑스선을 발생시켜 제어하는 기구

A13190.01 치료용방사선모사장치 [3] Radiation therapy simulator system 치료에 사용하는 방사선량 또는 위치를 결정하는 데에 사용하는 투시용 또는 촬영용 엑스선 장치

A13200.01 방사선혈액조사장치 [3] Radiation, blood 림프구를 억제하기 위하여 혈액 제제 등에 방사선을 조사하는 기구

A14000 의료용 필름 현상기 Film developer for medical use

A14010.01 암실의료용필름현상기 [1] X-ray film processor, automatic, darkroom 암실에서 엑스선, 초음파 등 화상 진단을 위하여 필름을 현상하는 기구

A14010.02 명실의료용필름현상기 [1] X-ray film processor, automatic, daylight 명실에서 엑스선, 초음파 등 화상 진단을 위하여 필름을 현상하는 기구

A14010.03 엑스선롤필름현상기 [1] Cine film processor, automatic 엑스선 간접촬영 등에 사용되는 롤 필름을 현상하는 기구

A14010.04 치과용자동현상기 [1] Film processor, dental, automatic 치과용 X선 필름을 자동현상하는 기구. 수동식은 제외한다.

A14020.01 의료용영상출력기 [1] Imager for medical use 엑스선, 초음파 등 영상을 단순히 모니터에 출력하는 기구

A14020.02 의료용필름출력기 [1] Film processor for medical use, laser 엑스선, 초음파 등 영상을 레이저 등을 이용하여 필름으로 출력하는 기구

A15000 방사선 장해 방어용 기구 Radiation protective device

A15010.01 방사선방어용앞치마 [1] Radiation shielding apron 방사선을 방어하기 위한 앞치마

A15010.02 방사선방어용흉부앞치마 [1] Radiation shielding bib 흉부에 노출되는 방사선을 방어하기 위한 앞치마

A15020.01 방사선방어용장갑 [1] Radiation shielding glove 방사선을 방어하기 위한 장갑

A15020.02 손방사선방어방어기구 [1] Shield, radiation, hand 손에 노출되는 방사선을 방어하기 위한 기구

A15030.01 방사선방어용안경 [1] Radiation shield, goggles 방사선을 방어하기 위한 안경

A15030.02 안면방사선방어기구 [1] Radiation shield, face 안면에 노출되는 방사선을 방어하기 위한 기구

A15030.03 방사선방어용이불 [1] Radiation shield, blanket 방사선을 방어하기 위한 이불

A15030.04 갑상선방사선방어용기구 [1] Radiation shield, thyroid 갑상선에 노출되는 방사선을 방어하기 위한 기구

A15030.05 생식선방사선방어용기구 [1] Radiation shield, gonadal 생식선에 노출되는 방사선을 방어하기 위한 기구

A15030.06 방사선방어용커튼 [1] Radiation shield, curtain 방사선을 방어하기 위한 커튼

A15030.07 흉부X선간접촬영용방어상자 [1] Container, radiation shielded, general-purpose 흉부 엑스선 간접촬영 시에 흉부 이외에 노출되는 방사선을 방어하기 위한 상자

A15040.01 방사선방어용칸막이 [1] Shield, radiation, partition 방사선방어용칸막이

A15050.01 기타방사선방어용기구 [1] Shield, radiation 그 밖에 분류되지 않은 방사선 장해 방어용 기구

A15500 레이저 장해 방어용 기구 Laser protective device

A15510.01 레이저방어용안경 [1] Radiation shield, spectacles 레이저 진료 시 물체에 반사되어 눈에 들어오는 레이저 빔이 영향을 미치는 것을 방지하기 위하여 사용하는 안경

A16000 이학 진료용 기구 Physical devices for medical use

A16010.01 저주파자극기 [2] Stimulator, microwave 근육통 완화 등의 목적으로 전극을 통하여 인체에 저주파 전류를 가하는 기구

A16010.02 간섭전류형저주파자극기 [2] Stimulator, microwave, interference 근육통 완화 등의 목적으로 전극을 통하여 인체에 피부저항이 거의 없을 정도의 높은 주파수(약 4000HZ)의 서로 다른 중주파를 가하는 기구

A16010.03 경피성통증완화전기자극장치 [2] Transcutaneous electrical modulation system, scrambling 급성 통증 또는 만성의 난치성 통증 완화 등을 목적으로 전극을 통하여 인체에 저주파 전류를 가하는 기구

A16010.04 침전기자극기 [2] Acupuncture electrical stimulator 멸균침 또는 비멸균침을 통하여 인체에 미세 전류 등 전기자극을 가하는 기구

A16020.01 자외선조사기 [2] Phototherapy unit, ultraviolet 자외선을 쬐어 피부 질환의 치료 등에 사용하는 기구

A16030.01 신생아황달치료용광선조사기 [2] Pediatric phototherapy unit 신생아의 황달 치료 또는 예방을 위하여 특정 파장을 방사하는 기구

A16040.01 전위발생기 [2] Statics electricity stimulator for medical use 인체에 교류 전계 또는 직류 전계를 가하여 혈액 순환의 개선 등에 사용하는 기구

A16050.01 적외선조사기 [2] Phototherapy unit, infrared 적외선 에너지를 인체에 쬐어 근육통 등 통증 부위의 통증 완화에 사용하는 기구

A16060.01 고출력광선조사기 [3] Light, high-powered 에너지 밀도 20J/㎠ 또는 2W/㎠ 이상의 출력광선(적외선 및 자외선 제외)을 이용하여 피부질환 치료 등에 사용하는 기구

A16060.02 저출력광선조사기 [2] Light, low-powered 에너지 밀도 20J/㎠ 또는 2W/㎠ 미만의 출력광선(적외선 및 자외선 제외)을 이용하여 피부질환 치료 등에 사용하는 기구

A16060.03 펄스광선조사기 [3] Skin surface treatment system generator, multi-modality 에너지가 세기가 큰 펄스형태의 빛(IPL, Intense Pulsed Light)을 방출시켜 피부질환 치료 등을 위해 사용하는 기구

A16060.04 치아미백용광선조사기 [2] Light, dental, tooth whitening 치아의 미백을 목적으로 가시광선을 조사하는 기구로서 광촉매제와 함께 사용한다. 치과용 진료장치에 부착되거나 또는 단독으로 사용할 수 있다.

A16060.05 치아미백처치용온열기 [2] Dental heating unit, tooth bleaching 치아에 미백제를 도포한 후, 활성을 촉진하기 위하여 열을 가하는 기구

A16070.01 극초단파자극기 [2] Diathermy treatment system, microwave 915~2450MHz의 전자파 에너지를 인체에 가하여 통증의 완화 등에 사용하는 기구

A16080.01 초단파자극기 [2] Diathermy treatment system, short wave 13~27.12MHz의 전자파 에너지를 인체에 가하여 통증의 완

화 등에 사용하는 기구

A16085.01 고주파자극기 [3] Diathermy treatment system operator console, high frequency 고주파 에너지를 인체에 가하여 통증의 완화 등에 사용하는 기구

A16090.01 초음파자극기 [2] Transducer assembly, ultrasound, therapeutic, diathermy, 20kHz 이상의 초음파 에너지를 인체에 가하여 통증의 완화 등에 사용하는 기구

A16100.01 파라핀욕조 [2] Physical therapy paraffin wax bath 파라핀을 통에 넣고 일정 온도를 유지하여 손발 등의 통증 완화 등에 사용하는 기구. 의학적 효능·효과를 목적으로 하지 않는 미용용 파라핀욕조는 제외한다.

A16110.01 의료용이온도입기 [2] Iontophoresis sweat induction system 직류 전류를 가하여 식염수 또는 약물 이온을 도입, 낭포성 섬유증 등의 진단을 위하여 땀을 유도하는 기구. 불소이온 도입기 등 이와 유사한 기구를 포함한다.

A16120.01 의료용증기욕조 [2] Bath, steam 인체에 가열된 증기를 공급하는 통이 있는 기구로서 국부적인 혈액 순환의 개선 등을 위하여 사용하는 기구. 의학적 효능·효과를 목적으로 하지 않는 전기스팀사우나기기는 제외한다.

A16130.01 물요법장치 [2] Hydrotherapy massage bath 인체에 일정한 온도 또는 일정한 열을 가하기 위하여 자체 조절기능이 있는 기구로 물, 온수, 증기 등을 가압하거나 와류시켜 통증의 완화, 소양증 및 외상치료의 보조 등에 사용하는 기구. 분만용 욕조를 포함하되, 일정한 온도 또는 일정한 열을 가하기 위한 자체 조절 기능이 없거나, 의학적 효능·효과를 목적으로 제조되지 않은 욕조, 반신욕조, 발욕조 및 안면사우나기기 등은 제외한다.

A16150.01 의료용온열기 [2] Heater system 인체에 일정한 열을 가하여 근육통의 완화 등에 사용하는 기구(자체 열조절 기능이 있는 것에 한함). 적외선 또는 광선을 사용하는 것은 여기에서 제외되며, 단순 보온에 사용되는 온열 전기매트 등의 제품은 해당되지 않는다.

A16160.01 의료용극저온기 [3] Freezing 환부를 극저온의 낮은 온도로 유지하여 통증의 완화, 부종의 경감 등에 사용하는 기구

A16160.02 의료용저온기 [2] Cooling 환부를 낮은 온도로 유지하여 통증의 완화, 부종의 경감 등에 사용하는 기구.

A16170.01 의료용전기충격기 [3] Electroconvulsive therapy system 환자의 머리에 짧고 강한 전류를 가하여 정신 분열 환자에게 운동성 발작을 유도하기 위해 사용하는 기구.

A16180.01 항발작용미주신경전기자극장치 [3] Vagus nerve electrical stimulation system, antiseizure 발작의 조절을 목적으로 미주신경을 자극하는 전기신경자극 기구로서 발작을 소실시키거나 발작빈도를 저하시키기 때문에 간질 치료에 사용한다.

A16180.02 심리요법용뇌용전기자극장치 [3] Brain electrical stimulation system, psychiatric therapy 환자뇌의 특정영역(대뇌, 소뇌 등)을 자극하여 정신질환(조울병, 불안, 불면 등) 치료에 사용하는 기구

A16180.03 행동요법용전기자극장치 [2] Behavioural therapy electrical stimulation system 바람직하지 않은 행동특성을 교정하기 위해 환자의 팔, 다리에 전기펄스를 공급하는 기구.

A16180.04 표면전극기능식근육전기자극장치 [2] Electrode/lead, stimulator, muscular 신경장애로 마비된 말초근육을 표면에서 전기자극함으로써 생체기능을 보조 및 제어하는 기구

A16180.05 이식전극기능식근육전기자극장치 [3] Electrode/lead, stimulator, implantable, muscular 신경장애로 마비된 말초근육을 이식전극에 의하여 전기자극함으로써 생체기능을 보조 및 제어하는 기구

A16180.06 보행신경근전기자극장치 [2] Stimulator, electrical, neuromuscular, gait 하지의 부분마비 환자의 보행기능을 개선하기 위하여 하지신경(배골신경, 대퇴신경 등)을 자극하고 하지의 근육수축을 유발함.

A16180.07 연조직전기자극장치 [2] Injured-tissue electrical stimulation system 체외로부터 의 손상이 있는 조직의 치료촉진을 위하여 전기자극 하는 기구로서 보통 직류전류를 공급한다.

A16180.08 비이식형요실금신경근전기자극장치 [3] Incontinence-control electrical stimulation system, nonimplantable 요실금 또는 변실금을 치료하기 위해 사용되는 비이식형 신경근 자극 기구. 플러그 또는 페서리를 직장이나 질에 삽입하며 골반상의 근육을 자극한다.

A16180.09 이식형통증완화전기자극장치 [4] Stimulator, electrical, analgesic, implantable 통증완화를 목적으로 뇌·척수의 일부나 전부를 전기자극하는 이식형 장치. 약물요법이 바람직하지 않거나 효과가 없는 경우의 급성 또는 만성의 난치성 통증완화에 사용한다.

A16180.10 이식형말초신경무통법전기자극장치 [4] Peripheral nerve electrical stimulation system, analgesic 통증치료를 목적으로 말초신경 주위를 전기자극하는 이식형 장치. 약물요법이 바람직하지 않거나 효과가 없는 경우의 중중 만성 난치성 통증치료에 이용한다.

A16180.11 이식형보행신경근전기자극장치 [4] Gait-enhancement electrical stimulation system, implantable 하지에 이식하는 전기신경근 보행자극 장치로서, 보통 신경주위에 배치하는 전극을 갖춘 이식형 수신기와 이식형 수신기에 자극펄스를 송신하는 체외형 송신기로 구성되며 체외형 송신기는 보통 신발굽에 있는 스위치에 의해 작동한다.

A16180.12 이식형요실금신경근전기자극장치 [4] Incontinence-control electrical stimulation system, implantable 요실금 또는 변실금의 치료를 목적으로 신경근을 전기자극하는 기구. 복부에 이식하고 전극을 방광벽 또는 골반저에 설치하며 체외형 송신기를 통해서 경피적으로 이식된 수신기에 자극펄스를 송신한다.

A16180.13 정신요법용미주신경전기자극장치 [4] Vagus nerve electrical stimulation system, psychiatric therapy 정신요법중에 미주신경의 특정영역을 자극하는 전기 뇌자극 기구. 보통 체외형 펄스제너레이터와 전극으로 구성된다.

A16180.14 진동용뇌전기자극장치 [4] Brain electrical stimulation system, antitremor 신체의 떨림 등을 조절하기 위해 뇌심부의 특정영역(시상 등)을 전기 자극하는 기구. 여러 종류의 떨림(본태성 및 파킨슨병 등) 및 파킨슨 증상의 조절에 사용한다.

A16180.15 척주측만증신경근전기자극장치 [2] Scoliosis-treatment electrical stimulation system 척주의 측만을 안정시키거나 진행을 지연시키기 위해 등부위의 근육조직을 자극하는 기구

A16180.16 이식형척주측만증신경근전기자극장치 [4] Stimulator, electrical, neuromuscular, scoliosis, implantable 척주의 측만을 안정시키거나 진행을 지연시키기 위해 등부위의 근육조직을 자극하는 이식형 기구

A16180.17 치과용양측성근전기자극장치 [2] Dental pulp analysis system 두경부의 통증을 완화시키거나 근육을 이완시키기 위하여 전기자극을 하는 기구

A16180.18 이식형통증제거용전기자극장치 [4] Electorde/lead, stimulator, analgesic, implantable 통증완화를 위해 척수의 일부나 전부를 자극하는 기구. 이식형 리드·전극 시스템을 내장하며 약물요법이 바람직하지 않거나 효과가 없는 급성 또는 만성 난치성 통증 치료에 사용한다.

A16180.19 혼수각성용미주신경전기자극장치 [4] Vagus nerve electrical stimulation system, coma arousal 중증 혼수 등 상태에서의 각성을 위해 미주신경을 전기자극하는 기구. 펄스제너레이터와 피하내 미주신경 주위에 이식된 전극과 접속하는 리드와이어로 구성된다.

A16180.20 횡격신경전기자극장치 [4] Diaphragm/phrenic nerve electrical stimulation system 횡격막을 주기적으로 수축시키고 횡격신경에 전기자극 하는 기구. 환자의 횡격신경 주위에 배치한 이식형 수신기와 이식형 수신기에 자극펄스를 보내는 외부송신기로 구성된다.

A16180.21 발작방지용뇌전기자극장치 [4] Stimulator, electrical, antiseizure 발작을 예방 또는 완화하기 위해 대뇌, 소뇌 등을 자극하는 기구. 간질이나 경련성 장애, 운동장애 및 뇌성마비 등 치료에 사용한다.

A16180.22 경조직전기자극장치 [2] Hard-tissue electrical stimulation system 손상이 있는 경조직의 치료촉진을 위하여 전기자극하는 기구로서 보통 직류전류를 공급한다.

A16185.01 체외충격파치료기 [3] Extracorporeal lithotripsy̌ system, electrohydraulic 통증의 완화 등의 목적으로 고속 수중 방전 동력(electrohydraulic) 등을 이용, 충격파를 발생하여 체내에 기계적인 자극을 가하는 기구.

A16190.01 성기동맥혈류충전기 [3] Velocitometer, Carvernosal artery 음압 등 물리적인 에너지를 인체에 가해 음핵 및 해면체 등 성기 내에 혈액 유입 장애 등을 개선하기 위하여 의사의 처방·지도로 사용되는 기구

A16250.01 의료용고주파온열기 [3] Radiofrequency, heater 고주파 온열을 이용하여 암 치료에 사용하는 기기

A16260.01 의료용공명기 [2] Resonator 공명 현상을 이용하여 치료를 목적으로 사용하는 기구

A16265.01 고막자극기 [3] Auditory stimulator 내이의 림프 수종에 따른 현기증의 증상을 완화하고자 약한 공기압으로 고막을 자극하는 기구

A16270.01 2등급의료용조합자극기 [2] Combination stimulator, class 2 두 가지 이상의 기능을 조합하여 사용하는 기구. 개별 기능의 해당 등급 중 상위 등급이 2등급인 기구

A16270.02 3등급의료용조합자극기 [3] Combination stimulator, class 3 두 가지 이상의 기능을 조합하여 사용하는 기구. 개별 기능의 해당 등급 중 상위 등급이 3등급인 기구

A16270.03 4등급의료용조합자극기 [4] Combination stimulator, class 4 두 가지 이상의 기능을 조합하여 사용하는 기구. 개별 기능의 해당 등급 중 상위 등급이 4등급인 기구

A16275.01 남성성기확대기 [2] Virilia, extension 인위적으로 남성의 성기를 끌어당기거나 하여 확대하거나 성기의 굴곡을 교정하기 위한 목적으로 사용하는 기구

A16280.01 이식형전기자극장치용전극 [4] Electrode for electrical stimulation system, implantable 이식형통증완화전기자극장치, 진동용뇌전기자극장치 등에 사용하는 전극

A17000 심혈관용 기계 기구 Cardiovascular devices

A17010.01 저출력심장충격기 [3] Defibrillator, lowpowered 전기 충격을 직접 혹은 흉벽에 놓인 전극을 통하여 심장에 보냄으로써 심방이나 심실의 세동을 제거하는 데에 사용하는 기구. 50Ω의 시험 부하에서 최대 전기 출력이 360J 이내.

A17010.02 고출력심장충격기 [3] Defibrillator, highpowered 전기 충격을 직접 혹은 흉벽에 놓인 전극을 통하여 심장에 보넘으로써 심방이나 심실의 세동을 제거하는 데에 사용하는 기구. 50Ω의 시험 부하에서 최대 전기 출력이 360J 이상.

A17020.01 전동식심폐인공소생기 [3] Resuscitator, cardiopulmonary, electrically-powered 심박동 정지 시 혈액의 순환을 위하여 심장 부위의 가슴을 주기적으로 압박해주는 기구. 전기, 공압, 수동식 기구 등이 있다. 심폐 소생기를 포함한다

A17030.01 경동맥동신경자극장치 [4] Carotid sinus nerve electrical stimulation system 인체에 삽입하여 경동맥동의 허링 신경을 자극함으로써 동맥압을 낮추는 기구

A17040.01 원심분리방식자동혈액성분분리장치 [3] Haematological separator, centrifuge 혈액에서 적혈구, 백혈구, 혈장, 혈소판 등의 일부 성분을 분리 추출하고 나머지는 혈액 제공자에게 되돌려주는 원심분리방식 기구. 분리된 성분은 수혈되거나 주사용 혈액 제품을 만드는 데에 사용한다.

A17040.02 여과방식자동혈액성분분리장치 [3] Haematological separator, filter 혈액에서 적혈구, 백혈구, 혈장, 혈소판 등의 일부 성분을 분리 추출하고 나머지는 혈액 제공자에게 되돌려주는 여과기 방식 기구. 분리된 성분은 수혈되거나 주사용 혈액 제품을 만드는 데에 사용한다.

A17050.01 혈액농축기 [2] Haemoconcentrator 혈액을 농축하는 기구

A17060.01 자동혈액회수재주입장치 [3] Blood recovery collection container, autotransfusion 수술 또는 외상에 따라 유출되는 혈액을 모아서 재주입하는 기구

A17070.01 회전식지혈대 [2] Tourniquet, automatic rotating 사지에 혈액의 흐름을 억제함으로써 일시적으로 전체 혈액 흐름 양을 줄여 심장의 부하를 줄이는 데에 사용하는 기구

A17080.01 지혈대 [1] Tourniquet strap 환자의 사지를 묶을 수 있는 끈이나 지혈만을 하는 튜빙 등으로 구성된 기구

A17090.01 공압식지혈대 [2] Tourniquet, pneumatic 압력 조절 장치, 연결 튜빙, 팽창 커프 등으로 구성되어 있으며 사지 주위를 커프 등으로 싸서 팽창시켜 혈액의 순환을 줄이거나 막는 기구

A17100.01 사지압박순환장치 [2] Compression system pump, sequential 혈액이 괴는 것을 방지하거나 혈액 순환이 잘 되도록 주기적으로 슬리브 등을 부풀려 사지를 압박해주는 기구

A17110.01 위치조정카테터제어장치 [2] Cardiac mapping system workstation 위치 조정 카테터의 움직임을 제어하는 가이드와이어의 인접단에 연결하는 기구

A17120.01 생체신호처리장치 [2] Electronic signal conditioner, physiological 생체 신호의 증폭, 처리 및 기록 등을 위하여 사용하는 기구

A17120.02 원격생체신호처리장치 [2] Telemetry system, physiological signal 생체신호처리를 원격지에서 송신, 수신, 기록 등을 하기 위한 시스템

A17120.03 생체신호증폭기 [2] Amplifier, multiple physiological signal 의료기기 간의 생체 신호 레벨과 임피던스를 조절하는 증폭기.

A17130.01 혈액용적측정기 [2] Measuring, blood volume 혈구의 양, 혈장의 양, 전체 혈액의 양 등을 측정하는 기구

A17140.01 경피혈중가스분석기 [2] Blood gas monitor, transcutaneous, 환자의 피부 위에서 혈액 중의 산소 또는 이산화탄소 분압 등을 측정하는 기구

A17140.02 피하혈중가스분석장치 [2] Blood gas analyser, oxygen, subcutaneous 카테터, 캐뉼러 또는 프로브 등을 피하조직에 삽입하여 혈중의 산소분압을 측정하기 위해 사용하는 자동 또는 반자동 기구. 그래프 및 데이터 출력 기능을 갖추고 있다.

A17140.03 자동혈액성분분리장치용혈장여과기 [3] Plasma filter, haematological separator 자동 혈액성분 분리장치를 이용하여 혈장 성분을 분리 추출할 때 사용되는 여과기.

A17150.01 혈중수소이온농도측정기 [2] Electrode, blood gas, pH 환자의 산염기 평형을 진단하기 위하여 혈액 내의 pH를 측정하는 기구로서 카테터형 pH전극을 사용한다

A17150.02 체외검사용옥시미터 [2] Oximeter, in vitro, line-powered 신체에서 채취한 혈액검체중의 산소농도 및 헤모글로빈을 측정하기 위해 이용하는 광전자 장치를 말한다.

A17160.01 옥시헤모글로빈분석장치 [2] Analyser, haematology, oxyhaemoglobin 혈액중의 산소와 결합해 있는 헤모글로빈의 농도를 측정하는 자동 또는 반자동 기구.

A17170.01 내장형혈중가스분석기 [2] Analyser, blood gas, internal 환자의 순환기, 호흡기, 신진대사 상태 등을 진단하기 위하여 혈관 내에서 혈액의 산소 분압(PO_2), 이산화탄소 분압(PCO_2) 등을 측정하는 데에 사용하는 기구. 카테터형 변환 전극을 사용한다.

A17180.01 초음파혈관감시기 [2] Ultrasonic, blood, monitor 초음파를 이용하여 환자의 혈액 흐름 내에 공기 방울 등을 감시하는 기구

A17190.01 펄스옥시미터 [2] Pulse oximeter, line-powered 프로브에 의한 광검출을 이용하여 혈액의 산소포화도를 경피적으로 측정하는 기구로서 운동용 및 레저용 등은 제외한다.

A17190.02 기능검사옥시미터 [2] Test instrument, pulse oximeter 생체에 조사한 근적외광을 검출하여 혈액중의 헤모글로빈 농도의 변화를 계측하는 기구.

A17190.03 심장내옥시미터모듈 [2] Oximeter, intracardiac 혈액의 적색광 및 적외광의 흡수를 비교함에 따라 옥시헤모글로빈과 심장에서 소비된 옥시헤모글로빈의 비율(정맥산소포화도)을 측정하는 플러그형 기구. 프로브는 카테터를 끼워 삽입된다.

A17190.04 원격펄스옥시미터 [2] Telemetry system, pulse oximetry 헤모글로빈의 산소포화도를 측정하는 시스템으로, 배선 또는 기타 케이블 접속을 없애기 위해 신호전송경로의 일부에 무선통신을 이용하는 기구

A17190.05 펄스옥시미터모듈 [2] Oximeter module, pulse 프로브에 의한 광검출을 이용하여 혈액의 포화산소분압의 경피적 측정을 하는 기구

A17200.01 전자혈류계 [2] Blood flowmeter, electromagnetic 관동맥 바이패스술, 장기이식, 기타 혈관재건술 후에 혈류속도의 확인 및 측정방법을 제공하는 기구

A17200.02 초음파혈류계 [2] Blood flowmeter, ultrasonic 초음파도플러 기술을 이용하여 혈류속도를 비관혈적 또는 관혈적으로 측정하는 기구. 혈류장애(혈전, 협착 등)를 측정하거나 그 정도의 평가를 지원한다.

A17200.03 레이저혈류계 [2] Blood flowmeter, laser 레이저 기술을 이용하여 혈류속도를 비관혈적 또는 관혈적으로 측정하는 기구. 혈류장애(혈전, 협착, 기계적 손상 등)를 측정하거나 그 정도의 평가를 지원한다.

A17200.04 자기공명혈류계 [2] Blood flowmeter, magnetic resonance 말초혈관질환을 진단하기 위하여 환자의 혈류량을 측정하는 기구로서 자장을 가한 후 혈액으로 부터 자기공명신호를 감지하여 정해진 간격으로 사지 횡단면의 혈류량을 측정한다.

A17210.01 혈류량계 [2] Plethysmograph 전기임피던스의 변화 또는 수압, 공압, 광전자식 방법에 따라 혈류량을 측정하는 기구

A17220.01 뇌혈류계 [3] Stream clock, encephalic 뇌 부분 또는 목 부분 등에서 직접 전기 임피던스를 측정하여 뇌의 혈류를 평가하는 기구

A17230.01 열희석심박출량계 [2] Cardiac output unit, thermal dilution 지시약 희석법을 이용하여 심장으로부터의 혈류를 측정하는 기구

A17230.02 임피던스심박출량계 [2] Cardiac output unit, impedance 심장의 활동과 관련된 흉곽 임피던스 변화의 측정치로 심박출량을 구하는 기구

A17230.03 초음파심박출량계 [2] Cardiac output unit, ultrasonic 초음파도플러 효과를 이용하여 심장으로부터의 혈류를 측정하는 기구.

A17230.04 피크법심박출량계 [2] Cardiac output unit, direct Fick 피크법에 따라 심장으로부터의 혈류를 측정하는 기구. 심박출량을 전신산소 소비량을 동맥혈과 혼합정맥혈의 산소포함의 차이로 뺀 값으로서 계산하며 모든 측정항목(혼합정맥혈 산소함량을 포함)을 측정 및 표시한다.

A17230.05 방사성동위원소심박출량계 [2] Cardiac output unit, radioisotope 심장에 유입하는 혈액에 방사성 동위원소를 주입하고 심장에서 유출하는 혈액의 감시를 통하여 혈류량을 측정하는 기구

A17230.06 색소희석심박출량계 [2] Cardiac output unit, dye dilution 심장에 유입하는 혈액에 색소를 주입하고 카테터에 의해 심장에서 유출하는 색소농도변화를 감시하여 혈류를 측정하는 기구

A17250.01 혈관내색전촉진용보철재 [3] Embolization implant inserter, intervascular 치료목적으로 동맥 또는 정맥내의 혈전형성을 촉진하거나 혈류를 차단하기 위해 이용하는 인공기구

A17250.02 중심순환계혈관내색전촉진용보철재 [4] Embolization implant inserter, central circulation 치료목적으로 중심순환계 동맥 또는 정맥내의 혈전형성을 촉진하거나 혈류를 차단하기 위해 이용하는 인공기구

A17250.03 뇌혈관내색전촉진용보철재 [4] Embolization implant inserter, cerebrovascular 치료목적으로 뇌혈관의 혈전형성을 촉진하거나 혈류를 차단하기 위해 이용하는 인공기구

A17260.01 심혈관내여과기 [4] Filter, cardiovascular 혈전이 심장으로 가는 것을 막기 위하여 하대정맥에 설치하는 여과기

A17260.02 색전방어용기구 [4] Embolic protection device 혈관내 색전등을 방지하기 위해 동맥내에 유치하여 혈전등의 색전자를 포획하기 위해 사용하는 카테터형태의 기구로서 여과기가 있는 가이드와이어 또는 폐색풍선을 가진다.

A17270.01 안구체적변동기록계 [2] Plethysmograph, segmental, ocular 경동맥 폐색증 등을 진단하기 위하여 동맥의 박동에 따른 안구의 체적 변화를 탐지, 기록하는 기구

A17280.01 이식형심장충격기 [4] Defibrillator, implantable 삽입된 전극을 통하여 전기 충격을 심장에 보냄으로써 심방이나 심실의 세동을 제거하는 데에 사용하는 기구

A17290.01 이식형심장충격기용전극 [4] Electrode/lead, defibrillator, implantable 이식형 심장 충격기에 사용하는 전극.

A17300.01 혈관박리카테터장치 [4] Catheter, intravascular, ablation 연마용 팁이 부착된 카테터를 혈관에 삽입하여 회전 절삭함으로써 혈관 내 이물질을 제거하는 기구

A17310.01 체외광면역치료기 [4] Immunotherapy, light 면역 치료를 위하여 광 작용을 할 수 있도록 하는 약물을 투여한 후 혈액을 채취하여 원심 분리하고 증가된 백혈구에 일정량의 자외선을 쬔 후 환자에게 재주입하는 기구

A18000 비뇨기과용 기계 기구 Urology devices

A18010.01 초음파체외충격파쇄석기 [3] Lithotriptor, external, ultrasonic 초음파를 이용하여 체외에서 결석을 파괴하는 기구

A18010.02 전기체외충격파쇄석기 [3] Lithotriptor, external, electromechanical 전기 충격 펄스 등을 이용하여 결석을 파괴하는 기구

A18020.01 엑스선투시체내충격파쇄석기 [3] Lithotriptor, internal, X-ray 엑스선 투시하에서 결석파쇄용 핀해머의 충격에 의해 결석을 파쇄하는 기구

A18020.02 레이저체내충격파쇄석기 [3] Lithotriptor, internal, laser 레이저 에너지를 조사하여 결석을 파쇄하는 기구. 요관경, 레이저 저항성 카테터, 전용 레이저 수술기 등으로 이루어진다.

A18020.03 화약식체내충격파쇄석기 [3] Lithotriptor, internal, explosive 장치의 체내삽입부의 선단에 결석파쇄용 핀해머를 장비하고, 그 후부에 있는 작은 화약을 폭발시킴에 따라 핀해머를 작동시켜 결석을 파쇄하는 기구

A18020.04 전기수압체내충격파쇄석기 [3] Lithotriptor, internal, electrohydraulic 플라즈마 유도충격파를 이용하여 신장, 요관, 방광에서 발견되는 결석을 분쇄하는 기구

A18020.05 천공체내충격파쇄석기 [3] Lithotriptor, internal, perforation 장치선단부에 결석파쇄용 드릴을 장착하고 이 드릴로 결석에 구멍을 내 결석을 천공파쇄하는 기구

A18020.06 초음파체내충격파쇄석기 [3] Lithotriptor, internal, ultrasonic 초음파 진동을 이용하여 체내의 결석을 파쇄하는 기구

A18020.07 압축파쇄석기 [3] Lithotriptor, compressed air 공기압축한 선단부를 연속적으로 가동, 충격파를 발생시켜 결석을 파쇄하는 기구

A18030.01 분사식신장결석제거장치 [2] Water jet catheter system, renal 물 등을 내뿜어 신장 결석을 밖으로 밀어내는 데에 사용하는 기구

A18040.01 이식형전기배뇨억제기 [4] Programmer, implantable stimulator, incontinence 실금 치료 등을 위하여 복부에 수신부를 삽입하여 방광 벽 또는 골반 벽 등에 전기 자극을 주는 기구

A18050.01 비이식형전기배뇨곤란조절기 [3] Incontinence-control electrical stimulation system, nonimplantable 연결꽂이 또는 페서리 형태 등의 전극을 질이나 직장에 삽입하여 골반 근육을 자극함으로써 요실금 등 배뇨 곤란 조절에 사용하는 기구

A18060.01 척수이식배뇨장치 [4] Bladder/bowel-evacuation electrical stimulation system 방광 반사나 카테터로 방광을 비울 수 없는 척수를 절단한 대마비(양다리의 마비) 환자의 방광의 배설을 위하여 척수에 전기 자극을 주는 기구. 환자의 척수 중 척수 원추 부분에 이식되는 전극이 있는 수신부와 자극 펄스를 체내로 보내는 외부 송신부로 구성되어 있다.

A18070.01 방광내압계 [2] Urodynamic measurement system 방광의 용적과 압력을 측정하는 기구

A18080.01 일회용소변유량·용적측정장치 [1] Urine flowmeter, single-use 소변의 유량 및 용적을 측정하는 일회용 기구. 유속 측정기, 소변 유량계 등이 있다

A18080.02 재사용가능소변유량·용적측정장치 [1] Urine flowmeter, reusable 소변의 유량 및 용적을 측정하는 재사용 기구. 유속 측정기, 소변 유량계 등이 있다

A18090.01 전기사정유도기 [3] Ejaculation electrical stimulation system 전기 자극을 이용하여 사정을 유도하는 기구

A18100.01 체내삽입형의료용괄약근운동기 [3] Urinary continence device, implantable 요실금 증상을 완화하려는 목적으로 질 혹은 직장에 삽입 하여 괄약근을 운동하게 하는 기구

A18100.02 체외형의료용괄약근운동기 [3] Urinary continence device, external 요실금 증상을 완화 또는 예방을 목적으로 체외에서 센서 등을 이용하여 괄약근을 운동하게 하는 기구

A18110.01 요실금방지용구 [3] Urethral catheter, drainage, indwelling, standard 요실금을 방지하기 위하여 요도에 삽입하는 실리콘 튜브와 미네랄 오일 슬리브 등의 기구.

A18120.01 요실금진단기 [2] Incontinence, diagnostic 압력 감지기가 부착된 요도에 사용하는 카테터와 적외선 감지기 등을 이용하여 요실금 정도를 진단하기 위하여 사용되는 기구

A19000 환자 운반차 Patient transport

A19010.01 수동식휠체어 [1] Wheelchair, manually-operated 환자의 이송하는 데에 사용하는 수동식 의자

A19010.02 전동식휠체어 [2] Wheelchair, electrically-powered 환자의 이송하는 데에 사용하는 전동식 의자

A19020.01 수동식환자운반기 [1] Lift, patient transfer, manually-operated 환자를 이송하는 데에 사용하는 수동식 기구

A19020.02 전동식환자운반기 [1] Lift, patient transfer, electrically-powered 환자를 이송하는 데에 사용하는 전동식 기구

A19030.01 수동식환자리프트 [1] Lift, manually-operated 환자를 필요한 장소나 위치로 옮기는 수동식 기구

A19030.02 전동식환자리프트 [1] Lift, electrically-powered 환자를 필요한 장소나 위치로 옮기는 전동식 기구

A19040.01 의료용스쿠터 [2] Disability scooter, automated 환자, 장애인 등이 실내 또는 인도를 일정한 속도로 이동하기 위하여 사용하는 전동식 기구

A20000 청진기 Stethoscope

A20010.01 기계식청진기 [1] Stethoscope, mechanical 심장 및 폐의 소리를 듣기 위해 이용하는 기계식 청취장치.

A20010.02 전자청진기 [2] Stethoscope, electronic 기계식 청진기로는 감지하기 곤란한 미약한 몸의 소리를 감지 및 증폭하는 전자식 청취장치.

A20010.03 초음파청진기 [2] Ultrasonic stethoscope 혈류를 소리로 검출하기 위해 휴대형 초음파 스캐너와 함께 사용하는 장치.

A20020.01 태아청진기 [1] Foetal stethoscope 태아의 심음을 듣기 위한 목적으로 사용하는 기계식 청취장치. 보통 태아의 심음을 전도에 의해 내부 채널을 거쳐 전달하기 위해 중공관형(트럼펫형)을 하고 있다.

A20030.01 식도청진기 [2] Oesophageal stethoscope, mechanical 심음 및 폐음을 듣기 위해 환자의 식도에 삽입할 수 있도록 설계되어 있는 기구.

A21000 체온 측정용 기구 Clinical thermometric system

A21010.01 수은모세관체온계 [1] Thermometer, capillary, mercury 수은의 모세관 원리를 이용하여 환자의 체온을 측정하기 위해 사용하는 측정기

A21010.02 알콜모세관체온계 [1] Thermometer, capillary, alcohol 유색알콜의 모세관 원리 이용하여 환자의 체온을 측정하기 위해 사용하는 측정기

A21010.03 전자체온계 [2] Thermometer, electronic 전기적 특성을 이용하여 환자의 체온을 측정하기 위한 측정기

A21010.04 귀적외선체온계 [2] Thermometer, electronic, infrared, ear 환자의 귀 온도를 적외선 발광을 통하여 측정함으로써 체온을 측정하기 위한 측정기

A21010.05 피부적외선체온계 [2] Thermometer, electronic, infrared, skin 겨드랑이 이마 등 피부의 적외선 발광을 측정함으로써 체온을 측정하기 위한 측정기

A21015.01 색조표시식체온계 [1] Thermometer, colour-indicating 플라스틱 또는 금속 스트립의 선단에기록된 체온에 따라 색조가 변화하는 감열화학 셀(도트)의 어레이를 이용하여 체온을 측정하는 기구

A21020.01 장치형액정온도측정기구 [2] Thermometer, liquid crystal, stationary 유방의 종양, 기타 질환을 진단하기 위하여 장치형 액정 크리스털을 이용하여 온도를 측정하는 기구 또는 장치

A21020.02 필름형액정온도측정기구 [1] Thermography system, liquid crystal 유방의 종양, 기타 질환을 진단하기 위하여 필름형 액정 크리스털을 이용하여 온도를 측정하는 기구 또는 장치

A21030.01 의료용적외선촬영장치 [2] Thermography system, infrared 신체의 표면 온도를 자기 발산 적외선에 따라 영상, 사진 등으로 묘출하는 기구. 적외선을 인체에 투사하여 이를 촬영하는 기구를 포함함

A22000 혈액 검사용 기기 Hematological testing apparatus

A22010.01 의료용플로방식임상화학자동분석장치 [1] Flow type clinical chemistry automated analyzer 생화학분석기로 사람의 체액을 샘플로 효소(Enzymes), 기질(Substrates), 단백질(Specific protein), 치료약물농도(TDM: Therapeutic Drug Monitoring), 약물남용검사(DAT: Drug Abuse Testing), 전해질(ISE: Ion Selective Electrolytes)등의 성분을 분석, 측정하는 자동 또는 반자동 장치이다. 증류수, 샘플, 시약, 희석액, 세척액을 포함한 용액의 흐름속에서 화학반응이 일어난다. 로터를 이용하여 시료컵에서 시료를 일정한 간격으로 꺼내, 시약의 흐름속으로 유도한다. 단 유전자증폭을 목적으로 사용하는 기기는 여기서 제외한다.

A22011.01 의료용분리방식임상화학자동분석장치 [1] Clinical chemistry automated analyser 생화학분석기로서 효소(Enzymes), 기질(Substrates), 전해질(ISE: Ion Selective Electrolytes), 단백질(Specific protein), 치료약물농도(TDM: Therapeutic Drug Monitoring), 약물남용검사(DAT: Drug Abuse Testing), 안티트롬빈 III, D-Dimer 등의 검사에 사용되며 시료가 개별 용기에서 반응하도록 구성되었으며, 원심 방식이 아닌 자동 또는 반자동 분석 장치이다. 단 유전자증폭을 목적으로 사용하는 기기는 여기서 제외한다.

A22012.01 의료용원심방식임상화학자동분석장치 [1] Centrifugal clinical chemistry automated analyser 생화학분석기로서 원심분리기내에서 발생한 반응을 광도계로 모니터한다. 효소(Enzymes), 기질(Substrates), 전해질(ISE: Ion Selective Electrolytes), 단백질(Specific protein), 치료약물농도(TDM: Therapeutic Drug Monitoring), 약물남용검사(DAT: Drug Abuse Testing), 안티트롬빈 III, D-Dimer 등의 검사에 사용되며 시료가 개별 용기에서 반응하도록 구성되었으며, 원심 방식인 자동 또는 반자동 분석 장치이다. 단 유전자증폭을 목적으로 사용하는 기기는 여기서 제외한다.

A22013.01 의료용건식임상화학자동분석장치 [1] Dry type clinical chemistry automated analyzer 화학물질, 사람조직 시료 또는 시약과 사람조직과의 반응에 의해 발생한 화학물질의 정성정량분석에 이용하는 자동 또는 반자동 장치. LED에 의한 빛의 반사도 변화률을 측정,레퍼런스(Reference)와 비교하여 분석하여 질병의 진단에 사용되는 기기이다. 시료가 포함된 검사지 또는 다층 필름 등을 사용한다. 단 유전자증폭을 목적으로 사용하는 기기는 여기서 제외한다.

A22014.01 의료용팩식임상화학자동분석장치 [1] Packed type clinical chemistry automated analyzer 화학물질 또는 사람의 조직 시료의 정성 정량 분석에 이용되는 자동 또는 반자동 장치로서 주머니 같은 용기에 시약이 들어 있고, 시료를 넣음으로써 용기 중에서 반응이 진행되어 광도 분석 하는 장치이다. 단 유전자증폭을 목적으로 사용하는 기기는 여기서 제외한다.

A22014.02 혈중칼륨분석장치 [1] Blood potassium analyser 혈액중의 칼륨이온(K+)농도를 측정하는 장치. 혈액시료를 K+ 센서 침투막에 설치하면 K+는 막 전체로 확산하여 이온 선택성 전극에 침투하고 그 변화를 컴퓨터를 이용하여 이온활량을 계산하여 농도를 측정한다.

A22014.03 칼슘분석장치 [1] Calcium analyser 전혈, 혈상, 혈청 또는 뇨 등 액체시료중의 칼슘농도를 측정하는 장치. 칼슘이온 선택성 전극 또는 형광소광적정법 등을 이용한다.

A22014.04 단백질분석장치 [1] Analyser, protein 면역반응에 의해 발생하는 특이적 단백질을 정하기 위해 이용하는 자동화 또는 반자동화된 전용장치. 라텍스 면역반응을 이용하는 것을 포함한다.

A22014.05 콜레스테롤분석장치 [1] Cholesterol

analyser, laboratory 혈청전혈중의 콜레스테롤을 측정하는 장치

A22014.06 글리코헤모글로빈분석장치 [1] Haematology analyser, glycohaemoglobin HPLC, 전기영동 또는 면역측정 등의 방법을 이용해 사람 혈액중에 존재하는 글리코 헤모글로빈(HbAlc)농도를 측정하는 전용 장치

A22014.07 카테콜아민분석장치 [1] Catecholamine analyser 생물학적 시료중의 카테콜아민 농도를 측정하는 장치

A22014.08 크레아티닌분석장치 [1] Creatinine analyser 요 또는 혈청시료중의 크레아티닌 농도를 측정하는 장치. 본 장치는 알칼리성 물질에 대한 반응속도를 광검출기를 이용하여 측정하고 그 속도를 농도로 환산한다.

A22014.09 질소분석장치 [1] Nitrogen analyser 생체액중의 질소(N_2)량을 분석하는 전용장치

A22014.10 정자·정액분석장치 [1] Sperm/semen analyser 시료중의 정자의 농도를 측정하여 활동도(운동성)특성을 나타내는 장치

A22020.01 혈액가스분석기 [1] Analyser, blood gases 혈액, 혈장, 혈청 내의 가스 (PCO_2, PO_2), pH를 측정하는 장치이다. 독립형과 다른 분석장치의 모듈로서 포함된 것이 있다.

A22030.01 혈당측정기 [1] Glucose analyser for clinical use 혈액 또는 체액의 포도당 및 케톤을 측정하는 임상검사실용 측정기. 당질대사 장애를 진단하는데 사용한다. 단, 개인용혈당 측정시스템은 여기서 제외한다.

A22030.02 개인용혈당측정시스템 [3] Blood glucose monitoring systems, self-testing 자가검사용으로 혈중 글루코스 또는 혈중 케톤을 개인이 스스로 측정하는 시스템으로 측정기 및 혈당측정검사지 등을 포함한다.

A22040.01 젖산측정기 [1] Lactate analyser 혈액, 혈장 등의 체액 내 젖산을 측정하는 측정기. 전극법이나 검사지를 이용하여 측정하며 자동 또는 반자동 장치가 있다.

A22050.01 빌리루빈측정기 [1] Analyser, bilirubinometry 혈장, 혈청, 소변 등 체액 내의 빌리루빈을 측정하는 기구. 자동 또는 반자동 장치가 있다.

A22060.01 혈구계산기 [1] Haematology analyser, cell-quantifying, manual 혈액 내 백혈구, 적혈구, 혈소판 등을 계수하는 기구. 수동식, 전기식, 광학식계수법이 있다

A22070.01 적혈구침강속도측정기 [1] Erythrocyte sedimentation rate analyser 광도측정법을 이용해 전혈 중의 적혈구의 침강(가라앉는 것)률을 측정하는 기구. 자동 또는 반자동 장치가 있다.

A22080.01 혈액응고시간분석기 [1] Haematology analyser, thrombosis 전혈에서 응고에 요하는 시간을 측정하는 기기. 정맥혈 또는 모세혈의 PT (Prothrombin Time)을 측정하여 레이저 광도계 등으로 광도를 측정한다.

A22080.02 혈액응고인자분석기 [1] Haematology analyser, coagulation 피브리노겐, 피브린, 혈소판 등의 지혈(출혈의 억제)성분의 정성·정량이나 지혈시간의 계측을 하는 자동 또는 반자동 장치

A22080.03 혈전분석장치 [1] Haematology analyser, thrombosis 광도측정법을 이용하여 혈전형성 등의 혈액응집 또는 혈관에서의 응고의 존재를 측정하는 장치

A22090.01 자동헤파린분석기 [1] Heparin analyser 혈액 내의 헤파린의 양 및 환자 순환계의 헤파린을 중화하는 데에 필요한 프로타민의 양을 광도 측정하여 분석하는 장치

A22100.01 자동헤모글로빈측정기 [1] Haemoglobin analyser 혈액 중 헤모글로빈의 양을 분광광도법으로 측정하는 장치

A22110.01 의료용비색계 [1] Colorimeter for clinical use 가스 또는 액체중의 물질의 비색법에 의해측정함에 따라 물질농도를 정량하는 장치

A22120.01 의료용광도계 [1] Photometer for clinical use 가스 또는 액체중의 물질의 광도(광학)적 특성을 측정함에 따라 물질농도를 정량하는 장치

A22130.01 의료용분광광도계 [1] Spectrophotometer for clinical use 가스 또는 액체중의 물질의 분광 광도(광학)적 특성을 측정함에 따라 물질농도를 정량하는 장치

A22140.01 의료용염광광도계 [1] Analyser, photometer, flame emission 체액 내의 금속이온, 소듐, 포타슘, 리튬 등의 농도를 광도 측정하는 장치

A22150.01 의료용염광식전해질분석장치 [1] Electrolyte analyser, flame photometer 시료속의 나트륨, 칼륨, 리튬 또는 칼슘 등의 전해질을 화염시켜 특정파장을 측정하고 광검출하는 염광법에 의해 전해질 성분을 분석하는 장치

A22151.01 의료용전극식전해질분석장치 [1] Ion-selective analyser 외부 및 내부전극을 포함한 이온선택성 전극(ISE)을 이용, 전위차를 측정하여 나트륨, 칼륨, 염화물, 칼슘, 리튬 등의 전해질 성분 등을 분석하는 자동 또는 반자동 장치. 독립형과 다른 기기에 모듈로서 포함된 것이 있다.

A22152.01 의료용전기량분석식전해질분석장치 [1] Electrolyte analyser, coulometric 전혈, 혈장, 혈청 또는 뇨 검체 중의 전해질 성분을 전기량분석법에 의해 측정하는 장치. 독립형과 다른 기기에 포함되어 장착된 두 가지 형태가 있다.

A22153.01 의료용형광식전해질분석장치 [1] Electrolyte analyser, fluorometric 전혈, 혈장, 혈청 또는 뇨 검체 중의 전해질 성분을 형광분석법에 의해 측정하는 장치. 독립형과 다른 기기에 포함되어 장착된 두 가지 형태가 있다.

A22160.01 의료용전기영동장치 [1] Electrophoresis system 전기영동법을 이용하여 혈액,혈장, 뇨, 뇌척수액 등의 체액 내 단백, 효소 등을 분리, 그 변화를 측정하는 자동 또는 반자동 장치

A22170.01 의료용면역형광측정장치 [1] Fluorimetric immunoassay analyser (FIA), stationary 체액의 성분과 형광시약을 반응시켜 생성된 항원, 항체 복합체의 형광치를 측정하여 그 형광강도를 측정하는 자동 또는 반자동 장치

A22175.01 의료용면역발광측정장치 [1] Chemiluminescence assay (CLIA) analyser, automated 체액 중 약물, 단백질, 효소, 호르몬 등 체액의 성분과 화학발광물질이 포함된 시약을 반응시켜 생성된 결과물의 빛의 강도를 측정하는 자동 또는 반자동 장치

A22180.01 의료용면역비탁측정장치 [1] Nephelometric immunoassay analyser 분석물과 항체로 반응생성된 항원, 항체 복합체로 흩어진 빛의 강도를 측정하여 체액 중의 면역 반응을 측정하는 자동 또는 반자동 장치

A22190.01 의료용면역흡광측정장치 [1] Analyser, immunoassay, photometric 혈액 등의 체액 성분을 가시 자외선의 광 흡수에 따른 면역 반응을 측정하는 장치

A22200.01 의료용효소분석기 [1] Enzyme analyser 혈청, 혈장 등 체액 내 효소의 활성을 촉매 반응을 이용하여 측정하는 자동 또는 반자동 장치

A22210.01 의료용형광분광기 [1] Fluorometer, for clinical use 서로 다른 파장을 물질에 투사하여 그 형광도에 따라 정량 분석하는 장치

A22220.01 의료용크로마토그래피장치 [1] Analyser, Chromatograph 아미노산 또는 호르몬 등의 액체시료성분을 액체 크로마토그래피(LC) 또는 고속액체 크로마토그래피(HPLC)를 이용해 분리, 고정 및 정량하는 자동 또는 반자동 장치. 시료중의 다양한 중량의 용질은 압력에 의해 칼럼안에 분포하며 그래픽 및 데이터를 출력할 수도 있다.

A22230.01 의료용삼투압계 [1] Osmometer for clinical use 체액의 삼투압(용액의 오스몰농도- 단위체적당 용질의 양)을 측정하는 장치

A22240.01 혈장점도계 [1] Plasma viscometer for clinical use 흐름에 대한 분자간력에 의한 유체의 저항을 측정하기 위해 이용하는 장치. 전혈, 혈청 또는 혈장 분석에도 사용된다.

A22250.01 혈액상자동분석장치 [1] Analyser, blood cell, automatic 각종 혈구(적혈구, 백혈구 등)의 동정, 분류 계수 등의 분석을 자동적으로 행하는 자동 또는 반자동 장치

A22260.01 자동혈액형판정장치 [1] Haematology analyser, blood grouping 수혈 전 검사 및 아형 판정, Rh 및 다른 적혈구의 표현형 판정, 혈액형 및 혈액형 항체를 검사하는 자동 또는 반자동 장치

A22270.01 의료용면역희석판정장치 [1] Diluter, blood cell 배수 희석 등을 이용한 혈청 반응에 따른 반응으로 생기는 침전, 응집 등을 지표로 삼는 희석 및 판정 장치

A22280.01 혈액표본처리기구 [1] Blood sampling kit 검사용 혈액 견본을 처리하는 분리기, 교반기, 혼합기, 표본 농축기, 혈구 냉동기,

혈액 백 접착기, 중량계 등 기구

A22280.02 핵산추출기구 [1] Extractor, nucleic acid 유전자 증폭 검사를 위해 혈액 및 혈청, 객담, 조직,등의 다양한 검체에서 필요한 핵산을 분리하는 장치

A22280.03 자동염색기구 [1] Stain devices, auto 병리검사의 조직표본이나 세포진, 혈액검사 등의 표본을 제작하는 장치. 염색을 하는 장치 또는 도말만 하는 장치를 포함한다.

A22290.01 자동혈소판응집측정장치 [1] Aggregometer, platelet 혈소판의 형상변화, 응집 과정을 측정하는 기기. 기록할 수 있는 분석장치가 포함되어 있거나 연결하여 사용할 수 있다.

A22300.01 의료용자동쿰스시험장치 [1] Automated Coombs test systems 각종 항혈청을 이용하는 시험으로 적혈구상의 단백질을 검출하는 장치. 태아 적아구증 등의 진단에 사용한다

A22310.01 안과용세포계산기 [1] Endothelial cell counter, ophthalmic 혈관강내의 물질 수송을 하는 것으로 추정되는 내피세포를 계산하는 장치

A22320.01 산포스파타아제분석기 [1] Acid phosphatase total activity kit 혈장 및 혈청 내에 있는 산 포스파타아제 효소의 활동을 측정하는 장치

A22500 유전자 분석 기구

A22510.01 마이크로어레이칩분석장치 [2] Analyser, microarray chip 질병을 진단하기 위하여 유전자(DNA) 또는 단백질 칩 등에서 특정 유전자의 변이 및 발현 정도 또는 특정 단백질의 분포 및 반응 양상을 분석하는 장치

A22520.01 유전자증폭장치 [2] DNA amplifier 질병 진단을 위해 특정 유전자(DNA 또는 RNA)의 증폭에 사용하는 장치

A22530.01 유전자서열검사기 [2] Gene analyser, sequencing 유전자(DNA 또는 RNA)의 특정 여러 위치에서 변이 등을 검출하기 위하여 유전자(DNA 또는 RNA) 서열 검사에 사용하는 장치

A23000 혈압 검사 또는 맥파 검사용 기기 Sphygmomanometers and sphygmographs

A23010.01 아네로이드식혈압계 [1] Sphygmomanometer, manual, aneroid 팔에 감는 가압 커프, 커프내의 공기압을 조절하는 밸브, 아네로이드식 압력계로 구성되어 체외에서 혈압을 측정하는 기기

A23010.02 수은주식혈압계 [1] Sphygmomanometer, manual, mercury 팔에 감는 팽창식 커프, 커프 및 압력계내의 압력을 조절하는 밸브로 구성되어 동맥혈압의 간접적(비관혈적) 측정에 사용하는 기기

A23010.03 수동식전자혈압계 [2] Sphygmomanometer, electronic, manual-inflation, non-portable 동맥혈압의 간접적(비관혈적) 측정에 사용하는 기기. 커프는 수동으로 가압하며 측정치는 일반적으로 전자 디스플레이에 표시된다.

A23010.04 자동전자혈압계 [2] Sphygmomanometer, electronic, automatic-inflation, non-portable 혈압의 간접적(비관혈적)측정에 이용하는 전자식 기기. 커프는 자동적으로 가압하며 일반적으로 수축기 및 확장기 혈압에 더해 심박수를 표시한다.

A23010.05 다기능전자혈압계 [2] Test instrument, sphygmomanometer, electronic 혈압의 간접적(비관혈적)측정에 사용하는 전자식 기기. 커프의 자동적 또는 수동적인 가압 등을 내장한 프로그램을 이용하며 수축기 및 확장기 혈압과 심박수나 평균동맥압을 표시한다. 본품에는 자동전자혈압계는 포함하지 않는다.

A23010.06 용적보상식혈압계 [2] Sphygmomanometer, electronic, automatic-inflation, portable, finger 한 개의 손가락에서 발생하는 혈액량의 변화를 측정하는 자동전자혈압계. 손가락 주위에 장착하는 커프를 이용하는 것이 많으며 이 커프에 의해 (동맥 용적변화가 0이 되도록) 동맥혈압과 같은 역압력을 가함으로써 미소한 동맥용적 변화를 검출한다.

A23010.07 장시간혈압기록장치 [2] Patient data recorder, long-term, sphygmomanometer 혈압의 장시간(24시간) 기록을 위해 환자가 휴대하는 장치. 기록된 데이터는 해석을 위해 병원에서 해석장치에 다운로드된다.

A23010.08 혈압맥파검사장치 [2] Monitor, pulse wave 사지의 비관혈 혈압을 계측하고 심전도, 심음도, 경동맥 맥파도, 고동맥 맥파도, 사지의 맥파도 등을 동시에 계측함에 따라 환자 동맥의 신전성 및 하지혈관의 혈류장애 정도를 검사할 수 있는 장치

A23020.01 혈관내혈압계 [2] Manometer, blood-pressure, venous 혈관 내에 카테터를 삽입하여 중심 또는 말초정맥압에서의 환자에 관련된 관혈적 혈압측정치 또는 중심정맥압과 말초정맥압의 차를 혈관 내압을 직접 전기 신호로 변환하여 혈압을 측정하는 기구

A23030.01 안저혈압계 [2] Manometer, ophlamic 눈의 혈액량 변화를 평가하기 위해서 안저혈압의 산출 측정하는 기기. 진공 또는 공기를 채운 아이컵 또는 트랜스듀서 등의 펄스 센서를 포함하는 것이 있으며 뇌졸중 예방 프로그램에서 경동맥의 협착 및 폐쇄의 검출 및 평가에 이용하는 이외에 내경동맥내의 혈류 상태와 상관성 있는 다른 질환의 평가에 이용하는 것도 있다.

A23035.01 혈압감시기 [2] Monitor, blood pressure 혈압 변환 증폭기에서 받아들인 신호로 수축, 이완, 평균 혈압 등을 표시해주는 기구

A23040.01 맥파계 [2] Sphygmograph 맥동을 측정하는 기구로서 광전식, 압력식, 임피던스식 등이 있다

A23050.01 맥파분석기 [3] Analyser, pulse wave 맥동을 측정하여 분석하는 기구

A23060.01 혈압검사용커프 [1] Cuff, blood pressure 환자의 혈압을 검사하는 기기에 연결하여 측정하는 커프로서, 커프 내의 공기주머니를 가압하거나 감압하는 기구

A24000 소변 또는 분변 분석 기기 Urine or excrement analyzers

A24010.01 요화학분석기 [1] Urine chemistry analyser, (semi-)automated 소변의 화학적 성분, 물리적 성질을 광도 측정법 또는 입자 패턴 분석을 통해 측정하는 자동 또는 반자동 장치

A24010.02 요침사분석기 [1] Urine flow cytometry analyser, (semi-)automated 소변 내 유형성분(요침사물)을 광학적, 전기적, 면역학적 방식의 유세포분석법(flow cytometry)을 통해 측정하는 자동 또는 반자동 장치

A24010.03 개인용요화학분석기 [2] Urine analyser, self-testing 소변의 화학적 성분, 물리적 성질을 광도 측정법 또는 입자패턴 분석을 통해 개인이 스스로 측정하는 측정기

A24015.01 요비중계 [1] Urine specific gravity kit 소변의 비중을 측정하는 기구

A24020.01 세균분류동정장치 [1] Culture identification kit, bacterial 세균을 분류하고 동정하는 장치

A24030.01 세균감수성시험장치 [1] Antibiotic susceptibility testing kit, bacterial 세균의 항생 물질에 대한 감수성을 시험하는 장치

A24040.01 분변분석기 [1] Analyser, excrement 분변을 검사하는 기구

A24500 체외진단용 소프트웨어 IVD software

A24510.01 질환예후·예측검사소프트웨어 [2] IVD software for prognosis or prediction to disease, except cancer, tumor 다중 바이오마커 검사결과가 포함된 매개변수를 입력하여 특정 질환(암 제외) 확진환자의 예후 또는 치료방향에 대한 정보를 제공하는 소프트웨어. 다만, 이미 관련 학계에 널리 쓰이고 있는 진단 알고리즘을 그대로 도입한 소프트웨어 또는 체외진단용 시약의 허가시, 결과해석 방법으로 제공되는 알고리즘의 단순 계산을 돕기 위한 소프트웨어는 제외한다.

A24510.02 질환소인검사소프트웨어 [2] IVD software for predisposition to disease, except cancer, tumor [2] 다중 바이오마커 검사결과가 포함된 매개변수를 입력하여 특정 질환(암 제외)에 대한 가족력이 있는 정상인에게 해당 질환 발병 위험 정보를 제공하는 소프트웨어. 다만, 이미 관련 학계에 널리 쓰이고 있는 진단 알고리즘을 그대로 도입한 소프트웨어 또는 체외진단용 시약의 허가시, 결과해석 방법으로 제공되는 알고리즘의 단순 계산을 돕기 위한 소프트웨어는 제외한다.

A24510.03 암예후·예측검사소프트웨어 IVD [3] software for prognosis to cancer, tumor 다중 바이오마커 검사결과가 포함된 매개변수를 입력하여 특정 암 확진환자의 예후 또는 치료방향에 대한 정보를 제공하는 소프트웨어. 다만, 이미 관련 학계에 널리 쓰이고 있는 진단 알고리즘을 그대로 도입한 소프트웨어

또는 체외진단용 시약의 허가시, 결과해석 방법으로 제공되는 알고리즘의 단순 계산을 돕기 위한 소프트웨어는 제외한다.

A24510.04 암소인검사소프트웨어 IVD [3] software for predisposition to cancer, tumor 다중 바이오마커 검사결과가 포함된 매개변수를 입력하여 암에 대한 가족력이 있는 정상인에게 해당 암 발병 위험 정보 또는 환자로부터 확인된 종괴의 악성가능성 정보를 제공하는 소프트웨어. 다만, 이미 관련 학계에 널리 쓰이고 있는 진단 알고리즘을 그대로 도입한 소프트웨어 또는 체외진단용 시약의 허가시, 결과해석 방법으로 제공되는 알고리즘의 단순 계산을 돕기 위한 소프트웨어는 제외한다.

A25000 체액 분석기기 Body fluid testing apparatus

A25010.01 체액분석기 [1] Analyser, body fluids 체액을 검사하는 기구

A25020.01 위산도측정장치 [1] Analyser, gastric acid 위의 산도를 측정하는 기구로서 소화성 궤양 등을 진단하는 데에 사용한다

A25030.01 체액점도계 [1] Viscometer, electronic 자궁 경부 점액의 점도 등 체액의 점도를 측정하는 기구

A25040.01 모유성분분석기 [1] Analyser, human milk 미숙아 또는 저체중아의 질병 예방 등 관리를 위하여 모유성분을 분석하는 기기

A26000 내장 기능 검사용 기기 Visceral function testing instruments

A26010.01 심전계 [2] Electrocardiographic analyser 심장 활동 전위를 기록, 분석하여 재현하는 기구

A26010.02 다기능심전계 [2] Electrocardiograph, general-purpose 심전도를 자동 또는 수동으로 기록 또는 표시하고 다시 기록한 심전도를 해석하며 그 해석결과를 기록 또는 표시할 수도 있는 기구로서 각종 모듈을 추가함에 따라 다른 생체 패러미터(맥파 등)도 계측할 수 있다.

A26010.03 무선심전계시스템 [2] Electrocardiographic analyser, long distance 떨어진 장소와의 신호의 송신, 수신 방식을 이용하여 심장 활동 전위를 기록, 분석하는 기구

A26010.04 실시간해석심전계 [2] Electrocardiographic analyser, real time 계측한 심전도 신호를 실시간으로 해석하고 이상파형을 기록하는 장치

A26020.01 심전도감시기 [2] Monitor, Electrocardiograph 심장활동전위를 감시하여 유해한 경우에는 시각 또는 청각 등에 의한 경보를 발생하는 기구

A26030.01 벡터심전계 [2] Vectorcardiograph 심장에 의한 전기신호의 전기역학적 힘의 방향과 크기를 표시하는 기구로서 심장의 이상 및 질환 진단 등에 사용된다.

A26040.01 홀터심전계 [2] Electrocardiographic Holter analyser 심전도 해석을 위하여 피검자가 장기간 착용하여 심전도를 기록하고, 이를 재생하는 기구이며, 장시간 착용하여 심전도를 기록하는 기록기를 포함하기도 한다.

A26050.01 부하심전도장치 [2] Stress exercise monitoring system 트레드밀 등으로 생체에 부하를 가한 상태에서 심전도를 검사, 기록하는 기구

A26050.02 심박수모니터 [2] Monitor, heart rate 환자의 심박수(박/분)를 측정 및 표시하는 장치. 보통 운동부하시험시에 이용한다.

A26060.01 진동심전계 [2] Vibrocardiograph 심장에 의하여 생기는 진동을 기록하는 기구

A26070.01 심동도계 [2] Ballistocardiograph 심장 박동에 따른 생체의 움직임을 기록하는 기구. 대동맥의 탄력성과 죽종(粥腫, atheroma)의 측정 또는 심장 박출량 등을 산정하는 데에도 이용된다.

A26080.01 심박수계 [2] Heart rate meter 심전도 등에서부터 분간 또는 일정 기간의 평균 심박수를 표시하는 기구로서 운동용 및 레저용 등은 제외한다. (다만, 운동용·레저용 제품을 의료용 목적으로 사용목적을 변경하여 판매하고자 하는 경우에는 의료기기로 허가를 받아야 한다)

A26080.02 맥박수계 [2] Pulse rate meter 혈액이 심장의 수축에 의해 대동맥 기시부에 밀려나왔을 때 발생한 혈관내의 압력변화가 말초방향으로 전해져 갈 때의 1분간당 또는 일정기간의 횟수를 압, 광전 스트렌게이지, 임피던스 등의 방식을 이용해 계측하는 장치로서 운동용 및 레저용 등은 제외한다. (다만, 운동용·레저용 제품을 의료용 목적으로 사용목적을 변경하여 판매하고자 하는 경우에는 의료기기로 허가를 받아야 한다)

A26090.01 환자감시장치 [2] Patient monitor 환자의 각종 생체 정보 현상을 감시하는 기구로서 유해한 경우에는 시각 또는 청각 등에 의한 경보를 발생한다.

A26090.02 모듈식환자감시장치 [2] Patient monitoring system, transportable 환자의 각종 생체 정보 현상을 감시하는 기구로서 관혈식혈압,뇌전도,이산화탄소가스 측정 모듈 등의 일정조합형으로 되어있다. 유해한 경우에는 시각 또는 청각 등에 의한 경보를 발생한다.

A26090.03 환자감시시스템모듈 [2] Patient monitoring system module 특정 생체 정보 현상 측정 모듈로서, 환자감시시스템과 조합하여 사용한다. 측정모듈로는 관혈식혈압,뇌전도,이산화탄소 측정 모듈등의 일정 조합형으로 되어 있다.

A26090.04 생체신호획득시스템 [2] Telemetry system 소출력 주파수를 이용하여 일상생활 중 환자생체신호 변화를 무선전송 및 수신시스템

A26090.05 신생아감시장치 [2] Patient monitoring system, neonatal 신생아의 각종 생체 정보 현상을 감시하는 기구

A26100.01 환자중앙감시장치 [2] Patient monitor, central 여러 대의 환자 감시 장치를 집중하여 감시하는 기구로서 유해한 경우에는 시각 또는 청각 등에 의한 경보를 발생하며, 추가기능을 갖추고 있는 것도 있다.

A26110.01 호흡감시기 [2] Patient monitoring system, respiratory, radiation procedure 환자의 호흡량 및 호흡수를 측정하여 감시하는 기구로서 유해한 경우에는 시각 또는 청각 등에 의한 경보를 발생한다.

A26120.01 비관혈식혈압경보기 [2] Patient monitoring system module, blood pressure, noninvasive 체외에서 비관혈적으로 측정된 환자의 혈압을 감시하여 시각 또는 청각 등에 의한 경보를 발생하는 기구

A26120.02 관혈식혈압경보기 [2] Patient monitoring system module, blood pressure, invasive 혈관내에서 관혈적으로 측정된 환자의 혈압을 감시하여 시각 또는 청각 등에 의한 경보를 발생하는 기구

A26130.01 기도압감시기 [2] Airway pressure monitor, powered 환자의 상기도압을 측정하는 기구로서 압력 게이지와 경보 장치가 있는 것도 있다.

A26140.01 의료용무선캡슐장치 [3] Capsule, non-digestible, electronic tracking 위 및 장의 pH, 온도 등을 검출하는 캡슐 형태의 송신기를 입을 통하여 체내에 투입하여 무선 전송에 따라 체외에서 측정하는 장치

A26150.01 뇌파계 [2] Electroencephalograph 환자의 머리 부분에 둘 이상의 전극을 부착하여 뇌의 전기 활동 신호를 기록하는 장치

A26150.02 원격측정식뇌파계 [2] Telemetry system, electroencephalograph 떨어진 장소와의 신호의 송신, 수신방식을 이용하여 뇌의 전기활동 신호를 기록하는 장치

A26150.03 뇌파분석기 [2] Spectrum analyser, electroencephalographic 환자의 머리 부분에 둘 이상의 전극을 부착하여 뇌의 전기 활동 신호를 기록하여 스펙트럼 밀도와 주파수 등으로 표시해 주는 기구이며 원격측정방식도 포함한다.

A26150.04 맵뇌파계 [2] Monitor, EEG map 측정한 뇌파신호의 활동전위분포도를 해석표시하기 위해 사용하는 기기

A26150.05 간질알람 [2] Epilepsy alarm 간질발작 조짐의 경고로서 알람신호를 발하는 장치

A26150.06 장시간뇌파해석장치 [2] Electroencephalographic analyser, long-term recording 환자에게 접속되며 환자가 휴대하는 기록장치로서 이전에 기록된 장시간(보통 24시간)의 신경활동(보통 뇌활동) 분석에 이용하는 장치

A26150.07 신경감시장치 [2] Nerve function monitor 개개의 신경 또는 신경다발의 기능을 모니터하는 장치. 외상 또는 마취 등으로 인한 수술중 변화의 유무 및 변화한 시점을 확인하기 위하여 사용되는 장치

A26160.01 뇌파신호스펙트럼분석기 [2] Electroencephalographic spectrum analyser 뇌

파계에서 오는 신호를 스펙트럼 밀도와 주파수 등으로 표시해주는 기구

A26170.01 알파파측정기 [2] Monitor, alpha 뇌파 중 알파파를 측정하는 기구

A26180.01 심음계 [2] Phonocardiograph 심음을 기록하는 기구로서 저주파음 및 고주파음 등을 평가하는데 사용한다.

A26190.01 태아심장감시기 [2] Foetal heart detector 태아의 심장 활동을 감시하는 기구로서 모체의 복부에서 외부 전극을 통하여 심전도 신호를 분석하고 모체 신호와 태아의 심장 신호를 분리한다. 심박 타코미터(Fetal cardiotachometer 심장 박동을 연속적으로 묘사, 기록하는 기구), 태아 심전도 감시기(Fetal electrocardiographic monitor)도 해당된다.

A26200.01 태아뇌파측정기 [3] Monitor, electroencephalographic, fetal (and accessory) 자궁 경부를 통하여 태아의 뇌에 하나 이상의 전극을 부착하여 태아의 뇌에서 발생하는 전위차를 기록하는 기구

A26210.01 태아심음측정기 [2] Monitor, phonocardiographic, fetal 비침습적으로 태아의 심장 박동을 탐지, 측정, 기록하는 기구

A26220.01 태아초음파측정기 [2] Monitor, ultrasonic, fetal 연속파(도플러) 초음파 에너지를 모체에 전송, 수신하여 태아의 생리학적 상태를 표현하는 기구이며, 생리학적인 구조를 영상화 또는 해석하는 기구는 여기에 포함되지 않는다.

A26230.01 분만감시장치 [2] Analyser, physiologic, obstetrical data, perinatal 모체의 자궁 수축 및 태아의 심박을 조합하여 분만 중의 상태를 도해적으로 보여주는 장치로서 태아 심장 감시기, 태아 심음 측정기, 태아 초음파 측정기, 자궁 내 압력 감시기, 외부 자궁 수축 감시기 등의 일정 조합형으로 되어 있다.

A26230.02 원격측정식분만감시장치 [2] Analyser, physiologic, obstetrical data, perinatal, long distance 떨어진 장소와의 신호의 송신, 수신방식을 이용하여 모체의 자궁 수축 및 태아의 심박을 조합하여 분만 중의 상태를 도해적으로 보여주는 장치

A26240.01 자궁내압력감시기 [2] Intrauterine pressure monitor, intrapartum 경부를 통하여 자궁 공간에 삽입된 카테터로 자궁 내 및 양수압을 측정하는 기구로서 분만 중 자궁 수축의 강도, 주기, 기간을 감시하는 데에 사용된다.

A26250.01 외부자궁수축감시기 [2] Monitor, uterine contraction, external (for use in clinic) 자궁 근수축 측정계(Tokodynamometer)와 같은 자궁 수축 감시기는 산모의 복부에 띠로 묶인 변환기를 통하여 분만 중 자궁 수축의 상대 압력, 기간, 주기를 감시한다.

A26260.01 위장식도운동모니터 [2] Gastrointestinal motility analyser 입을 통하여 변환기를 삽입하여 위 또는 식도의 연동 활동, 압력을 측정하는 기구. 일반적인 형태는 식도 운동성 감시기 및 튜브, 위장 운동성 감시 시스템이다.

A26270.01 의료용다기능측정기록장치 [2] Polygraph 각종 생체 현상, 물리 현상 등을 측정,기록하는 장치. 베드사이드 유닛은 센트럴 모니터와 접속할 수 있지만, 단독으로도 동작 가능하다. 모니터링 패러미터에는 심전도(ECG), 혈압, 체온, 심박출량, 호흡가스 등이 있다.

A26270.02 수면평가장치 [2] Polysomnograph 수면중에 기록되는 생체신호를 기록하고 수면장애(불면증, 코골이, 수면시 무호흡 등) 평가에 이용하는 장치. 보통 컴퓨터화되어 있지만 데이터의 그래프 표시에만 이용하는 것도 있으며, 측정항목은 심전도(ECG), 뇌파(EEG), 복부와 흉부의 호흡운동, 코 및 구강의 호흡기류, 안구운동, 산소포화도, 근전도(EMG) 등이다. 실시하는 검사에 따라 다른 항목을 추가 또는 제외할 수 있다. 기록은 환자의 소정의 부위에 복수의 전극센서를 배치하여 한다.

A26280.01 유발반응측정장치 [2] Detector, evoked response 자극에 따라 발생하는 각종 유발성 전위를 측정하고 평균가산 등의 데이터 해석처리를 하는 장치

A26290.01 범용유발성응답용자극장치 [2] Stimulator, evoked response 유발성 응답을 측정하기 위하여 인체에 자극을 주는 기구. 광자극기, 음향 자극기, 전기 자극기, 기계 자극기 등이 있다

A26290.02 청각유발반응자극장치 [2] Auditory stimulator 자극장치의 일종으로, 청각계를 자극하는 데 적합한 자극을 공급하는 장치. 유발반응의 측정 또는 뇌파(EEG)의 활성화 등에 이용한다.

A26290.03 안면신경자극장치 [2] Facial nerve locating system 안면마비의 진단 및 임상평가시나 외과처치에 의한 안면신경 손상시에 안면신경의 잔존성을 검사하기 위해 이용하는 장치. 신경지배와 무관한 근수축을 검사하는 기능을 갖추는 것도 있다. 안면수술시에 노출된 조직하에 있는 신경을 탐지하고 안면신경의 우발적인 손상을 방지하는 데 유용하다.

A26290.04 진단용심장전기자극장치 [2] Stimulator, diagnostic cardiological 자발 조율 및 페이싱시에 심장에 정확한 타이밍으로 전기임펄스를 공급하기 위한 자극장치. 여러가지 강도의 자극을 공급하기 위해 비동기 또는 동기모드로 사용할 수 있다.

A26290.05 태아청각유발반응자극장치 [2] Stimulator, evoked response, auditory, fetal 음자극을 이용해 태아의 건강상태를 평가하는 자극장치. 임부 복부의 태아 머리에 해당하는 부분에 배치하여 진동음 펄스자극을 공급하는 음원으로 이루어진다. 분만전 검사 또는 분만시의 감시에 있어 태아심박수의 변화, 태아의 산염기 상태 등 태아상태를 평가하기 위해 이용한다.

A26290.06 청각유발반응측정장치 [2] Evoked-response audiometer 귀의 음향신호 반응을 통하여 청각신경계의 활동을 평가하는 전자음향장치

A26300.01 침습형의료용역자극장치 [3] Device, aversive conditioning, invasive 환자의 비정상적인 행동 특성을 유발하기 위하여 전기 충격 또는 다른 유해한 자극을 주는 침습적 기구. 초기당뇨병, 환상통의 발견, 세신경선유계의 신경학적 시험 등의 진단검사 및 동통역치의 검사에 이용한다. 검사는 온도를 약 42-50℃로 상승시킴에 따라 이루어진다.

A26300.02 비침습형의료용역자극장치 [2] Device, aversive conditioning, non-invasive 환자의 비정상적인 행동 특성을 유발하기 위하여 전기 충격 또는 다른 유해한 자극을 주는 비침습적 장치

A26300.03 정량적감각검사용역자극장치 [2] Stimulator, aversive conditioning 장해의 의심이 있는 환자에 대해 통각지각의 역치를 검사, 판정하는 장치

A26310.01 두개내압력계 [3] Intracranial pressure measurement 두개내압을 간헐적 또는 연속적으로 측정하는 장치. 보통 압력상승의 감시를 필요로 하는 수술후의 경우 등에 두개내압 측정을 한다.

A26310.02 두개내압모니터 [3] Intracranial pressure monitor 두개의 압력 변화를 짧은 시간 동안 감시하고 기록하는 기구로서 두개내압(ICP) 상승에 의해 신경학적 장애가 발생하기 전에 알람음으로 경고를 발하는 장치. 또한 다른 진단장치에서 실시 불가능한 연속감시 및 조기경고를 한다.

A26320.01 흉강내압계 [2] Pressure monitor, intra thoracic 흉강의 내압을 측정하는 기기

A26330.01 척수압력계 [2] Pressure monitor, spinal fluid 환자와 관련된 직접적 척수의 압력을 측정하는 기구

A26340.01 심자계 [2] Magnetocardiographs 심기능의 진단을 위해 심장의 활동에 따라 발생하는 미약자장을 흉부 체표면 위에서 비침습으로 계측, 해석하는 장치

A26340.02 뇌자계 [2] Magneto Encephalography 뇌의 신경활동에 따라 발생하는 미약자장을 두피 위에서 비침습으로 계측, 해석하는 장치

A26340.03 근자계 [2] Magneto musculargraphy 근육의 신경활동에 따라 발생하는 미약자장을 체표면 위에서 비침습으로 계측, 해석하는 장치

A26350.01 전기달팽이관계 [2] Electrocochleographs 청각 자극에 따라 달팽이관과 청신경에서 일어나는 전위를 측정하는 기기

A26360.01 체강음향측정장치 [2] Radioisotope intracavity radiation therapy equipment 심장, 혈관, 체강 내의 생체 음향 현상을 기록하는 데에 사용하는 장치

A26370.01 초음파골밀도측정장치 [3] Bone absorptiometric ultrasound system 초음파를 뼈 또는 인접 조직에 투사하여 뼈의 밀도와 미네랄 함량 등을 측정하는 장치를 말하며 골밀도계로도 불린다. 대상으로 하는 해부학적 영

역에 초음파빔을 도달시키는데는 통합형 초음파 트랜스듀서를 사용한다. 초음파의 검출과 분석으로 얻어진 정보는 골염농도 또는 피하지방을 추정하기 위한 계산에 사용하거나 골절 리스크 등의 다른 양적 평가에 이용한다.

A26380.01 범용초음파영상진단장치 [2] Ultrasound imaging system, general-purpose 진단을 위하여 환부에 초음파 에너지를 전송, 반사 신호를 수신하여 영상화 하는 일반적인 초음파 영상 진단장치. 초음파 정보의 수집, 표시 및 분석에 사용하는 다종다양한 트랜스듀서 및 관련 어플리케이션 소프트웨어 패키지를 지원하고 있다. 식도 등 체강에 삽입하는 프로브를 사용하는 제품을 포함한다.

A26380.02 두부용초음파영상진단장치 [2] Ultrasound system, imaging, head 두부에 초음파 에너지를 전송, 반사 신호를 수신하여 생리학적 또는 인공 구조를 눈으로 볼 수 있도록 하는 기구. 초음파를 수수하는 트랜스듀서를 사용하고, 그래프에 음의 특성을 재현한다(에코 도표). 두개의 각 측과 정중(正中)구조의 경계 및 종류 병변(뇌종양, 경막하 혈종 등)의 존재를 기록하는 데 이용한다.

A26380.03 이동형초음파영상진단장치 [2] Ultrasound system, imaging, dianostic, mobile 다양한 장소로의 이동이용이하도록 밴, 트레일러 등의 차량에 부착하여 사용하는 초음파 영상진단장치

A26380.04 산부인과용초음파영상진단장치 [2] Ultrasound imaging system, obstetric/gynaecological 산부인과에서 사용되는 초음파 영상 진단장치. 태아, 양수천자 및 자궁의 영상촬영에 관한 다양한 산부인과의 영상 및 실시간 영상 촬영을 지원하는 소프트웨어 패키지가 포함된다.

A26380.05 체내형순환기용초음파영상진단장치 [3] Ultrasound imaging system, cardiovascular, internal 심장과 혈관의 영상촬영에 사용하기 위해 설계된 체내형 초음파 영상 진단장치. 다양한 심장의 정지영상 및 실시간 영상의 촬영을 지원하는 소프트웨어 패키지가 포함되며 심장의 해부학적 이상을 진단하고 혈류특성과 심근경색에 따른 기능 및 해부학상의 문제를 판단하기 위해 사용한다. 식도 등 체강에 삽입하는 프로브를 사용하는 제품은 제외한다.

A26380.06 유방용초음파영상진단장치 [2] Ultrasound imaging system, mammography 유방의 암 진단 등을 위해 설계된 초음파 영상 유방 진단장치. 재현가능한 유방영상을 얻기 위해 사용하는 영상진단용 환자대가 포함되어 있다. 다양한 유방의 정지영상 및 실시간 영상의 촬영을 지원하는 소프트웨어 패키지가 포함된다.

A26380.07 안과용초음파영상진단장치 [2] Ultrasound imaging system, ophthalmic 안과 전용 초음파 영상 진단장치. 이학적 측정 및 암 치료를 비롯해 눈 및 안와의 다양한 정태 또는 실시간 영상 어플리케이션을 지원하는 소프트웨어가 포함된다.

A26380.08 체외형순환기용초음파영상진단장치 [2] Ultrasound imaging system, cardiovascular, external 심장과 혈관의 영상촬영에 사용하기 위해 설계된 체외형 초음파 영상 진단장치. 다양한 심장의 정지영상 및 실시간 영상의 촬영을 지원하는 소프트웨어 패키지가 포함되며 심장의 해부학적 이상을 진단하고 혈류특성과 심근경색에 따른 기능 및 해부학상의 문제를 판단하기 위해 사용한다. 식도 등 체강에 삽입하는 프로브를 사용하는 제품을 포함한다.

A26390.01 초음파심장조영장치 [3] Echocardiograph 초음파의 반향에 따라 심근 벽, 내부 구조, 주변 조직의 위치나 운동을 기록하는 기구. 심장영상신호를 받아들여 해석을 하고 심실용량 계산, 심실벽 운동해석 및 관동맥 협착 해석을 계측하는데 사용된다.

A26400.01 초음파뇌조영장치 [3] Echoencephalograph 두개 내 인접부, 머리의 혈류 속도 측정 등에 사용되는 기구

A26410.01 초음파도플러진단장치 [2] Blood flow measurement ultrasound system 초음파의 도플러 효과를 이용하여 생체의 움직임을 진단하는 기구

A26420.01 초음파펄스진단장치 [2] System, imaging, pulsed echo, ultrasonic 초음파의 반사 효과를 이용하여 조직의 깊이, 위치 등을 진단하는 기구

A26420.02 초음파방광용적측정기 [2] Bladder volume measurement system, ultrasonic 초음파를 이용하여 방광용적 또는 잔뇨량을 측정하는 기기

A26430.01 의료영상처리장치 [1] System, medical image processing device 의료용 영상을 저장, 확대, 축소, 조회등을 하는 장치

A26430.02 치과용영상처리장치 [1] System, image processing device, dental 구강 내 촬영 이미지를 입체상으로 재현하는 장치. 구강용카메라를 포함하기도 한다.

A26430.03 의료영상전송장치소프트웨어 [2] Picture archiving and communication system, image processing, software 의료용 영상을 저장, 확대, 축소, 조회와 함께 분석, 전송 처리하는 장치 및 출력하는 장치에 사용되는 소프트웨어

A26430.04 의료영상저장전송장치 [2] Telemetry system transmitter 의료용 영상을 저장, 확대, 축소, 조회와 함께 분석, 전송 처리하는 장치 및 출력하는 장치. 소프트웨어를 포함하기도 한다

A26430.05 치과용영상저장전송장치 [2] Telemetry system transmitter, dental image 치과용 영상을 저장, 확대, 축소, 조회와 함께 분석, 전송 처리하는 장치 및 출력하는 장치. 소프트웨어를 포함하기도 한다

A26430.06 의료영상분석장치 [2] Analyser, medical image 의료영상을 획득하여 모의 치료, 모의 시술, 진단에 사용 가능하도록 분석하는 장치. 소프트웨어를 포함하기도 한다.

A26430.07 휴대형의료영상전송장치소프트웨어 [2] Mobile picture archiving and communication system 의료영상저장전송장치에 저장된 의료영상을 의료진의 스마트폰 등 이동장치로 전송하여 확대, 축소, 조회하는 소프트웨어

A26430.08 의료영상획득장치 [2] Medical image, analog to digital transform, DR, CR 컴퓨터 방사선영상 장치(CR), 디지털 방사선 영상장치(DR) 등을 이용하여 의료영상을 디지털로 변환하여 영상을 저장, 전송하는 장치, 소프트웨어를 포함하기도 한다.

A26430.09 치과영상획득장치 [2] Medical image, analog to digital transform, dental 치과용 의료영상 등을 디지털로 변환하여 영상을 저장, 전송하는 장치, 소프트웨어를 포함하기도 한다.

A26430.10 치과용영상전송장치소프트웨어 [2] Picture archiving and communication system, dental image processing, software 치과용 영상을 저장, 확대, 축소, 조회와 함께 분석, 전송 처리하는 장치 및 출력하는 장치에 사용되는 소프트웨어

A26430.11 의료영상분석장치소프트웨어 [2] Analyser, medical image, software 의료영상을 획득하여 모의 치료, 모의 시술, 진단에 사용가능 하도록 분석하는 장치에 사용하는 소프트웨어

A26430.12 방사선치료계획소프트웨어 [2] Radiation treatment planning software 획득된 의료용 영상을 이용하여 방사선 모의 치료 및 모의 시술에 사용되는 소프트웨어

A26430.13 의료영상진단보조장치 [3] Computer aided diagnosis system 의료영상을 사용하여 질병의 유무, 질병의 중증도 또는 질병의 상태 등에 대한 가능성 정도를 자동으로 표시하여 의료인의 진단결정을 보조하는데 사용하는 장치

A26430.14 의료영상진단보조소프트웨어 [3] Computer aided diagnosis software 의료영상을 사용하여 질병의 유무, 질병의 중증도 또는 질병의 상태 등에 대한 가능성 정도를 자동으로 표시하여 의료인의 진단결정을 보조하는데 사용하는 소프트웨어로 기계·장치 없이 소프트웨어 단독으로 사용된다.

A26430.15 의료영상검출보조장치 [2] Computer aided detection system 의료영상 내에서 정상과 다른 이상 부위를 검출한 후 윤곽선, 색상 또는 지시선 등으로 표시하여 의료인의 진단결정을 보조하는데 사용하는 장치

A26430.16 의료영상검출보조소프트웨어 [2] Computer aided detection software 의료영상 내에서 정상과 다른 이상 부위를 검출한 후 윤곽선, 색상 또는 지시선 등으로 표시하여 의료인의 진단결정을 보조하는데 사용하는 소프트웨어로 기계·장치 없이 소프트웨어 단독으로 사용된다.

A26440.01 정량적전산화단층촬영골밀도측정기 [2] Densitometer, bone, x-ray 골 밀도 측정용 팬텀과 분석 프로그램을 이용하여 전산화 단층 촬영 장치의 정량 분석법에 따라 뼈의 밀도와 미네랄 함량을 측정하는 기구

A27000 호흡 기능 검사용 기기 Respiratory function testing apparatus

A27010.01 진단폐활량계 [2] Diagnostic spirometer 환자의 폐에서 나오거나 들어가는 가스의 양을 측정하여 폐 기능 측정 기구

A27010.02 회전식폐활량계 [2] Spirometer, rotatic 호기를 회전식 드럼에 불어넣음에 따라 폐활량을 측정하는 기계식 장치

A27020.01 폐활량감시장치 [2] Spirometer, monitoring 환자의 1회 호흡량 또는 매분 환기량을 지속적으로 측정하여 환자의 호흡 상태를 감시하는 기구

A27020.02 폐운동부하감시장치 [2] Stress exercise monitoring system, cardiopulmonary 운동중 폐기능의 다른 파라미터와 함께 산소(O_2) 및 이산화탄소(CO_2) 분석장치를 이용해 호흡가스를 측정하는 부하운동장치

A27030.01 최대호흡률측정기 [2] Spirometer, peak flow 환자의 최대 호흡률 등을 측정하는 기구

A27040.01 비강풍속계 [2] Rhinoanemometer 환자의 비강 통로 내의 공기 흐름과 압력 차를 측정하여 비강 내 막힘 정도를 정량화하는 기구. 단순한 압력계형 장치나 계산에 음향측정기술을 사용하는 컴퓨터 베이스 장치가 있다.

A27050.01 성인용폐기능분석장치 [2] Pulmonary function analysis system, adult 성인환자의 호흡계 기능 및 효율(보통 폐에서의 가스의 환기, 확산, 분포)을 측정하기 위해 사용하는 장치

A27050.02 소아용폐기능분석장치 [2] Pulmonary function analysis system, paediatric 신생아 또는 소아의 호흡기능(보통 1회 환기량, 환기빈도, 분시환기량, 기도 컨플라이언스, 기도저항에 의한)을 측정 및 기록하기 위해 이용하는 장치

A27060.01 재호흡기 [1] Rebreathing device 환자의 호기 가스를 다시 호흡하게 하는 기구로서 폐 기능 검사 또는 분당 환기량의 증가에 사용되는 정도를 알아본다

A27070.01 흡입공기압측정기 [2] Meter, airway pressure (inspiratory force) 환자가 최대로 공기를 흡입했을 때 코 또는 기도 내에 형성된 압력을 측정하는 기구

A27080.01 산소섭취량계산기 [2] Computer, oxygen-uptake 환자가 소모한 산소량을 계산하는 기기로 호기 가스량과 성분을 측정하는 부품을 포함하기도 한다

A27090.01 폐용적변동측정기 [2] Plethysmograph, pressure 환자를 기밀 상자 내에 두고 압력의 변화를 측정함으로써 기도 저항과 폐용적 등을 측정하는 기구를 말한다.

A27100.01 호흡저항계 [2] Respiratory resistance meter 입으로 공기를 호흡계에 주입하여 외부로부터의 공기압과 호흡 트랜스듀서로 계측되는 호흡유량으로부터 호흡저항을 측정하는 장치

A27110.01 호기가스분석기 [2] Analyser, Inhale gas 환자의 호기 가스를 분석하는 기구.

A27110.02 탄산가스분석장치 [2] Carbon dioxide monitor 전기화학, 적외선 흡수, 가스크로마토그래피 또는 매스스팩트럼법에 의해 환기, 순환 또는 대사상태를 판정하기 위해 혼합가스중의 이산화탄소 농도를 측정하는 장치를 말한다.

A27110.03 일산화탄소가스분석장치 [2] Carbon monoxide gas analyser 대사 또는 호흡상태 평가의 참고로 하기 위해 혼합가스중의 일산화탄소 농도를 측정하는 장치. 전기화학분석, 적외선 흡수, 가스 크로마토그래피 또는 매스스펙트럼법 등의 기술이 이용된다.

A27110.04 수소가스분석장치 [2] Hydrogen gas analyser 환자의 호기중의 수소(H2)농도를 측정하는 장치

A27110.05 일산화질소가스분석장치 [2] Nitric oxide delivery system monitor 혼합가스중의 일산화질소 농도를 측정 및 정량하는 장치. 특수한 호흡기 치료시에 환자에게 공급된 NO의 호기흡기중 농도측정 등에 이용한다.

A27110.06 이산화질소가스분석장치 [2] Nitrogen dioxide gas analyser 호기 또는 흡기중의 이산화질소(NO_2)농도를 전기화학법, 매스스펙트럼법, 자외선 또는 적외선흡수법에 의해 측정하는 장치

A27120.01 폐용적측정기 [3] Lung water monitor 환자의 가슴에 부착한 전극에 교류 전류를 가하여 임피던스를 측정함으로써 폐 내부의 용적 변화를 감시하는 기구

A27130.01 무호흡측정기 [2] Monitor (apnea detector), ventilatory effort 수면 중의 환자의 호흡정지(무호흡)를 검출하고 호흡상태를 기록, 처리, 표시하는 장치

A27130.02 무호흡알람 [2] Infant apnoea monitor 환자의 호흡수를 기록하고 미리 설정한 한계를 뛰어넘은 경우에 알람신호를 발하는 장치

A28000 검안용 기기 Eye testing instruments

A28010.01 틈새등현미경 [1] Microscope, light, ophthalmic, slit 강한 빛을 가는 틈으로 눈에 쬐어 눈을 검사하는 기구

A28010.02 안과용광학현미경 [1] Microscope, light, ophthalmic 안구 등의 검사, 관찰 및 촬영에 이용하는 광학현미경

A28020.01 각막경 [1] Keratoscope 각막을 검사하는 기구. 전지 등을 사용하며 각막 표면에서의 빛의 반사를 시험하여 각막을 검사하는 것이 일반적인 형태이다

A28030.01 검안용굴절력측정기 [2] Ophthalmic refractometer, manual 망막에서의 빛 반사를 측정함으로써 눈의 굴절력을 검사하는 장치

A28040.01 수동식검안용굴절력측정기 [1] Refractometer, ophthalmic, phoropter, manually-operated 눈의 굴절력 오차를 측정하고자 굴절력이 다른 여러 개의 렌즈를 조합한 기구

A28050.01 의료용입체경 [1] Stereoscope 하나의 물체를 찍은 사진 두 장을 조합해서 입체감을 일으키게 하여 사시의 각도 측정 등에 사용하는 기구

A28060.01 각막곡률반경측정기 [2] Keratometer 각막 및 수정체에서 반사된 상의 크기를 측정하여 굴절력과 그 결함을 측정하는 기구

A28070.01 검영기 [1] Retinoscope 눈의 굴절 상태를 검사하기 위하여 광속을 눈 속에 방사하여 망막 표면의 조사부의 움직임, 집중 광에 따른 반사를 관찰하는 전지 등을 사용하는 기구

A28080.01 각막내피세포촬영장치 [2] Ophthalmic endoscope 각막에 광을 입사하여 각막 내피세포를 촬영하는 장치

A28090.01 전안부촬영장치 [1] Camera, ophthalmic 반사광을 이용하여 전안부를 단순히 촬영만 하는 장치

A28090.02 전안부촬영장치 [2] Camera, ophthalmic, system 반사광을 이용하여 전안부를 촬영 및 영상 출력부를 포함하는 장치

A28100.01 안저카메라 [2] Fundus camera 동공에 빛을 입사하여 안저를 조명하고 그 반사광에 따른 안저 상태를 사진으로 기록하는 기구

A28110.01 안구운동감시장치 [2] Monitor, eye movement 안구의 움직임을 측정 기록하는 장치

A28120.01 검안경 [1] Ophthalmodiastimeter 눈의 망막, 각막, 방수, 수정체, 초자체 등을 검사하는 기구

A28130.01 수동식시야계 [1] Perimeter, manually-operated 다양한 위치에 수동으로 표시한 작은 광점(점)에 대한 환자의 반응을 기록함으로써 시야측정을 하는 기기

A28130.02 자동시야계 [1] Perimeter, automatic 다양한 위치에 자동적으로 표시한 작은 광점(점)에 대한 환자의 반응을 기록함으로써 시야측정을 하는 기기

A28130.03 평면시야계 [1] Perimeter, flat 중심시야를 간이로 계측하는 측정기

A28140.01 시계조사레이저장치 [2] Laser, ophthalmic 망막의 기능을 검사하기 위하여 망막에 레이저로 간섭 패턴을 조사하는 장치

A28150.01 검안용광자극기 [2] Photosimulator 망막 기능 또는 시 기능을 검사하기 위하여 빛으로 안구를 자극하는 장치

A28160.01 입체시측정기 [1] Steropsis measuring instrument 서로 다른 평면상의 물체를 구별하는 거리 지각을 측정하는 기기

A28170.01 검안용렌즈 [1] Lens set, trial 안구를 검사하는 각종 렌즈 및 렌즈 세트

A28175.01 검안용프리즘 [1] Lens, fresnel 안구를 검사하는 각종 프리즘

A28180.01 검안용판부착렌즈 [1] Skiascopic rack 굴절력이 서로 다른 렌즈 여러 개를 판에 부

착한 것

A28190.01 검안렌즈세트 [1] Trial lens 검안 렌즈 프레임에 끼워 눈의 굴절력을 검사하는 렌즈 세트

A28200.01 검안렌즈프레임 [1] Trial lens frame 눈의 굴절력 등을 검사하는 렌즈를 끼우는 프레임

A28210.01 동공계 [2] Pupillometer 빛의 반사를 이용하여 동공의 폭, 반경을 측정하는 기기

A28220.01 간이색각검사기 [1] Ophthalmoscope, direct 다양한 색을 식별하는 능력을 신속히 검사하기 위해 사용하는 색각검사기. 1개 또는 복수의 디스크 외에 원하는 색임을 나타내기 위해 수동으로 교환할 수 있는 착색 유리로 이루어진 것도 있다.

A28220.02 색각검사기 [1] Optometer 착색실이나 색각플레이트를 이용한 색각검사기

A28220.03 광각검사기 [1] Ophthalmoleukoscope 편광을 사용한 색각검사기기

A28220.04 명암순응계 [1] Light and shade sensation test apparatus 여러 강도의 자극광원을 이용해 망막순응에 필요한 시간 및 최소 광역치를 측정하는 기기

A28230.01 비전원안과용금속탐지기 [1] Non-electrical metal locator 안구와 안와에 있는 금속 이물질을 찾을 목적으로 사용하는 전원을 사용하지 않는 기기

A28230.02 전원안과용금속탐지기 [2] Electrical metal locator 안구와 안와에 있는 금속 이물질을 찾을 목적으로 사용하는 전원을 사용하는 기구

A28240.01 쉬머스트립 [1] Schirmer strip 망막 아래 눈꺼풀 결막에 삽입하여 눈물의 분비량을 관찰하는 종이 등의 재질로 만든 띠

A28250.01 망막전위계 [2] Electroretinograph electrode 광 자극에 따른 망막의 전위 변동을 측정하여 기록하는 기구

A28260.01 안진계 [2] Electronystagmograph 안구의 불수의 운동에 따른 전위 변동을 측정, 기록 또는 표시하는 기구. 평형감각을 측정하는 기구를 포함한다

A28270.01 안압계 [2] Tonometer, battery-operated 눈의 압력을 측정하는 기구로서 녹내장 등을 진단하는 데에 사용한다

A28280.01 안구가압기 [2] Intraocular pressure reducing system 안과 수술 전 안구에 압력을 주기 위하여 사용하는 것으로서 혈압계 형태의 압축구, 다이얼 지시기, 밴드 등으로 구성된 수동식 기구

A28290.01 홍채촬영기 [2] Camera, iris 홍채를 단순히 촬영만 하는 기구.

A28290.02 홍채촬영및분석기 [2] Camera, analyser, iris 홍채를 촬영하거나 분석하는 기구

A28290.03 망막촬영및보조진단장치 [3] Retinal diagnostic system 망막촬영카메라로 망막사진을 촬영하고 망막영상을 사용하여 질병(안구 질환, 당뇨병성 망막증 등)의 유무, 질병의 중증도 또는 질병의 상태 등에 대한 가능성 정도를 자동으로 표시하여 의료인의 진단결정을 보조하는데 사용하는 장치

A28300.01 영상시력측정기 [1] Visual acuity projector 시력 측정을 위하여 스크린에 글(optotypes)이나 기호를 투영시켜, 일반적인 가시거리에서 식별되는 전원을 사용하는 장치

A28300.02 광학적시력측정기 [2] Optics, visual acuity 광학적으로 원방 및/또는 근방의 시표를 제시하는 시력검사기

A28300.03 대비감도측정기 [1] Contrast and glare tester, automatic 시표의 크기와 선명도 변화를 주면서 피검사자의 반응을 통하여 대비감도를 자동으로 측정하는 기계 또는 장치

A29000 청력 검사용 기기 Hearing testing instruments

A29010.01 청력검사기 [2] Evoked-response audiometer 일반적으로 청력을 평가하거나 장애를 진단하기 위하여 시험용 음이나 신호를 발생하여 검사하는 기기

A29010.02 순음청력검사기 [2] Pure-tone audiometer 한쪽 귀에 이미 알려진 음압레벨로 소정 주파수의 순음을 공급하여 청력을 검사하는 기기

A29010.03 수동식청력검사기 [2] Audiometer, manual 신호제시, 주파수, 청력레벨의 선택, 피검자의 반응기록 등을 수동으로 실시하는 전자음향장치. 어음청력검사 기능을 갖춘 것은 여기에서 제외된다.

A29010.04 자동기록청력검사기 [2] Audiometer, semi-automatic 신호제시, 주파수, 청력레벨의 선택, 피검자의 반응기록 등을 자동으로 실시하는 전자음향장치. 어음청력검사 기능을 갖춘 것은 여기에서 제외된다.

A29010.05 컴퓨터제어청력검사기 [2] Audiometer, automatic, clinical 컴퓨터 또는 마이크로 프로세서로 제어되는 청력검사용 전자음향장치. 어음청력검사 기능을 갖춘 것은 여기에서 제외된다.

A29010.06 어음용청력검사기 [2] Speech audiometer 어음을 이용한 청력측정용 기기

A29010.07 타각식청력검사기 [2] Audiometric multi-purpose instrument 감각기나 시각이나 청각 등 중추신경계내의 자극에 응답해 뇌 또는 척수에서 발생하는 국소전위의 검출 및 기록을 이용하여 청력을 검사하는 장치

A29020.01 임피던스청력검사기 [2] Impedance audiometer 중이의 기능을 평가하려고 외부이도에 압력을 주어 고막의 움직임을 측정·기록하는 기기

A29020.02 소프트웨어식청력검사기 [2] Audiometer software 컴퓨터 등에 설치된 소프트웨어를 기반으로 하여 청력을 평가하거나 장애의 진단 등을 검사하는 기기

A29030.01 청력검사용전기잡음발생기 [2] Audiometric evalutaion noise system 청력검사 중 검사하지 않는 쪽의 귀에 마스킹 잡음을 보내기 위해 사용하는 기기

A29030.02 시각강화청력검사기 [2] Visual-reinforcement audiometer 유아의 청력평가에 이용하는 전자음향장치를 말한다. 청각자극 신호에 적절히 반응하면 보상으로 유아의 흥미를 끄는 그림이 자동적으로 표시된다.

A29040.01 의료용소리굽쇠 [1] Tuning fork 두 개의 차를 때리면 조화 진동하는 장치. 청력의 공기 전도와 골전도 검사에 사용된다

A30000 지각 및 신체 진단용 기구 Perception and organs diagnostic devices

A30010.01 근전도계 [2] Electromyograph 말초 신경을 자극하여 근육에서 발생되는 생체 전기 신호 또는 신경에 따라 발생되는 전기 활동을 감시하고 측정하는 기구. 근장애의 진단을 위하여 근육의 탈력을 평가하거나 탈력이 근육자체 또는 근육에 접속된 신경의 문제인지를 진단하기 위해 이용한다.

A30010.02 원격측정방식근전계 [2] Telemetry system, electromyograph 원격에서 전기신호 등의 송신, 수신, 기록을 하는 근전도계

A30020.01 진단용근육자극기 [2] Peripheral nerve electrical stimulation system, diagnostic 주로 근전도계와 함께 근육 활동을 초기화하는 데에 사용하며 운동 신경, 감각 신경근의 장애 등을 진단하는 기구로서 말초영역의 반응을 감시하면서 신체의 다른 말초영역을 자극하는 것을 말한다.

A30030.01 신경전도속도측정기 [2] Device, nerve conduction velocity measurement 보통 환자의 말초 신경에 전기 자극을 가함으로서 신경 전도 시간 등을 측정하는 기구

A30040.01 피부전위측정기 [2] Electrical conductivity measuring instrument, skin 피부 전극을 사용하여 피부의 전위차 등을 측정하는 기구

A30050.01 갈바닉피부응답측정기 [2] Galvanic skin response measurement 피부에 부착한 두개의 전극 사이의 전기 저항을 측정하여 심리학적 지표로써 자율 응답 등을 결정하는 데에 사용하는 기구

A30050.02 국소마취부위신경자극기 [2] Brain electrical stimulation system, anaesthesia 국소마취를 위한 주사전에 가장 적절한 위치를 찾기 위해서 신경을 자극하는 기기. 물리요법이나 진단목적에도 이용된다.

A30060.01 신경자극탐색기 [2] Nerve locating system, battery-powered 인체에 전류 자극을 가하여 신경의 흥분성을 시험하거나, 신경의 위치 등을 찾거나 확인하기 위한 기구. 신경과 수술기구의 위치관계를 감시하기 위해 신경을 단속적으로 탐지하기도 하며 신경자극장치와 신경의 신호활동을 기록하는 수신기로 구성된다.

A30070.01 난관소통진료장치 [2] Fallopian tube insufflator 난관에 물, 약액 또는 이산화탄소 가스를 주입하여 진단하거나 치료하는 기구

A30080.01 의료용바이오피드백장치 [2] Biofeedback system 환자가 스스로 생리적 파라미터를 조절할 수 있도록 환자의 생리적

인 파라미터(예를 들면 알파파의 활동, 근육 활동, 피부 온도 등)에 따라 시각적, 청각적인 응답을 하는 기구

A30090.01 회음질압측정기 [2] Perineometer 질 주위근의 수축압을 측정하여 요실금 및 성교 장애 등을 진단, 교정할 목적으로 사용되는 기구.

A30100.01 진동감각측정장치 [2] Vibrameter 손이나 팔 등의 떨림(진동)을 펜이나 전기 트랜스듀서를 이용해서 기록하는 장치

A30110.01 보행분석계 [1] Gait neuromuscular analysis sytem 보행 능력의 감퇴와 치료에 따른 기능 회복을 객관적으로 알기 위한 분석 장치

A30120.01 성기능측정기 [2] Sexual function analyzer 성 기능을 평가 진단하는 기구

A30120.02 휴대용성기능측정기 [2] Sexual function analyzer, mobile 성기능 경향을 감시하는 휴대용 장치로서 기록된 데이터를 통하여 음경기능부전 등의 진단에 이용한다.

A30130.01 운동성시험평가장치 [2] System, isokinetic testing and evaluation 환자의 근육의 강도, 관절의 운동 범위 등을 측정·평가하는 기구

A30140.01 경직성분석기 [2] Analyser, physiologic, rigidity 약물이나 치료에 대한 평가를 위하여 환자 사지의 경직성 범위를 측정하는 기구

A30150.01 운동실조묘화기 [1] Ataxiagraph 운동실조의 정도를 확실히 알기 위하여 사용되는 측정기. 눈을 감고 바로 섰을 때 신체의 동요량 등을 측정한다

A30160.01 시치계 [2] Chronaximeter 신경 기능 장애의 진단, 징후의 기초가 되는 강도-시간 곡선을 표시하여 신경근 흥분성을 측정하는 기구. '시치'란 기전류의 2배의 선류가 수축을 일으킬 수 있는 최단 시간을 말한다

A30170.01 수동식의료용압통계 [1] Pain gauge, cutaneous, manually-operated 마취약 투여 후의 환자의 통증에 관한 감수성 등 압통을 시험하기 위해서 사용하는 수동식 장치

A30170.02 전기식의료용압통계 [2] Pain gauge, cutaneous, electrically-operated 마취약 투여후의 환자의 통증에 관한 감수성 등 압통을 시험하기 위해서 사용하는 전기식 장치

A30180.01 의료용악력계 [1] Dynamometer, hand 환자의 손앞팔의 근강도 등을 측정, 검사, 조절하는 장치

A30190.01 치과용교합력계 [1] Measuring instrument, dental, bite force 상하 치아의 교합력(압)을 전기적으로 측정하는 기기. 악관절증 등의 신경근 기능 장애에 의한 교합압의 분포이상이나 불균형을 진단할 수 있다.

A30200.01 의료용두드림진단기 [1] Percussor 신체의 일부를 때려서 물리적인 검사에 도움을 주는 기구로서 핸들, 축 및 헤드로 이루어진 금속제(보통 스테인리스제) 또는 목제, 고무 기구 등을 말한다.

A30210.01 의료용전동반사망치 [1] Percussion hammer, manual 힘줄의 반사운동을 검사하기 위하여 사용하는 전동식 타진 망치.

A30220.01 의료용핀톱니바퀴 [1] Pinwheel 회전 바퀴에 날카로운 침이 달린 기구. 통증의 감각을 시험하는 데에 사용한다

A30230.01 의료용압력계 [2] Pressure monitor, general-purpose 인체의 조직 간, 인체와 지지대 간 등의 압력을 측정하는 기구

A30230.02 치과임플란트동요도측정장치 [2] Measuring instrument, resonance frequency, dental implant mobility 음파 또는 기계적 진동을 이용하여 임플란트의 고정상태를 측정하는 장치

A30230.03 식도내압력계 [2] Oesophageal pressure monitor 식도의 기능을 진단하거나 식도 수술후 평가를 하기 위해서 식도의 내압을 측정하는 기구

A30230.04 근막내압력계 [2] Pressure monitor, compartmental 근막내의 압력을 측정하는 기구

A30230.05 자궁내압력계 [2] Intrauterine pressure monitor, intrapartum 자궁내 치료 또는 진단중 등에 압력을 측정하는 기구

A30240.01 수동식지각계 [1] Esthesiometer, manually-operated 환자의 감각, 마취정도를 시험하기 위한 가는 막대 모양의 수동식 기구

A30240.02 전기식지각계 [2] Esthesiometer 환자의 감각, 마취정도를 시험하기 위하여 전류를 가하는 기구

A30250.01 미각계 [2] Gustometer 미각을 평가하고자 혀의 양쪽에 전극을 부착하여 갈바닉 전류를 흘려 미각을 느끼는 전류역치를 측정하는 기구로서 전지 등을 사용한다.

A30260.01 치수진단기 [2] Dental pulp analysis system 치수의 신경 조직에 높은 주파수의 전류를 가하여 치수의 활성을 측정하는 기구.

A30270.01 전류식치아우식증탐지기 [2] Device, caries detection, electric 전류를 이용하여 치아의 썩은 부위를 탐색하는 기구

A30270.02 광학식치아우식진단장치 [2] Device, caries detection, optical 빛을 쪼여 치아의 우식 부위를 탐색하는 기구

A30280.01 치과용근관길이측정기 [2] Endodontic apex locator 전기 저항치의 변동 등을 이용하여 근관의 길이를 측정하는 치과용 기구로서 치내치료에 있어 근관의 선단 위치를 확인하기 위해 이용하는 것 등을 말한다.

A30290.01 치과용교합음측정기 [2] Measuring device, dental, occlusal sound 하악운동시에 치아의 교합음을 전기적으로 측정하는 기기. 오실로스코프에 파형을 표시하여 교합간섭을 일으키게 되는 조기접촉의 유무를 측정한다.

A30300.01 피부저항측정기 [2] Dermohygrometer 인체의 피부 저항을 측정하는 기구

A30300.02 피부저항측정분석기 [2] Skin resistance measuring device 인체의 피부저항을 측정하는 기구로서 분석 등의 기능이 있는 기구

A30310.01 전기성문측정기 [2] Electroglottograph 후두 양쪽에 전극을 부착하여 후두의 전기 임피던스를 측정함으로써 성대의 폐쇄 정도, 후두의 진단, 발음장애의 치료, 후두 구조에 관한 연구 등에 사용하는 기구.

A30320.02 임피던스체지방측정기 [2] Body fat/lean ratio analyser, impedance 임피던스 방식 등 인체에 에너지를 주어 체지방을 산출하는 기구

A30330.01 피부색도계 [2] Skin tintometer 피부의 색도를 측정하는 기구

A30330.02 치아색상측정기 [1] Measuring device, dental, tooth color 치아의 색상을 측정하는기구

A30340.01 이명적응용잡음발생기 [2] Antistammering device 잡음 신호 등을 발생시켜 이명에 적응할 수 있도록 하는 기구

A30350.01 신경인지기능검사기 [2] Neurocognitive Function Tester 기억력, 주의력 등에 대한 뇌의 신경 인지 기능을 검사하여 정상인의 것과 비교한 통계적 결과를 제시하는 기구. 단순히 문답식으로 검사하는 원리를 이용한 기기는 제외한다.

A30360.01 태음수신및음성전달기구 [3] Foetal acoustic stimulator 태음을 듣거나 태아에게 음성 등을 들려주어 태아의 뇌 기능발달 등을 위한 목적으로 사용하는 기구

A30370.01 시청각신경자극기 [3] Biofeedback system 시청각 자극을 이용하여 정신적 또는 심리적 질병 또는 발달 지체 등을 치료할 목적으로 사용하는 기구

A30380.01 비침습적자가형광측정기 [2] Measuring device, fluorometric, non-invasive 피부에 축직된 최종당화산물 등을 비침습적으로 형광측정 함으로써 체내 물질대사 이상 여부 등을 진단하는 기기.

A31000 의료용 경 Speculums for medical use

A31010.01 내시경용연결기 [1] Adaptor, endoscope element 내시경 시술시 내시경 또는 기구 등의 연결을 위해 사용되는 기기. Adaptor, Connector, Chuck 등의 형태를 포함한다.

A31010.02 재사용가능내시경흡인기 [1] Endoscopic evacuator, reusable 내시경을 이용하여 체내의 혈액, 적출물 및 유액 등을 흡인, 제거하기 위해 이용하는 내시경용 기구로서 재사용이 가능하다.

A31010.03 일회용내시경흡인기 [2] Endoscopic evacuator, single-use 내시경을 이용하여 체내의 혈액, 적출물 및 유액 등을 흡인, 제거하기 위해 이용하는 내시경용 기구로서 일회용이다.

A31010.04 재사용가능내시경결석흡인기 [1] Resectoscope evacuator, reusable 내시경을 이용하여 체내의 결석(신결석, 담석 등)을 흡인하여 제거하기 위해 이용하는 수술기구로서 재사용이 가능하다.

A31010.05 일회용내시경결석흡인기 [2] Endoscopic evacuator, resectoscope, single use 내시경을 이용하여 체내의 결석(신결석, 담석

등)을 흡인하여 제거하기 위해 이용하는 수술 기구로서 일회용이다.

A31010.06 재사용가능내시경결석적출기 [1] Endoscopic lithotomy, resectoscope, reusable 결석을 파지하거나 제거하기 위해서 내시경과 함께 사용되는 기구. 결석을 적출하기 위한 와이어 바스켓으로 구성되어 있으며, 재사용 가능하다.

A31010.07 일회용내시경결석적출기 [2] Endoscopic lithotomy, resectoscope, single-use 결석을 파지하거나 제거하기 위해서 내시경과 함께 사용되는 기구. 결석을 적출하기 위한 와이어 바스켓으로 구성되어 있으며, 일회용이다.

A31010.08 내시경결찰기구 [1] Polypectomy ligator, endotherapy, reusable 내시경 수술 시에 내부 창상을 결찰하기 위해 이용하는 장치 또는 기구

A31010.09 내시경기자 [1] Endotherapy device, elevator 내시경 수술 시에 조직 등의 단면을 들어올리는 기구

A31010.10 내시경박리자 [1] Endotherapy device, dissector 내시경 수술 시에 조직을 박리하는 기구

A31010.11 내시경용능동절제기구 [2] Electrosurgical endotherapy electrode, single-use 내시경 시술시 체강내에 삽입하여 전동 또는 공기압으로 작동하는 칼을 이용하여 조직을 절단절제하는 기구. 흡인기능을 갖는 것도 있다.

A31010.12 재사용가능내시경생검브러쉬 [1] Endotherapy cytology brush, flexible, reusable 내시경검사시에 병리학적 진단을 위해 점막세포를 채취하는 브러쉬로서 재사용이 가능하다.

A31010.13 일회용내시경생검브러쉬 [2] Endotherapy cytology brush, flexible, single-use 내시경 검사시에 병리학적 진단을 위해 점막세포를 채취하는 브러쉬로서 일회용이다.

A31010.14 재사용가능내시경올가미 [1] Polypectomy snare, rigid, reusable 내시경과 함께 사용하는 기구로서 올가미 형태의 절제기로서 재사용이 가능하다.

A31010.15 일회용내시경올가미 [2] Snare, endoscopic 내시경과 함께 사용하는 기구로서 올가미 형태의 절제기로 일회용이다.

A31010.16 재사용가능내시경생검용기구 [1] Scraper, cytology, reusable 내시경 검사시에 병리표본을 채취하기 위해 사용되는 기구로서 재사용이 가능하다.

A31010.17 일회용내시경생검용기구 [2] Scraper, cytology, single-use 내시경 검사시에 표본을 채취하기 위해 사용되는 기구로서 일회용이다.

A31010.18 내시경전동식생검용기구 [2] Endoscopic forceps, biopsy, electrically-powered, flexible 내시경 검사시에 표본을 채취하기 위해 사용되는 기구로, 전기를 이용한다.

A31010.19 내시경용자 [1] Clinical ruler 내시경 검사시 조직의 크기나 깊이를 측정하는데 사용하는 기구

A31010.20 전동식내시경칼 [2] Endoscopic knife, electrically-powered 내시경 시술시 조직을 절단절제하는 전동 또는 공기압으로 작동하는 칼

A31010.21 수동식내시경칼 [1] Endoscopic knife, manually-operated 내시경 시술시 조직을 절단절제하는 수동식 칼

A31010.22 재사용가능내시경캐뉼러 [1] Endotherapy cannula, reusable 내시경 시술시 약액 또는 조영제를 체강내에 보내거나 의료용 기구 등을 통과하기 위해서 사용되는 기구로서 재사용 가능하다. 쉬스, 인트로듀서 등의 형태를 포함한다.

A31010.23 일회용내시경캐뉼러 [2] Endotherapy cannula, single-use 내시경 시술시 약액 또는 조영제를 체강내에 보내거나 의료용 기구 등을 통과하기 위해서 사용되는 기구로서 일회용이다. 쉬스, 인트로듀서 등의 형태를 포함한다.

A31010.24 재사용가능내시경확장기 [1] Endotherapy dilator, reusable 내시경 시술시 시야를 확보하거나 의료용 기구의 삽입을 용이하게 하기 위하여 관강, 체강, 체내강의 확장에 이용하는 기구로서 재사용 가능하다. 연성 또는 경성의 튜브 형태를 포함한다.

A31010.25 일회용내시경확장기 [2] Endotherapy dilator, single-use 내시경 시술시 시야를 확보하거나 의료용 기구의 삽입을 용이하게 하기 위하여 관강, 체강, 체내강의 확장에 이용하는 기구로서 일회용이다. 연성 또는 경성의 튜브 형태를 포함한다.

A31010.26 재사용가능내시경가위 [1] Endotherapy scissors, reusable 내시경 시술시 조직 또는 봉합사를 절단하는데 사용하는 기구로서 재사용 가능하다.

A31010.27 일회용내시경가위 [2] Endotherapy scissors, single-use 내시경 시술시 조직 또는 봉합사를 절단하는데 사용하는 기구로서 일회용이다.

A31010.28 전동식내시경가위 [2] Endotherapy scissors, electrically-powered 내시경 시술시 조직 또는 봉합사를 절단하는데 사용하는 전동식 기구

A31010.29 재사용가능내시경겸자 [1] Endotherapy forceps, reusable 내시경 시술시 조직이나 이물질을 잡거나 제거하는데 사용하는 기구로서 재사용이 가능하다. 중추신경계용 내시경겸자, 심내막 심근용 내시경겸자는 여기서 제외한다.

A31010.30 일회용내시경겸자 [2] Endotherapy forceps, single-use 내시경 시술시 조직이나 이물질을 잡거나 제거하는데 사용하는 기구로서 일회용이다. 중추신경계용 내시경겸자, 심내막 심근용 내시경겸자는 여기서 제외한다.

A31010.31 전동식내시경겸자 [2] Endotherapy forceps, electrically-powered 내시경 시술시 조직이나 이물질을 잡거나 제거하는데 사용하는 전동식 기구. 중추신경계용 내시경겸자, 심내막 심근용 내시경겸자는 여기서 제외한다.

A31010.32 재사용범용내시경기구 [1] Endotherapy device, general-purpose, reusable 내시경 시술시 사용되는 그 밖의 기구로서 재사용 가능하다.

A31010.33 일회용범용내시경기구 [2] Endotherapy device, general-purpose, single-use 내시경 시술시 사용되는 그 밖의 기구로서 일회용이다.

A31010.34 재사용가능내시경스펀지겸자 [1] Endotherapy forceps, grasping, sponge, reusable 내시경 시술시 사용하는 기구로, 거즈 또는 면제의 흡습성 패드 등을 처치부에 운반하기위해 사용되는 기구로서 재사용 가능하다.

A31010.35 일회용내시경스펀지겸자 [2] Endotherapy forceps, grasping, sponge, single-use 내시경 시술시 사용하는 기구로, 거즈 또는 면제의 흡습성 패드 등을 처치부에 운반하기위해 사용되는 기구로서 일회용이다.

A31010.36 재사용가능내시경주사침 [1] Endotherapy needle, general-purpose, reusable 내시경 시술시 지혈, 경화, 또는 경화요법 및 기타의 목적으로 의약품을 점막 또는 혈관에 주사하기 위해 이용하는 기구로서 재사용이 가능하다.

A31010.37 일회용내시경주사침 [2] Endotherapy needle, general-purpose, single-use 내시경 시술시 지혈, 경화, 또는 경화요법 및 기타의 목적으로 의약품을 점막 또는 혈관에 주사하기 위해 이용하는 기구로서 일회용이다.

A31010.38 재사용가능내시경투관침 [1] Endoscopic trocar, reusable 내시경 시술시 의료용 기구를 삽입하기 위하여 조직을 천자 또는 천공하는데 사용하는 침으로서 재사용이 가능하다. 캐뉼러 등을 포함하기도 한다.

A31010.39 일회용내시경투관침 [2] Endoscopic trocar, single use 내시경 시술시 의료용 기구를 삽입하기 위하여 조직을 천자 또는 천공하는데 사용하는 침으로서 일회용이다. 캐뉼러 등을 포함하기도 한다.

A31010.40 중추신경계용내시경겸자 [4] Endotherapy forceps, grasping, central nervous system 내시경을 이용한 뇌수술 등 시술 시 조직을 잡거나 제거하는데 사용하는 기구

A31010.41 심내막심근용내시경겸자 [4] Endotherapy forceps, grasping, cardiac 심근 생검 등 심장 조직을 채취, 제거하기 위해 이용하는 겸자. 보통 끝에 1쌍의 겸자가 장착된 카테터와 조작용 핸들로 구성된다.

A31020.01 체외형의료용카메라 [1] Camera, still, surgical 피부 또는 체강 등을 인체 외부에서 촬영만 하는 기구

A31020.02 체내형의료용카메라 [2] Camera, still, endoscopic 작은 카메라를 이용하여 체강 등 인체 내부를 촬영하는 기구, 광원 장치를 포함하거나 촬영된 영상을 분석·처리하는

기구, 구강은 제외한다.

A31020.03 의료용카메라헤드 [1] camera head for medical use 인체 외부 또는 내부의 영상을 보기 위해 인체 외부에서 사용하는 수동식 기구

A31020.04 입체광학인상채득장치 [2] Stomatoscope, flexible, fibreoptic 구강 내 상태를 카메라를 이용하여 영상 이미지를 촬영하여 입체상으로 재현하는 장치

A31020.05 구강용카메라 [1] Stomatoscope, video 구강 내를 비추어 확대해 볼 수 있는 카메라 장비

A31030.01 의료용현미경 [1] Microscope, surgical, general-purpose 진료를 목적으로 환부를 확대하여 보는 기구. 쌍안 확대경 및 머리 반사경을 포함한다

A31040.01 콜포스코프 [1] Colposcope 외부에서 질 및 자궁 경부를 직접 관찰하는 기구. 병소의 진단, 생체 검사 부위의 선택에 사용된다. 광원 장치 및 영상 장치는 여기서 제외한다

A31050.01 내시경용현미경 [1] Microscope, endoscope 내시경에 부착 사용하는 현미경. 내시경은 여기서 제외한다

A31060.01 치경 [1] Dental mirror 구강내 진찰 또는 압배를 위해 사용하는 치과용 기구로, 보통 미러헤드 및 핸들로 이루어진 것을 말한다.

A31070.01 머리반사경 [1] ENT mirror, head-worn 반사 거울이 부착된 머리 밴드형 기구

A31080.01 의료내시경용개인영상표시장치 [1] Endoscope moniter, personal 의료용 카메라 또는 조절부에 연결하여 인체 내부를 관찰하는 데에 사용되는 인체 밀착형 영상 표시 장치

A31090.01 초음파내시경 [2] Ultrasonic endoscope 초음파를 이용하여 인체의 체강, 장기, 공동을 관찰, 검사하는 데에 사용하는 초음파 내시경

A31090.02 경성구강경 [2] Stomatoscope, rigid 구강내부의 관찰에 이용하는 경성 내시경

A31090.03 연성구강경 [2] Stomatoscope, flexible, fibreoptic 구강내부의 관찰에 이용하는 연성 내시경

A31090.04 비디오연성구강경 [2] Stomatoscope, flexible, video 구강내부의 관찰에 이용하며 화상전송시스템으로 이미지 센서(CCD, CMOS 등)를 내장한 연성 내시경

A31090.05 경성부비강경 [2] Sinoscope, rigid 부비강의 관찰, 진단, 치료에 이용하는 경성 내시경

A31090.06 연성부비강경 [2] Sinoscope, flexible, fibreoptic 부비강의 관찰, 진단, 치료에 이용하는 연성 내시경

A31090.07 비디오연성부비강경 [2] Sinoscope, flexible, video 부비강의 관찰, 진단, 치료에 이용하며 화상전송시스템으로 이미지 센서(CCD, CMOS 등)를 내장한 연성 내시경

A31090.08 경성상악동경 [2] Antroscope, rigid 상악동의 관찰, 진단, 치료에 이용하는 경성 내시경

A31090.09 연성상악동경 [2] Antroscope, flexible, fibreoptic 상악동의 관찰, 진단, 치료에 이용하는 연성 내시경

A31090.10 경성성형외과용내시경 [2] Endoscope, plasticsurgery, rigid 성형외과 시술시 피하조직 흡인, 재건술 등에 이용하는 경성 내시경

A31090.11 연성성형외과용내시경 [2] Endoscope, plasticsurgery, fibreoptic 성형외과 시술시 피하조직 흡인, 재건술 등에 이용하는 연성 내시경

A31090.12 비디오연성성형외과용내시경 [2] Endoscope, plasticsurgery, fibreoptic, video 성형외과 시술시 피하조직 흡인, 재건술 등에 이용하며 화상전송시스템으로 이미지 센서(CCD, CMOS 등)를 내장한 연성 내시경

A31090.13 경성인두편도경 [2] Adenoscope 인두편도 비대증 관찰, 진단, 치료에 이용하는 경성 내시경

A31090.14 경성요관신우경 [2] Ureterorenoscope, rigid 외요도구에서의 요관 및 신우의 관찰, 진단, 치료에 이용하는 경성 내시경

A31090.15 연성요관신우경 [2] Ureterorenoscope, flexible, fibreoptic 외요도구에서의 요관 및 신우의 관찰, 진단, 치료에 이용하는 연성 내시경

A31090.16 비디오연성요관신우경 [2] Ureterorenoscope, flexible, video 외요도구에서의 요관 및 신우의 관찰, 진단, 치료에 이용하며 화상전송시스템으로 이미지 센서(CCD, CMOS 등)를 내장한 연성 내시경

A31090.17 경성요추경 [4] Lumbarscope, rigid 요추의 관찰, 진단, 치료에 이용하는 경성 내시경

A31090.18 연성요추경 [4] Lumbarscope, flexible, fibreoptic 요추의 관찰, 진단, 치료에 이용하는 연성 내시경

A31090.19 비디오연성요추경 [4] Lumbarscope, flexible, video 요추의 관찰, 진단, 치료에 이용하며 화상전송시스템으로 이미지 센서(CCD, CMOS 등)를 내장한 연성 내시경

A31090.20 경성유관경 [2] Mammary ductoscope, rigid 유관내의 관찰, 진단, 치료에 이용하는 경성 내시경

A31090.21 연성유관경 [2] Mammary ductoscope, flexible, fibreoptic 유관내의 관찰, 진단, 치료에 이용하는 연성 내시경

A31090.22 비디오연성유관경 [2] Mammary ductoscope, flexible, video 유관내의 관찰, 진단, 치료에 이용하며 화상전송시스템으로 이미지 센서(CCD, CMOS 등)를 내장한 연성 내시경

A31090.23 경성척수경 [4] Myeloscope, rigid 척수의 관찰, 진단, 치료에 이용하는 경성 내시경

A31090.24 연성척수경 [4] Myeloscope, flexible, fibreoptic 척수의 관찰, 진단, 치료에 이용하는 연성 내시경

A31090.25 비디오연성척수경 [4] Myeloscope, flexible, video 척수의 관찰, 진단, 치료에 이용하며 화상전송시스템으로 이미지 센서(CCD, CMOS 등)를 내장한 연성 내시경

A31090.26 경성척추경 [4] Spinoscope, rigid 척추의 관찰, 진단, 치료에 이용하는 경성 내시경

A31090.27 연성척추경 [4] Spinoscope, flexible 척추의 관찰, 진단, 치료에 이용하는 연성 내시경

A31090.28 비디오연성척추경 [4] Spinoscope, flexible, video 척추의 관찰, 진단, 치료에 이용하며 화상전송시스템으로 이미지 센서(CCD, CMOS 등)를 내장한 연성 내시경

A31090.29 경성흉강경 [2] Thoracoscope, rigid 흉강의 관찰, 진단, 치료에 이용하는 경성 내시경

A31090.30 연성흉강경 [2] Thoracoscope, flexible, fibreoptic 흉강의 관찰, 진단, 치료에 이용하는 연성 내시경

A31090.31 비디오연성흉강경 [2] Thoracoscope, flexible, video 흉강의 관찰, 진단, 치료에 이용하며 화상전송시스템으로 이미지 센서(CCD, CMOS 등)를 내장한 연성 내시경

A31090.32 근막하절제술용내시경 [2] Endoscope, subfasciotomy 정맥류 치료를 목적으로 근막하절제술에 사용하는 내시경

A31090.33 연성동맥경 [4] Arterioscope, fibreoptic, reusable 관동맥, 말초혈관, 심장내 구조의 관찰, 진단, 일부의 치료에 이용하는 연성 내시경

A31090.34 비디오연성동맥경 [4] Arterioscope, video 관동맥, 말초혈관, 심장내 구조의 관찰, 진단, 일부의 치료에 이용하며 화상전송시스템으로 이미지 센서(CCD, CMOS 등)를 내장한 연성 내시경

A31090.35 비디오연성상박동경 [2] Arterioscope, video, flexible, brachial artery 상박동의 관찰, 진단, 치료에 이용하며 화상전송시스템으로 이미지 센서(CCD, CMOS 등)를 내장한 연성 내시경

A31090.36 연성혈관경 [4] Angioscope, fibreoptic 정맥 또는 동맥 관공의 관찰, 진단, 치료에 이용하는 연성 내시경

A31090.37 비디오연성혈관경 [4] Angioscope, video 정맥 또는 동맥 관공의 관찰, 진단, 치료에 이용하며 화상전송시스템으로 이미지 센서(CCD, CMOS 등)를 내장한 연성 내시경

A31090.38 안과용내시경 [2] Ophthalmic endoscope, flexible, fibreoptic 안구 및 안구 부속기관의 관찰, 진단, 치료에 이용하는 내시경

A31090.39 경성누도경 [2] Lacrimal endoscope, rigid 누도내강의 관찰, 진단, 치료에 이용하는 경성 내시경

A31090.40 연성누도경 [2] Lacrimal endoscope, flexible, fibreoptic 누도내강의 관찰, 진단, 치료에 이용하는 연성 내시경

A31090.41 비디오연성누도경 [2] Lacrimal endoscope, flexible, video 누도내강의 관찰, 진단, 치료에 이용하며 화상전송시스템으로

이미지 센서(CCD, CMOS 등)를 내장한 연성 내시경

A31090.42 의료내시경 [2] Endoscope for medical use 인체의 체강, 장기, 공동을 관찰, 검사하는 데에 사용하는 기기로서 별도로 분류되지 아니한 그 밖의 내시경.

A31090.43 비디오경성흉강경 [2] Thoracoscope, rigid, video 흉강의 관찰, 진단, 치료에 이용하며 화상전송시스템으로 이미지 센서(CCD, CMOS 등)를 내장한 경성 내시경

A31090.44 의료용캡슐내시경 [2] Capsule endoscope for medical use 무선 캡슐 형태로 입을 통하여 체내에 투입하여 무선 전송에 따라 체외에서 인체 내부를 관찰, 진단, 측정에 이용하는 내시경

A31100.01 경성후두경 [1] Laryngoscope, rigid 후두의 관찰, 진단, 치료에 이용하는 경성 내시경

A31100.02 연성후두경 [2] Laryngoscope, flexible, fibreoptic 후두의 관찰, 진단, 치료에 이용하는 연성 내시경

A31100.03 비디오연성후두경 [2] Laryngoscope, flexible, video 후두의 관찰, 진단, 치료에 이용하며 화상전송시스템으로 이미지 센서(CCD, CMOS 등)를 내장한 연성 내시경

A31100.04 후두성능검사시스템 [2] Laryngostroboscope system 후두내 발성부의 기능을 검사하기 위해 사용하는 관찰시스템

A31100.05 연성삽입관용후두경 [2] Intubation laryngoscope, fibreoptic 기도의 확보를 위해 기관내 튜브의 삽입과 배치를 지원하는데 사용하는 연성 내시경

A31100.06 비디오연성삽관용후두경 [2] Laryngoscope, intubation, flexible, video 기도의 확보를 위해 기관내 튜브의 삽입과 배치를 지원하는데 사용하며 화상전송시스템으로 이미지 센서(CCD, CMOS 등)를 내장한 연성 내시경

A31100.07 비디오경성후두경 [2] Laryngoscope, rigid, video 후두의 관찰, 진단, 치료에 이용하며 화상전송시스템으로 이미지 센서(CCD, CMOS 등)를 내장한 경성 내시경

A31100.08 경성삽입관용후두경 [2] Intubation laryngoscope, rigid 기도의 확보를 위해 기관내 튜브의 삽입과 배치를 지원하는데 사용하는 경성내시경으로 일회용 블레이드가 포함된 것도 있다.

A31100.09 비디오경성삽관용후두경 [2] Laryngoscope, intubation, rigid, video 기도의 확보를 위해 기관내 튜브의 삽입과 배치를 지원하는데 사용하며 화상전송시스템으로 이미지 센서(CCD, CMOS 등)를 내장한 경성 내시경

A31110.01 경성기관지경 [2] Bronchoscope, rigid 기관지 및 폐의 관찰, 진단, 치료에 이용하는 경성 내시경

A31110.02 연성기관지경 [2] Bronchoscope, flexible, fibreoptic 기관지 및 폐의 관찰, 진단, 치료에 이용하는 연성 내시경

A31110.03 비디오연성기관지경 [2] Bronchoscope, flexible, video 기관지 및 폐의 관찰, 진단, 치료에 이용하며 화상전송시스템으로 이미지 센서(CCD, CMOS 등)를 내장한 연성 내시경

A31110.04 초음파연성기관지경 [2] Bronchoscope, flexible, ultrasonic 초음파 프로브를 내장한 것으로 기관지 및 폐의 관찰, 진단, 치료에 이용하는 영상장치를 갖춘 연성 내시경

A31110.05 비디오경성기관지경 [2] Bronchoscope, rigid, video 기관지 및 폐의 관찰, 진단, 치료에 이용하며 화상전송시스템으로 이미지 센서(CCD, CMOS 등)를 내장한 경성 내시경

A31120.01 경성식도경 [2] Oesophagoscope, rigid 식도의 관찰, 진단, 치료에 이용하는 경성 내시경

A31120.02 연성식도경 [2] Oesophagoscope, flexible, fibreoptic 식도의 관찰, 진단, 치료에 이용하는 연성 내시경

A31120.03 비디오연성식도경 [2] Oesophagoscope, flexible, video 식도의 관찰, 진단, 치료에 이용하며 화상전송시스템으로 이미지 센서(CCD, CMOS 등)를 내장한 연성 내시경

A31120.04 비디오경성식도경 [2] Oesophagoscope, rigid, video 식도의 관찰, 진단, 치료에 이용하며 화상전송시스템으로 이미지 센서(CCD, CMOS 등)를 내장한 경성 내시경

A31130.01 경성종격경 [2] Mediastinoscope, rigid 종격의 관찰, 진단, 치료에 이용하는 경성 내시경

A31130.02 연성종격경 [2] Mediastinoscope, flexible, fibreoptic 종격의 관찰, 진단, 치료에 이용하는 연성 내시경

A31130.03 비디오연성종격경 [2] Mediastinoscope, flexible, video 종격의 관찰, 진단, 치료에 이용하는 영상장치를 갖춘 연성 내시경

A31130.04 비디오경성종격경 [2] Mediastinoscope, rigid, video 종격의 관찰, 진단, 치료에 이용하는 영상장치를 갖춘 경성 내시경

A31140.01 경성관절경 [2] Arthroscope, rigid 관절의 관찰, 진단, 치료에 이용하는 경성 내시경

A31140.02 연성관절경 [2] Arthroscope, flexible, fibreoptic 관절의 관찰, 진단, 치료에 이용하는 연성 내시경

A31140.03 비디오연성관절경 [2] Arthroscope, flexible, video 관절의 관찰, 진단, 치료에 이용하며 화상전송시스템으로 이미지 센서(CCD, CMOS 등)를 내장한 연성 내시경

A31150.01 총담도경 [2] Choledochoscope, fibreoptic 총담도 내부를 관찰, 검사하는 데에 사용하는 내시경

A31160.01 경성항문경 [2] Antroscope, rigid 항문관 및 하부직장의 관찰, 진단, 치료에 이용하는 경성 내시경

A31160.02 연성항문경 [2] Antroscope, flexible, fibreoptic 항문관 및 하부직장의 관찰, 진단, 치료에 이용하는 연성 내시경

A31160.03 항문괄약근경 [2] Sphincteroscope 항문괄약근 검사에 이용하는 내시경

A31170.01 결장경 [2] Colonoscope, fibreoptic 결장 내부를 관찰, 검사하는 데에 사용하는 내시경

A31170.02 연성대장경 [2] Endoscope, colonoscope, flexible, fibreoptic 대장(결장)의 관찰, 진단, 치료에 이용하는 연성 내시경

A31170.03 비디오연성대장경 [2] Colonoscope, video 대장(결장)의 관찰, 진단, 치료에 이용하며 화상전송시스템으로 이미지 센서(CCD, CMOS 등)를 내장한 연성 내시경

A31170.04 초음파연성대장경 [2] Colonoscope, ultrasonic 초음파 프로브를 내장한 것으로 대장(결장)의 관찰, 진단, 치료에 이용하는 영상장치를 갖춘 연성 내시경

A31180.01 경성방광경 [2] Cystoscope, rigid 요도 또는 상부요로에서의 방광 관찰, 진단, 치료에 이용하는 경성 내시경

A31180.02 연성방광경 [2] Cystoscope, flexible, fibreoptic 요도 또는 상부요로에서의 방광 관찰, 진단, 치료에 이용하는 연성 내시경

A31180.03 비디오연성방광경 [2] Cystoscope, flexible, video 요도 또는 상부요로에서의 방광 관찰, 진단, 치료에 이용하며 화상전송시스템으로 이미지 센서(CCD, CMOS 등)를 내장한 연성 내시경

A31190.01 경성위내시경 [2] Gastroscope, rigid 구강 또는 위벽의 인공개구부로 삽입하여 위의 관찰, 진단, 치료에 이용하는 경성 내시경

A31190.02 연성위내시경 [2] Gastroscope, fibreoptic 위의 관찰, 진단, 치료에 이용하는 연성 내시경

A31190.03 비디오연성위내시경 [2] Gastroscope, video 위의 관찰, 진단, 치료에 이용하며 화상전송시스템으로 이미지 센서(CCD, CMOS 등)를 내장한 연성 내시경

A31190.04 연성십이지장경 [2] Duodenoscope, fibreoptic 십이지장의 관찰, 진단, 치료에 이용하는 연성 내시경

A31190.05 비디오연성십이지장경 [2] Duodenoscope, video 십이지장의 관찰, 진단, 치료에 이용하며 화상전송시스템으로 이미지 센서(CCD, CMOS 등)를 내장한 연성 내시경

A31190.06 초음파연성십이지장경 [2] Duodenoscope, ultrasonic 초음파 프로브를 내장한 것으로 십이지장의 관찰, 진단, 치료에 이용하는 영상장치를 갖춘 연성 내시경

A31190.07 연성소장경 [2] Small intestinoscope, fibreoptic 소장의 관찰, 진단, 치료에 이용하는 연성 내시경

A31190.08 비디오연성소장경 [2] Small inestinoscopeA, fibreoptic, video 소장의 관찰, 진단, 치료에 이용하며 화상전송시스템으로 이미지 센서(CCD, CMOS 등)를 내장한 연성 내시경

A31200.01 경성방광요도경 [2] Cystourethroscope, rigid 방광 및 남성의 요도(전립선부를 포함)의 관찰, 진단, 치료에 이용하는 경성 내시경

A31200.02 연성방광요도경 [2] Cystourethroscope, flexible, fibreoptic 방광 및 남성의 요도(전립선부를 포함)의 관찰, 진단, 치료에 이용하는 연성 내시경

A31200.03 비디오연성방광요도경 [2] Cystourethroscope, flexible, video 방광 및 남성의 요도(전립선부를 포함)의 관찰, 진단, 치료에 이용하며 화상전송시스템으로 이미지 센서(CCD, CMOS 등)를 내장한 연성 내시경

A31210.01 경성직장경 [2] Proctoscope, reusable 직장 및 항문의 관찰, 진단, 치료에 이용하는 경성 내시경

A31210.02 수술용직장경 [2] Proctoscope, reusable 직장경 튜브를 이용해 항문경유로 하부장관의 현미경적 처치, 치료에 이용하는 내시경시스템

A31220.01 절제경 [2] Resectoscope 전립선 비대의 관찰, 진단, 치료 및 절제에 이용하는 내시경

A31230.01 경성요관경 [2] Ureteroscope, rigid 요관 및 신우의 관찰, 진단, 치료에 이용하는 경성 내시경

A31230.02 연성요관경 [2] Ureteroscope, flexible, fibreoptic 요관 및 신우의 관찰, 진단, 치료에 이용하는 연성 내시경

A31240.01 경성신우경 [2] Nephroscope, rigid 신장, 신우 등의 관찰, 진단, 치료에 이용하는 경성 내시경

A31240.02 연성신우경 [2] Nephroscope, flexible, fibreoptic 신장, 신우 등의 관찰, 진단, 치료에 이용하는 연성 내시경

A31240.03 비디오연성신우경 [2] Nephroscope, flexible, video 신장, 신우 등의 관찰, 진단, 치료에 이용하며 화상전송시스템으로 이미지 센서(CCD, CMOS 등)를 내장한 연성 내시경

A31250.01 경성S자형결장경 [2] Sigmoidoscope, rigid 대장에서 직장의 관찰, 진단, 치료에 이용하는 경성 내시경

A31250.02 연성S자형결장경 [2] Sigmoidoscope, flexible, fibreoptic 대장에서 직장의 관찰, 진단, 치료에 이용하는 연성 내시경

A31250.03 비디오연성S자형결장경 [2] Sigmoidoscope, flexible, video 대장에서 직장의 관찰, 진단, 치료에 이용하며 화상전송시스템으로 이미지 센서(CCD, CMOS 등)를 내장한 연성 내시경

A31260.01 경성골반강경 [2] Culdoscope, rigid 자궁, 난소, 난관, 골반, 골반강 등의 관찰, 진단, 치료에 이용하는 경성 내시경

A31260.02 연성골반강경 [2] Culdoscope, flexible, fibreoptic 자궁, 난소, 난관, 골반, 골반강 등의 관찰, 진단, 치료에 이용하는 연성 내시경

A31260.03 비디오연성골반강경 [2] Culdoscope, flexible, video 자궁, 난소, 난관, 골반, 골반강 등의 관찰, 진단, 치료에 이용하며 화상전송시스템으로 이미지 센서(CCD, CMOS 등)를 내장한 연성 내시경

A31260.04 경성골반경 [2] Pelviscope 골반의 관찰 및 진단에 이용하는 경성 내시경

A31270.01 경성요도경 [2] Urethroscope, rigid 요도의 관찰, 진단, 치료에 이용하는 경성 내시경

A31270.02 연성요도경 [2] Urethroscope, flexible, fibreoptic 요도의 관찰, 진단, 치료에 이용하는 연성 내시경

A31270.03 비디오연성요도경 [2] Urethroscope, flexible, video 요도의 관찰, 진단, 치료에 이용하며 화상전송시스템으로 이미지 센서(CCD, CMOS 등)를 내장한 연성 내시경

A31280.01 경성자궁경 [2] Endoscope, hysteroscope, rigid 자궁강(자궁)의 관찰, 진단, 치료에 이용하는 경성 내시경. 자궁경(uteroscope)이라고도 한다.

A31280.02 연성자궁경 [2] Hysteroscope, flexible, fibreoptic 자궁강(자궁)의 관찰, 진단, 치료에 이용하는 연성 내시경. 자궁경(uteroscope)이라고도 한다.

A31280.03 비디오연성자궁경 [2] Hysteroscope, flexible, video 자궁강(자궁)의 관찰, 진단, 치료에 이용하며 화상전송시스템으로 이미지 센서(CCD, CMOS 등)를 내장한 연성 내시경

A31280.04 경성난관경 [2] Salpingoscope, rigid 난관의 관찰, 진단, 치료 등 또는 난자의 채취나 수정란의 주입 등에 이용하는 경성 내시경

A31280.05 연성난관경 [2] Salpingoscope, flexible, fibreoptic 난관의 관찰, 진단, 치료 등 또는 난자의 채취나 수정란의 주입 등에 이용하는 연성 내시경

A31280.06 비디오연성난관경 [2] Salpingoscope, flexible, video 난관의 관찰, 진단, 치료 등 또는 난자의 채취나 수정란의 주입 등에 이용하며 화상전송시스템으로 이미지 센서(CCD, CMOS 등)를 내장한 연성 내시경

A31290.01 경성복강경 [2] Laparoscope, rigid, optical 복강이나 후복막강 등의 관찰, 진단, 치료에 이용하는 경성 내시경

A31290.02 연성복강경 [2] Laparoscope, flexible, fibreoptic 복강이나 후복막강 등의 관찰, 진단, 치료에 이용하는 연성 내시경

A31290.03 비디오연성복강경 [2] Laparoscope, flexible, video 복강이나 후복막강 등의 관찰, 진단, 치료에 이용하며 화상전송시스템으로 이미지 센서(CCD, CMOS 등)를 내장한 연성 내시경

A31290.04 초음파경성복강경 [2] Laparoscope, rigid, ultrasonic 초음파 프로브를 내장한 것으로, 복강이나 후복막강 등의 관찰, 진단, 치료에 이용하는 영상장치를 갖춘 경성 내시경

A31290.05 초음파연성복강경 [2] Laparoscope, flexible, ultrasonic 초음파 프로브를 내장한 것으로, 복강이나 후복막강 등의 관찰, 진단, 치료에 이용하는 영상장치를 갖춘 연성 내시경

A31290.06 비디오경성복강경 [2] Laparoscope, rigid, video 복강이나 후복막강 등의 관찰, 진단, 치료에 이용하며 화상전송시스템으로 이미지 센서(CCD, CMOS 등)를 내장한 경성 내시경

A31300.01 경복벽양수경 [2] Vaginoscope 경복벽, 자궁 내의 태아를 관찰하기 위해 사용하는 내시경

A31310.01 경성코인두경 [2] Nasopharyngoscope, rigid 코, 인두 및 이관의 인두단을 관찰, 진단, 치료하는 데에 사용하는 경성 내시경

A31310.02 연성코인두경 [2] Nasopharyngoscope, flexible, fibreoptic 코, 인두 및 이관의 인두단을 관찰, 진단, 치료하는 데에 사용하는 연성 내시경

A31310.03 비디오연성코인두경 [2] Nasopharyngoscope, flexible, video 코, 인두 및 이관의 인두단을 관찰, 진단, 치료하는 데에 사용하며 화상전송시스템으로 이미지 센서(CCD, CMOS 등)를 내장한 연성 내시경

A31310.04 경성비강경 [2] Rhinoscope, rigid 외비공으로부터의 비강내의 관찰, 진단, 치료에 이용하는 경성 내시경

A31310.05 연성비강경 [2] Rhinoscope, flexible, fibreoptic 외비공으로부터의 비강내의 관찰, 진단, 치료에 이용하는 연성 내시경

A31310.06 비디오연성비강경 [2] Rhinoscope, flexible, video 외비공으로부터의 비강내의 관찰, 진단, 치료에 이용하며 화상전송시스템으로 이미지 센서(CCD, CMOS 등)를 내장한 연성 내시경

A31310.07 경성비인후경 [2] Nasopharyngo-laryngoscope, fibreoptic 비강에서 후두의 관찰, 진단, 치료에 이용하는 경성 내시경

A31310.08 연성비인후경 [2] Nasopharyngo-laryngoscope, fibreoptic, flexible 비강에서 후두의 관찰, 진단, 치료에 이용하는 연성 내시경

A31310.09 비디오연성비인후경 [2] Nasopharyngo-laryngoscope, fibreoptic, flexible, video 비강에서 후두의 관찰, 진단, 치료에 이용하며 화상전송시스템으로 이미지 센서(CCD, CMOS 등)를 내장한 연성 내시경

A31320.01 식도-위-십이지장경 [2] Esophagogastroduodenoscope 식도-위-십이지장을 관찰, 검사하는 데에 사용하는 내시경

A31320.02 초음파식도-위-십이지장경 [2] Esophagogastroduodenoscope, ultrasonic 초음파 프로브를 내장한 것으로 식도-위-십이지장의 관찰, 진단, 치료에 이용하는 영상장치를 갖춘 연성 내시경

A31330.01 담도췌장경 [2] Pancreatoscope, fibreoptic 담도 췌장을 관찰, 검사하는 데에 사용하는 내시경

A31340.01 경자궁내시경 [2] Amnioscope, transcervical 자궁 경관을 통해서 태아와 양수의 색, 양 등을 직접 관찰, 검사하는 데에 사용하는 내시경

A31350.01 경성신경내시경 [4] Neuroscope, rigid, reusable 중추신경계의 관찰, 진단, 치료에 이용하는 경성 내시경

A31350.02 연성신경내시경 [4] Neuroscope, flexible, fibreoptic 중추신경계의 관찰, 진단,

치료에 이용하는 연성 내시경

A31350.03 비디오연성신경내시경 [4] Neuroscope, flexible, video 중추신경계의 관찰, 진단, 치료에 이용하며 화상전송시스템으로 이미지 센서(CCD, CMOS 등)를 내장한 연성 내시경

A31350.04 일회용경성신경내시경 [4] Neuroscope, rigid, single-use 중추신경계의 관찰, 진단, 치료에 이용하는 일회용 경성 내시경

A31360.01 경성귀내시경 [1] Otoscope, rigid 이과영역, 주로 중이내의 관찰, 진단, 치료에 이용하는 경성 내시경

A31360.02 연성귀내시경 [1] Otoscope, flexible, fibreoptic 이과영역, 주로 중이내의 관찰, 진단, 치료에 이용하는 연성 내시경

A31360.03 비디오연성귀내시경 [2] Otoscope, flexible, video 이과영역, 주로 중이내의 관찰, 진단, 치료에 이용하며 화상전송시스템으로 이미지 센서(CCD, CMOS 등)를 내장한 연성 내시경

A31360.04 경성고막경 [1] Myrinxoscope, rigid 고막 등의 관찰, 진단, 치료에 이용하는 경성 내시경

A31370.01 경성인두경 [1] Thoracoscope, rigid 인두의 관찰, 진단, 치료에 이용하는 경성 내시경

A31370.02 연성인두경 [1] Thoracoscope, flexible, fibreoptic 인두의 관찰, 진단, 치료에 이용하는 연성 내시경

A31370.03 비디오연성인두경 [2] Thoracoscope, flexible, video 인두의 관찰, 진단, 치료에 이용하며 화상전송시스템으로 이미지 센서(CCD, CMOS 등)를 내장한 연성 내시경

A31380.01 의료용거울 [1] Surgical mirror 수술 시 수술 부위를 비춰주는 거울. 치과용은 여기에서 제외한다.

A32000 의료용 원심 분리기 Centrifuge for medical use

A32010.01 범용원심분리기 [1] Centrifuge, tabletop, low-/medium-speed, general-purpose 의료용 검체 등을 원심 분리하는 범용 기구로서 보통 저속(최고 6000rpm) 또는 중속(최고 12000rpm)의 기기이다

A32010.02 고속원심분리기 [1] Centrifuge, floor, ultrahigh-speed 보통 소량의 의료용 검체 등을 매우 고속(보통 최고 100000rpm)으로 원심 분리하는 기구

A32010.03 세포용원심분리기 [1] Centrifuge, tabletop, low-/medium-speed, cytological 액체에서 세포를 분리시키기 위한 원심분리기로서 일반적으로는 저속(6000rpm) 또는 중속(12000rpm)의 기기가 있다.

A32010.04 세포세정원심분리기 [1] Centrifuge, tabletop, low-speed, cell washing 전혈시료에서의 적혈구 분리 및 진단검사전의 잔여혈청 세정에 사용되며, 검사를 위한 세포 또는 적혈구를 원심분리한다. 일반적으로 저속도(최고 5000rpm) 기기이다.

A32020.01 의료용온도조절원심분리기 [2] Centrifuge, temperature control 검체의 특성에 맞게 챔버 내의 온도를 조절할 수 있는 원심 분리용 기구

A32030.01 헤마토크릿용원심분리기 [2] Centrifuge, tabletop, high-speed, microhaematocrit 헤마토크릿 측정용 원심 분리용 기구

A32040.01 혈구세척원심분리기 [2] Centrifuge, tabletop, low-speed, cell washing 면역 혈청을 검사하려고 세포, 혈청을 분리하는 기구

A33000 조직 가공기 Tissue processing device

A33010.01 수동식피부절제기 [1] Dermatome, manually-operated 피부이식을 목적으로 채피를 위해 이용하는 수동식 수술기구.

A33010.02 전동식피부절제기 [2] Dermatome, line-powered 피부이식의 목적으로 채피를 위해 이용하는 전동식 수술기구.

A33020.01 식피확장기 [2] Stretcher, skin 얇게 절개된 피부를 펴는 기구.

A33030.01 표본가공기 [1] Sample processing system 인체 조직 또는 체액 등의 표본을 검사하고자 탈석 회, 침윤, 절개, 현미경용 슬라이드 봉입, 도말 표본(smearing) 제작, 염색(staining) 등에 사용하는 기구. 조직 절편기(Microtome) 등을 포함한다.

A34000 의료용 정온기 Thermostats for medical use

A34010.01 의료용기챔버 [1] Chamber, anaerobic 산소가 없는 혐기성 환경을 유지하는 기구

A34020.01 의료용미생물배양기 [1] Culture medium, bacterial cultivation/identification 의료용으로 사용하는 미생물 배양용 기구

A34030.01 의료용세포·조직배양기 [1] Culture medium, tissue 세포 및 조직을 배양하는 기구

A34040.01 의료용가온기 [2] Warmer, blood/solution 전자파 방사(초단파, 극초단파 등)를 이용하지 않고 혈액, 혈장 등을 가온하는 기구.

A34040.02 전자파의료용가온기 [2] Warmer, blood, electromagnetic radiation 전자파 방사(초단파, 극초단파 등)를 이용하여 혈액, 혈장 등을 가온하는 기구.

A34040.03 복막관류액용가온기 [2] Warmer, peritoneal dialysate 복강에 복막관류액을 주입하기 전에 관류액을 가온하는 장치. 보통 투석액 백에 직접 방사열원을 접촉시켜 가온한다.

A34050.01 혈액냉장고 [2] Refrigerator for medical use, blood 혈액을 냉장 보관하는 기구

A34050.02 의약품냉장고 [1] Refrigerator for medical use, medicine 냉장저장을 요구하는 의약품을 냉장 보관하는 기구

A34060.01 혈액냉동고 [2] Freezer, blood product 혈액을 냉동 보관하는 기구

A34070.01 냉동혈액처리장치 [2] Freezer, blood 혈액의 용혈을 최소화하고자 냉동 전엔 글리세롤로 처리하고 용해 시엔 글리세롤을 제거하는 기구

A34080.01 혈액보관챔버 [2] Chamber, freezing 설정 온도에서 혈소판이 있는 혈장을 보관하는 기구

A34090.01 의료용냉동장치 [2] Freezer, laboratory 혈액 및 혈장 등을 냉동하는 기구

A34100.01 이식용장기보관기구 [2] Organ preservation/transport system, genral-purpose 이식용 장기를 제공자에게서 적출하여 그것이 이식될 때까지 보관하는 기구

A34100.02 장관용백 [2] Bag, colostomy, closed-ended, multiple-piece 외과적 수술 등 처치중에 장의 수분 손실을 방지하기 위해서 일시적으로 사용하는 용기

A34110.01 적출신장관류운송장치 [2] Organ preservation/transport system, kidney 공여자에게서 떼어낸 신장이 이식될 때까지 보전 유지하는 기구로서 튜브, 카테터, 접속기, 냉동 보존 용기, 저온 적출 장기 관류 장치 및 일회용 관류 세트 등으로 구성되어 있다.

A34120.01 의약품정온기 [2] Thermostat, liquid medicine 환자에게 필요한 온도의 약액을 주입하려고 약액을 체온과 유사한 온도로 유지하는 기구

A35000 전기 수술 장치 Electrosugical device

A35010.01 범용전기수술기 [3] Electrosurgical system, general-purpose 고주파 전류를 사용하여 절개 또는 응고 등에 사용하는 기구

A35010.02 내시경용전기수술기 [3] Electrosurgical system, endotherapy 내시경 시술시 의료용기구와 함께 사용하는 전기수술기

A35010.03 안과용전기수술기 [3] Electrosurgical system, ophthalmic 안과 시술시 조직 절단 및 응고 등에 사용하는 전기수술기

A35010.04 치과용전기수술기 [3] Electrosurgical system, dental 치과영역의 수술시에 고주파 전류를 사용하여 구강내 조직의 절개 또는 응고 등에 사용하는 전용전기술기

A35020.01 의료용전기소작기 [3] Electrosurgical system, ultrasonic/mechanical vibration 고주파 전류를 이용하여 조직의 소작 또는 지혈에 사용하는 기구

A35025.01 일회용손조절식전기수술기용전극 [2] Electrosurgical system electrode, hand-controlled, general-purpose, single-use 전기수술기 및 의료용 전기소작기 등 전기수술장치에 사용되는 손으로 조작하는 전극으로서 일회용이다. 펜형, 연필형 등이 있다.

A35025.02 재사용가능손조절식전기수술기용전극 [3] Electrosurgical system electrode, hand-controlled, general-purpose, reusable 전기수술기 및 의료용 전기소작기 등 전기수술장치에 사용되는 손으로 조작하는 전극으로서 재사용이 가능하다. 펜형, 연필형 등이 있다.

A35025.03 일회용발조절식전기수술기용전극 [2] Electrosurgical system electrode, foot-controlled, single-use 전기수술기 및 의료용 전기소작기 등 전기수술장치에 사용되는 발로 조작하는 전극으로서 일회용이다. 펜형, 연필형, 가위형, 나이프형 또는 족집게형 등이 있다.

A35025.04 재사용가능발조절식전기수술기용 전극 [3] Electrosurgical system electrode, foot-controlled, reusable 전기수술기 및 의료용 전기소작기 등 전기수술장치에 사용되는 발로 조작하는 전극으로서 재사용이 가능하다. 펜형, 연필형, 가위형, 나이프형 또는 족집게형 등이 있다.

A35025.05 탈모기용바늘형전극 [2] Epilator needle electrode 바늘형탈모기와 함께 사용하는 전극

A35025.06 탈모기용핀셋전극 [2] Epilator tweezer electrode 핀셋형탈모기와 함께 사용하는 전극

A35025.07 전기수술장치용핸드피스 [2] Electrosurgical system handpiece 전기수술기용 전극에 연결되는 손잡이 기구

A35030.01 의료용열소작기 [3] Electrocautery system generator 열선 팁으로 조직의 소작 또는 지혈에 사용하는 기기로서 교류 전원이나 전지 등을 사용하는 기구

A35040.01 의료용고주파열상발생기 [3] Lesion generator, radio-frequency 고주파 전류로 조직을 괴사시켜 신경 계통을 치료하는 기구

A35050.01 의료용고주파열상온도감시기 [2] Lesion temperature monitor 고주파 열상 발생기를 사용한 수술 부위의 온도를 감시하는 기구.

A35060.01 초자체흡인절단기 [3] Vitrectomy system 초음파 등을 이용하여 초자체 또는 수정체를 제거하는 기구

A35070.01 안과용전해장치 [3] Ophthalmic fibreoptic-light instrument 갈바닉 전류를 흘려 눈 주위의 모낭을 파괴하는 데에 사용하는 기구. 전지 등을 사용한다

A35080.01 수성체절단장치 [3] Phacoemulsification system, AC-powered 초음파를 이용하여 수정체의 혼탁을 분쇄, 제거하는 기구. 분쇄 침이 있는 에이시(AC) 전원을 사용한다

A35090.01 의료용광응고기 [3] Photocoagulator 혈관 지혈을 위하여 비간섭성 광원 에너지를 이용하는 기구

A35100.01 초음파수술기 [3] Instrument, ultrasonic surgical 초음파를 이용하여 수술에 이용하는 기구

A35100.02 고강도집속형초음파수술기 [3] High intensity focused Ultrasonic surgical system 고강도로 집적된 초음파를 이용하여 암 등을 치료하는 기구

A35100.03 집속형초음파자극시스템 [3] Focused ultrasound stimulator system 집속된 초음파를 사용하여, 국소적인 열 효과를 이용해 조직을 응고하거나 세포막을 기계적으로 파괴하는데 사용하는 기구

A35110.01 극초단파수술기 [3] Surgical unit, microwave 극초단파를 이용하여 수술하는 기구

A35120.01 바늘형탈모기 [3] Epilator, high frequency, needle-type 바늘 끝에 전류를 흘려 털 유두를 파괴하여 털을 제거하는 기구. 전류의 형태로는 고주파 교류직류 전류 등이 있다

A35130.01 핀셋형탈모기 [3] Epilator, high frequency, tweezer-type 핀셋의 양끝에 고주파 전류 등을 가하여 털을 제거하는 기구

A36000 냉동 수술 장치 Cryosurgery device

A36010.01 냉동수술기 [3] Cryosurgical system, mechanical 일정 부위에 극저온 프로브로 적용하여 조직을 파괴하는 등에 사용하는 기구

A36010.02 안과용냉동수술기 [3] Ophthalmic cryosurgical system, mechanical 안과영역에서 극저온 프로브로 적용하여 조직을 파괴하는 등에 사용하는 기구

A36020.01 냉동수술기용프로브 [2] Analgesia unit, cryogenic 냉동 수술기와 함께 사용하는 카테터형 프로브

A37000 레이저 진료기 Laser apparatus for medical use

A37010.01 탄산가스레이저수술기 [3] Laser, surgical, carbon dioxide 조직의 절개, 파괴, 제거 등을 목적으로 매질로서 탄산가스를 이용하는 레이저 수술기

A37010.02 색소레이저수술기 [3] Laser, surgical, dye 조직의 절개, 파괴, 제거 등을 목적으로 매질로서 유기화합물(색소, Dye)을 이용하는 레이저 수술기

A37010.03 아르곤레이저수술기 [3] Laser, surgical, argon 조직의 절개, 파괴, 제거 등을 목적으로 매질로서 아르곤을 이용하는 레이저 수술기

A37010.04 엔디야그레이저수술기 [3] Laser, surgical, Nd:YAG 조직의 절개, 파괴, 제거 등을 목적으로 매질로서 엔디야그를 이용하는 레이저 수술기

A37010.05 크립톤레이저수술기 [3] Laser surgical unit, krypton 조직의 절개, 파괴, 제거 등을 목적으로 매질로서 크립톤을 이용하는 레이저 수술기

A37010.06 루비레이저수술기 [3] Laser, surgical, ruby 조직의 절개, 파괴, 제거 등을 목적으로 매질로서 루비를 이용하는 레이저 수술기

A37010.07 구리증기레이저수술기 [3] Laser, surgical, copper vapor 조직의 절개, 파괴, 제거 등을 목적으로 매질로서 구리증기를 이용하는 레이저 수술기

A37010.08 알렉산드라이트레이저수술기 [3] Laser surgical unit, alexandrite 조직의 절개, 파괴, 제거 등을 목적으로 매질로서 알렉산드라트레이를 이용하는 레이저 수술기

A37010.09 홀뮴야그레이저수술기 [3] Laser, surgical, holmium:YAG 조직의 절개, 파괴, 제거 등을 목적으로 매질로서 홀뮴야그를 이용하는 레이저 수술기

A37010.10 반도체레이저수술기 [3] Laser surgical unit, diode 조직의 절개, 파괴, 제거 등을 목적으로 매질로서 반도체를 이용하는 레이저 수술기

A37010.11 기타레이저수술기 [3] Laser surgical unit, others 조직의 절개, 파괴, 제거 등을 목적으로 상기 이외의 매질을 사용하는 레이저 수술기

A37020.01 의료용레이저조사기 [3] Laser, therapeutic 통증 완화 등을 목적으로 방사되는 광에너지(레이저)를 피부에 쬐어 사용하는 기구.

A37030.01 안과용아르곤레이저수술기 [3] Laser, ophthalmic, argon 조직의 절개, 파괴, 제거 등을 목적으로 매질로서 아르곤을 이용하는 안과용 레이저 수술기

A37030.02 안과용엔디야그레이저수술기 [3] Laser, ophthalmic, Nd:YAG 조직의 절개, 파괴, 제거 등을 목적으로 매질로서 엔디야그를 이용하는 안과용 레이저 수술기

A37030.03 안과용크립톤레이저수술기 [3] Laser, ophthalmic, krypton 조직의 절개, 파괴, 제거 등을 목적으로 매질로서 크립톤을 이용하는 안과용 레이저 수술기

A37030.04 안과용반도체레이저수술기 [3] Laser, ophthalmic, diode 조직의 절개, 파괴, 제거 등을 목적으로 매질로서 반도체를 이용하는 안과용 레이저 수술기

A37030.05 안과용홀뮴야그레이저수술기 [3] Laser surgical unit, ophthalmic, holmium:YAG 조직의 절개, 파괴, 제거 등을 목적으로 매질로서 홀뮴야그을 이용하는 안과용 레이저 수술기

A37030.06 기타안과용레이저수술기 [3] Laser surgical unit, ophthalmic, others 조직의 절개, 파괴, 제거 등을 목적으로 상기 이외의 매질을 사용하는 안과용 레이저 수술기.

A38000 결찰기 및 봉합기 Instruments for ligature and suture

A38010.01 재사용가능의료용봉합기 [1] Suture instrument only, reusable 조직내 손상부위나 절개부위를 봉합사 등을 이용하여 봉합하는 데 사용하는 기구로서 재사용이 가능하다.

A38010.02 일회용의료용봉합기 [2] Suture instrument, single-use 조직내 손상부위나 절개부위를 봉합사 등을 이용하여 봉합하는 데 사용하는 기구로서 일회용이다.

A38010.03 비흡수성봉합사의료용봉합기 [3] Suture kit, non-absorbable 조직내 손상부위나 절개부위를 봉합사 등을 이용하여 봉합하는 데 사용하는 기구로서 비흡수성의 봉합사 등을 포함한다.

A38010.04 흡수성봉합사의료용봉합기 [4] Suture kit, absorbable 조직내 손상부위나 절개부위를 봉합사 등을 이용하여 봉합하는 데 사용하는 기구로서 흡수성의 봉합사 등을 포함한다.

A38020.01 재사용가능의료용결찰기 [1] Ligature implanting instrumentation, endoscopic 혈관 또는 조직을 결찰하는 데 사용하는 기구로서 재사용이 가능하다. 클램프 또는 클립을 가진 축과 이를 조작하는 손잡이로 구성된다.

A38020.02 일회용의료용결찰기 [2] Ligature

implanting instrumentation, endoscopic, single-use 혈관 또는 조직을 결찰하는 데 사용하는 기구로서 일회용이다. 클램프 또는 클립을 가진 축과 이를 조작하는 손잡이로 구성된다.

A38020.03 재사용가능제대결찰기 [1] Ligature implanting instrumentation, reusable 제대를 결찰하는 데 사용하는 기구로서 재사용이 가능하다. 클램프 또는 클립을 가진 축과 이를 조작하는 손잡이로 구성된다.

A38020.04 일회용제대결찰기 [2] Umbilical ligator 제대를 결찰하는 데 사용하는 기구로서 일회용이다. 클램프 또는 클립을 가진 축과 이를 조작하는 손잡이로 구성된다.

A38020.05 식도정맥결찰기 [1] Oesophageal endotherapy ligator, reusable 식도를 결찰하는 데 사용하는 기구로서, 클램프 또는 클립을 가진 축과 이를 조작하는 손잡이로 구성된다.

A38020.06 요실금거상기 [1] Elevator, incontinence 요실금 치료시 방광 경부를 실로 끌어올리는 데 사용하는 기구

A38030.01 치질결찰기 [2] Haemorrhoid ligator 치질 주변을 밴드로 묶거나 결찰하여 치핵 조직의 혈류를 저지하는 데 사용하는 기구.

A38040.01 의료용봉합유지기 [1] Suture retention device 봉합사의 장력을 환부부다 넓은 부위로 분포시켜 상처 치료를 보조하는 데 사용하는 기구로서 잔류 브리지, 외과용 버튼, 봉합받침 등을 포함한다.

A38070.01 의료용결찰사수송기및운반기 [1] Wire/ligature passer 의료용 결찰사를 수송하거나 운반하는 기구.

A38080.01 의료결찰안내기 [1] Ligature director 결찰을 용이하게 하기 위해 사용하는 기구

A38090.01 코용클립 [1] Clip, nose 코를 통한 공기의 흐름을 일시적으로 막기 위해 사용하는 기구

A38090.02 일회용피부클립 [2] Surgical clip, skin, single-use 피부 절개면을 접속하거나 또는 전극 등 의료용 기구를 피부에 고정하기위해 사용하는 일회용 기구

A38090.03 재사용가능두피클립 [1] Scalp haemostasis clip, reusable 두피 수술시에 지혈을 하기 위해서 사용하는 클립으로서 재사용이 가능하다.

A38090.04 일회용두피클립 [2] Scalp haemostasis clip, single-use 두피 수술시에 지혈을 하기 위해서 사용하는 클립으로서 일회용이다.

A38090.05 의료기구용클립 [1] Clip, surgical, external 인체조직을 제외한 의료기기 등을 일시적으로 고정하거나 잡아주기 위해 사용하는 기구

A38090.06 의료용일반클립 [2] Clip, surgical, general use 혈관, 조직 또는 수술부위를 접속하기 위해 사용하는 기구로서 영구이식형은 여기에서 제외한다.

A38090.07 체내지혈용클립 [2] Clip, implantable, haemostatic 혈관, 조직 또는 수술부위 등의 지혈에 사용하는 기구로서 영구이식형은 여기에서 제외한다.

A38090.08 소혈관용클립 [3] Clip, implantable, mini-vascular ligating 소혈관을 압박하여 혈류를 폐색하기 위한 이식형 기구로서 뇌혈관용은 여기에서 제외한다.

A38090.09 동맥류용클립 [4] Aneurysm clip 잔여 혈관으로부터 동맥류를 분리하기 위해 동맥, 정맥, 또는 심장에 적용하는 이식용 기구.

A38090.10 뇌동맥류용클립 [4] Clip, internal, aneurysm, intracranial 잔여 혈관으로부터 동맥류를 분리하기 위해 뇌동맥에 적용하는 이식용 기구.

A38090.11 흡수성수술용클립 [4] Clip, surgical, absorbable 절개후 피부 또는 조직을 접속하거나 출혈을 조절하기 위해 사용하는 흡수성 기구

A38090.12 비흡수성수술용클립 [3] Clip, surgical, non-biodegradable 절개후 피부 또는 조직을 접속하거나 출혈을 조절하기 위해 사용하는 비흡수성 기구

A38170.01 피부용멸균스태플 [2] Skin staple, sterile 피부 상처 또는 절개부위를 일시적으로 접속하기 위한 멸균 일회용 기구

A38170.02 비흡수성체내용스태플 [3] Surgical staple, non-biodegradable 체내조직 등을 접속하는 데 사용하는 비흡수성 재료의 기구

A38170.03 흡수성체내용스태플 [4] Fixation staple, tissue, biodegradable 체내조직 등을 접속하는 데 사용하는 흡수성 재료의 기구

A38170.04 대정맥용클립 [4] Clip, vena-cava 혈류의 정지 없이 혈전색전의 통과를 방지하기 위해 대정맥을 부분적으로 폐색하는 데 사용하는 이식형 외혈관 기구

A38190.01 재사용가능혈관류용클립용기구 [1] Applier, surgical clip 지혈용 클립의 조형, 절단, 제거, 삽입 등에 사용하는 기구로서 재사용이 가능하다

A38190.02 재사용가능지혈용클립용기구 [1] Surgical clip applier, haemostatic, reusable 혈관류클립의 조형, 절단, 제거, 삽입 등에 사용하는 기구로서 재사용이 가능하다

A38190.03 일회용지혈용클립용기구 [2] Surgical clip applier, haemostatic, single-use 클립의 조형, 절단, 제거, 삽입 등에 사용하는 기구로서 일회용이다

A38200.01 일반스태플용기구 [1] Applier, staple, surgical, 스태플의 조형, 절단, 삽입 등에 사용하는 기구

A38200.02 재사용가능수술용스태플용기구 [1] Surgical stapler, reusable 외과 수술시 스태플의 조형 등에 사용하는 기구로서 재사용이 가능하다.

A38200.03 일회용수술용스태플용기구 [2] Applier, surgical staple, cutting, single-use 외과 수술시 스태플의 조형 및 조직의 절단 등에 사용하는 기구로서 일회용이다.

A38200.04 스태플제거기 [1] Surgical staple remover, reusable 스태플 제거에 사용하는 기구로서 재사용이 가능하다.

A38210.01 클립형배꼽폐색기 [2] Umbilical cord clip 신생아 배꼽의 혈관을 막기 위한 클립형 기구

A38210.02 줄형배꼽폐색기 [2] Rope, surgical, umbilical, single-use 신생아 배꼽의 혈관을 막기 위한 줄형 기구

A38210.03 테이프형배꼽폐색기 [2] Umbilical tape 신생아 배꼽의 혈관을 막기 위한 테이프형 기구

A38220.01 태아두피용바늘형전극 [2] Foetal scalp electrode clip 태아의 생체 신호를 모니터링할 수 있도록 자궁내 태아의 두피에 부착하여 전기신호를 전달하는 바늘형 전극.

A38220.02 태아두피용클립형전극 [2] Foetal scalp electrode 태아의 생체 신호를 모니터링할 수 있도록 자궁내 태아의 두피에 부착하여 전기신호를 전달하는 클립형 전극.

A38230.01 포피제거기 [2] Circumcision clamp, single-use 환 형태의 고리 등을 이용하여 포피를 제거하는 기기

A38240.01 위내식욕억제용밴드 [4] Gastric appetite-suppressing band 위에 장착하여 식욕을 억제하기 위해 사용하는 기구

A38250.01 체내용봉합유지기 [3] Suture retention device, internal 외과수술 시 체내에서 봉합사와 함께 사용되어 봉합사의 장력을 환부보다 넓은 부위로 분포시켜 상처 치료를 보조하는 데 사용하는 기구

A39000 의료용 흡인기 Aspirators for medical use

A39010.01 수동식의료용흡인기 [1] Suction system, manually-operated 혈액, 체액 및 여드름 등을 흡인하는 의료용 수동식 기구.

A39010.02 전동식의료용흡인기 [2] Suction system, general-purpose, line-powered 혈액, 체액 및 여드름 등을 흡인하는 의료용 전동식 기구로서 외부진공압을 이용하는 것을 포함한다.

A39010.03 지방흡인기 [2] Liposuction system 지방흡인술시 피하지방을 제거하기 위하여 사용하는 흡인기

A39010.04 범용수술용관류흡인기 [2] Suction system, surgical wound 수술시에 수술부위의 관찰을 용이하게 하거나 적출물 등을 제거하기 위하여 범용적으로 사용하는 흡인기

A39010.05 안과용관류흡인기 [2] Suction system, ophthalmic 안과적 수술시에 수술부위의 관찰을 용이하게 하거나 적출물 등을 제거하기 위하여 사용하는 흡인기

A39010.06 혈전흡인기 [2] Suction system, thrombus 심장 및 심장 주위의 동맥에 발생된 혈전을 제거하기 위해서 사용하는 흡인기

A39010.07 코용관류흡인장치 [2] Suction system, nasal 코 부위 수술시에 수술부위의 관찰을 용이하게 하거나 적출물 등을 제거하기 위하여 사용하는 흡인기

A39010.08 확장용의료용흡인기 [2] Suction system, diastolic 혈액, 체액 및 여드름 등을 흡인하는 의료용 기구로서 확장, 확대 등 인체 구조에 영향을 줄 목적으로 사용한다.

A39020.01 분만용흡인기 [2] Suction system, fetal 진공압으로 태아의 머리를 흡착하여 분만을 돕는 기구. 일반적으로 컵, 고무관, 진공 발생원, 진공 조절기 등이 포함된다.

A39030.01 의료용저압지속흡인기 [2] Suction system, low pressure 배액 등을 하기 위하여 저압을 지속적으로 흡인하는 기구.

A39030.02 흉강흡인기 [2] Thoracic suction system 외상, 수술 등에 의해서 흉강내에 발생되는 체액을 흡인하는 기구.

A39050.01 수동식모유착유기 [1] Pump, breast, manually-powered 유방에서 모유를 흡인하는 수동식 기구.

A39050.02 전동식모유착유기 [2] Pump, breast, electrically-powered 유방에서 모유를 흡인하는 전동식 기구.

A39050.03 수동식함몰유두교정기 [1] Breast pump, manually-powerd 음압을 이용하여 함몰된 유두를 돌출시기는 수동식 기구

A39050.04 전동식함몰유두교정기 [2] Breast pump, electrically-powered 음압을 이용하여 함몰된 유두를 돌출시기는 전동식 기구

A39060.01 골시멘트모노머증기흡인기 [1] Suction system, cement monomer vapor 수술 중 골 시멘트의 모노머 증기 등을 흡인 제거하는 기구.

A39070.01 자궁경부(내막)흡인기 [2] Abortion suction system 주사기, 유리관, 피펫, 카테터 등을 이용해서 자궁 경관 점막(자궁 내막)에서부터 조직 채취(물질 흡인) 등을 하는 기구.

A40000 기흉기 및 기복기 Pneumothorax and Pnemoperitoneum apparatus

A40010.01 기흉기 [2] Pnemothorax apparatus 흉강 내에 액체 또는 가스를 넣어 확장하는 데에 사용하는 기기

A40020.01 기복기 [2] Pnemoperitoneum apparatus 복강 내 검사 또는 시야 확보를 위하여 복막 내에 액체 또는 가스 등을 넣어 확장하는 데에 사용하는 기기

A40030.01 자궁확장기 [2] Insufflator, hysteroscopic 자궁 내 검사를 위하여 자궁강에 액체 또는 가스를 넣어 확장하는 데에 사용하는 기기

A41000 의료용 칼 Knives for medical use

A41010.01 재사용가능수동식의료용칼 [1] Knife, manually-operated, reusable 인체 조직의 절단 및 절개 등에 사용하는 수동식 의료용 칼로서 재사용이 가능하다.

A41010.02 일회용수동식의료용칼 [2] Knife, manually-operated, single-use 인체 조직의 절단 및 절개 등에 사용하는 수동식 의료용 칼로서 일회용이다.

A41010.03 재사용가능안과용칼 [1] Knife, orthopaedic, reusable 눈과 주변조직의 절단 및 절개 등에 사용하는 수동식 의료용 칼로서 재사용이 가능하다.

A41010.04 일회용안과용칼 [2] Knife, orthopaedic, single-use 눈과 주변조직의 절단 및 절개 등에 사용하는 수동식 의료용 칼로서 일회용이다.

A41010.05 재사용가능수정체주머니절개용칼 [1] Knife, capsula bag, reusable 눈의 수정체주머니를 절개하는데 사용하는 수동식 칼로서 재사용이 가능하다.

A41010.06 일회용수정체주머니절개용칼 [2] Knife, capsula bag, single-use 눈의 수정체주머니를 절개하는데 사용하는 수동식 칼로서 일회용이다.

A41010.07 재사용가능치과용칼 [1] Knife, manually-operated, dental, reusable 치과 진료 등에 사용하는 수동식 의료용 칼로서 재사용이 가능하다.

A41010.08 일회용치과용칼 [2] Knife, manually-operated, dental, single-use 치과 진료 등에 사용하는 수동식 의료용 칼로서 일회용이다.

A41010.09 전동식의료용칼 [2] Knife, electrically-powered 인체 조직의 절단 및 절개 등에 사용하는 기구로서 동력을 제공하는 부분이 포함된 전동식 칼.

A41010.10 수압식의료용칼 [2] Knife, water jet 인체 조직의 절단 및 절개 등에 사용하는 고압수 분사방식 수술기구

A42000 의료용 가위 Scissors for medical use

A42010.01 재사용가능수동식의료용가위 [1] Scissors, manually-operated, reusable 인체 조직의 절단 및 절개 등에 사용하는 수동식 의료용 가위로서 재사용이 가능하다.

A42010.02 일회용수동식의료용가위 [2] Scissors, manually-operated, single-use 인체 조직의 절단 및 절개 등에 사용하는 수동식 의료용 가위로서 일회용이다.

A42010.03 재사용가능안과용가위 [1] Scissors, orthopaedic, reusable 눈과 주변조직의 절단 및 절개 등에 사용하는 수동식 의료용 가위로서 재사용이 가능하다.

A42010.04 일회용안과용가위 [2] Scissors, ophthalmic, single-use 눈과 주변조직의 절단 및 절개 등에 사용하는 수동식 의료용 가위로서 일회용이다.

A42010.05 재사용가능치과용가위 [1] Scissors, dental, reusable 치과 진료 등에 사용하는 수동식 의료용 가위로서 재사용이 가능하다.

A42010.06 일회용치과용가위 [2] Scissors, dental, single-use 치과 진료 등에 사용하는 수동식 의료용 가위로서 일회용이다.

A42010.07 전동식의료용가위 [2] Scissors, electrically-powered 인체 조직의 절단 및 절개 등에 사용하는 기구로서 동력을 제공하는 부분이 포함된 전동식 가위.

A43000 의료용 큐렛 Curettes for medical use

A43010.01 재사용가능수동식의료용큐렛 [1] Curette, manually-operated, reusable 인체 조직의 획득 및 제거 등에 사용하는 수동식 의료용 큐렛으로서 재사용이 가능하다. 숟가락, 고리 형태 등을 포함한다.

A43010.02 일회용수동식의료용큐렛 [2] Curette, manually-operated, single-use 인체 조직의 획득 및 제거 등에 사용하는 수동식 의료용 큐렛으로서 일회용이다. 숟가락, 고리 형태 등을 포함한다.

A43010.03 재사용가능안과용큐렛 [1] Curette, ophthalmic, reusable 눈과 주변조직의 획득 및 제거 등에 사용하는 수동식 의료용 큐렛으로서 재사용이 가능하다. 숟가락, 고리 형태 등을 포함한다.

A43010.04 일회용안과용큐렛 [2] Curette, ophthalmic, single-use 눈과 주변조직의 획득 및 제거 등에 사용하는 수동식 의료용 큐렛으로서 일회용이다. 숟가락, 고리 형태 등을 포함한다.

A43010.05 재사용가능치과용큐렛 [1] Dental curette, basic 치과 진료 등에 사용하는 수동식 의료용 큐렛으로서 재사용이 가능하다. 숟가락, 고리 형태 등을 포함한다.

A43010.06 일회용치과용큐렛 [2] Curette, dental, single-use 치과 진료 등에 사용하는 수동식 의료용 큐렛으로서 일회용이다. 숟가락, 고리 형태 등을 포함한다.

A43010.07 전동식의료용큐렛 [2] Curette, electrically-powered 인체 조직의 획득 및 제거 등에 사용하는 기구로서 동력을 제공하는 부분이 포함된 전동식 큐렛. 숟가락, 고리 형태 등을 포함한다.

A43010.08 전동식치과용큐렛 [2] Curette, dental, electrically powered 치과 진료시 염증조직이나 이물질을 제거하는 기구로서 동력을 제공하는 부분이 포함된 전동식 큐렛. 숟가락, 고리 형태 등을 포함한다.

A44000 의료용 클램프 Clamp for medical use

A44010.01 재사용가능대동맥클램프 [1] Clamp, aorta, reusable 외과수술시 대동맥의 일시적 지혈을 목적으로 한 수술기구로서 인서터를 포함하기도 하며 재사용이 가능하다. 대동맥문합클램프 및 대동맥류클램프 등을 포함한다.

A44010.02 일회용대동맥클램프 [2] Clamp, surgical, aorta, single-use 외과수술시 대동맥의 일시적 지혈을 목적으로 한 수술기구로서 일회용이다. 대동맥문합클램프 및 대동맥류클램프 등을 포함한다.

A44010.03 재사용가능동맥클램프 [1] Clamp, artery, reusable 외과수술시 동맥의 일시적 지혈을 목적으로 한 수술기구로서 재사용이 가능하다.

A44010.04 일회용동맥클램프 [2] Clamp, surgical, artery, single use 외과수술시 동맥의 일시적 지혈을 목적으로 한 수술기구로서 일회용이다.

A44010.05 재사용가능경동맥클램프 [1] Clamp, carotid, reusable 외과수술시 경동맥의 일시적 지혈을 목적으로 한 수술기구로서 재사용

이 가능하다.

A44010.06 일회용경동맥클램프 [2] Clamp, surgical, carotid, single use 외과수술시 경동맥의 일시적 지혈을 목적으로 한 수술기구로서 일회용이다.

A44010.07 재사용가능혈관클램프 [1] Clamp, vascular, reusable 외과수술시 그밖의 혈관의 일시적 지혈을 목적으로 한 수술기구로서 재사용이 가능하다. 말초혈관 클램프 및 장골동맥클램프 등을 포함한다.

A44010.08 일회용혈관클램프 [2] Clamp, surgical, vascular, single-use 외과수술시 그 밖의 혈관의 일시적 지혈을 목적으로 한 수술기구로서 일회용이다. 말초혈관 클램프 및 장골동맥클램프 등을 포함한다.

A44010.09 재사용가능기관지클램프 [1] Clamp, bronchus, reusable 외과수술시 기관지를 압박하기 위한 수술기구로서 재사용이 가능하다.

A44010.10 일회용기관지클램프 [2] Clamp, surgical, bronchus, single-use 외과수술시 기관지를 압박하기 위한 수술기구로서 일회용이다.

A44010.11 재사용가능치핵클램프 [1] Clamp, haemorrhoidal, reusable 치질 수술시 사용하는 비멸균 클램프로서 사용자가 멸균하여 재사용이 가능하다.

A44010.12 일회용치핵클램프 [2] Clamp, surgical, haemorrhoidal, single-use 치질 수술시 사용하는 멸균 일회용 클램프

A44010.13 재사용가능직장클램프 [1] Clamp, rectal, single-use 직장, 직장판 또는 항문관을 잡거나 연결, 압박 또는 지지하기 위해 사용하는 수술기구로서 재사용이 가능하다.

A44010.14 일회용직장클램프 [2] Clamp, surgical, rectal, single-use 직장, 직장판 또는 항문관을 잡거나 연결, 압박 또는 지지하기 위해 사용하는 수술기구로서 일회용이다.

A44010.15 재사용가능장관클램프 [1] Clamp, intestinal, reusable 소화관 수술시 장관을 잡거나 연결, 압박 또는 지지하기 위해 이용하는 수술기구로서 재사용이 가능하다.

A44010.16 일회용장관클램프 [2] Clamp, surgical, intestinal, single-use 소화관 수술시 장관을 잡거나 연결, 압박 또는 지지하기 위해 이용하는 수술기구로서 일회용이다.

A44010.17 재사용가능안과용클램프 [1] Clamp, ophthalmic, reusable 안과수술시 눈 또는 주변조직을 잡거나 연결, 압박 또는 지지하기 위해 이용하는 수술기구로서 재사용이 가능하다.

A44010.18 일회용안과용클램프 [2] Clamp, surgical, ophthalmic, single-use 안과수술시 눈 또는 주변조직을 잡거나 연결, 압박 또는 지지하기 위해 이용하는 수술기구로서 일회용이다.

A44010.19 재사용가능요실금용클램프 [1] Clamp, incontinence, reusable 요도를 압박하기 위한 수술기구로서 사용자가 멸균하여 재사용이 가능하다.

A44010.20 일회용요실금용클램프 [2] Clamp, surgical, incontinence, single-use 요도를 압박하기 위한 수술기구로서 멸균된 일회용이다.

A44010.21 재사용가능머리뼈클램프 [1] Clamp, skull, reusable 머리와 목을 특정위치로 고정하기 위해 머리뼈를 잡기 위한 기구로서 재사용이 가능하다. 보통 뇌수술시 사용한다.

A44010.22 재사용가능음경클램프 [1] Clamp, penile, reusable 외과수술시 음경을 잡거나 조작하기 위해 사용하는 수술기구로서 재사용이 가능하다.

A44010.23 일회용음경클램프 [2] Penile clamp, single-use 외과수술시 음경을 잡거나 조작하기 위해 사용하는 수술기구로서 일회용이다.

A44010.24 재사용가능음경포피클램프 [1] Clamp, circumcision, reusable 포경수술시 음경포피를 압박하기 위해 사용하는 수술기구로서 재사용이 가능하다.

A44010.25 일회용음경포피클램프 [2] Circumcision clamp, single-use 포경수술시 음경포피를 압박하기 위해 사용하는 수술기구로서 일회용이다.

A44010.26 재사용가능골클램프 [1] Clamp, bone, reusable 외과수술시에 뼈를 잡거나 골절된 뼈조각의 근위부 또는 원위부의 접합이 용이하도록 근접시키는데 사용하는 수술기구로서 재사용이 가능하다.

A44010.27 일회용골클램프 [2] Clamp, surgical, bone, single-use 외과수술시에 뼈를 잡거나 골절된 뼈조각의 근위부 또는 원위부의 접합이 용이하도록 근접시키는데 사용하는 수술기구로서 일회용이다.

A44010.28 재사용가능범용수동식의료용클램프 [1] Clamp, manually-operated, reusable 진료시 집게 및 조직 등을 고정하는 데 사용하는 그 밖의 기구로서 재사용 가능하다. 튜브 클램프, 수술 및 진료시 기구 등을 고정시키는 안전핀을 포함한다.

A44010.29 일회용범용수동식의료용클램프 [2] Clamp, manually-operated, single-use 진료시 집게 및 조직 등을 고정하는 데 사용하는 그 밖의 기구로서 일회용이다. 튜브클램프를 포함한다.

A44010.30 범용전동식의료용클램프 [2] Clamp, electrically-powered 진료시 집게 및 조직 등을 고정하는 데 사용하는 그 밖의 기구로서 동력을 제공하는 부분이 포함되어 있다.

A45000 의료용 겸자 Forceps for medical use

A45010.01 재사용가능범용수동식의료용핀셋 [1] Forceps, dressing, manually-operated, reusable 진료시에 일반적으로 사용되는 핀셋으로 재사용이 가능하다.

A45010.02 일회용범용수동식의료용핀셋 [2] Forceps, dressing, manually-operated, single-use 진료시에 일반적으로 사용되는 핀셋으로 일회용이다.

A45010.03 전동식의료용핀셋 [2] Forceps, dressing, electrically-powered 진료시에 일반적으로 사용되는 기구로서 동력을 제공하는 부분이 포함된 전동식 핀셋

A45010.04 치과교합지용핀셋 [1] Forceps, articulation paper 치과용 교합지를 지지하는 등에 사용하는 핀셋

A45010.05 치과치료용핀셋 [1] Forceps, dental 치과에서 구강내에 사용되는 핀셋

A45020.01 재사용가능의료용겸자 [1] Forceps, reusable 진료시 조직을 잡거나 조작, 압박, 절단 또는결합하기 위해 일반적으로 사용하는 겸자로서 재사용이 가능하다.

A45020.02 일회용의료용겸자 [2] Forceps, single-use 진료시 조직을 잡거나 조작, 압박 또는 결합하기 위해 일반적으로 사용하는 겸자로서 일회용이다.

A45020.03 전동식의료용겸자 [1] Forceps, electrically-powered 진료시 조직을 잡거나 조작, 압박 또는 결합하기 위해 일반적으로 사용하는 수술용기구로서 동력을 제공하는 부분이 포함된 전동식 겸자.

A45020.04 결석제거용겸자 [1] Stone retrieval forceps 요로결석 또는 담낭결석을 제거하거나 조작하는데 사용하는 기구로서 두개의 날이 두개의 손잡이에 붙어 있는 형태가 있다.

A45020.05 골겸자 [1] Forceps, bone 수술시 뼈를 잡거나 자르거나 부수는데사용하는 기구로서 강한 칼날이나 톱니가 있다.

A45020.06 재사용가능안과용겸자 [1] Ophthalmic forceps, tissue, reusable 안과영역에서 눈이나 눈의 주변조직을 잡는 등에 사용하는 기구로서 재사용이 가능하다.

A45020.07 발치용겸자 [1] Tooth extraction forceps 치과에서 치아를 잡고 발치하는 수동식 기구

A45020.08 교정용겸자 [1] Forceps, dental, orthodontic 치과 교정용 재료를 보호 유지하거나 금속편 또는 와이어를 굴곡 하기 위해 사용하는 기구로서 치아의 접착제를 제거하거나 치아와 교정용 재료를 분리하는 경우에도 사용된다.

A45020.09 치근제거용겸자 [1] Forceps, dental, root extraction 치과에서 미세한 치근을 제거하는 데 사용하는 기구

A45020.10 크라운제거용겸자 [1] Forceps, dental, crown removal 치과에서 버를 이용하여 크라운을 절단한 후 크라운을 제거하는데 사용하는 기구

A45020.11 일회용안과용겸자 [2] Ophthalmic forceps, tissue, single-use 안과영역에서 눈이나 눈의 주변조직을 잡는 등에 사용하는 기구로서 일회용이다.

A46000 의료용 톱 Saw for medical use

A46010.01 수동식의료용톱 [1] Saw, surgical, manually-operated, flexible 조직 등을 절단하는 톱 형태의 수동식 기기

A46010.02 전동식의료용톱 [2] Saw, surgical, electrically-powered 조직 등을 절단하는 톱

형태의 전동식 기기

A46020.01 수동식의료용석고절단기 [1] Cast cutter, manually-operated 외과적 시술시 스프린트 및 석고 등을 절단하는 수동식 기기

A46020.02 전동식의료용석고절단기 [2] Cast cutter, line-powered 외과적 시술시 스프린트 및 석고 등을 절단하는 전동식 기기

A46020.03 공압식의료용석고절단기[2] Cast cutter, pneumatically-powered 외과적 시술시 스프린트 및 석고 등을 절단하는 공기압식 기기

A46030.01 치과용석고모형절단기 [1] Cutter, dental, plaster model 치과에서 석고 모형 절단에 사용하는 기구

A47000 의료용 끌 Chisel for medical use

A47010.01 수동식의료용끌 [1] Chisel, surgical, manually-operated 뼈 등의 단단한 조직을 절단하거나 조정하기 위해 사용하는 수동식 기구

A47010.02 전동식의료용끌 [2] Chisel, surgical, electrically-powered 뼈 등의 단단한 조직을 절단하거나 조정하기 위해 사용하는 전동식 기구

A47020.01 수동식절골기 [1] Gouge, surgical, manually-operated 뼈에 홈 및 구멍을 파기 위하여 사용하는 수동식 의료용 정

A47020.02 전동식절골기 [2] Gouge, surgical, electrically-powered 뼈에 홈 및 구멍을 파기 위하여 사용하는 전동식 의료용 정

A48000 의료용 박리자 Raspatories for medical use

A48010.01 수동식의료용기자 [1] Elevator, surgical, manually-operated 조직이나 골의 단면 또는 치근, 수술기구 등을 들어올리는 수동식 기구. 엘리베이터(Elevator), 골막 기자(Periosteum elevator), 리프터(Lifter) 등을 포함한다

A48010.02 크라운제거용기자 [1] Elevator, dental, crown removal 버를 사용하여 크라운을 절단한 후 치아와 크라운 사이 접착제를 분리시킴으로써 크라운을 완전히 제거하는 데 사용하는 기구

A48010.03 전동식의료용기자 [2] Elevator, surgical, electrically-powered 조직이나 골의 단면 또는 치근, 수술기구 등을 들어올리는 전동식 기구. 엘리베이터(Elevator), 골막 기자(Periosteum elevator), 리프터(Lifter) 등을 포함한다

A48010.04 치과용기자 [1] Root elevator 치과 치료 시 발치를 위해 치아조직 또는 다른 해부학적 구조 등을 들이 올리는 네 이용하는 수술용 기기

A48020.01 수동식골막박리기 [1] Dissector, periosteum, manually-operated 골막을 박리하는 수동식 기기

A48020.02 전동식골막박리기 [2] Dissector, periosteum, electrically-powered 골막을 박리하는 전동식 기기

A48030.01 수동식의료용스트리퍼 [1] Stripper, surgical, manually-operated 인대, 힘줄, 또는 혈관 등의 부분을 절제하는 데에 사용하는 수동식 수술 기기.

A48030.02 전동식의료용스트리퍼 [2] Stripper, surgical, electrically-powered 인대, 힘줄, 또는 혈관 등의 부분을 절제하는 데에 사용하는 전동식 수술 기기.

A48040.01 수동식요도박리기 [1] Dissector, urethra, manually-operated 협착된 요도를 절제하는 수동식 기구

A48040.02 전동식요도박리기 [2] Dissector, urethra, electrically-powered 협착된 요도를 절제하는 전동식 기구

A48050.01 재사용가능조직박리기 [1] Tissue dissector, reusable 체내에 삽입된 카테터 등의 의료기기에 유착된 조직을 분리하기 위해 사용하는 재사용가능 기기

A48050.02 일회용조직박리기 [2] Tissue dissector, single-use 체내에 삽입된 카테터 등의 의료기기에 유착된 조직을 분리하기 위해 사용하는 일회용 멸균 기기

A49000 의료용 망치 Mallet for medical use

A49010.01 수동식의료용망치 [1] Hammer, surgical, manually-operated 인공보철물, 핀, 나사, 판 또는 기구 등에 충격을 가하는 다양한 수술에 사용하는 망치 모양의 수동식 기구

A49010.02 전동식의료용망치 [2] Hammer, surgical, electrically-powered 인공보철물, 핀, 나사, 판 또는 기구 등에 충격을 가하는 다양한 수술에 사용하는 망치 모양의 전동식 기구

A50000 의료용 줄 File for medical use

A50010.01 수동식의료용줄 [1] Rasp, surgical, bone, manually-operated 진료시 조직을 연마하기나 절단하기 위하여 사용되는 수동식 줄

A50010.02 전동식의료용줄 [2] Rasp, surgical, bone, electronically-operated 진료시 조직을 연마하거나 절단하기 위하여 사용되는 전동식 줄

A50010.03 치과근관치료용줄 [1] File, pulp canal, endodontic 치과 진료 시 근관 치료에 사용되는 파일

A51000 의료용 레버 Lever for medical use

A51010.01 수동식의료용레버 [1] Lever, surgical, bone, manually-operated 진료 시 조직을 열거나 벌리는 데에 사용하는 수동식 레버

A51010.02 전동식의료용레버 [2] Lever, surgical, bone, electrically-powered 진료 시 조직을 열거나 벌리는 데에 사용하는 전동식 레버

A52000 의료용 올가미 Snare for medical use

A52010.01 수동식의료용올가미 [1] Snare, surgical, bone, manually-operated 올가미 형태의 수동식 절제기로서 편도 절제기(Tonsillectome) 등을 포함한다.

A52010.02 전동식의료용올가미 [2] Snare, surgical, bone, electrically-powered 올가미 형태의 전동식 절제기로서 편도 절제기(Tonsillectome) 등을 포함한다.

A53000 주사침 및 천자 침 Needle for syringe and puncture

A53010.01 비멸균주사침 [1] Needle, aspiration/injection, reusable 인체에 의약품 등을 주입하거나 체액을 흡인하는 데에 사용하는 비멸균 침으로서 사용 전에 멸균한다.

A53010.02 멸균주사침 [2] Needle, aspiration/injection, single-use 인체에 의약품 등을 주입하거나 체액을 흡인하는 데에 사용하는 멸균 침.

A53010.03 재사용가능담관조영침 [1] Needle, cholangiographic, reusable 담관 조영을 목적으로 조영제를 주입하기 위하여 사용하는 침으로서 재사용이 가능하다.

A53010.04 일회용담관조영침 [2] Cholangiographic procedure needle 담관 조영을 목적으로 조영제를 주입하기 위하여 사용하는 침으로서 일회용이다.

A53010.05 재사용가능동맥주사침 [1] Needle, artery, reusable 동맥 주사용 침으로서 재사용이 가능하다.

A53010.06 일회용동맥주사침 [2] Needle, artery, single-use 동맥 주사용 침으로서 일회용이다.

A53010.07 헤파린사용동맥주사침 [3] Needle, artery, heparin 동맥 주사용 침으로서 혈액응고억제를 위하여 헤파린을 포함한다.

A53010.08 재사용가능여과기부착침 [1] Needle, filter, reusable 주사액을 여과하기 위한 여과기가 부착된 침으로서 재사용이 가능하다.

A53010.09 일회용여과기부착침 [2] Needle, filter 주사액을 여과하기 위한 여과기가 부착된 침으로서 일회용이다.

A53010.10 일회용안과용침 [2] Needle, ophthalmic, single-use 안과영역의 시술 시 약액을 주입하거나 액을 흡입하기 위하여 사용하는 침으로서 일회용이다.

A53010.11 치과용주사침 [2] Dental syringe needle, single-use 치과에서 국소마취약 주사 등에 사용하는 주사침

A53010.12 마취척수용침 [4] Anaesthesia needle, spinal, single-use 마취약이나 진통약을 거미막하강에 투여하기 위하여 사용하는 침으로서 일반적으로 일회용이며, 선단에 스프링을 갖춘다.

A53010.13 경막외투여용침 [4] Epidural needle 마취약이나 진통약을 경막외강에 투여하는 등에 사용하는 침.

A53010.14 재사용가능안과용침 [1] Needle, ophthalmic, reusable 안과영역의 시술 시 약액을 주입하거나 액을 흡입하기 위하여 사용하는 침으로서 재사용이 가능하다.

A53020.01 재사용가능봉합침 [1] Needle, suture, general-purpose 봉합사 등으로 조직을 봉합하는 데에 사용하는 비멸균 침으로서 사용전에 멸균한다.

A53020.02 일회용봉합침 [2] Needle, suture, single-use 봉합사 등으로 조직을 봉합하는

데에 사용하는 침으로서 일회용이다.

A53020.03 재사용가능안과용봉합침 [1] Ophthalmic suturing needle, reusable 안과영역 시술시 조직을 봉합하는데 사용하는 침으로서 재사용이 가능하다.

A53020.04 동맥류봉합침 [1] Aneurysm suturing needle 동맥류 봉합에 사용하는 침으로서 재사용이 가능하다.

A53020.05 일회용안과용봉합침 [2] Ophthalmic suturing needle, single-use 안과영역 시술시 조직을 봉합하는데 사용하는 침으로서 일회용이다.

A53030.01 재사용가능채혈침 [1] Needle, blood collecting, reusable 채혈을 목적으로 사용하는 비멸균 침으로 사용전에 멸균한다.

A53030.02 일회용채혈침 [2] Blood collection needle, single-use 채혈을 목적으로 사용하는 일회용 멸균 침으로서 진공채혈관부착기와의 일체형도 포함한다.

A53040.01 재사용가능천자침 [1] Needle, puncture, reusable 피부나 조직에 가는 침을 삽입하여 치료할 목적으로 사용하는 비멸균 침으로서 사용전에 멸균한다.

A53040.02 일회용천자침 [2] Needle, puncture, single-use 피부나 조직에 가는 침을 삽입하여 치료할 목적으로 사용하는 침으로서 일회용이다.

A53040.03 일회용마취용천자침 [3] Needle, puncture, anaesthesia, single-use 경피적으로 신경을 차단하기 위하여 사용하는 침으로서 관은 절연가공을 하며 전극과 접속하는 단자를 갖는다. 일회용이다.

A53040.04 재사용가능요추천자도구한벌 [1] Needle kit, lumbar puncture, reusable 척수액을 채취하기 위하여 요추를 천자하는 침 및 수집용 튜브 등이 포함된 도구 한벌로서 재사용이 가능하다.

A53040.05 일회용요추천자도구한벌 [2] Needle kit, lumbar puncture, single-use 척수액을 채취하기 위하여 요추를 천자하는데 필요한 천자침 및 수집용 튜브 등이 포함된 도구 한벌로서 일회용이다.

A53040.06 재사용가능요추천자침 [1] Needle, lumbar puncture, reusable 요추를 천자하는데 필요한 천자침으로서 재사용이 가능하다. 탐침이 포함되어 있다.

A53040.07 일회용요추천자침 [2] Lumbar puncture needle, single-use 요추를 천자하는데 필요한 천자침으로서 일회용이다. 탐침이 포함되어 있다.

A53040.08 재사용가능흉막복막침 [1] Needle, pneumoperitoneal, reusable 복막강에 가스를 주입하거나 제거하기 위해서 사용하는 침으로서 재사용이 가능하다.

A53040.09 일회용흉막복막침 [2] Pneumoperitoneal needle, spring-loaded, single-use 복막강에 가스를 주입하거나 제거하기 위해서 사용하는 침으로서 일회용이다.

A53040.10 <삭제>(2018.8.2.)

A53050.01 재사용가능투관침 [1] Trocar 캐뉼러 등에 달린 침으로 사용전에 멸균한다.

A53050.02 일회용투관침 [2] Trocar, sterilized, single-use 캐뉼러 등에 달린 멸균침으로 일회용이다.

A53060.01 재사용가능생검침 [1] Biopsy needle, general-purpose, reusable 인체 조직을 생체 검사하려고 사용하는 침으로 재사용 가능이다.

A53060.02 일회용생검침 [2] Biopsy needle, general-purpose, single-use 인체 조직을 생체 검사하려고 사용하는 침으로 일회용이다.

A53060.03 골수생검도구한벌 [2] Biopsy procedure kit, bone marrow 골수생검하여 조직표본을 흡인하기 위해 사용되는 일회용 생검침 및 기구를 모은 도구한벌

A53060.04 신장생검도구한벌 [2] Biopsy kit, kidney 신장 조직을 채취하기 위하여 필요한 도구한벌

A53060.05 폐생검도구한벌 [2] Biopsy procedure kit, lung 폐 조직 표본을 흡인 채취하기 위하여 필요한 도구한벌

A53060.06 뇌생검도구한벌 [2] Biopsy procedure kit, brain 뇌 조직을 채취하기 위하여 필요한 도구한벌

A53070.01 재사용가능수동랜싯 [1] Lancet, manually-operated, reusable 채혈 등을 목적으로 사용하는 작은창 구조의 수동식 침으로 손잡이가 있으며 멸균후 사용한다.

A53070.02 일회용수동랜싯 [2] Lancet, manually-operated, single-use 채혈 등을 목적으로 사용하는 작은창 구조의 수동식 침으로 손잡이가 있으며 일회용이다

A53070.03 재사용가능자동랜싯 [1] Lancet, automatic, reusable 채혈 등을 목적으로 사용하는 펜형태의 기구

A53070.04 일회용자동랜싯 [2] Lancet, automatic, single-use 채혈 등을 목적으로 사용하는 일회용 자동형 기구

A54000 주사기 Syringes

A54010.01 주사기 [2] Injector, medication/vaccine, syringe 의약품 등을 인체에 주입하는 데에 사용하는 플라스틱 멸균 주사기

A54010.02 유리주사기 [1] Injector, medication/vaccine, hyaline 의약품 등을 인체에 주입하는 데에 사용하는 유리제 주사기

A54020.01 분사식주사기 [2] Injector, medication/vaccine, needleless, gas-powered 액체의 약액을 가스, 스프링, 공압 등으로 미세하게 뿜어내어 피부를 통과시켜 주사하는 기구.

A54030.01 카트리지형주사기 [2] Syringe, hypodermic, cartridge 금속으로 된 몸체 내에 일회용 주사액을 삽입하여 마취액 등을 주입하는 데에 사용하는 기구.

A54040.01 세정용주사기 [1] Irrigation syringe 피스톤식, 공 모양으로 생긴 것이 있으며 약액통이 붙어있는 것, 분리할 수 있는 것 등이 있다. 환자의 체강이나 상처에 약액을 주입하고 뽑아내는 데에 사용한다.

A54050.01 치과용주사기 [1] Dental syringe 인상재의 주입이나 생리 식염수의 점적 등을 목적으로 사용하는 주사기.

A54060.01 필터주사기 [2] Syringe, filter 주사액을 여과하여 인체에 주입할 목적으로 사용되는 멸균주사기로 일회용이다.

A54070.01 인슐린주사기 [2] Syringe, hypodermic, insulin 당뇨병 치료를 목적으로 피하에 인슐린을 주입하는데 사용되는 침과 일체형으로 결합된 멸균주사기로 일회용이다.

A55000 의료용 천자기, 천착기 및 천공기 Puncturing, abrasion, perforating instrument for medical use

A55010.01 수동식재사용가능의료용천자기 [1] Puncture instrument, surgical, manually-operated, reusable 생체 조직 등을 천자하는 수동식 기기로 재사용 가능이다. 송곳(drill), 리머(reamer) 등이 있으며 뼈에 보형물을 삽입하기 위하여 천자된 부위를 확대하는 데에 사용하는 기기를 포함한다.

A55010.02 수동식일회용의료용천자기 [2] Puncture instrument, surgical, manually-operated, single use 생체 조직 등을 천자하는 수동식 기기로 일회용이다. 송곳(drill), 리머(reamer) 등이 있으며 뼈에 보형물을 삽입하기 위하여 천자된 부위를 확대하는 데에 사용하는 기기를 포함한다.

A55010.03 전동식의료용천자기 [2] Puncture instrument, surgical, manual, electrically-powered 생체 조직 등을 천자하는 전동식 기기. 송곳(drill), 리머(reamer) 등이 있으며 뼈에 보형물을 삽입하기 위하여 천자된 부위를 확대하는 데에 사용하는 기기를 포함한다.

A55020.01 수동식재사용의료용천공기 [1] Trephine instrument, manually-operated, reusable 조직 또는 뼈에 천공하기 위해 사용하는 수동식 기기로 재사용 가능이다.

A55020.02 수동식일회용의료용천공기 [2] Trephine instrument, manually-operated, single-use 조직 또는 뼈에 천공하기 위해 사용하는 수동식 기기로 일회용이다.

A55020.03 전동식의료용천공기 [2] Trephine system, electrically-powered 조직 또는 뼈에 천공하기 위해 사용하는 전동식 기기

A55030.01 수동식재사용가능의료용핸드피스 [1] Surgical drill handpiece, manual 인체 조직을 천자, 천공, 절삭하는 기구에 연결되는 수동식 손잡이 기구로서 재사용 가능이다.

A55030.02 수동식일회용의료용핸드피스 [2] Drill handpiece, surgical, manually-operated, single-use 인체 조직을 천자, 천공, 절삭하는 기구에 연결되는 수동식 손잡이 기구로서 일회용이다. 일회용 제품은 여기에서 제외한다.

A55030.03 전동식의료용핸드피스 [2] Drill handpiece, surgical, electrically-powered 인체 조직을 천자, 천공, 절삭하는 기구에 회전력을 전달하거나, 물, 의약품 등을 내뿜거나,

배출하는 전동식 기구.

A55030.04 전동식치과용핸드피스 [2] Dental drill system handpiece, line-powered 치아를 삭제 등 하기 위하여 전기모터 등 전동으로 구동하는 핸드피스

A55030.05 공기압축식치과용핸드피스 [2] Dental drill system handpiece, pneumatically-powered 치아를 삭제 등 하기 위하여 공기압으로 구동하는 핸드피스

A55030.06 치과외과용핸드피스 [2] Drill handpiece, dental, surgical 치과 치료 시 인체 조직을 절삭하는 데 사용되는 기타 핸드피스

A55030.08 전동식안과용핸드피스 [2] Drill handpiece, ophthalmic, electrically-powered 안과 시술 시 천공, 천자, 절삭하는 기구에 회전력을 전달하기 위해 전동으로 구동하는 핸드피스

A55030.09 공기압축식의료용핸드피스 [2] Drill handpiece, surgical, pneumatically-powered 인체 조직을 천자, 천공, 절삭하는 기구에 회전력을 전달하는 공기압으로 구동하는 기구

A55030.10 전동식일회용의료용핸드피스 [2] Drill handpiece, surgical, electrically-powered, single-use 인체 조직을 천자, 천공, 절삭하는 기구에 회전력을 전달하거나, 물, 의약품 등을 내뿜거나, 배출하는 일회용 전동식 기구

A55040.01 수동식의료용치석제거기 [1] Dental scaler, manual, reusable 치아의 치석 등을 제거할 목적으로 사용하는 수동식 기기

A55040.02 전동식의료용치석제거기 [2] Dental scaler, rotary 치아의 치석 등을 제거할 목적으로 사용하는 전동식 기기

A55040.03 치과용초음파치석제거기 [2] Ultrasonic dental scaling system 초음파를 이용하여 치석을 제거하는 전동식 기기

A55040.04 치과치석제거기용팁 [1] Scaler system tip, ultrasonic 치과용 치석제거기에 사용하는 팁

A55050.01 의료용절삭기구 [1] Abrasive device 천자기, 천공기 및 핸드피스 등에 사용하는 절삭용 버(burr), 절삭용 디스크, 광택용 휠, 스트립 등의 기구. 레이저, 수술기용 디스크를 포함한다

A55050.02 치과연마용브러쉬 [1] Teeth cleaning brush, dental-professional 회전운동을 이용하여 청소하는 브러쉬

A55050.03 치과연마용휠 [1] Dental abrasive disk 회전운동을 이용하여 연마하는 휠

A55050.04 치과연삭용스트립 [1] Dental abrasive strip 치과용 연삭 입자가 코팅된 스트립. 치아 또는 수복물 표면의 수정에 사용한다.

A55050.05 치과용회전연마기 [1] Dental abrasive device 회전운동을 이용하여 연마하는 기기

A55050.06 치마컵 [1] Prophylaxis cup 치과에서 연마재를 적용하기 위해서 사용하는 고무제 기구

A55050.07 재사용가능안과용절삭기구 [1] Abrasive device, ophthalmic, reusable 안과 시술 시 핸드피스 등에 사용하는 절삭용 버(burr), 절삭용 디스크, 연마용 휠, 스트립 등의 기구로 재사용이 가능하다.

A55050.08 일회용안과용절삭기구 [2] Abrasive device, ophthalmic, single-use 안과 시술 시 핸드피스 등에 사용하는 절삭용 버(burr), 절삭용 디스크, 연마용 휠, 스트립 등의 기구로 일회용이다.

A55060.01 각막절삭기 [3] Corneal bur system, line-powered 각막의 혼탁 부분을 제거하기 위하여 사용하는 전동식 기구로서 모터와 드릴 등이 있다.

A55070.01 공압분사연삭기 [2] Blast, air powered 공기압으로 작은 입자를 분사하여 치아 표면, 피부 등을 갈아내거나 벗기거나 흠집을 내는 기구. 도포하는 기구를 포함한다.

A55070.02 치과용공압분사연삭기 [2] Blast, dental, air powered 공기압으로 작은 입자를 분사하여 치아표면을 갈아내거나 벗기거나 흠집을 내는 기구

A55080.01 의료용삭피장치 [3] Brush, dermabrasion, powered 연마에 의해 피부 표면을 제거하는데 사용하는 기구. 성형 수술과 흉터, 문신, 색소, 가는 주름 또는 그 외 피부의 불순물의 제거에 사용된다.

A55090.01 핸드피스동력전달기구 [1] Instrument for medical handpiece, surgical, power delivery system 의료용핸드피스의 회전력을 전달하여 임플란트 등을 시술하는 데에 사용되는 기구로 치과용은 여기에서 제외한다.

A56000 개창 또는 개공용 기구 Wound retractors and speculums

A56010.01 재사용가능수동식의료용개창기구 [1] Retractor, surgical, manually-operated 후크(hooks), 리트랙터(retractors), 분리기(separators), 유지기(retainers) 등과 같이 환부를 벌리는 데에 사용하는 수동식 기기로 재사용이 가능하다.

A56010.02 전동식의료용개창기구 [2] Retractor, surgical, electrically-powered 후크(hooks), 리트랙터(retractors), 분리기(separators), 유지기(retainers) 등과 같이 환부를 벌리는 데에 사용하는 기구

A56010.03 일회용수동식의료용개창기구 [2] Retractor, surgical, manually-operated, single-use 후크(hooks), 리트랙터(retractors), 분리기(separators), 유지기(retainers) 등과 같이 환부를 벌리는 데에 사용하는 수동식 기기로 일회용이며 조명장치를 포함하기도 한다.

A56020.01 의료용개공기구 [1] Speculums 인체의 개구 부위를 관찰 등을 하기 위하여 벌려주는 그 밖의 기구

A56020.02 구강개구기 [1] Mouth gag 구강을 관찰 등 하기 위하여 벌려주는 기구

A56020.03 개구유지기 [1] mouth prop 발치 시 악관절 외상을 줄이도록 환자의 구강이 오픈된 상태를 유지시킬 때 사용하는 기구

A56020.04 개안기 [1] eye specula 눈을 관찰 등 하기 위하여 벌려주는 기구

A56020.05 이경 [1] ear specula 귀를 관찰 등 하기 위하여 벌려주는 기구

A56020.06 비경 [1] nasal specula 코를 관찰 등 하기 위하여 벌려주는 기구

A56020.07 질경 [1] Speculum, vaginal, 질을 관찰 등 하기 위하여 벌려주는 기구

A56020.08 직장개구기 [1] Rectal specula 직장을 관찰 등 하기 위하여 벌려주는 기구

A56020.09 자궁개구기 [1] endocervical specula 자궁을 관찰 등 하기 위하여 벌려주는 기구

A57000 의료용 취관 및 체액 유도관 Tube and Catheter for medical use

A57010.01 회장루용튜브·카테터 [1] Catheter, rectal, continent ileostomy 회장루 조성술(외과적으로 복벽에 누공을 만들어 그곳에 회장의 개구부를 만드는 것)을 할 때 사용하는 유연한 관(튜브) 모양의 기구로서 배액을 위해 사용한다. 수술 후 배액을 위해 수시로 삽입하기도 한다.

A57020.01 단기사용위장용튜브·카테터 [2] Catheter, Gastrointestinal 단기적 사용을 목적으로 환자에게 비경구를 통하여 흡인 또는 영양공급을 하기 위해서 사용되는 튜브·카테터. 영양백, 주입기 등을 포함하기도 한다.

A57020.02 단기사용식도정맥류지혈용튜브 [2] Irrigation catheter, short-term use 단기적 사용을 목적으로, 출혈성 정맥류를 지혈하기 위해 사용하는 튜브

A57020.03 단기사용위장용급식튜브 [2] Enteral feeding tube, short-term use 단기적 사용을 목적으로 영양을 공급하기 위해 위, 십이지장 또는 공장에 외과적으로 삽입하는 튜브

A57020.04 식도용풍선카테터 [2] Oesophageal balloon catheter 식도의 진단 또는 치료적 처치를 위해서 사용하는 팽창성 풍선이 달린 카테터

A57020.05 식도정맥류경화요법용내시경고정용풍선카테터 [2] Oesophageal balloon catheter 식도정맥류 경화요법에서 내시경을 식도내에 고정하기 위해 사용하는 풍선이 달린 카테터

A57020.06 식도정맥류경화요법용지혈카테터 [2] Catheter, oesophagealpile, hemostasis 식도정맥류 경화요법에서 천자부위를 지혈하기 위해 사용하는 풍선이 달린 카테터

A57020.07 위내배설용튜브 [2] Stoma drainage catheter 경구로 위의 내용물을 제거하기 위해 이용하는 튜브

A57020.08 위내식욕억제용풍선 [2] Gastric appetite-suppressing balloon 위에 삽입시키고 확장하여 식욕을 억제하기 위해 사용하는 풍선

A57020.09 위장세정용튜브·카테터 [2] Gastrointestinal cleansing tube and catheter 위장을 세정하기 위하여 사용되는 튜브·카테터

A57020.10 하부위장관조영용카테터 [2] Catheter, hypogastrointestinal 하부 위장관의 조영을 위하여 조영제를 삽입하기 위한 카테터

A57020.11 장관감압용튜브 [2] Tube, intestinal decompression 장관 폐색시 발생할 우려가 있는 압력을 감소시키기 위해서 사용하는 감압용 튜브

A57020.12 장관용풍선카테터 [2] Tube, intestinal, balloon 십이지장 이하의 소화관 협착부를 확장하기 위하여 사용하는 카테터

A57020.13 상부소화관용풍선카테터 [2] Catheter, supraenteral 식도, 분문부, 유문부 등 상부소화관의 협착부를 확장하기 위하여 사용한는 카테터

A57020.14 장기사용위장관용튜브·카테터 [3] Catheter, gastrointestinal, long-term use 장기적 사용을 목적으로 환자에게 비경구를 통하여 흡인 또는 영양공급을 하기 위해서 사용되는 튜브·카테터. 영양백, 주입기 등을 포함하기도 한다.

A57020.15 장기사용식도정맥류지혈용튜브 [3] Catheter, esophagealpile, hemostasis, long-term use 장기적 사용을 목적으로 출혈성 정맥류를 지혈하기 위해 사용하는 튜브

A57020.16 장기사용위장관용급식튜브 [3] Tube, gastrointestinal 장기적 사용을 목적으로 영양을 공급하기 위해 위, 십이지장 또는 공장에 외과적으로 삽입하는 뷰브

A57020.17 직장용튜브·카테터 [2] Tube, rectal 진단 또는 치료를 위하여 직장에 삽입하는 튜브·카테터로서 일회용이다.

A57020.18 압력측정풍선카테터 [2] Catheter, monometric 각 내장의 압력을 측정하기 위하여 사용하는 풍선이 달린 카테터

A57030.01 단기사용기관·기관지용튜브·카테터 [2] Catheter, bronchus, short-term use 단기적 사용을 목적으로 기도를 확보하기 위하여 기관 절개 또는 비강, 구강을 통하여 삽입는 튜브·카테터

A57030.02 단기사용환기용기관용튜브 [2] Catheter, ventilatory, short-term use 단기적 사용을 목적으로 기도의 확보, 흡입 마취약 투여 등 환기를 위해서 구강 또는 비강을 통하여 기관내에 삽입하는 튜브. 후두마스크 일체형도 있다.

A57030.03 장기사용기관·기관지용튜브·카테터 [3] Catheter, bronchus, long-term use 장기적 사용을 목적으로 기도를 확보하기 위하여 기관 절개 또는 비강, 구강을 통하여 삽입는 튜브·카테터

A57030.04 장기사용환기용기관용튜브 [3] Catheter, ventilatory, long-term use 장기적 사용을 목적으로 기도의 확보, 흡입 마취약 투여 등 환기를 위해서 구강 또는 비강을 통하여 기관내에 삽입하는 튜브. 후두마스크 일체형도 있다.

A57030.05 기관지용풍선카테터 [2] Catheter, balloon 기관지에 삽입하기 위한 풍선이 달린 카테터

A57030.06 일회사용기관절개튜브 [2] Catheter, bronchotomy, single-use 기도의 확보를 위해서 기관을 절개한 후 인공개구부에 삽입하는 튜브로서 일회용이다.

A57030.07 재사용가능기관절개튜브 [2] Catheter, bronchotomy, reusable 기도의 확보를 위해서 기관을 절개한 후 인공개구부에 삽입하는 튜브로서 재사용이 가능하다.

A57040.01 단기사용담관용튜브·카테터 [2] Catheter, bileduct, short-term use 단기적 사용을 목적으로 담관에 약액 등을 주입하거나 배액, 담석 제거, 협착 방지 및 담관 조영 등을 위하여 사용하는 튜브·카테터

A57040.02 담관용압측정용카테터 [2] Catheter, bileduct, manometric 담관 계통의 압력을 측정하기 위한 카테터

A57040.03 담관조영용카테터 [2] Cholangiopancreatography catheter, single-use 담낭, 담관, 췌관 등에 조영제를 주입하기 위하여 사용하는카테터

A57040.04 담관확장용튜브·카테터 [2] Catheter, bileduct, dilator 담관의 협착부위를 확장하기 위해서 사용하는 튜브·카테터

A57040.05 장기사용담관용튜브.카테터 [3] Cathter, bileduct, long-term use 장기적 사용을 목적으로 담관에 약액 등을 주입하거나 배액, 담석 제거, 협착 방지 및 담관 조영 등을 위하여 사용하는 튜브·카테터

A57040.06 담관결석제거용풍선카테터 [2] Cathter, bileduct, balloon 결석을 제거하기 위해 내시경과 함께 또는 단독으로 사용하는 풍선이 달린 카테터

A57050.01 비뇨기과용치골상부튜브·카테터 [2] Suprapubic catheter/drain 투관침과 캐뉼러를 사용하여 복벽을 통하여 삽입하는 유연한 튜브 모양의 튜브·카테터. 요로에 연결하고 약물 주입, 배액을 한다. 치골 상부용 카테터 및 튜브, 말레코(Malecot) 카테터, 치골 상부 배액 카테터, 치골 상부 캐뉼러 등이 있다.

A57050.02 비뇨기과용경피카테터 [2] Catheter, urological, transdermal 경피적 또는 경내시경적으로 요로를 확장하기 위하여 사용하는 카테터

A57060.01 비뇨기과용범용튜브·카테터 [2] Catheter, urological 비뇨기과에서 일반적으로 사용되는 튜브·카테터

A57060.02 요관결석제거용튜브·카테터 [2] Catheter, lithotomy 요관내 결석을 제거하기 위하여 사용하는 튜브·카테터로서 결석을 포착하기 위한철선 구조물이 있다.

A57060.03 요관용카테터 [2] Ureteral catheter 요관에 약물을 통과시키는 등 진료에 사용되는 카테터

A57060.04 비뇨기용항생제코팅카테터 [3] Urinary drug-eluting catheter 요로에 사용되는 카테터로서 요로감염을 방지하기 위하여 항생물질이 코팅되어 있다.

A57060.05 요로내압측정용카테터 [2] ureter internal pressure measuring catheter 요관, 방광 또는 요도의 내압을 측정하기 위하여 요도로 삽입하는 카테터

A57060.06 여성요도조영용카테터 [2] Catheter, urological, urethrographic, female 여성의 요도에 조영제나 금속제 고리를 주입하거나 삽입하는 카테터

A57070.01 산소투여용튜브·카테터 [1] Oxygen tube and catheter 산소를 경비강 통하여 투여하기 위하여 사용하는 튜브·카테터

A57080.01 흡인취관 [1] Disposable sucker 상처부위를 진공흡인하는데 사용하는 취관

A57090.01 흡인용튜브·카테터 [1] Catheter, evacuator 재주입을 목적으로 하지 않고 액상 또는 반고체의 물질을 흡인하는 튜브·카테터

A57090.02 지방흡인용카테터 [2] Liposuction system cannula, single-use 경피적으로 피하에 삽입하여 지방을 흡인하기 위하여 흡인기와 함께 사용하는 카테터

A57110.01 심폐수술용혈관튜브·카테터 [4] Catheter, cannula and tubing, vascular, cardiopulmonary 심폐 수술 시 혈관에 삽입되는 캐뉼러, 관상 동맥의 관류, 산소 공급기에 연결하는 카테터와 캐뉼러, 기타 우회로 기기의 부속품을 포함한다

A57110.02 헤파린사용심폐수술용혈관튜브·카테터 [4] Catheter, cardiopulmonary, heparin 헤파린이 사용되어진 심폐수술용혈관튜브·카테터

A57110.03 폐동맥카테터 [4] Catheter, pulmonary artery 폐동맥의 압력을 측정하거나 조영하기 위해서 사용하는 확장풍선이 달린 기구

A57120.01 개심술용튜브·카테터 [4] Catheter, cadiac 심장 수술 시 혈액 등을 공급하는 기구. 관상 동맥 관류용 등에 사용되며 체외 순환용을 포함한다

A57120.02 헤파린사용개심술용튜브·카테터 [4] Catheter, cadiac, heparin 헤파린이 사용되어진 개심술용튜브·카테터

A57120.03 심실용심장카테터 [4] Catheter, cardiac, venticular 심장의 심실에 삽입하기 용이하도록 설계된 카테터

A57120.04 심장순환기용풍선카테터 [4] Cardiac catheter, balloon, pacing electrode 전극을 장착되어 있는 풍선부착 카테터로서 전극을 심장에 삽입하여 심박수를 조정한다.

A57120.05 헤파린사용심장순환기용풍선카테터 [4] Catheter, cardiac, balloon, heparin 헤파린이 사용된 심장순환기용풍선카테터

A57130.01 혈관내튜브·카테터 [2] Intravascular catheter, short-term 환자의 혈관에 단기간(30일 이내) 삽입하여 혈액 채취, 혈압 감시, 약물 주입에 사용되는 튜브 모양의 튜브·카테터

A57130.02 유로키나제사용혈관내튜브·카테터 [3] Catheter, intravascular, general-purpose, urokinase 유로키나제가 사용된 혈관내튜브·카테터

A57130.03 헤파린사용혈관내튜브.카테터 [3] Catheter, intravascular, general-purpose, heparin 헤파린이 사용된 혈관내튜브·카테터

A57130.04 혈관내가이딩용카테터 [2] Intravascular guiding catheter 경피적 동맥성형술을 위하여 풍선카테터나 가이드와이어를 삽입하는 카테터

A57130.05 혈관조영용카테터 [2] Catheter, intravascular, angiography 혈관을 조영하기 위하여 조영제를 주입하기 위하여 사용하는 카테터

A57130.06 의약품투여혈관조영용카테터 [3] Catheter, intravascular, angiography, medicine administration 의약품을 투여를 목적으로 사용하는 혈관조영용카테터

A57130.07 헤파린사용의약품투여혈관조영용카테터 [4] Catheter, intravascular, angiography, heparin 헤파린을 사용한 의약품투여혈관조영용카테터

A57130.08 비중심순환계동맥카테터 [2] Catheter, arterial, non-central circulation 비중심순환계 동맥을 통하여 주입흡인을 위하여 사용하는 카테터로서 동맥의 혈압을 연속적으로 측정하기 위하여 통상 오실로스코프와 연결되어 있다.

A57130.09 중심순환계동맥카테터 [4] Catheter, arterial 중심순환계 동맥을 통하여 주입흡인을 위하여 사용하는 카테터로서 동맥의 혈압을 연속적으로 측정하기 위하여 통상 오실로스코프와 연결되어 있다.

A57130.10 헤파린사용중심순환계동맥카테터 [4] Catheter, arterial, central circulation, heparin 헤파린을 사용한 중심순환계동맥카테터

A57130.11 비중심순환계동맥마이크로플로우용카테터 [2] Catheter, arterial, non-central circulation, microflow 비중심순환계 동맥의 혈류와 압력을 보다 정확하게 측정하기 위하여 사용하는 카테터

A57130.12 중심순환계동맥마이크로플로우용카테터 [4] Arterial blood pressure catheter 중심순환계 동맥의 혈류와 압력을 보다 정확하게 측정하기 위하여 사용하는 카테터

A57130.13 비중심순환계트랜스듀서부착카테터 [2] Transducer, pressure, catheter tip, non-central circulation 비중심순환계 혈관내에 삽입되어 압력의 변화를 모니터에 송신하기 위해서 사용되는 카테터

A57130.14 중심순환계트랜스듀서부착카테터 [4] Transducer, pressure, catheter tip, central circulation 중심순환계 혈관내에 삽입되어 압력의 변화를 모니터에 송신하기 위해서 사용되는 카테터

A57130.15 헤파린사용중심순환계트랜스듀서부착카테터 [4] Transducer, pressure, catheter tip, central circulation, heparin 헤파린을 사용한 중심순환계트란스듀서부착카테터

A57130.16 비중심순환계색전제거용카테터 [2] Catheter, intravascular, embolectomy/thrombectomy, non- central circulation 비중심순환계에서의 색전을 제거하기 위해서 사용되는 카테터. 단, 풍선이 달린 것은 제외한다.

A57130.17 중심순환계색전제거용카테터 [4] Catheter, intravascular, embolectomy/thrombectomy, central circulation 중심순환계에서의 색전을 제거하기 위해서 사용되는 카테터. 단, 풍선이 달린 것은 제외한다.

A57130.18 풍선확장식혈관성형술용카테터 [4] Angioplasty catheter, balloon dilatation, non-coronary 협착성 동맥을 확장하기 위하여 사용하는 풍선이 달린 카테터

A57130.19 레이저식혈관성형술용카테터 [4] Angioplasty catheter, laser 완전히 폐색한 혈관내를 레이저로 직접 절제하기 위해서 사용하는 광파이버가 포함된 카테터

A57130.20 풍선확장식밸브형성술용카테터 [4] Cardiac catheter, balloon, valvuloplasty 심장밸브의 성형외과술 또는 회복수술에 사용하는 풍선이 달린 카테터

A57130.21 풍선확장식관상동맥관류형혈관형성술용카테터 [4] Angioplasty catheter, balloon dilatation, coronary, perfusing 협착성 관상동맥을 확장시키기 위해서 사용하는 풍선이 달린 카테터

A57130.22 스네어용카테터 [2] Catheter snare 혈관 등에 삽입하여 이물질을 제거하기 위해서 사용하는 카테터

A57130.23 중심순환계혈관처치용튜브카테터 [4] Catheter, thrombectomy 중심순환계의 혈전제거나 혈관확장 등에 사용하는 튜브·카테터로서 임파관에 사용하기도 한다.

A57130.24 비중심순환계혈관내초음파카테터 [3] Peripheral vasculature catheter 초음파를 이용하여 비중심순환계 혈관내를 진단하는 카테터로서 초음파 프로브가 포함되어 있다

A57130.25 중심순환계혈관내초음파카테터 [4] vasculature catheter 초음파를 이용하여 중심순환계 혈관내를 진단하는 카테터로서 초음파 프로브가 포함되어 있다

A57130.26 관상동맥관통용카테터 [4] Catheter, coronary arterial 관상동맥 폐색 등 협착부위의 경피적성형술을 하기 위해서 사용되는 카테터

A57130.27 마이크로카테터 [3] Catheter, micro 1-2mm의 혈관의 조영이나 색전요법 등에 사용하는 카테터

A57130.28 광파이버옥시미트리용카테터 [4] Oximeter catheter, fibreoptic, single-use 혈액의 산소포화도를 측정하기 위하여 산소포화도측정기와 함께 사용하는 광파이버가 내장된 카테터

A57130.29 헤파린사용광파이버옥시미트리용카테터 [4] Catheter, oximetry, fibreoptic, heparin 혈액의 산소포화도를 측정하기 위하여 산소포화도측정기와 함께 사용하는 광파이버가 내장된 헤파린 사용 카테터

A57130.30 비중심순환계폐색술용혈관내카테터 [2] Catheter, intravascular, occluding, non-central circulation 비중심순환계 혈관의 폐색에 사용하는 카테터로서 확장 풍선이 선단에 붙어 있거나 분리될 수 있다.

A57130.31 중심순환계폐색술용혈관내카테터 [4] Catheter, intravascular, occluding, central circulation 중심순환계 혈관의 폐색에 사용하는 카테터로서 확장 풍선이 선단에 붙어 있거나 분리될 수 있다.

A57130.32 벌룬확장식가열형혈관성형술용카테터 [4] Angioplasty catheter, balloon dilatation, coronary, heated 관상동맥 성형부위에 열에너지를 공급하기 위해서 사용되는 팽창성 풍선이 달린 카테터

A57130.33 일회용벌룬펌핑용카테터 [4] Circulatory assist system, intra-aortic balloon 보조순환장치 벌룬펌프용 카테터, 심장의 보조순환시에 동맥에 유치하여 사용하는 벌룬부착카테터로서 일회용이다.

A57130.34 말초혈관용혈관내카테터 [2] Peripheral vasculature catheter, infusion 말초혈관계에 경피적으로 삽입하는 카테터

A57130.35 박리용순환기카테터 [4] Cardiac catheter, ablative 심장영역을 외과적으로 박리(ablation)하거나 부분적으로 변화시키기 위해 설계된 전동식의 유연한 튜브모양의 카테터

A57130.36 산소포화도측정기용풍선부착카테터 [4] Catheter, oximetry, fibreoptic, balloon 우심 또는 폐동맥의 산소포화도를 광파이버로 감시하는 팽창성 풍선이 달린 카테터

A57130.37 헤파린사용산소포화도측정기용풍선부착카테터 [4] Catheter, oximetry, fibreoptic, balloon, heparin 우심 또는 폐동맥의 산소포화도를 광파이버로 감시하는 팽창성 풍선이 달린 헤파린 사용 카테터

A57130.38 관동맥용주입용카테터 [4] Coronary artery infusion catheter 관동맥에 의약품(헤파린 등)을 국소적으로 주입하기 위해 사용하는 카테터

A57130.39 뇌내관류용카테터 [4] Cerebral perfusion catheter 뇌내 관류에 사용되는 카테터

A57140.01 범용카테터캐뉼러 [2] Cannula, general-purpose 혈관이나 체강에 범용적으로 삽입하는 캐뉼러. 커넥터 또는 튜브에 연결되도록 비교적 단단한 부분이 있다

A57140.02 동맥캐뉼러 [2] Cannula, arterial 동맥에 삽입하는 일회용 캐뉼러

A57140.03 헤파린사용동맥캐뉼러 [3] Cannula, arterial, heparin 동맥에 삽입하는 헤파린 사용 일회용 캐뉼러

A57140.04 관상동맥캐뉼러 [4] Coronary artery cannula 관상동맥에 삽입하는 일회용 캐뉼러

A57140.05 헤파린사용관상동맥캐뉼러 [4] Cannula, coronary arter, hepain 관상동맥에 삽입하는 헤파린 사용 일회용 캐뉼러

A57140.06 대퇴동정맥캐뉼러 [2] Femoral

artery cannula 대퇴혈관에 삽입하는 일회용 캐뉼러

A57140.07 헤파린사용대퇴동정맥캐뉼러 [3] Cannula, femoral, heparin 대퇴혈관에 삽입하는 헤파린 사용 일회용 캐뉼러

A57140.08 대정맥캐뉼러 [4] Vena cava cannula 대정맥에 삽입하는 일회용 캐뉼러

A57140.09 헤파린사용대정맥캐뉼러 [4] vena cava cannula, heparin 대정맥에 삽입하는 헤파린 사용 일회용 캐뉼러

A57140.10 정맥캐뉼러 [2] Cannula, venous 정맥에 삽입하는 일회용 캐뉼러

A57140.11 헤파린사용정맥캐뉼러 [3] Cannula, venous, heparin 정맥에 삽입하는 헤파린 사용 일회용 캐뉼러

A57140.12 대동맥캐뉼러 [4] Aorta cannula 대동맥에 삽입하는 일회용 캐뉼러

A57140.13 헤파린사용대동맥캐뉼러 [4] Cannula, aortic, heparin 대동맥에 삽입하는 헤파린 사용 일회용 캐뉼러

A57140.14 심실캐뉼러 [4] Cardiac ventricle cannula 심실 또는 심방에 삽입하는 일회용 캐뉼러

A57140.15 헤파린사용심실캐뉼러 [4] Cannula, ventricular, heparin 심실 또는 심방에 삽입하는 헤파린 사용 일회용 캐뉼러

A57140.16 관상정맥동캐뉼러 [4] Coronary sinus cannula 관상정맥에 삽입하는 일회용 캐뉼러

A57140.17 헤파린사용관상정맥동캐뉼러 [4] Cannula, coronary sinus, heparin 관상정맥에 삽입하는 헤파린 사용 일회용 캐뉼러

A57140.18 재사용가능기관지캐뉼러 [2] Cannula, bronchial, reusable 기관내강에 삽입하는 캐뉼러로서 재사용이 가능하다.

A57150.01 혈관폐색용카테터 [4] Intravascular occluding catheter 혈관의 동맥류등과 같은 병변을 치료하고자 풍선 끝이 부풀거나 풍선을 떼어놓어 혈관이 일시적으로 폐색되게 하는 기구로서 풍선이 있다

A57160.01 중격절개용카테터 [4] Cardiac catheter, balloon, septostomy 심방 중격의 결손을 만들거나 확장하는 데에 사용하는 기구로서 특수한 풍선 또는 블레이드가 부착되어 있다

A57170.01 방향성카테터 [2] Flow-directed catheter 원하는 위치로 카테터가 이동할 수 있도록 가스로 채워진 풍선이 있는 기구

A57180.01 위치조정카테터 [2] Catheter, steerable 위치 제어 장치에 따라 움직이며 진단, 감시의 목적으로 사용하는 기구

A57190.01 전극카테터 [2] Catheter, cardiac, electrophysiological mapping 심장 내 심전도, 심장 박출 등을 측정 및 이들 기록에 필요한 신호를 전달하고 자극(페이싱)의 전달 및 조직의 소작에 사용 하는 데에 사용하는 기구

A57200.01 연속관류카테터 [2] Catheter, irrigation, continuous 혈병, 후방 누설, 댐핑 등을 제거할 목적으로 낮은 주입 속도로 연속적인 혈관 속을 관류하는 카테터-트랜듀서 시스템에 연결되는 기구

A57210.01 뇌척수용카테터 [4] Catheter, cerebrospinal, single-use 중앙신경계로부터 뇌척수액을 배출하기 위해 사용하는 유연한 튜브로서 일회용이다.

A57210.02 뇌수종용카테터 [4] Hydrocephalic catheter, single-use 두개골 내로부터 뇌척수액을 배액하기 위하여 사용하는 유연한 튜브형태의 기구로서 일회용이다.

A57210.03 뇌척수액리저버 [2] Cerebrospinal fluid reservoir 두개내압을 저하시킬 목적으로 뇌척수액의 배출 또는 수집을 위해 뇌실에의 접근에 이용하는 클로즈드 시스템을 말한다.

A57210.04 뇌척수액복강용카테터 [4] Peritoneal catheter, single-use 뇌척수액을 배출하거나 뇌수종용션트의 원위부 카테터 등으로 사용하기 위하여 복강내로 삽입하는 유연한 튜브형태의 기구로서 일회용이다.

A57210.05 뇌수종용션트 [4] Hydrocephalic shunt 뇌수종 등으로 인하여 과다하게 생성된 뇌척수액을 체내의 다른 흡수부위(심방 또는 복강)로 전환하기 위해 이용하는 기구로서 이식이 가능한 튜브 형태이며 밸브, 연결구 등을 포함한다.

A57210.06 뇌수종용밸브프로그래머 [3] Programmer, hydrocephalic valve 뇌수종용션트시스템의 구성품인 프로그래머블 밸브의 외부에 자기신호를 가해 비침습적으로 압력을 설정하기 위하여 사용하는 장치.

A57210.07 뇌실용카테터 [4] Catheter, intracranial, single-use 뇌척수액이 충만한 뇌강(뇌실)에 접근하기 위해 두개 및 뇌를 통해 외과적으로 삽입하는 유연한 튜브 형태의 카테터로서 일회용이다.

A57210.08 뇌용카테터 [4] Cerebral perfusion catheter 뇌에 삽입하여 액을 배출함에 따라 두개내압을 저하시키는 유연한 튜브 형태의 기구로서 일회용이다.

A57210.09 뇌척수용드레인튜브 [4] Cerebrospinal drain 두개내의 액량이나 압력을 조정할 목적으로 중추신경에서 심혈관계 또는 복막강으로 뇌척수액을 배출하기 위해 이용하는 관상의 기구

A57210.10 뇌수술용배액도구한벌 [4] Closed-wound drainage kit, postcraniotomy 수술후에 뇌에서 액을 제거하기 위해서 사용하는 멸균완료 튜브 등의 기구를 모은 도구 한 벌

A57210.11 뇌실용배액도구한벌 [4] Cerebrospinal fluid drainage kit, ventricular 뇌척수액의 멸균 드레인 및 계측을 가능하게 하기 위하여 두개내 뇌실용 카테터에 부착가능한 외부설치 튜브를 포함한 기구를 모은 도구 한벌

A57220.01 범용주입-배액용튜브카테터 [2] Catheter, infusion, drainage 혈관을 제외한 체강에 약물이 아닌 액체를 주입하거나, 체강으로부터 배액하거나 또는 생체 조건을 평가하는 데에 사용하는 범용기구

A57220.02 심막배액용카테터 [2] Cardiac catheter, pericardium drainage 심장 주변의 배액에 사용하기 위한 카테터

A57220.03 우로키나제사용심막배액용카테터 [4] Catheter, cardiac, pericardium drainage, urokinase 심장 주변의 배액에 사용하기 위한 카테터로서 생물유래 재료로서 우로키나제를 함유한다.

A57220.04 일회사용멀티루멘카테터 [2] Catheter, multiple lumen, single-use 체내에 액을 주입하거나 배액하기 위하여 사용하는 카테터로서 일회용이다.

A57220.05 의약품투여멀티루멘카테터 [3] Catheter, multiple lumen, medicine admisitration 체내에 액을 주입하거나 배액하기 위하여 사용하는 카테터로서 의약품 투여에도 사용한다. 중심순환계 및 중추신경계용은 여기에서 제외한다.

A57220.06 중추신경용멀티루멘카테터 [4] Catheter, multiple lumen, central nervous system 체내에 액을 주입하거나 배액하기 위하여 사용하는 카테터로서 의약품 투여에도 사용한다. 중심순환계 및 중추신경계용을 포함한다.

A57220.07 범용흡인카테터 [2] Catheter, suction, general-purpose 신체의 개구부 또는 외과적 절개부의 등에 삽입하여 액의 흡인에 사용하는 카테터

A57220.08 헤파린사용범용흡인카테터 [4] Catheter, suction, general-purpose, heparin 신체의 개구부 또는 외과적 절개부의 등에 삽입하여 액의 흡인에 사용하는헤파린 사용 카테터

A57220.09 우로키나제사용범용흡인카테터 [4] Catheter, suction, general-purpose, urokinase 신체의 개구부 또는 외과적 절개부의 등에 삽입하여 액의 흡인에 사용하는우로키나제 사용 카테터

A57220.10 이관용카테터 [2] Eustachian catheter, single-use 중이에서 배액을 하기 위해 사용하는 카테터

A57220.11 흉부배액용튜브 [2] Catheter, thoracic, drainage 심장수술 등에 따라 흉부에 생성되는 액을 배출하기 위한 튜브

A57220.12 헤파린사용흉부배액용튜브 [4] Catheter, thoracic, drainage, heparin 심장수술 등에 따라 흉부에 생성되는 액을 배출하기 위한 헤파린 사용 튜브

A57220.13 우로키나제사용흉부배액용튜브 [4] Catheter, thoracic, drainage, urokinase 심장수술 등에 따라 흉부에 생성되는 액을 배출하기 위한 우로키나제 사용 튜브

A57220.14 정액주입용자궁카테터 [2] Catheter, vaginal, semen infusion 자궁내에 정액을 주입하기 위하여 사용되는 카테터로서 일회용이다.

A57220.15 인공수정용카테터 [2] Catheter, artificial fertilization 인공수정을 위해 정자 및 수정란을 자궁내에 삽입하는 카테터로서 일

회용이다.

A57220.16 난관조영용카테터 [2] Catheter, intra-uterine, radiography 난관 조영 촬영을 위해서 난관에 조영제를 주입하기 위해서 사용하는 카테터

A57220.17 경막외카테터 [3] Catheter, epidural 일반적으로 통증을 완화하기 위한 약물을 경막외강에 주입하기 위해서 사용되는 카테터로서 일회용이다.

A57220.18 지혈카테터 [2] Catheter, haemostatic 지혈을 목적으로 사용하는 팽창성 벌룬 형태의 카테터

A57220.19 관절경배액용카테터 [2] Catheter, suction, arthroscopic 관절경 수술후에 배액을 하기 위하여 관절부위에 삽입하는 카테터로서 일회용이다.

A57220.20 누액·누도실리콘튜브 [2] Catheter, lacrimal duct 비루관폐색 등으로 인한 유루증을 치료하기 위하여 누소관에 삽입유치 또는 누도를 확장하는 실리콘형 튜브

A57220.21 헤파린사용누액·누도실리콘튜브 [4] Catheter, lacrimal duct, heparin 비루관폐색 등으로 인한 유루증을 치료하기 위하여 누소관에 삽입유치 또는 누도를 확장하는 헤파린 사용 실리콘형 튜브

A57230.01 열희석카테터 [4] Cardiac catheter, balloon, pulmonary artery, thermal dilution 열희석법을 이용하여 심박출량을 감시하는 프로브를 장착한 벌룬부착 카테터

A57230.02 헤파린용열희석카테터 [4] Catheter, cardiac, balloon, pulmonary artey, thermal dilution, heparin 열희석법을 이용하여 심박출량을 감시하는 프로브를 장착한 헤파린 사용 벌룬부착 카테터

A57240.01 비중심순환계색전제거용풍선카테터 [2] Catheter, intravascular, embolectomy/thrombectomy, non- central circulation, ballon 비중심순환계 색전을 끄집어내기 위하여 끝에 풍선을 단 기구

A57240.02 중심순환계색전제거용풍선카테터 [4] Catheter, intravascular, embolectomy/thrombectomy, central circulation, ballon 중심순환계 색전을 끄집어내기 위하여 끝에 풍선을 단 기구

A57250.01 비이식형혈관접속용기구 [2] Catheterization kit, haemodialysis 혈액투석 및 만성질환 환자 등의 혈관에 접속하기 위해 사용하는 비이식형 기구로서 혈관이나 인공혈관에 삽입하는 카테터, 캐뉼러, 주사침 등 다양한 튜브 형태, 피스툴라 바늘, 투석용 기구, 어뎁터(Adapter), 마개(Stopcock), 접속기(Connector), 고정 기구(Fixing devices), 매니폴드(Manifold), 확장 튜브(Extension tube)등이 있다.

A57250.02 이식형혈관접속용기구 [3] Catheterization kit, haemodialysis, implantable 혈액투석 및 만성질환 환자 등의 혈관에 접속하기 위해 사용하는 이식형 기구로서 혈관에 접속하기 적합한 다양한 튜브 형태로 30일 이상 체내에 유지한다. 동정맥 분류기, 캐뉼러 등과 같이 특수하게 제작된 분류기, 접속 기구들이 있다.

A57260.01 경피카테터 [2] Catheter, percutaneous 확장기(dilator), 외피(sheath), 가이드와이어(guidewire) 등을 사용하여 피부를 통하여 동맥 또는 정맥으로 삽입되는 일반적인 기구

A57265.01 범용카테터 [2] Catheter, general-purpose 일반적으로 다용도로 사용되는 카테터

A57270.01 광섬유카테터 [2] Oximeter catheter, fibreoptic 카테터형의 광섬유로서 인체의 내부를 관찰하거나 혈액 내의 산소 포화도 등을 측정하는 데에 사용하는 기구

A57275.01 범용풍선카테터 [2] Catheter, general-purpose, balloon 일반적인 용도로 사용되는 카테터로서 말단에 풍선이 달린 것

A57275.02 직장괄약근풍선 [2] Rectosphincteric balloon 직장괄약근의 기능을 평가하기 위해서 압력측정기와 연결하여 사용하는 풍선으로서 공기 또는 액체로 팽창시킨다.

A57275.03 자궁용풍선 [2] Intrauterine balloon 자궁내벽의 출혈억제를 위해 자궁내에 삽입하여 공기 또는 가스로 팽창시키는 풍선

A57275.04 척추후굴복원술용풍선카테터 [2] Catheter balloon, Kyphoplasty 척추후굴복원술에 사용하는 풍선카테터

A57275.05 자궁용풍선카테터 [2] Catheter balloon, intrauterine 자궁내 약물주입 및 자궁의 조작을 위해 사용하는 풍선이 달린 카테터

A57280.01 일시적사용카테터풍선수리도구한벌 [2] Catheter balloon repair kit, intermittent 풍선카테터의 풍선의 수리, 교체에 사용히는 도구 한 벌. 일시적 사용을 목적으로 한다.

A57280.02 단기사용카테터풍선수리도구한벌 [2] Catheter balloon repair kit, short-term 풍선카테터의 풍선의 수리, 교체에 사용하는 도구 한 벌. 단기 사용을 목적으로 한다.

A57280.03 장기사용카테터풍선수리도구한벌 [3] Catheter balloon repair kit, long-term 풍선카테터의 풍선의 수리, 교체에 사용하는 도구 한 벌. 장기 사용을 목적으로 한다.

A57290.01 코출혈방지용카테터 [1] Catheter, nasal, haemostatic 코 내부의 출혈을 막기 위한 카테터. 튜브의 끝부분에 스폰지 또는 풍선이 달려있는 형태가 있다.

A57300.01 마취액주입용카테터 [2] Anaesthesia conduction catheter 부분 마취를 하려는 환자에게 마취액을 주입하기 위하여 사용하는 튜브 형태의 기구

A57310.01 코인두용카테터 [1] Nasopharyngeal catheter 유스타키오관을 검사 또는 확장하기 위한 부지 또는 모상 카테터. 유스타키오 카테터를 포함한다

A57320.01 복강-정맥션트 [3] Peritoneovenous shunt 카테터와 압력으로 작동되는 단방향 밸브로 구성되어 있는 임플란트. 카테터의 한쪽 끝은 복강에 다른 쪽은 대정맥에 삽입되며 체강 내의 복수가 정맥 내로 흐르도록 하여 고질적인 복수 질환의 치료에 사용한다

A57330.01 흉강-복강션트 [3] Pleuroperitoneal shunt 외과적으로 흉막강 또는 복막강에 삽입해 배액에 이용하는 플라스틱제 튜브

A57350.01 자궁경부배액관 [2] Tube, drainage, cervical 골반 수술 후 자궁 경부에서부터 배액 통로를 만들어 주는 기구

A57360.01 내림프션트 [2] Endolymphatic shunt 현기증을 완화하기 위하여 임플란트되는 튜브 또는 시트로 구성하였으며, 내림프계의 끝을 흡수성이 있는 유양 돌기강에 연결하여 과다한 림프액을 흘려준다. 이 기구는 폴리테트라플루오로에틸렌 또는 실리콘 탄성 중합체로 만들어진다

A57370.01 내림프밸브션트관 [3] Shunt, endolymphatic, valve 현기증을 완화하기 위하여 내이에 임플란트되는 압력 제한 밸브가 있는 튜브로서 밸브는 내림프계의 정상적인 압력을 유지하여 준다. 이 기구는 실리콘 탄성 중합체와 폴리아마이드, 방사선 비투과성 골드 마커로 되어 있다

A57380.01 고막천공용튜브 [2] Tube, tympanostomy 중이의 배액, 환기를 위하여 임플란트하는 튜브로서 고막을 통하여 삽입되어 외부와 중이 간에 환기가 되도록 한다. 이 기구는 주로 폴리테트라플루오로에틸렌, 폴리에틸렌, 실리콘 탄성 중합체, 포포스 (다공성) 폴리에틸렌 으로 만들어진다

A57390.01 고막천공용반투막튜브 [3] Tube, tympanostomy, semi-permeable membrane 중이를 배액, 환기하고 외부에서 중이로 액이 침입하는 것을 방지하기 위하여 임플란트하는 튜브. 고막을 통하여 삽입되어 외부와 중이 간에 환기가 되도록 한다. 튜브는 실리콘 탄성 중합체 또는 포포스 폴리에틸렌으로 만들어지며 막은 폴리테트라플루오로에틸렌으로 만든다

A57400.01 스텐트제거용기구 [2] Instrument, stent removal 스텐트 제거에 사용하는 기구

A57410.01 인공수정용카테터유도관 [2] Tube for catheter delivery, artificial fertilization 체외 수정한 배아 등을 자궁에 착상시키기 위한 카테터의 자궁내 삽입을 돕기 위한 의료용 취관

A57420.01 전동식의약품혼합용기구용튜브 [2] Pharmacy compounding transfer tube (and accessory) 전동식의약품혼합용기구 사용시 의약품을 이동시키기 위한 목적으로 사용되는 튜브 등의 기구

A58000 의료용 소식자 Probe and Sound for medical use

A58010.01 수동식의료용소식자 [1] Probe, surgical, fistula, manually-operated 피하 및 심부 조직 병변부 누관 등의 상태를 검사하는 데에 사용하는 수동식 탐침용 기기

A58010.02 전동식의료용소식자 [2] Probe, surgical, fistula, electrically-powered 피하 및 심부 조직 병변부 누관 등의 상태를 검사하는

데에 사용하는 전동식 탐침용 기기

A58020.01 체외형범용프로브 [1] Probe, general-purpose, external 탐촉자, 디텍터 등 신호를 전달·측정하는 체외형 범용 프로브

A58020.02 체표면자극용프로브 [1] Probe, stimulator, external 자극장치와 함께 사용하는 체표면용 프로브

A58020.03 체내형범용프로브 [2] Probe, general-purpose, internal 탐촉자, 디텍터 등 신호를 전달·측정하는 체내형 범용 프르브

A58020.04 식도용초음파프로브 [2] Probe, ultrasonic, oesophageal 식도내에 삽입하여 식도 또는 심장 초음파 진단에 사용하는 프로브

A58020.05 비강진단용초음파프로브 [2] Probe, ultrasonic, sinus 비강에 삽입하여 비강 초음파 진단에 사용하는 프로브

A58020.06 혈관내진단용초음파프로브 [3] Probe, diagnostic, 정맥 또는 동맥 등의 혈관계에 삽입하여 혈관계 초음파 진단에 사용하는 프로브

A58020.07 거치형체외식초음파프로브 [2] Probe, ultrasonic, stationary, external 유방 스캔 시스템, 도플러 플로 시스템, 초음파 골흡광도 분석 또는 골밀도 측정 등을 위한 초음파 진단에 사용하는 체외형 프로브

A58020.08 수지형체외식초음파프로브 [2] Probe, ultrasonic, hand-held, external 환자의 체표 위를 이동시켜 초음파 진단을 하는데 사용하는 수지형 장치인 체외식 초음파 프로브

A58020.09 비혈관계수술초음파진단용프로브 [2] Probe, ultrasonic, diagnostic, non-vascular 비혈관계 수술시 초음파 진단을 위해 사용하는 프로브

A58020.10 혈관계수술초음파진단용프로브 [3] Probe, ultrasonic, diagnostic, vascular 혈관계 수술시 초음파 진단을 위해 사용하는 프로브

A58020.11 중추신경·중심순환계수술초음파진단용프로브 [4] Probe, ultrasonic, diagnostic, central nervous system 중추신경계 및 중심순환계 수술시, 초음파 진단을 위해 수술부위에 사용하는 프로브

A58020.12 질용초음파프로브 [2] Probe, ultrasonic, vaginal 질 초음파 진단을 위해 사용하는 프로브

A58020.13 직장용초음파프로브 [2] Probe, ultrasonic, rectal 직장 초음파 진단을 위해 사용하는 프로브

A58020.14 자궁내압측정프로브 [1] Probe, measuring intrauterine pressure 자궁강내의 압력을 측정하기 위해 사용하는 프로브

A58020.15 방광검사용초음파프로브 [2] Probe, ultrasonic, urinary bladder 초음파를 이용한 방광검사시 사용하는 프로브

A58020.16 피하자극용프로브 [2] Probe, stimulator, subcutaneous 자극장치와 함께 사용하는 피하용 프로브

A58020.17 근육내자극용프로브 [3] Probe, stimulator, intramuscular 자극장치와 함께 사용하는 근육내용 프로브

A58020.18 심장중추신경자극용프로브 [4] Probe, stimulator, cardiac, central nervous system 자극장치와 함께 사용하는 심장, 중추신경용 프로브

A58020.19 치과용프로브 [1] Periodontal probe 탐침 등 치과진료 시 치주낭 등의 깊이 측정에 이용되는 프로브

A58030.01 의료용패커 [1] Packer, general-purpose 진료용 재료 등을 밀어 넣는 데에 사용하는 기기

A58040.01 의료용솔 [1] Brush, cleaning 인체 조직 세정에 사용되는 기기. 조직 채취용은 별도로 분류한다

A58050.01 의료용밀대 [1] Pusher, medical 인체 조직을 밀어 넣는 데에 사용하는 기기

A58060.01 체외형의료용전극 [1] Electrode, external 일반적인 인체 신호를 감지하거나 인체에 자극을 주기 위한 체외형 기기. 별도로 분류된 전극은 여기에서 제외한다

A58060.02 일회용심전도전극 [1] Electrode, electrocardiograph, single-use 심장의 전기활동을 측정하기 위해 체표면에 부착하는 기구로서 일회용이다.

A58060.03 재사용가능심전도전극 [1] Electrode, electrocardiograph, reusable 심장의 전기활동을 측정하기 위해 체표면에 부착하는 기구로서 재사용이 가능하다.

A58060.04 신생아용심전도전극 [1] Electrocardiograph electrode, neonatal 심장의 전기활동을 측정하기 위해 체표면에 부착하는 신생아용기구로서 일회용이다.

A58060.05 자동흡착식심전도전극 [1] Electrode, electrocardiograph, vacuum 심장의 전기활동을 측정하기 위해 체표면에 부착하는 진공식 자동흡착기구

A58060.06 두피뇌파용전극 [1] Electrode, electroencephalograph, scalp 두피에 부착하여 뇌의 영역별 전위 변화를 감지하는데 사용하는 기구

A58060.07 체표면근전계전극 [1] Electrode, electromyograph, external 체표면에 부착하여 근육이나 신경조직내 생체전기신호를 감지하는 기구

A58060.08 체표면전기자극기용전극 [1] Electrode, electric stimulator, external 체표면에 부착하여 조직에 전류를 흐르게 하여 자극시키는 데 사용하는 기구

A58060.09 안진용전극 [1] Electronystagmograph electrode 안와의 상하에 설치하여 안구운동(안진)을 감지, 평가하는 기구

A58060.10 비인두전극 [1] Nasopharyngeal electrode 비인두에 부착하여 전기활동을 감지하는 기구

A58060.11 망막전위용전극 [1] Electroretinograph electrode 눈 부위에 부착하여 망막의 전기신호를 감지하는 데 사용하는 기구

A58060.12 땀시험용전극 [1] Iontophoresis sweat induction system electrode 낭포성 섬유증 진단을 위해 팔 또는 다리에 부착하여 땀속의 나트륨 및 염소 농도를 측정하는 데 사용하는 기구

A58060.13 안구전위용전극 [1] Electrooculograph electrode 외안신경근계의 진단 평가를 위해 눈 부위 피부에 부착하여 신호를 전달하는 데 사용하는 기구

A58060.14 표면태아두피용전극 [1] Foetal scalp electrode 태아의 생체 신호를 감지할 수 있도록 자궁내 태아의 두피에 부착하여 전기신호를 전달하는 데 사용하는 기구

A58060.15 태아두피용클립전극 [1] Foetal scalp electrode clip 태아의 피부와 체외 모니터링 장치의 전기접속을 확립하기 위한 기구

A58060.16 치과용교합음측정기용전극 [1] Electrode, measuring device, dental, occlusal sound 하악운동시에 교합음(진동)을 전기적으로 측정하는 기기에 사용되는 체외용 전극

A58060.17 체내형의료용전극 [2] Electrode, internal 일반적인 인체 신호를 감지하거나 인체에 자극을 주기 위한 체내형 기기. 별도로 분류된 전극은 여기에서 제외한다

A58060.18 두피내뇌파용전극 [2] Electrode, electroencephalograph, brain 두피내에서 뇌의 영역별 전위변화를 기록하기 위하여 사용되는 전극

A58060.19 피질전극 [4] Electrode, cortical 뇌의 표면이나 심부에 일시적 또는 단기적으로 설치하여 뇌를 자극하거나 뇌의 전기활동을 기록하는 전극

A58060.20 근전계전극 [2] Electrode, electromyograph, internal 근육 또는 신경조직내에 삽입하여 생체전기신호를 감지하는 전극

A58060.21 전기자극기침전극 [2] Needle-electrode, electric stimulator 조직에 전류를 흘리기 위해 사용하는 침(바늘) 형태의 전극

A58060.22 헤파린사용체표면전기자극기전극 [4] Electrode, electric stimulator, heparin 조직에 전류를 흘리기 위해 체표면에 부착하는 헤파린이 포함된 전극

A58060.23 방광용전극 [2] Cystoscopic electrode 방광의 진단 검사시 방광과 접촉하여 자극을 가한 후 전기활동을 감지하는 전극

A58060.24 식도전극 [2] Oesophageal electrode 식도의 근육수축을 자극하기 위해 이용하는 전극

A58060.25 태아두피용전극 [2] Foetal scalp electrode 자궁내 태아의 두피에 부착하여 태아의 생체신호를 감지하는 전극

A58060.26 카테터형심장전극 [4] Catheter-tip electrode 심장내에 삽입하여 심장의 전기생리학 검사, 심장내 심전도 기록 등을 위해서 사용하는 전극

A58060.27 헤파린사용카테터형심장전극 [4] Electrode, catheter tip, heparin 헤파린이 사용된 카테터형심장전극

A58060.28 심장내전극 [4] Intracardiac electrode 심근에 설치하여 심전도 장애를 진단하기 위해서 사용되는 전극

A59000 의료용 확장기 Dilator and expander for medical use

A59010.01 수동식혈관확장기 [1] Dilator, vascular, manually-operated 혈관을 확장하거나 측정하는 수동식 기구

A59010.02 전동식혈관확장기 [2] Dilator, vascular, electrically-powered 혈관을 확장하거나 측정하는 전동식 기구

A59020.01 수동식식도확장기 [1] Dilator, oesophageal, manually-operated 식도의 협착을 확장하는 수동식 기구. 식도용 또는 위장용 부지도 여기에 포함한다

A59020.02 전동식식도확장기 [2] Dilator, oesophageal, powered 식도의 협착을 확장하는 전동식 기구. 식도용 또는 위장용 부지도 여기에 포함한다

A59030.01 수동식직장확장기 [1] Dilator, rectal, manually-operated 항문을 확장하는 수동식 기기

A59030.02 전동식직장확장기 [2] Dilator, rectal, electrically-powered 항문을 확장하는 전동식 기기

A59040.01 수동식요관확장기 [1] Bougie, ureteral, manually-operated 협착이나 결석이 있는 요관 부위를 확장하기 위하여 특수하게 만든 카테터 또는 부지 형태의 수동식 기기

A59040.02 전동식요관확장기 [2] Bougie, ureteral, electrically-powered 협착이나 결석이 있는 요관 부위를 확장하기 위하여 특수하게 만든 카테터 또는 부지 형태의 전동식 기기

A59050.01 수동식요도확장기 [1] Dilator, urethral, manually-operated 속이 비어 있는 실린더 형태의 수동식 기기로서 기계식 요도 확장기, 요도 부지, 금소, 플라스틱제 요도 소식자, 요도계, 필리폼 등이 있다

A59050.02 전동식요도확장기 [2] Dilator, urethral, electrically-powered 속이 비어 있는 실린더 형태의 전동식 기기로서 기계식 요도 확장기, 요도 부지, 금소, 플라스틱제 요도 소식자, 요도계, 필리폼 등이 있다

A59060.01 수동식자궁경부확장기 [1] Dilator, cervical, manually-operated 자궁 경부를 확장하는 데에 사용하는 두 개의 손잡이와 두 개의 날이 있는 수동식 기기

A59070.01 라미나리아자궁경부확장기 [2] Dilator, cervical, laminaria 바다풀의 뿌리에서 추출한 원추형의 팽창 물질로서 자궁 경부에 삽입하여 확장하는 기기. 이 기구는 낙태를 유노하는 데에 사용한다

A59080.01 진동식자궁경부확장기 [2] Dilator, cervical, vibration 자궁에 쉽게 접근하거나 낙태를 유도할 때 사용되며 동력으로 진동하는 프로브의 헤드로 자궁의 입구를 확장하는 기기. 분만 중에는 사용하지 않는다

A59090.01 범용의료용확장기 [1] Dilator, general-purpose 생체 내에 보형물을 이식하고자 피부조직 등을 확장하는 일반적인 기구

A59090.02 기관확장기 [1] Tracheal dilator 기관이나 기관조직을 확장하거나 열기 위해서 사용하는 기구

A59090.03 눈확장기 [1] Lacrimal duct dilator 안과수술중 체강 및 도관을 확장하거나 열기 위하여 사용하는 기구

A59090.04 심장확장기 [1] Dilator, cardiac 심장의 승모판 수술중 협착된 승모판을 확장하기 위해서 사용하는 기구

A59090.05 이비인후확장기 [1] Dilator, esophageal, ENT 이비인후과 분야의 수술시 강관의 확장 등에 사용하는 기구

A59090.06 폐확장기 [1] Dilator, pulmonary 폐조직의 확장 등에 사용하는 기구.

A59090.07 풍선확장기 [2] Dilator, balloon 풍선카테터의 확장에 사용하는 기구

A59090.08 비강확장기 [1] Dilator, nasal 비강의 확장 등에 사용하는 기구

A59090.09 구강삽입형기도확장기 [2] Dilator, snoring and/or Obstructive Sleep Apnea 수면 시 발생하는 코골이 또는 폐쇄성 수면 무호흡 등의 증상을 완화, 경감하기 위하여 구강에 삽입하여 사용하는 기구

A59100.01 유방확장기 [3] Tissue expander, breast 유방 재건 시술전 체내에 일정기간 삽입되어 유방조직의 확장 등에 사용하는 기구

A59100.02 치과용조직확장용기구 [2] Tissue expander, dental 치과 시술 시 조직 내에 일정기간 삽입하여 조직을 확장하는 데에 사용하는 기구

A60000 의료용 도포기 Applicator for medical use

A60010.01 의료용도포기 [1] Applicator 의용 도포 등에 사용하는 기구. 치과용은 여기에서 제외된다.

A60010.02 치과용도포기 [1] Dental applicator, filling/restorative material 치과 재료를 외용으로 도포하기 위해 사용하는 기구

A61000 혼합 및 분배용기구 Dispenser and Mixing instrument

A61010.01 의료용스프레더 [1] Spreader, general-purpose 약액 등을 외용 도포하거나 충전할 때 고르게 분포시키는 기구

A61010.02 치과용근관치료스프레더 [1] Endodontic spreader 치과에서 근관의 치료 등에 사용되는 기구

A61020.01 의료용혼합주걱 [1] Spatula, mixing 약액 등을 혼합하는 기구

A61020.02 전동식의약품혼합용기구 [2] Pharmacy compounding system, electrically-powered 의료기관에서 환자에게 투여할 의약품 조제 시 일정량 소분 및 혼합 등에 사용하는 전동식 기구. 의약품제조에 사용하는 제품은 제외한다.

A61020.03 수동식의약품혼합용기구 [2] Pharmacy compounding system, manually-operated 의료기관에서 환자에게 투여할 의약품 조제 시 소분 및 혼합 등에 사용하는 수동식 기구로서 의약품에 직접 접촉된다. 의약품제조에 사용하는 제품은 제외한다.

A61030.01 의료용시멘트연판 [1] Cement mixing slab 의료용 시멘트의 혼합에 사용되는 판

A61040.01 치과용아말감캡슐 [1] Dental amalgam capsule 치과용 아말감을 만드는 아말감 합금과 수은을 담는 통

A61050.01 치과용아말감혼합기 [1] Dental amalgam mixer 치과용 아말감을 혼합하는 장비

A61070.01 치과용아말감합금분배기 [1] Dispenser, dental, alloy 합금을 만드는 데에 적절한 양의 수은과 아말감 합금을 분배하는 기구

A61080.01 의료용시멘트혼합기 [1] Mixer, orthopaedic cement 의료용 시멘트를 혼합하는 기구

A61090.01 의료용시멘트분배기 [1] Orthopaedic cement dispenser 수술 부위에 골 시멘트를 주입하는 기구

A62000 의료용 충전기 Filling instruments for medical use

A62010.01 의료용충전기 [1] Filler, medical 인체 내부에 각종 성형 충전재 등을 압착 성형하는 기구. 치과용은 여기에서 제외된다.

A62010.02 치과용충전기 [1] Filling/restorative instrument, dental 치아에 각종 성형 충전재 등을 충전하는 기구

A62010.03 치과용전열식근관플러거 [2] Plugger, root canal, endodontic, heat-sourced 열을 이용하여 충전재료를 용해, 충전하는 치과용 기구. 주로 충전물을 근관내에서 치축방향으로 직입하여 충선시킨다.

A62010.04 치과용근관플러거 [1] Plugger, root canal, endodontic 원주형 또는 끝이 가는 작업부분을 갖고 횡단면이 원형이며 선단이 평탄한 치과용 기구. 근관에 충전물을 주로 축방향으로 충전하는 기구

A62010.05 치과충전용말렛 [1] Mallet, dental 금박을 충전하거나 인레이를 채우기 위해 사용하는, 힘조절 가능한 수동식 스프링식 기구

A62010.06 치과용매트릭스고정기 [1] Matrix band retainer 인접면 와동 수복에 사용하는 매트릭스 밴드를 고정하는 기구

A62010.07 치과용매트릭스밴드 [1] Matrix band, dental 매트릭스 고정기에 끼워서 인접면 와동 수복에서 지지역할을 하는 재료

A62010.08 치과용매트릭스웨지 [1] Dental wedge 치과 진료 시 치간을 분리하거나 치아 인접면을 격리하기 위해 치간부에 삽입하는 기구

A62020.01 의료용드롭수송기 [1] Drop carrier 의료용 재료 등을 환부에 수송하는 기구

A62020.02 치과용접착성수송기 [1] Carrier, dental, adhesive 끈적거리는 말단부를 가지고 있어서 보철물이나 수복물을 부착시켜 와동이나 치아에 옮기는 재료

A62030.01 치과용아말감수송기 [1] Dental amalgam carrier 혼합된 아말감을 와동 내로 수송하는 기구

A62040.01 치과용아말감충전기 [1] Dental amalgam condenser 혼합된 아말감을 와동 내에 압착 성형하는 기구

A62040.02 치과용아말감버니셔 [1] Dental burnisher 작업끝이 평평하거나 물결모양으로 된 치과용 기구로서 광택이 있는 평평한 금속연마면을 얻기 위해 냉간가공 또는 와연 우각을 얇은 변연부에 늘리기 위해 이용하는 기구

A62040.03 치과용아말감성형기 [1] Dental carver, amalgam 치과용 아말감을 해부학적 형상으로 조각하는데 사용하는 기구

A63000 의료용 누르개 Depressors for medical use

A63010.01 혀누르개 [1] Tongue depressor, surgical 기관과 조직 주변의 검사를 용이하게 하기위해 혀를 이동시키기 위한 수술용 기기.

A63020.01 의료용누르개 [1] Depressor, general-purpose 기관과 조직 주변의 검사를 용이하게 하기위해 기관이나 조직을 이동시키기 위한 수술용 기기.

A63030.01 의료용압박주걱 [1] Spatula, surgical, general-purpose 인체 조직을 눌러 주는 압박용 주걱

A63030.02 의약품흡수유도피부자극기 [2] Stimulater, skin, medicine absorption 피부를 자극하여 의약품 등의 흡수를 돕기 위해서 사용되는 바늘이 달린 롤러 등의 기구

A64000 측정 및 유도용 기구 Measuring and introducing instrument

A64010.01 수동식의료용측각도계 [1] Clinical Goniometer, manually-operated 손가락, 팔, 사지 등 인체 위치의 각도를 측정하는 수동식 기구.

A64010.02 전자식의료용측각도계 [2] Clinical Goniometer, powered 손가락, 팔, 사지 등 인체 위치의 각도를 측정하는 전자식 기구.

A64020.01 의료용게이지 [1] Measuring instrument, general-purpose 인체 조직 등의 치수를 측정하는 기구.

A64020.02 요도계 [1] Dilator, urinary duct 요도에 삽입하여 요도를 확장시키고 그 확장정도를 나타내는 측정치를 얻기 위해 이용하는 전용장치. 보통 측정치는 다이얼에 표시된다.

A64030.01 의료용캘리퍼스 [1] Calliper, general-purpose 인체 조직의 내경, 외경, 길이, 깊이 또는두께를 측정하기 위하여 사용하는 기구.

A64030.02 정형외과용캘리퍼스 [1] Orthopaedic bone calliper 뼈의 직경이나 길이 등을 측정하기 위해 사용하는 기구

A64040.01 의료용체외표시기 [1] Marker, surgical, external 인체 외부에 표시하기 위해 사용하는 기구

A64040.02 의료용체내표시기 [2] Marker, surgical, internal 인체 내부에 표시하기 위해 사용하는 기구로서 인체 삽입형, 체내 투여형 및 문신기 등.

A64050.01 의료용가이드 [1] Guide for medical use 임플란트 또는 기구의 진로, 위치, 수술부위의 표시 등을 안내하기 위하여 사용하는 기구

A64060.01 의료용가아드 [1] Guard for medical use 조직의 보호를 위하여 사용하는 기구.

A64070.01 의료용측정자 [1] Sizer for medical use 외과 수술시 해부학적 구조의 규격을 측정하여 보철물 교체와 이식조직의 규격을 결정하기 위한 수술기구

A64080.01 골반계 [1] Pelvicmeter 골반의 외부 직경을 측정하는 기구.

A64090.01 정형용형판(템플레이트) [1] Template for clinical use 정형외과 시술시 위치 선정, 수술 부위의 표시 등에 사용하는 기구.

A64100.01 두개측정기 [1] Patient positioning frame/board, head/neck 엑스선 검사나 측정을 위하여 두개를 올바른 방향으로 두도록 하는 기구.

A64110.01 비프레임의료용입체정위기 [1] Stereotaxic unit, non-frame 환자의 뇌, 척수, 장기 및 조직 등을 잡아주거나 임플란트 또는 프로브 등의 기구의 위치를 잡아주기 위한 기구로서 틀(프레임)이 없는 기구

A64110.02 프레임의료용입체정위기 [2] Stereotaxic unit, frame 환자의 뇌, 척수, 장기 및 조직 등을 잡아주거나 임플란트 또는 프로브 등의 기구의 위치를 잡아주기 위한 기구로서 틀(프레임)으로 구성되어 있는 기구.

A64110.03 네비게이션의료용입체정위기 [2] Stereotaxic unit, navigation 임플란트 또는 시술기구의 위치를 잡아주거나 안내해 주는데 사용하는 기기

A64120.01 안과용거리계 [1] Distometer 각막과 교정용 렌즈 사이의 거리를 측정하는 기구.

A64130.01 안구돌출계 [1] Exophthalmometer 안구 돌출 정도를 측정하는 자, 게이지, 캘리퍼스 등의 기구.

A64140.01 안과용근점측정용자 [1] Nearpoint ruler 눈으로 가장 가깝게 볼 수 있는 지점을 측정하는 자.

A64150.01 동공거리측정기 [1] Ophthalmodiastimeter 동공 중심 간의 거리를 측정하는 기구로서 처방렌즈를 적절히 장착하기 위하여 사용한다.

A64160.01 혈관카테터안내선 [2] Catheter guidewire, vascular 카테터를 혈관 속으로 유도하기 위하여 카테터 속에 넣어 사용하는 코일 형태의 기구.

A64160.02 심혈관용카테터안내선 [4] Catheter guidewire, cardiovascular 심혈관 등에 사용되는 카테터의 위치조정 및 이동보조에 이용하는 기구. 코팅 또는 비코팅이 있다.

A64160.03 뇌혈관용카테터안내선 [4] Catheter guidewire, neurovascular 뇌혈관 등에 사용되는 카테터의 위치조정 및 이동보조에 이용하는 기구.

A64160.04 장관카테터안내선 [2] Catheter guidewire, enteral 카테터를 장관 속으로 유도하기 위하여 카테터 속에 넣어 사용하는 코일 형태의 기구

A64160.05 비뇨기과용카테터안내선 [2] Catheter guidewire, urological 비뇨기과에서 사용하는 카테터를 유도하기 위하여 사용하는 코일 형태의 기구

A64170.01 카테터삽입기 [2] Catheter introducer 피부를 통하여 카테터를 삽입하는 데에 사용하는 외피(Sheath).

A64170.02 헤파린사용카테터삽입기 [4] Catheter introducer, heparin 정맥 또는 동맥에 경피적으로 카테터를 배치하기 위하여 이용하는 헤파린 사용 삽입기

A64170.03 중심정맥용카테터삽입기 [4] Catheter introducer, central vein 중심정맥에 카테터를 배치하기 위하여 사용하는 삽입기

A64170.04 삽입보조기 [2] insertion Aid 치료 또는 진단을 위해, 침 등을 피부에 삽입하기 위한 보조기구

A64170.05 뇌외과용삽입기 [2] Catheter introducer, cerebrospinal 뇌에 배출용 카테터 등을 용이하게 삽입시키기 위하여 사용하는 삽입기

A64170.06 재사용가능기관튜브삽입기 [1] Tracheal tube introducer, reusable 기관내 튜브의 삽입에 사용하는 기구로서 재사용이 가능하다.

A64170.07 일회용기관튜브삽입기 [2] Tracheal tube introducer, single-use 기관내 튜브의 삽입에 사용하는 일회용 기구

A64170.08 지혈밸브부착카테터삽입기 [2] Catheter introducer, haemostasis valve 정맥 또는 동맥으로의 카테터의 경피적 배치를 용이하게 하기 위해서 사용하는 삽입기로서 출혈을 방지하기 위한 지혈밸브가 부착 되어 있다.

A64170.09 소화기용카테터삽입기 [2] Catheter introducer, biliary 소화기용 또는 담관용 카테터의 삽입을 경피적으로 하기 위해서 사용하는 삽입기

A64180.01 카테터탐침 [2] Stylet, catheter 튜브, 카테터나 캐뉼러에 집어넣어 단단하게 하는 기구

A64180.02 밸브확장카테터용탐침 [4] Valve-dilation catheter stylet 밸브 확장용 카테터를 밸브까지 유도하기 위해서 사용하는 탐침

A64180.03 재사용가능기관내튜브탐침 [1] Tracheal tube stylet, reusable 기관내 튜브를 안정시키고 성대의 통과를 용이하게 하기 위해서 사용하는 재사용 가능 탐침

A64180.04 일회용기관내튜브탐침 [2] Tracheal tube stylet, single-use 기관내 튜브를 안정시키고 성대의 통과를 용이하게 하기 위해서 사용하는 일회용 탐침

A64180.05 주사침탐침 [2] Stylet, needle 주사침의 보강, 형상유지 등을 위해서 주사침의 내강

에 삽입하는 탐침

A64190.01 카테터말단폐색기 [1] Catheter tip occluder 카테터 삽입 시 구멍을 통해 물질이 유입되는 것을 차단하기 위하여 말단을 막는 기구

A64200.01 내시경체강삽입유도기구 [1] Endoscopic dilator, cavity 내시경을 체강 내에 삽입하기 위하여 사용하는 외피, 인트로듀서 등 수동식 기구

A64200.02 내시경피하삽입유도기구 [2] Endoscopic dilator, subcutaneous 내시경을 피하 조직내에 삽입하기 위하여 사용하는 외피, 인트로듀서 등 수동식 기구

A64210.01 체액용적측정장치 [1] Body fluidvolumn mesauring apparatus 흡인용 튜브·카테터 등에 부착하여 체외로 배출되는 체액의 양을 측정하는 데에 사용하는 기구.

A64230.01 시축검사기 [1] Amsler grid chart 각종 병변으로 어지럼증이 있는 사람의 주관적 수직 축의 기울어짐을 측정하는 기구.

A64240.01 이식용의료기기삽입용보조기구 [1] Implantation assistant, inserter 인공유방, 이식용뼈 등 이식되는 의료기기의 삽입을 용이하게 보조해주는 기구

A64250.01 분만유도기 [2] Induction, physiologic, perinatal 외부자궁수축감시기로 부터 신호를 받아 산모의 상태에 맞춰 공기압을 가하여 분만을 유도하는 기구

A64260.01 파절여부측정자 [1] Sizer for fractured tooth, dental 치아의 파절여부 등을 진단하기 위해 사용하는 수동식 기구

A65000 의료용 세정기 Douche instruments for medical use

A65010.01 수동식의료용세정기 [1] Irrigation unit, general purpose, manually-operated 수술 부위, 창상 등을 세정하는 수동식 기구

A65010.02 수동식구강세정기 [1] Irrigation unit, oral cavity, manually-operated 구강을 세정하는 수동식 기구

A65010.03 수동식코세정기 [1] Irrigation unit, nasal, manually-operated 코를 세정하는 수동식 기구

A65010.04 수동식생체용세정기 [1] Irrigation unit, in vivo, manually-operated 신체의 일부에 적용하는 액체를 분출하는 수동식 기구로서 위생상태의 유지 또는 치료의 일환으로서 이용할 수 있다.

A65010.05 멸균액수동식생체용세정기 [1] Irrigation unit, in vivo, manually-operated, sterile solution 신체의 일부에 적용하는 액체를 분출하는 수동식 기구로서 위생상태의 유지 또는 치료의 일환으로서 이용할 수 있으며, 멸균완료 액체를 사용한다.

A65010.06 치과용수동식구강세정기 [1] Irrigation unit, dental, oral cavity, manually-operated 구강을 세정하기 위한 수동식 기구

A65010.07 치과용수동식근관세정기 [1] Dental syringe, irrigating/aspiration 치근관 세정 등을 위하여 사용하는 수동식기구

A65010.08 전동식의료용세정기 [2] Irrigation unit, general purpose, electrically-powered 수술 부위, 창상 등을 세정하는 전동식 기구

A65010.09 치과용압력식구강세정기 [2] Irrigation unit, dental, oral cavity, air-driven 구강을 세정하기 위한 압력식 기구

A65010.10 치과용압력식근관세정기 [2] Syringe, dental, irrigating, pulp canal, air-driven 치근관 세정 등을 위하여 사용하는 압력식기구

A65010.11 전동식코세정기 [2] Irrigation unit, nasal, electrically-powered 코를 세정하는 전동식 기구

A65010.12 전동식생체용세정기 [2] Irrigation unit, in vivo, electrically-powered 신체의 일부에 적용하는 액체를 분출하는 전동식 기구로서 위생상태의 유지 또는 치료의 일환으로서 이용할 수 있다.

A65010.13 멸균액전동식생체용세정기 [2] Irrigation unit, in vivo, electrically-powered, sterile solution 신체의 일부에 적용하는 액체를 분출하는 전동식 기구로서 위생상태의 유지 또는 치료의 일환으로서 이용할 수 있으며 멸균완료 액체를 사용한다.

A65010.14 정형외과용세정기 [2] Irrigation unit, orthopaedic 정형외과 수술에서 조직 또는 잔류 시멘트를 제거할 목적으로 사용하는 기구

A65010.15 치과용전동식세정기 [2] Irrigation unit, dental, electrically-powered 구강내의 외과수술후, 생리식염수를 소형 가스봄베 또는 콤프레셔의 공기압에 의해 분출시키고, 환부를 세정하는 기구

A65020.01 대장세척장치 [2] Irrigation system, colonic 증류수 등을 대장에 삽입하여 관장을 하는 기구. 이 기구는 세정 중에 대장의 내용물을 제거할 수 있도록 되어 있으며 물의 압력, 온도, 흐름을 제어할 수 있다. 관장 도구 한 벌은 여기서 제외한다.

A65030.01 루용수동식세정기 [1] Irrigation kit, ostomy, manually-operated 약액을 담는 용기, 콘 형태의 팁 또는 카테터가 있는 튜브로 구성되어 있으며 피부에서 만든 개구를 통하여 장을 세척하는 수동식 기구

A65030.02 루용전동식세정기 [2] Irrigation kit, ostomy, electrically-powered 약액을 담는 용기, 콘 형태의 팁 또는 카테터가 있는 튜브로 구성되어 있으며 피부에서 만든 개구를 통하여 장을 세척하는 전동식 기기

A65040.01 의료용분사식세정기 [2] Lavage unit, jet 상처 부위에 소독액을 내뿜어 깨끗이 하는 데에 사용하는 기구. 분사 헤드 부분, 튜브, 분사를 위한 전동 펌프 등으로 구성되어 있다.

A65050.01 자궁내막세정기 [2] Irrigation/aspiration unit, endometrial 자궁 내막을 물 또는 식염수로 씻고 음압으로 흡인하는 기구. 이 기구는 자궁 내막 세포를 검사하는 데에 사용된다.

A65060.01 질세정기 [2] Irrigation unit, vaginal 튜브와 노즐이 있는 병 또는 자루 형태의 질 세정 기구로서 피임을 목적으로 하지 않는 기구. 세정액(정제수는 제외)은 포함하지 않는다.

A65070.01 요도세정기 [2] Irrigation unit, urethral 요도를 세정하는 데에 사용하는 기구로서 세정액은 포함하지 않는다

A66000 채혈 또는 수혈 및 생체 검사용 기구 Blood donor or transfusion and biopsy set

A66010.01 혈액저장용기 [3] Blood collection container 혈액 또는 혈액 성분을 채집, 저장하는 플라스틱 백 또는 플라스틱 용기로서 채혈에 필요한 채혈침과 튜브를 포함하기도 한다

A66010.02 항응고제포함혈액저장용기 [4] Blood collection container, anticoagulant 혈액 또는 혈액 성분을 채집, 저장하는 항응고제가 포함된 플라스틱 백 또는 플라스틱 용기로서 채혈에 필요한 채혈침과 튜브를 포함하기도 한다

A66020.01 채혈세트 [2] Blood collection set 인체에서 채혈하는 기구

A66025.01 채혈기 [1] Blood collection unit, non-needle 인체에서 적은 양을 채혈하는 데에 사용하는 기구. 채혈침 제외

A66025.02 채혈침포함채혈기 [2] Blood collection unit 인체에서 적은 양을 채혈하는 데에 사용하는 기구. 채혈침 포함

A66030.01 수혈세트 [2] Blood transfusion set 인체에 수혈하는 기구

A66040.01 수혈용채혈세트 [2] Blood donor set 수혈 등을 위한 혈액을 인체에서 채혈하는 기구

A66050.01 모세관채혈튜브 [1] Capillary blood collection tube 모세관 현상을 이용하여 혈액을 채취하는 가는 튜브 모양의 기구

A66060.01 <삭제>(2018.8.2.)

A66070.01 진공채혈관 [1] Tube, blood collecting, sealed, evacuated 진공 채혈기에 사용되는 진공 채혈관

A66080.01 혈액표본채집기구 [2] Blood collection unit 혈액의 표본을 채집하는 기구. 채혈용 튜브, 채혈 병, 혈청 분리기, 채혈용 트레이, 진공 표본 튜브 등으로 구성되어 있다

A66090.01 태아혈액채취기 [2] Foetal blood sampler 내시경에 짧은 칼과 헤파린으로 처리된 튜브를 접속하여 자궁 경부를 통해 태아의 피부에서 혈액을 채취하는 기구. 태아 혈액의 pH, 저산소증 등을 진단하는 데에 사용된다

A66100.01 동맥혈채취용도구한벌 [2] Arterial blood sampling kit 환자의 혈중 가스 측정을 위하여 동맥 혈액 표본을 채취하는 기구로서 주사기, 바늘, 코르크 등을 포함한다

A66110.01 생체검사용도구 [2] Tool for biopsy 질병 검사 등을 위하여 조직의 제거, 절개, 흡인, 채취하는 기구. 심근 내막 생체 검사 기구, 양수 채취 기구 등을 포함한다. 단 별도로 분류된 내시경용 기구는 제외한다.

A66110.02 검체채취용도구 [1] Tool for specimens 질병 검사 등을 위하여 짧은 시간 안에

구강, 비강, 이강 또는 항문에서 체액, 분비물 등을 채취하는 도구. 면봉 형태 등이 있다.

A67000 정형 및 기능 회복용 기구 Medical device for orthopedics and restoration

A67010.01 수동식정형용견인장치 [1] Traction unit, manually-operated 추간판탈출증, 퇴행성 협착증 등의 치료에 도움을 주는 인체를 견인하는 수동식 장치로서 코드, 벨트 풀리, 분동 등으로 구성되어 있다

A67010.02 전동식공기주입식정형용견인장치 [2] Traction unit, air-powered, electrically-powered 추간판탈출증, 퇴행성 협착증 등의 치료를 목적으로 공기주입을 통하여 척추를 견인하는 등에 사용하는 전동식 장치

A67010.03 전동식정형용견인장치 [2] Traction unit, electrically-powered 추간판탈출증, 퇴행성 협착증 등의 치료를 목적으로 인체를 견인하는 전동식 장치

A67010.04 수동식공기주입식정형용견인장치 [1] Traction unit, air-powered, manually-operated 추간판탈출증, 퇴행성 협착증 등의 치료에 도움을 주는 공기주입을 통하여 척추를 견인하는 등에 사용하는 수동식 장치

A67020.01 수동식정형용운동장치 [1] Exerciser, orthopaedic, manually-operated 근육의 재건, 관절 운동의 회복 등에 사용하는 수동식 기구

A67020.02 전동식정형용운동장치 [2] Exerciser, orthopaedic, electrically-powered 근육의 재건, 관절 운동의 회복 등에 사용하는 전동식 기구

A67025.01 정형용기계장치 [2] Powered orthopedic device 인체에 물리적 힘을 가하여 통증을 완화하는 데에 사용하는 기구

A67030.01 정형용교정장치 [2] Orthopedics appliance 인체를 정위로 교정하는 데에 사용하는 기구

A67040.01 수동식흉벽진동기 [1] Percussor, chest, manually-operated 환자의 흉벽을 통하여 진동을 주는 기구로서 폐 내의 점액 침전물을 배출하는 데에 도움을 주는 수동식 기구

A67040.02 전동식흉벽진동기 [1] Percussor, chest, electrically-powered 환자의 흉벽을 통하여 진동을 주는 기구로서 폐 내의 점액 침전물을 배출하는 데에 도움을 주는 전동식 기구

A67050.01 수동식골수술기 [1] Instruments, bone, surgical, manually-operated 골수술시 절골, 절제, 천자, 천공 등에 사용하는 수동식 수술기구

A67050.02 전동식골수술기 [2] Instruments, bone, surgical, electrically-powered 전기콘솔 등의 형태의 전동식 기구로, 핸드피스, 어태치먼트(절삭용 등) 등을 연결하여 절골, 절제, 천자, 천공 등을 하는데 사용하는 기구기계. 어태치먼트에 의해 많은 외과영역 등에서 사용할 수 있다.

A67050.03 전지전원식골수술기 [2] Instruments, bone, surgical, battery-powered 전지전원의 동력으로 작동되는 전동식 기구로, 핸드피스, 어태치먼트(절삭용 등) 등을 연결하여 절골, 절제, 천자, 천공 등을 하는데 사용하는 기구기계. 어태치먼트에 의해 많은 외과영역 등에서 사용할 수 있다.

A67050.04 자동화시스템로봇수술기 [3] Robotic surgical system, navigation 신경수술, 척추수술, 정형외과수술, 전립선수술 등에서 수술 시 의사의 통제하에 수술 부위의 위치 파악, 절개, 절골, 삽입물의 삽입 및 고정 등에 사용되는 로봇 자동화 시스템으로 컨트롤 유닛(콘솔) 및 기구조작용 암으로 구성된다.

A67060.01 모발이식장치 [2] Hair implant system 모발 및 털을 이식하는 데에 사용하는 장치이다.

A67060.02 자동화시스템모낭채취기 [3] Computer aided follicular unit extraction system 모발이식 수술 시 의사의 통제 하에 모낭의 위치를 파악하고 모낭을 채취하기 위하여 사용되는 로봇 자동화 시스템으로 컨트롤 유닛(콘솔) 및 기구조작용 팔로 구성된다.

A67070.01 수동식기능회복용기구 [1] manually-operated rehabilitation exerciser 인체의 저하된 기능을 회복하기 위하여 훈련 등에 사용하는 수동식 기구이며, 정형용 운동 장치는 여기에서 제외된다.

A67070.02 전동식기능회복용기구 [2] electrically-powered rehabilitation exerciser 인체의 저하된 기능을 회복하기 위하여 훈련 등에 사용하는 전동식 기구이며, 정형용 운동 장치는 여기에서 제외된다.

A67080.01 로봇보조정형용운동장치 [3] Robotic-guidance rehabilitation system 근육의 재건, 관절 운동의 회복 등에 사용되는 로봇 자동화 시스템 기구

A68000 치과용 진료 장치 및 의자 Dental unit and chair

A68010.01 치과용진료장치및의자 [2] Unit and chair, dental 치과 영역의 진료에 사용하는 진료 장치와 의자를 말하며 진료 시스템이 구성되어 있기도 하다

A68020.01 치과용진료장치 [2] Unit, dental 치과 영역의 진료에 사용하는 진료 장치를 말하며 진료 시스템이 구성되어 있으며, 진료용 의자는 제외한다.

A68030.01 치과용진료의자 [1] Dental chair, patient 치과 영역의 진료에 사용하는 진료 용 의자를 말하며, 진료 시스템이 구성되어 있지 아니하다.

A69000 치과용 엔진 Dental engine

A69010.01 치과시술용엔진 [2] Dental engine 치과 시술 시에 치과용 핸드피스를 구동시키는 엔진. 다만, 치과기공물 제작에 사용되는 엔진, 치과 임플란트 시술 시 사용되는 엔진은 여기에서 제외한다.

A69010.02 치과임플란트시술용엔진 [2] Dental engine, implant surgery 치과 임플란트 시술 시에 임플란트용 핸드피스를 구동시키는 엔진

A69010.03 치과임플란트시술용핸드피스 [2] Handpiece, dental, implant surgery 치과 임플란트 시술에서 골 삭제용 버를 장착하여 구동시키는 핸드피스

A70000 치과용 브로치 Broaches for dental use

A70010.01 근관치료용브로치 [1] Broach, endodontic 치아 신경의 발수 등에 사용하는 기구

A70010.02 근관치료용수동용파일리머 [1] File/reamer, endodontic, hand-held 수동으로 근관 내의 신경을 제거하거나 근관을 확대하는 기구

A70010.03 근관치료용전동용파일리머 [1] File/reamer, endodontic, power-operated 전동 핸드피스에 끼워서 근관 내의 신경을 제거하거나 근관을 확대하는 기구

A71000 치과용 탐침 Explorers for dental use

A71010.01 치과용탐침 [1] Dental explorer/periodental pocket probe 치과 진료 시 일반적으로 사용되는 탐침용 기구

A72000 치과용 방습기 Moisture-excluding instruments for dental use

A72010.01 치과용공기건조기 [2] Tooth dryer 치과 진료 시 압축 공기를 내뿜는 기구. 수동식 고무 튜브형은 제외된다

A72020.01 치과용고무방습기 [1] Dental rubber dam 치과 시술시 구강내의 수술영역을 격리하기 위하여 펀치로 구멍을 뚫어 치아에 씌우는 시트

A72020.02 치과용고무방습기클램프 [1] Dental rubber dam clamp 노출시킨 치아의 치경부에 고무방습기를 늘린 상태로 유지하는데 사용하는 클램프

A72020.03 치과용고무방습기프레임 [1] Dental rubber dam frame 시술영역에 도달하기 쉽게 하기 위해 러버댐을 늘린 상태로 유지하는 유연한 프레임

A73000 인상 채득 또는 교합용 기구 Impression taking and articulating instruments

A73010.01 교합기 [1] Articulator 환자의 위턱, 아래턱의 운동을 재현하는 기계 구조로서 환자의 이와 잇몸의 석고 모형으로 교합 상태를 알아본다. 의치, 치관 수복물, 보철물 등의 제작 및 진단에 사용한다

A73020.01 안궁 [1] Facebow 치과에서 위턱 치열궁의 턱관절의 위치 관계를 기록하고 교합기 상에서 상악부의 개구 운동 축에 대한 관계를 재현하는 기구

A73030.01 교합지 [1] Dental articulation paper 상악치아와 하악치아 간의 교합관계를 인지하기 위해 사용하는 색지 또는 얇은 테이프

A73030.02 교합검사용잉크 [1] Dental articulation liquid 상악치아와 하악치아 간의 교합관계를 인지하기 위해 사용하는 잉크

A73040.01 사도기 [1] Pantograph 환자의 머리에 부착하여 아래턱의 움직임을 모사하여 치과 보철물 등의 제작에 사용하는 기구

A73050.01 치과인상채득용트레이 [1] Dental

impression material tray 턱이나 치아의 주형을 만드는 인상 재료를 담는 금속 또는 플라스틱 용기

A73050.02 치과불소도포용트레이 [1] Fluoride gel tray 치과 진료 시 불소 겔을 담는 금속 또는 플라스틱 용기

A74000 치과용 중합기 Vulcanizers and curing units for dental use

A74010.01 치과용자외선중합기 [1] Dental polymerization activator- ultraviolet 수지 계통의 수복 재료, 전색제 등에 자외선을 쬐어 중합하는 기구

A74020.01 치과용가시광선중합기 [1] Dental polymerization activator- visible light 수지 계통의 수복 재료, 전색제 등에 가시광선을 쬐어 중합하는 기구

A75000 <삭제>(2017.1.24)

A75010.02 <삭제>(2017.1.24)

A75010.03 <삭제>(2017.1.24)

A76000 시력 보정용 안경 Sight corrective spectacles

A76010.01 시력보정용안경 [1] Sight corrective spectacles 일정한 규격에 따라 시력을 보정하려고 제조한 안경(수경 등 여가용 제품을 포함한다.)으로서, 근시용, 원시용, 난시용, 노안용, 약시용, 등의 안경이 있으며, 환자의 시력에 맞추어 면허가 있는 사람이 조제,가공하는 것은 제외한다

A77000 눈 적용 렌즈 Ophthalmic lens

A77010.01 안경렌즈 [1] Sight corrective ophthalmiclens 시력 보정 및 눈의 보호에 사용하는 안경 렌즈로서 유리, 플라스틱제가 있다

A77010.02 진단용안경렌즈 [1] Trial lens 전방우각 검사, 안저 검사, 전방우각 수술용, 망막전도 기록 등을 위하여 안구에 직접 접촉하지 않으면서, 단기간 사용하는 렌즈

A77020.01 매일착용하드콘택트렌즈 [2] Hard contact lens, daily-wear 각막에 직접 부착하여 사용하는 비친수성 렌즈로서 일일 활동시간만 착용하는 렌즈

A77020.02 연속착용하드콘택트렌즈 [3] Hard contact lens, extended-wear 각막에 직접 부착하여 사용하는 비친수성 렌즈로서 야간취침을 포함하여 1일 이상 지속적으로 연속착용하는 렌즈

A77030.01 매일착용소프트콘택트렌즈 [2] Soft contact lens, daily-wear 각막에 직접 부착하여 사용하는 친수성 렌즈로서 일일 활동시간만 착용하는 렌즈

A77030.02 연속착용소프트콘택트렌즈 [3] Soft contact lens, extended-wear 각막에 직접 부착하여 사용하는 친수성 렌즈로서 야간취침을 포함하여 1일 이상 지속적으로 지속적으로 연속착용 하는 렌즈

A77040.01 치료용콘택트렌즈 [3] Contact lens, therapeutic 각막 질환 (수포성 각막염, 각 결막 건조증, 각막 궤양 등) 등 치료와 상처 보호에 사용하는 렌즈

A77040.02 삭제<2010.12.21>

A77040.03 삭제<2010.12.21>

A77040.04 헤파린사용후방렌즈 [4] Lens, intraocular, posterior chamber, heparin 백내장 수정체의 치환 등을 목적으로 눈의 후방에 영구적으로 삽입하는 헤파린 사용 렌즈

A77050.01 진단용콘택트렌즈 [2] Contact lens, diagnostic 전방우각 검사, 안저 검사, 전방우각 수술용, 망막전도 기록 등을 위하여, 안구에 직접 접촉하면서 단기간 사용하는 렌즈

A77050.02 스마트콘택트렌즈 [3] Smart contact lens 콘택트렌즈에 센서를 넣어 체내 포도당, 케톤의 농도, 또는 안압 등을 측정하여 스마트폰 또는 다른 IT기기에 전송하여 환자관리에 사용하는 렌즈

A78000 보청기 Hearing aid

A78010.01 골도형보청기 [2] Hearing aid, bone-conduction 청각장애를 보상하기 위해 소리를 증폭하여 진동자 등에 의한 골전도 방식으로 전달하는 기기

A78010.02 기도형보청기 [2] Hearing aid, air-conduction 청각장애를 보상하기 위해서 소리를 증폭하여 공기 전도 방식으로 전달하는 기기

A78010.03 구화훈련용보청기 [2] hearing Aids for stammering correction 말더듬의 교정에 도움을 주기 위해 소리를 증폭 또는 변조하여 공기 전도 방식으로 피드백하는 기기

A78010.04 촉각형보청기 [2] Tactual Hearing Aids 청각장애를 보상하기 위해서 소리를 증폭하여 진동자 등에 의해 촉각을 이용하여 소리를 전달하는 기기

A78010.05 반이식형보청기 [3] Hearing aid, air-conduction, canal 소리를 증폭하여 청각을 보상하는 반 이식형 기기

A78010.06 이식형보청기 [3] Implantable hearing aid 소리를 증폭하여 청각을 보상하는 이식형 기기

A78010.07 인공중이 [3] Middle ear implant system 출력신호를 이소골에 직접적으로 진동으로 전달하는 형식의 기구

A79000 의약품 주입기 Infusion instruments

A79010.01 전동식의약품주입펌프 [2] Infusion pump, electrically-powered 약액을 환자에게 일정량 주입할 때에 사용하는 전동식 기구. 약액에 공기 방울 유무 등 고장 상태를 알려 주는 경보 장치가 있는 것도 있다

A79010.02 실린더식의약품주입펌프 [2] Cylinder pump, electrically-powered 약액을 환자에게 일정량 주입할 때에 사용하는 실린더식 기구. 약액에 공기 방울 유무 등 고장 상태를 알려 주는 경보 장치가 있는 것도 있다

A79010.03 환자관리무통법용수액펌프 [3] Syringe pump control unit 미리 설정한 양의 정맥내 또는 경막외 마취 진통약을 공급하는 장치

A79010.04 전동식이식형의약품주입펌프 [4] Infusion pump, electrically-powered, implantable 체내에 이식하여 약액을 환자에게 일정량 주입할 때에 사용하는 전동식 기구. 장기 제품과 단기 제품으로 분류된다.

A79010.05 수동식의약품주입펌프 [2] Infusion pump, manually-operated 약액을 환자에게 일정량 주입할 때에 사용하는 수동식 기구. 약물저장부의 탄성을 이용하여 주입량을 조절한다. 필요 시 약물을 추가 주입할 수 있는 버튼이 있는 것도 있다.

A79010.06 가스식의약품주입펌프 [2] Infusion pump, gas, manually-operated 약액을 환자에게 일정량 주입할 때에 사용하는 가스식 기구. 가스 발생을 통해 주입량을 조절한다. 필요 시 약물을 추가 주입할 수 있는 버튼이 있는 것도 있다.

A79020.01 의약품주입용기 [2] Infusion fluid container 의약품주입기구 등과 연결되며, 환자에게 투여할 의약품(혼합약액 등)을 일정기간 담고 있는 플라스틱 재질로 만들어진 용기로 백(bag)형, 실린더(cylinder)형 등이 있다.

A79030.01 수액세트 [2] Intravascular administration set 정맥에 바늘 또는 카테터를 삽입하여 용기에 있는 약액을 주입하는 기구. 바늘, 카테터, 유량 조절기, 점적구, 여과기, 마개, 관, 접속기, 연결 침 등으로 구성되어 있다

A79030.02 수액펌프용수액세트 [2] Intravascular administration set for fluid pump 수액펌프에서 수액부위에 수액을 공급하기 위해 이용하는 전용 수액세트

A79030.03 인슐린주입용수액세트 [2] Intravascular administration set for Insulin 인슐린펌프에서 환자사용자에게 약제를 주입하기 위해 이용하는 전용 수액세트

A79040.01 의약품압력주입기 [1] Pressure infusor for an I.V. bag 커프를 정맥주사용 수액제 용기 주위에 감아 공기 압력을 줌으로써 주사액의 주입을 도와주는 기기

A79050.01 체외용인슐린주입기 [4] Insulin infusion pump 당뇨병 치료를 위해서 체외에서 자동적으로 인슐린을 주입해 혈당치를 조절하는 기기

A79050.02 이식형인슐린주입기 [4] Infusion pump, insulin, implantable 당뇨병 치료를 위해서 체내 이식하여 자동적으로 인슐린을 주입해 혈당치를 조절하는 기기

A79060.01 조영제주입기 [2] Contrast medium injector system 화상진단시 혈관 등으로 조영제를 주입하는 장치로서 양과 속도를 조절할 수 있다.

A79060.02 재사용가능관절조영도구한벌 [1] Reusable kit of arthrography 관절의 조영에 사용하는 재사용 가능한 도구 한벌

A79060.03 일회용관절조영도구한벌 [2] Disposable kit of arthrography 관절의 조영에 사용하는 일회용 도구 한벌

A79070.01 재사용가능지시액주입기 [1] Injector, indicator, reusable 혈액에 정확한 양의 지시용액을 주입하는 전기 또는 가스로 작동되는

재사용 가능한 기구. 심장 박출량을 측정하기 위하여 농도계 또는 열 희석법 기구와 함께 사용되기도 한다

A79070.02 일회사용지시약주입기 [2] Injector, indicator, single-use 혈액에 정확한 양의 지시 용액을 주입하는 전기 또는 가스로 작동되는 일회용 기구. 심장 박출량을 측정하기 위하여 농도계 또는 열 희석법 기구와 함께 사용되기도 한다

A79080.01 의약품동기주입기 [2] Injection system actuator 지시약의 주사 시간을 제어하고 심전도 신호와 시간 동기를 맞추는 데에 사용하는 기구

A79080.02 바륨조영제주입·배설기 [2] Contrast medium delivery/evacuation kit, barium enema 하부 소화관 검사에 사용하는 기구로서 황산바륨액(조영제) 및/또는 공기를 주입 배설하기 위해 이용하는 백, 튜브, 크램프, 팽창 및/또는 다른 유동을 조정계측하는 기기 및 에네마 칩 등으로 이루어진다.

A79080.03 방사선물질투여기 [2] Radiation substance injector 방사성 약제 또는 방사성 의약품을 피검자에게 주입하는 장치

A79090.01 분말의약품분사기 [1] ENT powder applicator 분말 약제를 내뿜는 기구

A79100.01 의약품자동점적장치 [2] Automatic fluid delivery systems 수액 등을 자동으로 주입하는 기구. 가온기가 부착된 것도 있다

A79110.01 의약품주입량감시기 [2] Electronic monitor for gravity flow infusion systems 환자에게 주입되는 약액의 양을 단순히 감시하는 기구

A79110.02 의약품주입량감시조절기 [3] Electronic infusion controller for gravity flow infusion systems 환자에게 중력을 이용하여 주입되고 있는 약액의 양을 감시하고, 동시에 전동으로 주입량을 조절할 수 있는 기구

A79120.01 마취액주입도구한벌 [2] Anethesia kit 국부 마취 등의 약물 주입에 사용하는 기구로서 주사기, 주사침 등을 포함한다

A79130.01 관장기 [1] Enema kit 증류수 등의 액제를 결장에 삽입하여 관장하는 기구. 액제를 담는 통, 튜브, 노즐로 구성되어 있으며, 대장 세척 장치는 여기에서 제외한다

A79130.02 관장용칩 [1] Enema tip 관장기를 직장으로의 주입을 용이하게 하기 위해 관장튜브의 선단에서 이용하는 일회사용 기구

A79140.01 의약품주입여과기 [2] Infusion filter 혼합 액상의 약물 등을 주입할 때 오염 물질을 걸러내는 기구

A79140.02 일회용주사여과기 [2] Syringe filter, single-use 주사액을 여과하기 위한 여과기로 주사기, 주사침 등과 결합하여 사용되며 일회용이다.

A79150.01 이식형의약품주입기 [4] Implantable infusion device 체내에 이식하여 약물을 주입하는 기구, 장기 제품과 단기 제품으로 분류된다.

A79160.01 의약품간접주입기구 [1] Indirect infusion device 기타 의약품을 주입하는 데에 사용하는 기구로서 인체나 의약품에 직접 접촉되지 않으며 주입 보조에 사용되는 기구를 말한다. 별도로 분류된 의약품 주입펌프, 의약품주입기 또는 의약품주입용기 등은 여기에서 제외한다.

A79160.02 의약품직접주입기구 [2] Direct infusion device 기타 의약품(소독액, 의료용 산소, 마취가스 등은 제외)을 주입하는 데에 사용하는 기구로서 의약품에 직접 접촉되는 기구를 말한다. 약물 주입을 목적으로 인체에 삽입되는 침 또는 카테터와 일체형이거나, 이를 포함할 수 있으나, 별도로 분류된 의약품 주입펌프, 의약품주입기 또는 의약품주입용기 등은 여기에서 제외한다.

A79160.03 자궁용의약품등주입기 [1] Infusion device for uterus 자궁내에 액체 또는 의약품 등을 주사하기 위해 사용하는 수동식 기구로서 재사용이 가능하다. 피하주사에는 사용되지 않는다.

A79160.04 골내의약품주입도구한벌 [1] Infusion device for root canal 치과영역에서 근관청소나 근관처치제의 충전 등에 사용하는 근관용 주입기 도구 한벌

A79160.05 치과용재료주입기 [1] Infusion device, dental 근관처치재의 충전 등 치과재료를 주입하기 위해서 사용하는 기기

A79160.06 세정용튜브 [1] Cleansing tube and catheter 세정기 등에 연결되어 세정액을 상처부위에 뿌리거나 흘려주는데 사용되는 튜브

A79160.07 가스튜브·카테터 [1] Gas tube and catheter 비강 또는 구강에 의료용산소, 마취가스 등 의료용 가스를 주입하는 데 사용하는 튜브

A80000 헤르니아 치료용 기구 Hernia supporters

A80010.01 탈장대 [1] Hernia aid 탈장을 방지하기 위하여 사용하는 기구

A80020.01 음낭지지대 [1] Therapeutic scrotal supporters 음낭을 지지하는 데에 사용하는 탄력성 허리 밴드가 있는 기구

A81000 의료용 흡입기 Inhalators for medical use

A81010.01 가열식흡입기 [2] Nebulizing system, heated 폐에 액체상태의 의약품을 기체상태로 투여하기 위해서 사용하는 가열 방식의 흡입기

A81010.02 비가열식흡입기 [2] Nebulizing system, non-heated 폐에 액체 상대의 의약품을 기체상태로 투여하기 위해서 사용하는 비가열 방식의 흡입기

A81010.03 진단용흡입기 [2] Nebulizing system, diagnostic 천식의 평가를 위해서 사용하는 흡입기로서 천식발작을 유발하여 기도폐색의 정도를 평가한다.

A81010.04 초음파흡입기 [2] Nebulizing system, ultrasonic 폐에 액체 상대의 의약품을 기체상태로 투여하기 위해서 사용하는 초음파 방식 흡입기

A81020.01 의료용분무기 [2] Medicinal nonventilatory nebulizer (atomizer) 액상의 약물을 환자가 호흡하는 공기 중으로 분무하는 기구

A82000 의료용 진동기 Vibrators

A82010.01 의료용진동기 [2] Vibrators for medical use 경미한 근육통의 완화 등을 목적으로 인체에 물리적 에너지(진동, 충격, 압박자극 등)를 가하는 기구. 단순히 건강에 도움을 주기 위한 목적으로 제조된 전기마사지기는 해당되지 않는다.

A83000 개인용 전기 자극기 Electric stimulator for medical use by personal

A83010.01 개인용저주파자극기 [2] Low frequency electric stimulator for medical use, home use 경피적으로 진통이나 근위축 개선에 이용하는 신경 및 근자극 장치. 전극은 피부에 두고 신체에 삽입하지 않기 때문에 전기자극이 피부를 거쳐(경피적으로) 통증이 있는 부위 또는 근장애 부위에 공급된다.

A83020.01 개인용전위발생기 [2] Statics electricity generator for electric stimulation home use 인체에 수백에서 수만볼트의 교류 또는 수백에서 천볼트 정도의 직류전압을 발생시키고, 이 전압을 땅에서 절연상태로 한 인체에 가함으로써 전체요법적인 치료효과를 꾀하는 장치.

A83030.01 개인용적외선조사기 [2] Phototherapy unit, infrared, home use 적외선 에너지를 인체에 쬐어 근육통 등 통증 부위의 통증 완화에 사용하는 기구

A83040.01 개인용자외선조사기 [2] Phototherapy unit, ultraviolet, home use 자외선 빛을 발하는 특수한 램프를 갖춘 장치. 보통 피부질환(건선)의 치료에 이용한다. 본품은 솔라렌 자외선 A(PUVA)요법으로서, 솔라렌과 함께 사용되는 일이 많다.

A83050.01 개인용광선조사기 [3] Visible light irradiator for medical use, home use 광선(적외선 및 자외선 제외)을 이용하여 피부 질환을 치료하는 등에 사용하는 기구로서 이를 사용할 때에는 의사의 처방·지도가 필요하다.

A83060.01 개인용온열기 [2] Heating pad system under/overlay, electric, home use 인체에 일정한 열을 가하여 근육통 완화등에 사용 하거나 체온이 저하된 환자에게 열을 공급하는 전기로 가온되는 패드로서 이를 사용할 때에는 의사의 처방·지도가 필요하다..

A83060.02 개인용공기온열기 [2] Heating pad system under/overlay, air, home use 인체에 일정한 열을 가하여 근육통 완화등에 사용 하거나 체온이 저하된 환자에게 열을 공급하는 공기로 가온되는 패드로서 이를 사용할 때에는 의사의 처방·지도가 필요하다..

A83060.03 개인용물온열기 [2] Heating pad, water, home use 인체에 일정한 열을 가하여 근육통 완화등에 사용 하거나 체온이 저하된

환자에게 열을 공급하는 물로 가온되는 패드로서 이를 사용할 때에는 의사의 처방·지도가 필요하다..

A83070.01 개인용초단파자극기 [2] Diathermy treatment system, short wave, home use 13~ 27.12MHz의 전자파 에너지를 환부에 투열하여 근육통 완화 등에 사용하는 기구로서 이를 사용할 때에는 의사의 처방·지도가 필요하다.

A83080.01 개인용조합자극기(2등급) [2] Combinational stimulator for medical use, home use 근육통 완화 등의 목적으로 두 가지 이상의 기능을 조합하여 사용하는 기구. 개인용 온열·전위 발생기, 저주파 자극 · 온열기 등이 이에 해당하며, 등급은 개별 기능의 최고 등급이 2등급인 기구에 한한다. 이를 사용할 때에는 의사의 처방·지도가 필요하다.

A83080.02 개인용조합자극기 [3] Combinational stimulator for medical use, home use 근육통 완화 등의 목적으로 두 가지 이상의 기능을 조합하여 사용하는 기구. 개인용 온열·전위 발생기, 저주파 자극 · 온열기 등이 이에 해당하며, 등급은 개별 기능의 최고 등급이 3등급인 기구에 한한다. 이를 사용할 때에는 의사의 처방·지도가 필요하다.

A83090.01 개인용전기자극기 [2] Stimulator, electrical, home-use 근육통 완화 등을 목적으로 전기 펄스 등을 이용하는 기구로서 이를 사용할 때에는 의사의 처방·지도가 필요하다.

A83100.01 개인용초음파자극기 [2] Diathermy treatment system, ultrasonic, home-use 근육의 동통완화 를 얻기 위해 이용하는 장치. 전자에너지를 초음파로 변환하고 이것이 조직에 침투하며 열 및 비열성 이학적 반응에 따라 동통을 완화한다.

A84000 침 또는 구용기구 Acupuncture and moxibustion apparatus

A84010.01 비멸균침 [1] Acupuncture needle, reusable 약물 등의 투여를 목적으로 하지 않고 치료를 목적으로 인체에 사용하는 비멸균 침류

A84010.02 멸균침 [2] Acupuncture needle, single-use 약물 등의 투여를 목적으로 하지 않고 치료를 목적으로 인체에 사용하는 멸균 침류

A84020.01 수동식부항기 [1] Cupping therapy device, manually-operated 음압을 이용하여 혈액 순환을 개선하려고 사용하는 수동식 기구

A84020.02 전동식부항기 [2] Cupping therapy device, electrically-powered 음압을 이용하여 혈액 순환을 개선하려고 사용하는 전동식 기구

A84030.01 점화식온구기 [1] Moxibustion apparatus 온열자극을 환부에 가해 치료하는 가정용 점화식 기구. 점화식 뜸구(쑥뜸구 등)는 제외한다.

A84030.02 전기식온구기 [2] Moxibustion apparatus, electrical 온열자극을 환부에 가해 치료하는 전기식 기구. 의학적인 효능·효과를 목적으로 제조되지 않은 전기뜸질기는 제외한다.

A85000 의료용 자기 발생기 Magnetic induction apparatus for medical use

A85010.01 의료용자기발생기 [2] Magnetic pulse stimulator 근육통의 완화 등을 목적으로 영구 자석의 자계를 이용하는 기구

A85020.01 의료용전자기발생기 [2] Electromagnetic therapy stimulator 근육통의 완화 등을 목적으로 전자석의 자계를 이용하는 기구

A86000 의료용 물질 생성기 Medicinal substance-producing equipment

A86010.01 알칼리이온수생성기 [2] Alkali water producing equipment 먹는물을 전기분해 등을 하여 위장증상(만성설사, 소화불량, 위장내 이상발효, 위산과다) 개선에 도움이 되는 수소이온농도(pH)8.5초과~10.0까지의 알칼리이온수를 생성하는 기구

A86010.02 외용소독물생성기 [2] Topical water disinfection-producing equipment 0.9% 염화나트륨 용액(의약품)을 이용하여 손, 피부 등 외용 소독하는 5ppm 이하의 잔류염소(HOCl)를 생성하는 기구

A87000 의료용 필름 판독 장치 Film viewing devices for medical use

A87010.01 수동식의료용필름판장치 [1] View box, diagnostic imaging, manually-operated 의료용 필름을 판독하기 위하여 사용되는 수동식 기구.

A87010.02 전동식의료용필름판장치 [1] View box, diagnostic imaging, electrically-powered 의료용 필름을 판독하기 위하여 사용되는 전동식 기구.

A88000 이비인후과용 진료 장치 및 의자 Treatment table for Ear, Nose and Throat

A88010.01 이비인후과용진료장치및의자 [2] Table and chair, examination/treatment, ENT (ear/nose/throat) 이비인후과 영역의 진료 장치와 의자를 말하며 진료 시스템이 구성되어 있음.

A88020.01 이비인후과용진료장치 [2] Table, examination/treatment, ENT(ear/nose/throat) 이비인후과 영역의 진료 장치로서 진료 시스템이 구성되어 있으며, 진료용 의자가 제외된 장치.

A88030.01 수동식이비인후과용진료의자 [1] Chair, examination/treatment, ENT(ear/nose/throat), manually- operated 이비인후과 영역의 수동식 진료용 의자를 밀하며 신료 시스템이 구성되어 있지 않다.

A88030.02 전동식이비인후과용진료의자 [2] Chair, examination/treatment, ENT(ear/nose/throat), electrically-powered 이비인후과 영역의 전동식 진료용 의자를 말하며 진료 시스템이 구성되어 있지 않다.

A89000 안과용 진료 장치 및 의자 Ophthalmic instrument table and chair

A89010.01 안과용진료장치및의자 [2] Table and chair, examination/treatment, ophthalmic 안과 영역의 진료 장치와 의자를 말하며 진료 시스템이 구성되어 있다..

A89020.01 안과용진료장치 [2] Table, instrument, ophthalmic 안과 영역의 진료 장치로서 진료 시스템이 구성되어 있으며, 진료용 의자가 제외된 장치.

A89030.01 수동식안과용진료의자 [1] Chair, examination/treatment, ophthalmic, manually-operated 안과 영역의 진료용 수동식 의자를 말하며 진료 시스템이 구성되어 있지 않다.

A89030.02 전동식안과용진료의자 [2] Chair, examination/treatment, ophthalmic, electrically-powered 안과 영역의 진료용 전동식 의자를 말하며 진료 시스템이 구성되어 있지 않다.

A89040.01 수동식안과용진료대 [1] Ophthalmic examination/treatment table/stand, manually- operated 안과 진료에 사용되는 수동식 진료대.

A89040.02 전동식안과용진료대 [2] Ophthalmic examination/treatment table/stand, electrically- powered 안과 진료에 사용되는 전동식 진료대.

A90000 유헬스케어 의료기기 U-healthcare medical device

A90010.01 1등급 유헬스케어 게이트웨이 [1] U-healthcare gateway, class 1 원격진료를 위해 유헬스케어 의료기기에서 측정된 생체정보를 유무선 기술을 통하여 수집하고 수집된 생체정보를 암호화하여 의료기관으로 전송하는 기기 또는 소프트웨어

A90010.02 2등급 유헬스케어 게이트웨이 [2] U-healthcare gateway, class 2 원격진료를 위해 유헬스케어 의료기기에서 측정된 생체정보를 유무선 기술을 통하여 수집·조회 및 분석하거나 감시하고 수집된 생체정보를 암호화하여 의료기관으로 전송하는 기기 또는 소프트웨어

A90020.01 유헬스케어 진단지원시스템 [3] U-healthcare, decision support system 원격진료를 위해 유헬스케어 의료기기를 통해 얻어진 데이터를 기반으로 사용자의 건강평가·관리를 위하여 사용자와 의료인에게 정보를 제공하는 기구 또는 소프트웨어.

A90030.01 유헬스케어 혈압계 [2] U-healthcare, sphygmomanometer, automatic-inflation, noninvasive 원격진료를 위해 혈압을 간접적(비관혈적)으로 측정하는 기기로 커프는 자동적으로 가압하며 수축기 및 확장기 혈압에 더해 심박수를 표시하기도 한다. 수집된 정보를 게이트웨이로 전송하는 소프트웨어를 포함한다.

A90040.01 유헬스케어 혈당측정기 [3] U-healthcare, glucose meter 원격진료를 위해 채취한 혈액으로 혈중 글루코스를 측정하여 혈당수치를 표시하는 기기로 혈중 케톤을 추가하여 측정하기도 한다. 수집된 정보를 게

이트웨이로 전송하는 소프트웨어를 포함한다.

A90050.01 유헬스케어 산소포화도측정기 [2] U-healthcare, pulse oximeter 원격진료를 위해 프로브에 의한 광검출을 이용하여 혈액의 산소포화도를 경피적으로 측정하는 기기. 수집된 정보를 게이트웨이로 전송하는 소프트웨어를 포함한다.

A90060.01 유헬스케어 전자청진기 [2] U-healthcare, Stethoscope 원격 진료를 위해 심장 및 폐의 소리를 감지 및 증폭하는 전자식 청취장치. 수집된 정보를 게이트웨이로 전송하는 소프트웨어를 포함한다.

A90070.01 유헬스케어 전자체온계 [2] U-healthcare, thermometer, electronic 원격진료를 위해 온도에 대한 전기적인 반응 특성을 이용하여 환자의 체온을 측정하기 위한 기기. 수집된 정보를 게이트웨이로 전송하는 소프트웨어를 포함한다.

A90070.02 유헬스케어 귀 적외선체온계 [2] U-healthcare, thermometer, infrared, ear 원격진료를 위해 환자의 귀 온도를 적외선 발광을 통하여 측정함으로써 체온을 측정하기 위한 기기. 수집된 정보를 게이트웨이로 전송하는 소프트웨어를 포함한다.

A90070.03 유헬스케어 피부 적외선체온계 [2] U-healthcare, thermometer, infrared, skin 원격진료를 위해 겨드랑이 이마 등 피부의 적외선 발광을 측정함으로써 체온을 측정하기 위한 기기. 수집된 정보를 게이트웨이로 전송하는 소프트웨어를 포함한다.

A90080.01 유헬스케어 임피던스 체지방측정기 [2] U-healthcare, body fat/lean ration analyser, impedance 원격진료를 위해 임피던스 방식으로 인체에 에너지를 주어 체지방을 산출하는 기기. 수집된 정보를 게이트웨이로 전송하는 소프트웨어를 포함한다.

A90090.01 유헬스케어 심박수계 [2] U-healthcare, heart rate meter 원격진료를 위해 분간 또는 일정 기간의 평균 심박수를 표시하는 기기. 수집된 정보를 게이트웨이로 전송하는 소프트웨어를 포함한다.

A90100.01 유헬스케어 심전계 [2] U-healthcare, electrocardiographic analyser 원격진료를 위해 심전도를 기록, 분석하여 재현하는 기기. 수집된 정보를 게이트웨이로 전송하는 소프트웨어를 포함한다.

A90100.02 유헬스케어 부하 심전도장치 [2] U-healthcare, stress exercise monitoring system 원격진료를 위해 운동 및 활동 시 심전도를 검사, 기록하는 기기. 수집된 정보를 게이트웨이로 전송하는 소프트웨어를 포함한다.

A90110.01 유헬스케어 최대 호흡률측정기 [2] U-healthcare, spirometer, peak flow 원격진료를 위해 환자의 최대 호흡률 등을 측정하는 기기. 수집된 정보를 게이트웨이로 전송하는 소프트웨어를 포함한다.

A90120.01 유헬스케어 체외용 인슐린주입기 [4] U-healthcare, insulin infusion pump, in vitro 원격진료를 위해 당뇨병 치료를 위해서 체외에서 자동적으로 인슐린을 주입해 혈당치를 조절하는 기기. 수집된 정보를 게이트웨이로 전송하는 소프트웨어를 포함한다.

A90120.02 유헬스케어 이식형 인슐린주입기 [4] U-healthcare, insulin infusion pump, implantable 원격진료를 위해 당뇨병 치료를 위해서 체내 이식하여 자동적으로 인슐린을 주입해 혈당치를 조절하는 기기. 수집된 정보를 게이트웨이로 전송하는 소프트웨어를 포함한다.

A91000 의료용 세포 및 조직 처리 기구 Cell and tissue processing apparatus for medical use

A91010.01 세포조작키트 [3] Manipulation kit, cell 연골, 골수, 지방, 제대혈 세포 등을 채취, 추출, 조작, 이식하는데 사용하는 기구

A91020.01 세포치료제 제조 및 운영 장치 [3] Cell therapy apparatus, manufacture and operation 병원내에서 사용하는 것으로 세포치료제를 제조 하는데 사용하는 장치

A91030.01 혈액처리용기구 [3] Blood seperating kit 인체로부터 채취한 혈액을 재주입하기 위한 처리과정을 거치는 데 사용하는 제품으로 원심분리용용기, 수혈세트, 주사기 등을 포함한다.

A91030.02 골수처리용기구 [3] Bone marrow seperating kit 인체로부터 채취한 골수를 재주입하기 위한 처리과정을 거치는 데 사용하는 제품으로 원심분리용용기, 수혈세트, 주사기 등을 포함한다.

A91040.01 지방분리용기구 [3] Fat separator, filter 인체로부터 채취한 지방을 재주입할 목적으로 분리하는 데 사용하는 기구

(B) 의료용품 Medical supplies

B01000 방사선용품 Radiographic supplies

B01010.01 증감지형의료용엑스선필름 [1] X-ray film, medical, screen 의료용으로 사용하는 엑스선 필름으로서 증감지에 의하여 이미지가 형상화 된다.

B01010.02 비증감지의료용엑스선형필름 [1] X-ray film, medical, non-screen 의료용으로 사용하는 엑스선 필름으로서 엑스선에 직접 노광 되어 이미지가 형상화 된다.

B01010.03 영상진단용시네필름 [1] Photographic film, diagnostic imaging, cine 의료용 영상진단을 위하여 사용하는 시네필름

B01010.04 영상진단용비자가현상필름 [1] Photographic film, diagnostic imaging, non-self-developing 의료용 영상진단을 위하여 사용하는 비자기식 시트 또는 롤 필름

B01010.05 영상진단용자가현상필름 [1] Photographic film, diagnostic imaging, self-developing 의료용 영상진단을 위하여 사용하는 자기식 필름

B01010.06 증감지형치과영상진단용필름 [1] X-ray film, dental, screen 치과용으로 사용하는 엑스선 필름으로서 증감지에 의하여 이미지가 형상화 된다.

B01010.07 비증감지형치과영상진단용필름 [1] X-ray film, dental, non-screen 치과용으로 사용하는 엑스선 필름으로서 엑스선에 직접 노광 되어 이미지가 형상화 된다.

B01020.01 방사선용증감지 [1] X-ray intensifying screen 방사선 조사시 발광작용으로 의료용 목적에 사용되는 발광지

B01030.01 방사선용형광지 [1] X-ray fluorescent screen 방사선 조사시 형광작용으로 의료용 목적에 사용되는 형광지

B01030.02 광휘진성형광판 [1] Fluorescent screen 엑스선 에너지를 비축하는 형광판으로서 레이저광을 조사하면 비축한 에너지에 상당하는 형광을 발광한다.

B02000 봉합사 및 결찰사 Suture and ligature

B02010.01 비멸균견제봉합사 [3] Silk suture, non-sterile 조직의 봉합, 결찰 및 고정에 사용하는 견제 실로 비멸균으로 포장되어 있다. 봉합침을 포함하기도 한다.

B02010.02 멸균견제봉합사 [3] Silk suture, sterile 조직의 봉합, 결찰 및 고정에 사용하는 견제 실. 봉합침을 포함하기도 한다.

B02020.01 면사 [3] Suture, cotton 조직의 봉합, 결찰 및 고정에 사용하는 코튼 재질의 실. 봉합침을 포함하기도 한다.

B02020.02 린넨사 [3] Suture, linen 조직의 봉합, 결찰 및 고정에 사용하는 린넨 재질의 실. 봉합침을 포함하기도 한다.

B02020.03 폴리에스터봉합사 [3] Polyester suture 조직의 봉합, 결찰 및 고정에 사용하는 폴리에스터 재질의 실. 봉합침을 포함하기도 한다.

B02020.04 폴리에틸렌봉합사 [3] Polyethylene suture 조직의 봉합, 결찰 및 고정에 사용하는 폴리에틸렌 재질의 실. 봉합침을 포함하기도 한다.

B02020.05 폴리프로필렌봉합사 [3] Suture, polypropylene 조직의 봉합, 결찰 및 고정에 사용하는 폴리프로필렌 재질의 실. 봉합침을 포함하기도 한다.

B02020.06 폴리부테스터봉합사 [3] Polybutester suture 조직의 봉합, 결찰 및 고정에 사용하는 폴리부테스터 재질의 실. 봉합침을 포함하기도 한다.

B02020.07 폴리테트라풀오로에틸렌봉합사 [3] Polytetrafluoroethylene suture 조직의 봉합, 결찰 및 고정에 사용하는 폴리테트라풀오로에틸렌 재질의 실. 봉합침을 포함하기도 한다.

B02020.08 폴리아마이드봉합사 [3] Suture, polyamide 조직의 봉합, 결찰 및 고정에 사용하는 폴리아마이드 재질의 실. 봉합침을 포함하기도 한다.

B02020.09 폴리비닐리덴풀루오라이드봉합사 [3] Polyvinylidene fluoride suture 조직의 봉합, 결찰 및 고정에 사용하는 폴리비닐리덴풀

루오라이드 재질의 실. 봉합침을 포함하기도 한다.

B02020.10 스테인레스제봉합사 [3] Suture, stainless steel 조직의 봉합, 결찰 및 고정에 사용하는 스테인레스 재질의 실. 봉합침을 포함하기도 한다.

B02020.11 티탄제봉합사 [3] Suture, titan 조직의 봉합, 결찰 및 고정에 사용하는 티타늄 재질의 실. 봉합침을 포함하기도 한다.

B02020.12 니티놀제봉합사 [3] Suture, nitinol 연조직의 봉합, 결찰 및 고정에 사용하는 니티놀 재질의 와이어. 봉합침을 포함하기도 한다.

B02020.13 은봉합사 [3] Suture, silver 조직의 봉합, 결찰 및 고정에 사용하는 실버 재질의 와이어. 봉합침을 포함하기도 한다.

B02020.14 기타비흡수성봉합사 [3] Surgical suture, non-absorbable, with/without needle 조직을 봉합하는 데에 사용되는 금속, 합성 또는 생체유래물질 재료의 기타 비흡수성 실. 봉합침을 포함하기도 한다.

B02020.15 크로믹캣것봉합사 [4] Suture, catgut, chromic 조직의 봉합, 결찰 및 고정에 사용하는 동물이나 합성 유래의 콜라겐 섬유 재질의 실. 장력 강화 및 흡수 속도 조절을 위해 크롬 소금(chromic salts)를 주입한 것. 봉합침을 포함하기도 한다.

B02020.16 캣것봉합사 [4] Catgut suture 조직의 봉합, 결찰 및 고정에 사용하는 합성 또는 포유동물에서 유래된 콜라겐 섬유 재질의 실. 주로 영구적 또는 장시간 봉합을 요하는 조직을 봉합하는데 사용하지 않는다.

B02020.17 폴리글리콜산봉합사 [4] Polyglycolic acid suture 조직의 봉합, 결찰 및 고정에 사용하는 폴리클리콜산 재질의 실. 봉합침을 포함하기도 한다.

B02020.18 폴리글리코네이트봉합사 [4] Polyglyconate suture 조직의 봉합, 결찰 및 고정에 사용하는 폴리글리코네이트 재질의 실. 봉합침을 포함하기도 한다.

B02020.19 폴리글락틴봉합사 [4] Polyglactin suture 조직의 봉합, 결찰 및 고정에 사용하는 폴리글락틴(Polyglactin acid, polyglactin) 재질의 실. 봉합침을 포함하기도 한다.

B02020.20 폴리디옥사논봉합사 [4] Polydioxanone suture 조직의 봉합, 결찰 및 고정에 사용하는 폴리디옥사논 재질의 실. 봉합침을 포함하기도 한다.

B02020.21 폴리글리카프론봉합사 [4] Suture, polyglecaprone 조직의 봉합, 결찰 및 고정에 사용하는 폴리글리카프론 재질의 실. 봉합침을 포함하기도 한다.

B02020.22 기타흡수성봉합사 [4] Suture, absorbable 조직을 봉합하는 데에 사용되는 흡수성 재료의 실. 봉합침을 포함하기도 한다. 안전성이 확보된 천연 재료 및 합성고분자 재료인 것

B02020.23 폴리디옥사논/폴리에틸렌혼합사 [4] Suture, polydioxanone/polyethylene composite 조직의 봉합, 결찰 및 고정에 사용하는 흡수성 폴리디옥사논과 비흡수성 폴리에틸렌 재질을 꼬아서 만든 합성사. 봉합침을 포함하기도 한다.

B02020.24 기타부분흡수성봉합사 [4] Suture, composite 조직을 봉합하는 데에 사용되는 흡수성과 비흡수성 재료의 실이 혼재한다. 봉합침을 포함하기도 한다.

B02020.25 의약품함유봉합사 [4] Suture, medicated 조직의 봉합, 결찰 및 고정에 사용하는 봉합사로 항생제 등의 의약품을 포함한다. 봉합침을 포함하기도 한다.

B02020.26 유전자재조합형봉합사 [4] Suture, recombinant Technology 연조직의 봉합, 결찰 및 고정에 사용하는 유전자 재조합 재질의 실. 봉합침을 포함하기도 한다.

B02030.01 일시적사용결찰사 [2] Wire, ligature 혈관, 조직 등을 묶어 고정하는 데에 일시적으로 사용하는 줄 등

B02030.02 제대용결찰사 [2] Tape, umbilical 출산후에 제대 주변을 묶거나 봉합할 때 사용하는 줄 등

B02030.03 요실금치료용띠 [3] Ligature/mesh, incontinence 요실금 치료를 위해 중부요도를 끌어올리는 줄 및 메쉬 등으로 구성된다.

B02030.04 이식형결찰사 [4] Ligature, implantable 혈관, 조직 등을 묶어 고정하는 데에 사용하는 이식형 줄 등

B02030.05 흡수형결찰사 [4] Ligature, absorbable 혈관, 조직 등을 묶어 고정하는 데에 사용하는 흡수성 줄 등

B02040.01 안면조직고정용실 [4] Thread for facial tissue fixation, absorbable or non-absorbable 주름개선 등의 목적으로 피부 조직을 당기거나 고정시킬 때 사용하는 흡수성 또는 비흡수성 재질의 실

B02050.01 안면조직고정용기구 [4] Implant for facial tissue fixation, absorbable or non-absorbable 주름개선 등의 목적으로 피부 조직을 당기거나 고정시킬 때 사용하는 흡수성 또는 비흡수성 재질의 임플란트. 실 등을 고정하기 위해 사용하는 나사 등의 제품을 포함한다.

B03000 정형용품 Orthopedic materials

B03010.01 인공발목관절 [3] Prosthesis, ankle, Internal total 발목관절부의 관절성형술에 사용하는 임플란트로서 인공경골부, 인공거골부 등이 개별 또는 한 벌로 구성될 수 있다. 안전성이 확인된 재질로 구성되어 있으며 표면처리(금속재질의 porous coating, 산화막 등)된 것을 포함한다.

B03010.02 특수재질인공발목관절 [4] Prosthesis, ankle, Internal total biodegradable 발목관절부의 관절성형술에 사용하는 임플란트로서 인공경골부, 인공거골부 등이 개별 또는 한 벌로 구성될 수 있다. 안전성이 확인되지 아니한지 재료(생체 재료, 흡수성 재료 등)를 사용하거나 특수표면 처리한 경우 또는 구조적 측면에서 특수한 경우에 해당함.

B03020.01 인공팔꿈치관절 [3] Prosthesis, elbow, internal 팔꿈치관절부의 관절성형술에 사용되는 임플란트로서 인공근위요골부, 인공상완골부 등이 개별 또는 한 벌로 구성될 수 있다. 안전성이 확인된 재질로 구성되어 있으며 표면처리(금속재질의 porous coating, 산화막 등)된 것을 포함한다.

B03020.02 특수재질인공팔꿈치관절 [4] Prosthesis, elbow, internal biodegradable 팔꿈치관절부의 관절성형술에 사용되는 임플란트로서 인공근위요골부, 인공상완골부 등이 개별 또는 한 벌로 구성될 수 있다. 안전성이 확인되지 아니한지 아니한 재료(생체 재료, 흡수성 재료 등) 및 특수표면 처리한 경우에 해당함.

B03030.01 인공손가락관절 [3] Prosthesis, digit, internal 엄지 또는 손가락관절부에 대한 관절성형술에 사용되는 임플란트로서, 개별 또는 한 벌로 구성될 수 있다. 안전성이 확인된 재질로 구성되어 있으며 표면처리(금속재질의 porous coating, 산화막 등)된 것을 포함한다.

B03030.02 특수재질인공손가락관절 [4] Prosthesis, digit, internal biodegradable 엄지 또는 손가락관절부에 대한 관절성형술에 사용되는 임플란트로서, 개별 또는 한 벌로 구성될 수 있다. 안전성이 확인되지 아니한지 아니한 재료(세라믹재질, 생체 재료, 흡수성 재료 등) 및 특수표면 처리한 경우에 해당함.

B03040.01 인공엉덩이관절 [3] Hip prosthesis, internal, total 엉덩이관절부의 관절성형술에 사용되는 임플란트로서 인공 대퇴골두, 인공관골구부, 인공대퇴골부, 나사, 플러그(plug), 센트럴라이져(centralizer) 등이 개별 또는 한 벌로 구성될 수 있다. 안전성이 확인된 재질로 구성되어 있으며 표면처리(금속재질의 porous coating, 산화막 등)된 것을 포함한다.

B03040.02 특수재질인공엉덩이관절 [4] Hip prosthesis, internal, total , biodegradable엉덩이관절부의 관절성형술에 사용되는 임플란트로서, 인공 대퇴골두, 인공관골구부, 인공대퇴골부, 나사, 플러그(plug), 센트럴라이져(centralizer) 등이 개별 또는 한 벌로 구성될 수 있다. 안전성이 확인되지 아니한지 아니한 재료(생체 재료, 흡수성 재료 등)를 사용하거나 특수표면 처리한 경우 또는 구조적 측면에서 특수한 경우에 해당함.

B03050.01 인공무릎관절 [3] Knee prosthesis, internal, total 무릎관절부에 대한 관절성형술에 사용되는 임플란트로서, 인공 대퇴골부, 인공경골부, 인공슬개골, 인공반월상연골, 블록, 스템, 나사 등이 개별 또는 한 벌로 구성될 수 있다. 안전성이 확인된 재질로 구성되어 있으며 표면처리(금속재질의 porous coating, 산화막 등)된 것을 포함한다.

B03050.02 특수재질인공무릎관절 [4] Knee prosthesis, internal, total biodegradable 무릎관절부에 대한 관절성형술에 사용되는 임플란트로서, 인공 대퇴골부, 인공경골부, 인공슬

개골, 인공반월상연골, 블록, 스템, 나사 등이 개별 또는 한 벌로 구성될 수 있다. 안전성이 확인되지 아니한지 아니한 재료(생체 재료, 흡수성 재료 등)를 사용하거나 특수표면 처리한 경우 또는 구조적 측면에서 특수한 경우에 해당함.

B03060.01 인공어깨관절 [3] Prosthesis, shoulder, internal, total 어깨관절부에 대한 관절성형술에 사용되는 임플란트로서, 인공 상완골부, 인공 관절와부, 나사 등이 개별 또는 한 벌로 구성될 수 있다. 안전성이 확인된 재질로 구성되어 있으며 표면처리(금속재질의 porous coating, 산화막 등)된 것을 포함한다.

B03060.02 특수재질인공어깨관절 [4] Prosthesis, shoulder, internal, total biodegradable 어깨관절부에 대한 관절성형술에 사용되는 임플란트로서, 인공 상완골부, 인공 관절와부, 나사 등이 개별 또는 한 벌로 구성될 수 있다. 안전성이 확인되지 아니한지 아니한 재료(생체 재료, 흡수성 재료 등)를 사용하거나 특수표면 처리한 경우 또는 구조적 측면에서 특수한 경우에 해당함.

B03070.01 인공발가락관절 [3] Prosthesis, digit, internal 발가락뼈관절부에 대한 관절성형술에 사용되는 임플란트로서, 개별 또는 한 벌로 구성될 수 있다. 안전성이 확인된 재질로 구성되어 있으며 표면처리(금속재질의 porous coating, 산화막 등)된 것을 포함한다.

B03070.02 특수재질인공발가락관절 [4] Prosthesis, digit, internal biodegradable 발가락뼈관절부에 대한 관절성형술에 사용되는 임플란트로서, 개별 또는 한 벌로 구성될 수 있다. 안전성이 확인되지 아니한지 아니한 재료(생체 재료, 흡수성 재료 등)를 사용하거나 특수표면 처리한 경우 또는 구조적 측면에서 특수한 경우에 해당함.

B03080.01 인공손목관절 [3] Prosthesis, wrist, internal, total 손목관절부에 대한 관절성형술에 사용되는 임플란트로서, 개별 또는 한 벌로 구성될 수 있다. 안전성이 확인된 재질로 구성되어 있으며 표면처리(금속재질의 porous coating, 산화막 등)된 것을 포함한다.

B03080.02 특수재질인공손목관절 [4] Prosthesis, wrist, internal, total biodegradable 손목관절부에 대한 관절성형술에 사용되는 임플란트로서, 개별 또는 한 벌로 구성될 수 있다. 안전성이 확인되지 아니한지 아니한 재료(생체 재료, 흡수성 재료 등)를 사용하거나 특수표면 처리한 경우 또는 구조적 측면에서 특수한 경우에 해당함.

B03090.01 골절합용판 [3] Orthopaedic fixation plate, non-biodegradable 파손된 뼈를 묶는 데에 사용하는 기구. 안전성이 확인된 재질로 구성되어 있으며 표면처리(금속재질의 porous coating, 산화막 등)된 것을 포함한다.

B03090.02 특수재질골절합용판 [4] Orthopaedic fixation plate, biodegradable 파손된 뼈를 묶는 데에 사용하는 기구. 안전성이 확인되지 아니한지 아니한 재료(생체 재료, 흡수성 재료 등) 및 특수표면 처리한 경우에 해당함.

B03100.01 골절합용나사 [3] Orthopaedic bone screw, non-biodegradable 파손된 뼈를 고정하는 데에 사용하는 나사. 안전성이 확인된 재질로 구성되어 있으며 표면처리(금속재질의 porous coating, 산화막 등)된 것을 포함한다.

B03100.02 특수재질골절합용나사 [4] Orthopaedic bone screw, biodegradable 파손된 뼈를 고정하는 데에 사용하는 나사. 안전성이 확인되지 아니한지 아니한 재료(생체 재료, 흡수성 재료 등) 및 특수표면 처리한 경우에 해당함.

B03100.03 연골반월형판접합용나사 [4] Meniscus screw, biodegradable 연골 반월형판(meniscus)을 고정하는 데에 사용하는 기구로 흡수성 재질(degradable polymer 등)로 만들어 졌다.

B03100.04 골접합용스태플 [3] Bone staple 파손되 뼈를 고정 또는 교정하는데 사용하는 곡선, U 또는 L 형태의 기기. 인대나 건 등을 뼈에 고정하기 위해 사용하거나 성장기형환자의 뼈 성장을 감소/중단하기 위해 사용할 수 있다. 보통 금속 합금으로 만들어져 있다.

B03110.01 골수내고정막대 [3] Orthopaedic bone nail, arthrodesis 장골의 파손 부분을 고정하는 데에 사용하는 막대로서 골수 내에 삽입하는 임플란트. 막대를 고정하기 위한 나사, 워셔, 너트 및 본캡 등과 함께 한 벌로 구성될 수 있다. 안전성이 확인된 재질로 구성되어 있으며 표면처리(금속재질의 porous coating, 산화막 등)된 것을 포함한다.

B03110.02 특수재질골수내고정막대 [4] Orthopaedic bone nail, biodegradable 장골의 파손 부분을 고정하는 데에 사용하는 막대로서 골수 내에 삽입하는 임플란트. 막대를 고정하기 위한 나사, 워셔, 너트 및 본캡 등과 함께 한 벌로 구성될 수 있다. 안전성이 확인되지 아니한지 아니한 재료(생체 재료, 흡수성 재료 등) 및 특수표면 처리한 경우에 해당함.

B03120.01 원형결찰골고정재 [3] Orthopaedic internal fixation system, cerclage wire/cable 뼈의 파손 부위를 둘러싸서 고정하는 데에 사용하는 기기로 와이어 등의 형태로 되어 있어 원형봉합 등의 방법으로 고정한다. 안전성이 확인된 구조나 재질, 표면처리(금속재질의 porous coating 등)에 해당함.

B03120.02 특수재질원형결찰골고정재 [4] Orthopaedic internal fixation system, cerclage wire/cable biodegradable 뼈의 파손 부위를 둘러싸서 고정하는 데에 사용하는 기기로 와이어 형태로 되어 있어 원형봉합 등의 방법으로 고정한다. 안전성이 확인되지 아니한지 아니한 재료(생체 재료, 흡수성 재료 등) 및 특수표면 처리한 경우에 해당함.

B03130.01 본캡 [3] Cap, bone 유년기 지절단 환자의 위팔뼈, 정강이뼈와 같은 긴뼈의 절단면에 덮어 과성장을 방지하는 기구로 실리콘 엘라스토머 또는 초고분자량 폴리에틸렌 재질로 되어 있다.

B03130.02 특수재질본캡 [4] Cap, bone, biodegradable 유년기 지절단 환자의 위팔뼈, 정강이뼈와 같은 긴뼈의 절단면에 덮어 과성장을 방지한다. 안전성이 확인되지 않는 재질(실리콘 엘라스토머 또는 초고분자량 폴리에틸렌 외)에 해당함.

B03140.01 금속골고정재 [3] Orthopaedic fixation plate kit, non-biodegradable 뼈를 고정하거나 조이는 기구로서 볼트, 워셔, 핀 등의 형태가 있다. 안전성이 확인된 재질로 구성되어 있으며 표면처리(금속재질의 porous coating, 산화막 등)된 것을 포함한다.

B03140.02 골절합용와이어 [3] Orthopaedic bone wire 골절된 뼈를 고정하기 위해 사용하는 와이어로 여러가지 형태로 사용한다 보통 스테인레스 스틸, 코발트크롬합금 또는 티타늄합금으로 만들어졌다.

B03140.03 특수재질골고정재 [4] Orthopaedic fixation plate kit, biodegradable 뼈를 고정하거나 조이는 기구로서 볼트, 워셔, 핀, 와이어 등의 형태가 있다. 안전성이 확인되지 아니한지 아니한 재료(생체 재료, 흡수성 재료 등) 및 특수표면 처리한 경우에 해당함.

B03160.01 추간체고정재 [3] Spinal internal fixation system, intervertebral body 척추의 고정, 지지 또는 얼라이먼트 보정에 이용한다. 로드, 판, 후크, 나사, 커넥터등이 개별 또는 한 벌로 구성될 수 있다. 안정성이 확인된 재질로 구성되어 있으며 표면처리(금속재질의 porous coating, 산화막 등)된 것을 포함한다.

B03160.02 특수재질추간체고정재 [4] Spinal internal fixation system, intervertebral body/biological /biodegradable/special surface treatment 척추의 고정, 지지 또는 얼라이먼트 보정에 이용한다. 로드, 판, 후크, 나사, 커넥터 등이 개별 또는 한 벌로 구성될 수 있다. 안전성이 확인되지 아니한지 아니한 재료(생체 재료, 흡수성 재료 등) 및 특수표면 처리한 경우에 해당함.

B03160.03 추간체유합보형재 [3] Spinal cage 보통 퇴행성추간판탈출증(degenerative intervertebral disks)으로 인한 구조적 이상을 치료하기 위해 사용하는 케이지 형태의 기기. 기계적인 안정성 또는 추간체유합이 일어나기 충분한 공간을 제공하기 위하여 뼈나 이식용뼈 사이에 이식한다. 안정성이 확인된 재질로 구성되어 있으며 표면처리(금속재질의 porous coating, 산화막 등)된 것을 포함한다.

B03160.04 특수재질추간체유합보형재 [4] Spinal cage, biodegradable 보통 퇴행성추간판탈출증(degenerative intervertebral disks)으로 인한 구조적 이상을 치료하기 위해 사용하는 케이지 형태의 기기. 기계적인 안정성 또는 추간체유합이 일어나기 충분한 공간을 제공하기 위하여 뼈나 이식용뼈 사이에 임플란트 된다. 안전성이 확인되지 아니한지 아니한 재료(생체 재료, 흡수성 재료 등) 및 특수표면

처리한 경우에 해당함.

B03160.05 인공추간판 [3] Prosthesis, spine disc 척추관절의 재건을 위해 추간판을 대체하는 임플란트. 안전성이 확인된 구조나 재질, 표면처리(금속재질의 porous coating, 산화막처리 등)에 해당함.

B03160.06 특수재질인공추간판 [4] Prosthesis, spine disc, biodegradable 척추관절의 재건을 위해 추간판을 대체하는 임플란트. 안전성이 확인되지 아니한지 아니한 재료(생체 재료, 흡수성 재료 등) 및 특수표면 처리한 경우에 해당함.

B03180.01 재사용가능체외고정기구 [1] Orthopaedic external fixation system, reprocessed component 골절된 뼈 또는 얼라이먼트 교정 등에 사용하는 인체외부에서 뼈를 고정하는 기구로서 다양한 외부 고정 부속품을 포함한다. 재사용 가능하다.

B03180.02 일회용체외고정기구 [2] Orthopaedic external fixation system 골절된 뼈 또는 얼라이먼트 교정 등에 사용하는 인체외부에서 뼈를 고정하는 기구로서 다양한 외부 고정 부속품 등을 포함한다. 일회용이다.

B03180.03 이식용체외고정기구 [3] Orthopaedic fixation system implantation kit, external 골절된 뼈 또는 얼라이먼트 교정 등에 사용하는 인체외부에서 뼈를 고정하는 기구로서 외부 고정 부속품 및 이식용 금속골고정재 등을 포함한다.

B03190.01 골시멘트 [3] Orthopaedic cement, non-medicated 폴리메틸메타크리레이트(PMMA) 등의 재질로 인공관절을 생체에 고정하기 위해 사용되는 기기로 골 충진제로 이용하는 경우도 있다.

B03190.02 항균골시멘드 [4] Cement, orthopaedic, bone, antibiotic 폴리메틸메타크리레이트(PMMA) 등의 재질로 인공관절을 생체에 고정하기 위해 사용되는 기기로 항생물질을 포함한다. 골 충진제로 이용하는 경우도 있다.

B03200.01 두개골성형재료 [3] Cranioplasty plate 두개골의 결함을 수리하는 데에 사용되는 임플란트로 판, 나사, 쇠줄 등이 개별 또는 한 벌로 구성될 수 있다. 안전성이 확인된 구조나 재질, 표면처리(금속재질의 porous coating, 산화막처리 등)에 해당함.

B03200.02 특수재질두개골성형재료 [4] Cranioplasty plate, biological/biodegradable 두개골의 결함을 수리하는 데에 사용되는 임플란트로 판, 나사, 쇠줄 등이 개별 또는 한 벌로 구성될 수 있다. 안전성이 확인되지 아니한지 아니한 재료(생체 재료, 흡수성 재료 등) 및 특수표면 처리한 경우에 해당함.

B03220.01 두개융합방지스트립 [3] Strip, craniosynostosis, preformed 비정상적인 두개 봉합으로 합착된 환자 뼈의 자람을 방지z하기 위하여 절단면 모서리에 덮는 스트립

B03230.03 인공안면아래턱관절 [4] Prosthesis, mandibular 안면아래턱(하악골)에 대한 관절성형술에 사용되는 임플란트로서 안전성이 확인된 재료, 표면 처리(금속재질의 porous coating, 산화막), 구조로 된 경우를 말한다. 개별 또는 한 벌로 구성될 수 있다.

B03230.04 특수재질인공안면아래턱관절 [4] Prosthesis, mandibular, biological/biodegradable 안면아래턱(하악골)에 대한 관절성형술에 사용되는 임플란트로서 안전성 확보가 확인되지 아니한 세라믹 재료, 생체 재료, 흡수성 재료, 특수 표면 처리, 구조적 측면에서 특수한 경우를 말한다. 개별 또는 한 벌로 구성될 수 있다.

B03230.05 인공측두하악골관절 [3] Prosthesis, temporomandibular 측두하악골에 대한 관절성형술에 사용되는 임플란트로서 안전성이 확인된 재료, 표면 처리(금속재질의 porous coating, 산화막), 구조로 된 경우를 말한다. 개별 또는 한 벌로 구성될 수 있다.

B03230.06 특수재질인공측두하악골관절 [4] Prosthesis, temporomandibular, biological/biodegradable 측두하악골에 대한 관절성형술에 사용되는 임플란트로서 안전성 확보가 확인되지 아니한 세라믹 재료, 생체 재료, 흡수성 재료, 특수 표면 처리, 구조적 측면에서 특수한 경우를 말한다.개별 또는 한 벌로 구성될 수 있다.

B03230.07 인공광대뼈 [3] Prosthesis, zygomatic 광대뼈의 치환 또는 회복에 이용하는 기구로서 보통 금속제이나 폴리머제인 것도 있다.

B03230.08 인공안와연 [3] Orbital rim prosthesis 안와저 또는 안와연의 재건에 이용하는 기구로서 보통 스테인레스, 티타늄또는 티타늄 합금제이다. 그밖의 물질을 원재료로 하는 것도 있다.

B03240.01 안과용콘포머 [2] Ophthalmic conformer 수술 후 안구와 안검 사이가 붙는 것을 방지하기 위하여 그 사이에 일시적으로 끼우는 플라스틱으로 성형된 기구.

B03260.01 안구영역임플란트 [3] Scleral shell 안구의 내용물을 제거하는 수술을 한 후 공막 사이의 빈 곳에 삽입하거나 망막을 재부착하고자 공막에 삽입하거나, 재건할 때 등 안구 영역에 사용하는 임플란트로서 비흡수성으로서 안전성이 확인된 재료

B03260.02 특수재질안구영역임플란트 [4] Prosthesis, ocular, sclera, biological/biodegradable 안구의 내용물을 제거하는 수술을 한 후 공막 사이의 빈 곳에 삽입하거나 망막을 재부착하고자 공막에 삽입하거나, 재건할 때 등 안구 영역에 사용하는 임플란트로서 흡수성 또는 안전성 확보가 확인되지 아니한 재료

B03280.01 공막셀 [2] Prosthesis, ocular, sphere 각막과 공막에 근접한 부분에 걸쳐 미용 또는 재건을 목적으로 일시적으로 삽입하는 유리 또는 플라스틱으로 만드는 기구. 임플란트가 아니다

B03290.01 안구밸브임플란트 [3] Eye valve prosthesis 한쪽으로 방향성을 갖고 압력에 대응하며 밸브같이 생긴 임플란트. 내압을 정상적으로 유지하고 녹내장 등을 치료하기 위해 사용한다

B03300.01 담관용스텐트 [3] Biliary stent 담관의 폐색부위에 삽입하여 개통을 유지시키는 스텐트로서 관상구조이며 확장할 수 있다.

B03300.02 기관용스텐트 [3] Tracheal stent 기관의 폐색부위에 삽입하여 개통을 유지시키는 스텐트로서 관상구조이며 확장할 수 있다.

B03300.03 기관지용스텐트 [3] Bronchial stent 기관지의 폐색부위에 삽입하여 개통을 유지시키는 스텐트로서 관상구조이며 확장할 수 있다.

B03300.04 장골동맥용스텐트 [4] Stent, iliac 장골동맥에 이식하여 골관절염환자의 혈관직경을 개선하는데 사용하는 스텐트로서 관상구조이며 확장할 수 있다.

B03300.05 식도용스텐트 [3] Oesophageal stent 식도 또는 위식도의 폐색을 치료하기 위하여 이식하는 스텐트로 관상구조이며 확장할 수 있다.

B03300.06 췌장용스텐트 [3] Pancreatic stent 췌장혈관의 폐색부위에 삽입하여 개통을 유지시키는 스텐트로서 관상구조이며 확장할 수 있다.

B03300.07 요관용스텐트 [3] Ureteral stent 요관의 폐색부위에 삽입하여 개통을 유지시키는 스텐트로서 관상구조이며 확장할 수 있다.

B03300.08 요도용스텐트 [3] Urethral stent, long-term 요도의 폐색부위에 삽입하여 개통을 유지시키는 스텐트로서 관상구조이며 확장할 수 있다.

B03300.09 질용스텐트 [3] Vaginal stent 질의 폐색부위에 삽입하여 개통을 유지시키는 스텐트로서 관상구조이며 확장할 수 있다.

B03300.10 대장용스텐트 [3] Stent, colon 대장의 폐색부위에 삽입하여 개통을 유지시키는 스텐트로서 관상구조이며 확장할 수 있다.

B03300.11 십이지장용스텐트 [3] Stent, duodenal 십이지장의 폐색부위에 삽입하여 개통을 유지시키는 스텐트로서 관상구조이며 확장할 수 있다.

B03300.12 혈관용스텐트 [4] Stent, vascular 혈관의 폐색부위에 삽입하여 개통을 유지시키는 스텐트로서 확장할 수 있으며, 풍선카테터 등과 함께 사용될 수 있다. 단, 관상동맥 또는 뇌혈관에 사용하는 것을 제외한다

B03300.13 관상동맥용스텐트 [4] Coronary artery stent 관상동맥의 폐색부위에 삽입하여 개통을 유지시키는 스텐트로서 확장할 수 있으며, 풍선카테터 등과 함께 사용될 수 있다.

B03300.14 뇌혈관용스텐트 [4] Stent, neurovascular 뇌혈관에 이식하는 스텐트로서 확장할 수 있다.

B03300.15 흡수성관상동맥용스텐트 [4] Coronary artery stent, biodegradable 관상동맥의 폐색부위에 삽입하여 개통을 유지시키

는, 일정기간 경과 후 관상동맥 내에서 완전히 분해·흡수되는 재료를 사용하는 스텐트로서 확장할 수 있으며, 풍선카테터 등과 함께 사용될 수 있다. 단순히 흡수성 재료로 표면처리한 것은 해당되지 않음

B03300.16 흡수성혈관용스텐트 [4] Stent, vascular, biodegradable 혈관의 폐색부위에 삽입하여 개통을 유지시키는, 일정기간 경과 후 혈관내에서 완전히 분해·흡수되는 재료를 사용하는 스텐트로서 확장할 수 있으며, 풍선카테터 등과 함께 사용될 수 있다. 단순히 흡수성 재료로 표면처리한 것은 해당되지 않으며, 관상동맥 또는 뇌혈관에 사용하는 것을 제외한다.

B03330.01 금속제이식용메쉬 [3] Mesh, surgical 조직이나 뼈를 지지하거나 보호하기 위하여 이식하는 금속재질의 망으로서 비흡수성이다. 재건술, 정형외과 수술시 등에 사용한다.

B03330.02 비흡수성이식용메쉬 [3] Mesh, polymeric, non-biodegradable 외과수술시 연조직을 지지하거나 보호하기 위하여 이식하는 폴리머 재질의 매쉬로 비흡수성이다. 탈장, 골반저 등에 사용한다.

B03330.03 부분흡수성이식용메쉬 [4] Mesh, polymeric, composite 외과수술시 연조직의 복구를 돕기 위해 이식하는 폴리머 재질의 매쉬로 흡수성과 비흡수성폴리머가 혼재한다.

B03330.04 흡수성이식용메쉬 [4] Mesh, polymeric, biodegradable 외과수술시 연조직을 지지하거나 보호하기 위한 단기이식용으로 또는 조직의 재생을 돕기 위한 임시보조판으로 사용하는 폴리머 재질의 매쉬로 흡수성이다.

B03340.01 동맥낭치료용커프 [2] Cuff, internal, aneurysmorrhaphy 동맥낭을 동맥 클립으로 제거할 수 없을 때, 동맥낭 위를 감싸서 강화해 주는 아크릴 수지

B03350.01 신경용커프 [3] Nerve guide, non-biodegradable 신경을 감싸고, 이 신경의 회복을 촉진하기 위해 이용하는 실리콘 고무제 시스 등의 기구를 말한다. 반흔조직의 상피증식방지 외에 종양형성을 예방하기 위해 신경끝을 씌우는 등의 목적으로 이용한다.

B03350.02 중추신경용커프 [4] Cuff, internal, nerve, central 중추신경을 감싸고 이 신경의 회복을 촉진하기 위해 이용하는 실리콘 고무제 시스 등의 기구로, 반흔조직의 상피증식 방지 외에, 종양형성을 예방하기 위해 신경끝을 씌우는 등의 목적으로 이용한다.

B03360.01 알부민사용접착제 [4] Albumin-based adhesive 생체조직을 다른 생체조직 또는 재료에 고착하는 데 사용하는 범용 알부민 함유 물질

B03360.02 동맥류형성술용조직접착제 [4] Adhesive, aneurysmorraphy tissue 주머니를 접착 폐쇄하는 방법으로 동맥류를 회복하기 위해 사용하는 아교 또는 수지 등의 물질

B03360.03 연조직접합용접착제 [4] Adhesive, soft-tissue approximation 상처치유 촉진을 목적으로 상처조직접착에 사용하는 물질

B03360.04 콜라겐사용연조직접합용접착제 [4] Adhesive, soft tissue approximation, collagen-based 상처치유 촉진을 목적으로 상처조직접착에 사용하는 콜라겐 함유 물질

B03370.01 소낭절제침 [2] Sacculotomy tack 내이에서 미로 림프를 제거하기 위해 구형 주머니에 천자하기 위해 사용하는 기구

B03380.01 비흡수성합성폴리머재료 [3] Tissue reconstructive material, synthetic, polymer 신체 부분의 재건, 공간에 채우는 물질로 사용되는 합성수지 등으로서 비흡수성 재료

B03380.02 흡수성합성폴리머재료 [4] Tissue reconstructive material, synthetic, polymer, absorbable 신체 부분의 재건, 공간에 채우는 물질로 사용되는 합성수지 등으로 흡수성 재료

B03390.01 비이식용의료용실리콘재료 [1] Tissue reconstructive material, synthetic, silicon, non-implantable 성형 및 치료 목적에 사용되는 실리콘 재료. 귀나 코, 유방 등과 같은 체외형상의 비이식형 재료.

B03390.02 고형이식의료용실리콘재료 [3] Tissue reconstructive material, synthetic, silicone, block 성형 및 치료 목적에 사용되는 실리콘 재료로서 이식형의 단단한 재료

B03390.03 액상이식의료용실리콘재료 [4] Tissue reconstructive material, synthetic, silicone, liquid 성형 및 치료 목적에 사용되는 실리콘 재료로서 이식형 액상의 재료

B03400.01 의안 [2] Artificial eye 인공적으로 만든 안구 대체품. 안구영역임플란트는 제외한다.

B03410.01 안면보형물부착용나사 [3] External prosthesis fixation screw, internal, transcutaneous adaptation 탈부착 가능한 안면보형물(귀, 코 등)을 부착하기 위해 안면부에 이식하는 나사형태 등의 제품

B04000 인체 조직 또는 기능 대치품 Human tissue and organ substitute

B04010.01 비중심순환계인공혈관 [3] Prosthesis, vascular, peripheral 인공재료로 만들어지고, 비중심순환계 정맥, 동맥 등의 혈관의 일부회복 또는 치환을 위해 이용하는 기구를 말한다.

B04010.02 중심순환계인공혈관 [4] Prosthesis, vascular, central 인공재료로 만들어지고, 중심순환계 정맥, 동맥 등의 혈관의 일부 회복 또는 치환을 위해 이용하는 기구를 말한다.

B04010.03 콜라겐사용인공혈관 [4] Prosthesis, vascular, collagen-based 처리완료된 생물학적 조직을 원재료로 하고, 정맥, 동맥 등의 혈관의 일부 회복 또는 치환을 위해 이용하는 콜라겐을 재료로 사용한 기구

B04010.04 헤파린사용인공혈관 [4] Prosthesis, vascular, heparin 처리완료된 생물학적 조직을 원재료로 하고, 정맥, 동맥 등의 혈관의 일부 회복 또는 치환을 위해 이용하는 헤파린 사용기구를 말한다.

B04020.01 심혈관용인조포 [4] Cardiovascular patch, synthetic 혈관 외부에 부착하여 약한 혈관 부위를 강화하거나 수술 중 손상된 혈관 부위를 폐쇄하거나 덮기 위하여 사용하는 기기로, 폴리에스터 또는 폴리테트라플루오로에틸렌 재질을 포함한다.

B04020.02 심근용인조포 [4] Intracardiac patch 심장중격 결손부위 또는 손상된 심근 조직을 폐쇄하거나 덮기 위해서 사용하는 기구로, 생체재질 또는 폴리테트라플루오로에틸렌 또는 폴리에스터 등의 인공재질을 포함한다.

B04020.03 안과용인조포 [3] Patch, eye 안과수술 후 또는 안과용 중재시술 도중 안구를 보호하기 위한 목적으로 안구를 폐쇄하거나 덮기 위해서 사용하는 기기. 일회용이며 생체재질 또는 인공재질을 포함한다.

B04030.01 비생체재질인공심장판막 [4] Prosthesis, valve, cardiac, non-biological 원래의 심장 판막의 기능을 대신할 수 있는 비생체재질의 기구

B04030.02 생체재질인공심장판막 [4] Prosthesis, valve, cardiac, biological 원래의 심장 판막의 기능을 대신할 수 있는 생체 재질의 기구

B04030.03 혼합재질인공신장판막 [4] Prosthesis, valve, cardiac, composite 원래의 심장 판막의 기능을 대신할 수 있는 비생체 재질과 생체재질을 혼합한 기구

B04040.01 윤상성형용고리 [4] Annuloplasty ring 불완전한 심장 판막을 재건하기 위하여 승모판, 삼첨판 주위에 임플란트 되는 경성 또는 연성의 고리 모양의 기구

B04050.01 실리콘막인공유방 [4] Breast prosthesis, internal, saline-filled, inflatable 유방을 재건 하거나 성형하는데 사용되는 실리콘 주머니 등 삽입물

B04050.02 실리콘겔인공유방 [4] Breast prosthesis, internal, gel-filled 유방을 재건 하거나 성형하는데 사용되는 실리콘 등 주머니 안에 실리콘 겔이 포함된 삽입물

B04060.01 인공식도 [4] Prosthesis, oesophageal 식도가 기능하도록 치환 또는 회복하기 위해 삽입하는 관상기구

B04070.01 인공기관 [4] Tracheal prosthesis 기도를 재건하기 위해 사용되는 튜브 형태의 인공 삽입물.

B04070.02 인공기관지 [4] Prosthesis, tracheobronchial 기관과 기관지의 일부 또는 전체의 기능을 회복하기 위하여 사용하는 인공대체물

B04080.01 인공이소골 [3] Prosthesis, ossicular 중이의 이소골(작은뼈)의 치환을 목적으로 하는 생체재질 또는 인공재질의 이식용 기기.

B04080.02 인공전이소골 [3] Prosthesis, ossicular, total 청력의 교정 또는 회복을 위해서 이소골의 치환을 목적으로 하는 이식용기기로 개별 또는 한벌로 구성될 수 있다.

B04090.01 인공고막 [4] Tympanic membrane implant 고막 기능은 모자라나 중이 기능이 있는 경우에 고막을 대용하는 기구

B04100.01 인공난관 [4] Fallopian tube prosthesis, synthetic 난관 재건 수술 후 난관이 개통 상태로 유지되도록 하는 기구

B04110.01 인공성대 [4] Artificial vocal cord 성대재건을 위해 사용되는 인공삽입물

B04120.01 인공고환 [4] Prosthesis, testicle 고환의 재건 및 성형을 위하여 이식하는 기기

B04130.01 인공각막 [4] Corneal prosthesis 각막의 치환 및 시각의 회복을 위해 이용하는 기기

B04140.01 인공수정체 [4] Intraocular lens 수정체를 대체하기 위하여 유리 또는 플라스틱 등과 같은 재료로 만든 임플란트로서 시력교정 기능이 있는 것도 있다.

B04140.02 다초점인공수정체 [4] multifocal intraocular lens 수정체를 대체하기 위하여 유리 또는 플라스틱과 같은 재료로 만든 근시 및 원시를 회복하는 시력교정용 임플란트

B04140.03 원환체인공수정체 [4] Toric intraocular lens 수정체를 대체하기 위하여 유리 또는 플라스틱과 같은 재료로 만든 난시 시력교정용 임플란트

B04140.04 유수정체인공수정체 [4] phakic intraocular lens 수정체를 대체하지 않고 홍체 위에 삽입하는 유리 또는 플라스틱과 같은 재료로 만든 시력교정용 임플란트

B04140.05 조절성인공수정체 [4] accommodative intraocular lens 수정체를 대체하기 위하여 유리 또는 플라스틱과 같은 재료로 만든 근시 및 원시를 회복하고자 모양체소대를 조절하는 시력교정용 임플란트

B04150.01 인공후두 [3] Prosthesis, larynx 후두 기능의 치환, 회복 또는 후두의 개존성 유지를 위해 이용하는 기기

B04160.01 인공인대 [3] Prosthesis, ligament 결손 또는 손상된 인대구조의 기능회복을 위해 치환 또는 회복을 목적으로 한 이식형 기기

B04170.01 인조건 [3] Prosthesis, tendon 실리콘 엘라스토머 또는 폴리에스터 강화된 실리콘일라스토머로 제작하며 손의 굴곡 관절의 재건에 사용되며 약 2-6개월간 이식하여 새로운 건초가 자라는 것을 돕는다. 다만, 이 기구는 영구 임플란트가 아니며 인대 또는 건의 기능을 대체하거나, 연 조직을 자라게 하는 유도체 역할을 하게 하는 것은 아니다.

B04180.01 경막대용재 [4] Dura substitute 경막(뇌를 둘러싼 막)의 수리 또는 치환을 위한 깔개 또는 물질

B04190.01 팽창성음경임플란트 [3] Penile prosthesis, inflatable 발기가 되지 않는 남성에게 사용하는 기구로서 팽창주머니 두 개를 음경에 삽입하고, 복부에는 방사선 비투과성 액체를 담은 저장조를, 음낭에는 수동식 펌프를 삽입하여 음경이 발기할 수 있도록 설계된 기구

B04200.01 경성음경임플란트 [3] Penile prosthesis, rod/cylinder 하나 또는 두 개의 반경직성 봉을 음경에 삽입하여 발기되도록 하는 기구.

B04210.01 요도압박임플란트 [3] Urinary incontinence hydraulic system 요도를 폐색하기 위해 연속적 또는 간헐적으로 압력을 가함으로써 요실금을 치료하기 위해 이용하는 삽입형 기기.

B04220.01 생체재료이식용뼈 [4] Bone graft, natural 외상 또는 골다공증 등으로 뼈를 손실하였을 때 대체하는 생체 유래 재료로 만든 임플란트. 척추의 대체재 등으로 사용한다. 기능의 향상을 위하여 첨가물을 혼합하여 2차 가공된 인체유래 뼈를 함유한 제품을 포함한다.

B04220.02 합성재료이식용뼈 [4] Graft, bone, synthetic 외상 또는 골다공증 등으로 뼈를 손실하였을 때 대체하는 합성 재료로 만든 임플란트. 척추의 대체재 등으로 사용한다. 다만, 생체 유래 재료로 만든 것은 여기에서 제외된다.

B04220.03 복합재료이식용뼈 [4] Bone graft, composit 외상 또는 골다공증 등으로 뼈를 손실하였을 때 대체하는 두 가지 이상의 재료를 복합적으로 이용하여 제조한 임플란트. 척추의 대체재 등으로 사용한다.

B04230.01 조직수복용생체재료 [4] Graft/prosthesis, biomaterial 혈관, 심장, 격막, 근막, 피부(dermal, cutaneous 등) 등 인체 조직 및 기관의 대체·수복·재건(reconstruction)에 사용되는 생체 유래 재료. 기능의 향상을 위하여 첨가물을 혼합하여 2차 가공된 인체유래 피부를 함유한 제품을 포함한다.

B04230.02 조직수복용재료 [4] Graft/prosthesis 혈관, 심장, 격막, 근막, 피부(dernal, cutaneous) 등 인체 조직의 대체·수복·재건(reconstruction)에 사용되는 재료. 다만, 생체 유래 재료로 만든 것은 여기에서 제외된다

B04240.01 중이용이식몰드 [3] Mould, middle ear, implantable 고막회복시에 삽입해 중이강을 재건하는 것을 목적으로 한 몰드로서의 역할을 다하는 기구를 말한다. 중이에 공기를 충분히 채운 강을 유지하고, 중이강 점막의 재생을 촉진할 수 있다.

B04250.01 누점플러그 [3] Lacrimal punctum plug 누점 개구부에 삽입해 눈물의 유출을 방지하는 기구. 안구건조증 환자에게 이용할 수 있다.

B04250.02 콜라겐누점플러그 [3] Lacrimal punctum plug, collagen 누점 개구부에 삽입해 눈물의 유출을 방지하는 콜라겐 사용 기구. 안구건조증 환자에게 이용할 수 있다.

B04250.03 항문플러그 [3] Incontinence-control, anal, plug 사용자가 직장 안에 삽입하여 삽입한 채로 유지되는 기구로서, 대변의 통로를 막아줌으로써 대변 실금을 방지해 주는 기구

B04260.01 콜라겐임플란트 [3] Prosthesis, collagen 인체 진료에 사용되는 콜라겐 재질의 임플란트

B04270.01 인공피부 [4] Skin graft 회복, 재건 또는 치료목적으로 피부결손의 치료에 이용하는 그래프트를 말한다.

B04270.02 콜라겐사용인공피부 [4] Graft, skin, collagen 회복, 재건 또는 치료의 목적으로 피부결손 치료에 이용하는 콜라겐 사용 그래프트를 말한다.

B04280.01 콜라겐사용조직보충재 [4] Tissue supplement, collagen (내·외과적) 처치 및 수술 시 결손 또는 손상된 뼈, 인대, 건, 근육, (생체)막, 연골 등을 보충하기 위하여 사용하는 콜라겐 함유 물질

B05000 부목 Splints

B05010.01 부목 [1] Splint, general purpose 신체(허리, 무릎, 목 등)의 일부분을 압박, 고정하는 지지 기능이 있는 기구. 캐스팅 테이프(Casting tape)와 치과용 부목을 포함하되, 받혀주거나 지지하는 기능이 없는 것은 제외한다.

B05010.02 손부목 [1] Hand/finger splint 손상된 손 또는 손가락을 고정하기 위해 이용하는 기구

B05020.01 팽창성부목 [1] Splint, extremity, inflatable 팔 또는 다리 주위에 위치하여 사지를 움직이지 않도록 팽창되는 기구

B05030.01 데니스브라운부목 [1] Splint, Denis Brown 내번첨족을 교정하기 위한 지지 기구.

B05040.01 비강내부목 [1] Nasal splint, internal 격벽과 비강사이의 출혈과 부종을 최소화 하고 점착을 방지하기 위하여 사용하는 기구

B05040.02 비강외부목 [1] Nasal splint, external 코를 외부에서 고정하기 위하여 사용하는 지지기구

B05040.03 성형부목 [1] Splint, mouldable 손상된 부위나 신체의 일부를 고정하기 위하여 체형에 맞도록 설계된 기구

B05040.04 진공성형부목 [1] Splint, mouldable, vacuum 상저입은 신체부분을 고정하기 위해서 사용하는 기구로서 상처 부위의 주변에 설치한 후 공기를 빼서 고정한다.

B05040.05 패드식부목 [1] Splint, padded stays 손상된 부위나 신체의 일부를 고정하기 위한 패드식 기구

B05050.01 엉덩이탈골고정부목 [1] Splint, cogenital hip dislocation abduction 선천적으로 엉덩이뼈가 탈골되는 환자를 고정하는 지지 기구

B06000 시력표 및 색각 검사표 Test chart for visualacuity and color blindness

B06010.01 시력표 [1] Visual acuity chart 시력 측정을 위하여 글(optotypes)이나 기호가 기재되어 있으며, 글이나 기호의 크기가 점차 축소되면서 일반적인 가시거리에서 식별되는 표

B06020.01 색각검사표 [1] Colour discrimination chart, ophtalmic 색각 이상을 검사하기 위하여 글자나 기호를 기재한 표, 색각 검사기는 제외한다.

B06030.01 시력대비감도표 [1] Contrast and glare tester, manually-operated 시력판에 크기 및 선명도별 시표를 제시하여 피검사자의 반응을 기록함으로써 시력 대비감도 측정에 사용하는 기구

B07000 외과용품 Surgical supplies

B07010.01 수술용장갑 [2] Glove, surgical 수술시 환자 및 사용자를 교차감염으로부터 보호하기 위해 사용하는 일회용장갑.

B07010.02 진료용장갑 [1] Glove, patient examination 진료시 환자 및 사용자를 교차감염으로부터 보호하기 위해 사용하는 일회용장갑

B07020.01 외과용골무 [1] Cot, finger 환자 진료시 의료인이 사용하는 골무

B07030.01 누용낭 [1] Bag, ostomy 장, 요도 등에 인공 개구를 설치한 환자의 오물을 받아내기 위하여 피부에 부착하는 용기

B07040.01 장기용가방 [2] Intraoperative procedure bag 수술 중 장기의 습기 방출을 방지할 목적으로 일시적으로 담는 가방

B07050.01 비접촉식재사용가능외과용드레이프 [1] Drape, surgical, general purpose, non-contact type, reusable 수술 부위에 덮어 오염 등에서부터 보호하는 데에 사용하는 천연 재료 또는 인조 재료로 만든 기구로서 상처 부위 또는 인체 내부와 직접적인 접촉이 없는 기구. 재사용 가능하다.

B07050.02 접촉식일회용외과용드레이프 [2] Drape, surgical, general purpose, contact type, single-use 수술 부위에 덮어 오염 등에서부터 보호하는 데에 사용하는 천연 재료 또는 인조 재료로 만든 기구로서 상처 부위 또는 인체 내부와 직접적인 접촉이 있는 일회용 멸균 기구.

B07050.03 레이저저항성수술용드레이프 [1] Surgical drape, laser-resistant 레이저 에너지에 대한 보호기능이 있는 수술용드레이프

B07050.04 비접촉식일회용외과용드레이프 [2] Drape, surgical, general purpose, non-contact type, single-use 수술 부위에 덮어 오염 등에서부터 보호하는 데에 사용하는 천연재료 또는 인조 재료로 만든 기구로서 상처 부위 또는 인체 내부와 직접적인 접촉이 없는 일회용 멸균 기구.

B07060.01 드레이프접착제 [1] Adhesive, drape 외과용 드레이프 등을 피부에 부착할 목적으로 사용하는 접착제

B07070.01 점착성투명창상피복재 [2] Dressing, fluid-impermeable film 삼출액이 적은 창상의 보호를 위해 사용하는 점착성의 투명한 필름상 피복재

B07070.02 비고착성창상피복재 [2] Dressing, non-adhesive 창상 보호를 위해 사용하는 바셀린 등의 물질이 코팅 또는 함성되어 있는 거즈상 또는 패드상의 비고착성 피복재

B07070.03 국소하이드로겔창상피복재 [2] Dressing, occlusive, hydrogel 삼출액의 흡수, 출혈 또는 체액손실 및 오염 방지를 위해서 사용하는 친수성 폴리머제 피복재

B07070.04 2차치유하이드로겔창상피복재 [3] Dressing, secondary treatment, occlusive, hydrogel 2차 치유를 목적으로 삼출액의 흡수, 출혈 또는 체액손실 및 오염 방지를 위해서 사용하는 친수성 폴리머제 피복재

B07070.05 국소생리식염수창상피복재 [2] Sterile saline, wound irrigation 창상의 세정 및 이물 제거를 위해서 사용하는 고장 생리식염수 함유 피복재

B07070.06 2차치유생리식염수창상피복재 [3] Dressing/wound saline solution, secondary treatment 2차 치유를 목적으로 창상의 세정 및 이물 제거를 위해서 사용하는 생리식염수 함유 피복재

B07070.07 생체유래흡수성창상피복재 [4] Dressing, absorbable, wound, biological origin 창상의 오염방지 및 보호에 사용되는 피복재로 생체유래 흡수성 재료를 사용한다. 생체유래 흡수성 콜라겐을 사용하는 콜라겐흡수성창상피복제는 여기에서 제외한다.

B07070.08 생체유래비흡수성창상피복재 [4] Dressing, non-absorbable, wound, biological synthetic 창상의 오염방지 및 보호에 사용되는 피복재로 생체유래 비흡수성재료를 사용한다.

B07070.09 항균성창상피복재 [4] Dressing, antimicrobial 창상의 오염방지 및 보호에 사용되는 피복재로 항균제 등이 코팅 또는 함유되어 있어 상처에 항균작용을 한다.

B07070.10 콜라겐흡수성창상피복재 [3] Dressing, collagen, wound 창상의 오염방지 및 보호에 사용되는 피복재로 생체유래 흡수성 콜라겐 재료를 사용한다.

B07070.11 국소폼제창상피복재 [2] Dressing, high-absorbent, foam/sheet/liquid/powder 삼출액이 많은 창상의 보호를 위해서 사용되는 폼제 창상피복재로 폼형, 시트형, 액상형, 분말형을 포함한다.

B07070.12 2차치유폼제창상피복재 [3] Dressing, secondardy treatment, high-absorbent, foam/ sheet/ liquid/powder 2차 치유를 목적으로 삼출액이 많은 창상의 보호를 위해서 사용되는 폼제 창상피복재로 폼형, 시트형, 액상형, 분말형을 포함한다.

B07070.13 상호작용창상피복재 [3] Dressing, interaction, wound 직접 또는 간접적인 신체 조직과의 상호작용에 의한 창상 또는 열상의 치유 촉진를 목적으로 사용하는 천연 또는 합성소재의 피복제

B07070.14 심부체강창상피복재 [3] Dressing, deep-cavity wound 근골에 이르는 심부체강 창상의 유착을 방지하는 목적으로 사용되는 천연 또는 합성 소재의 창상피복재

B07070.15 가온밀봉창상피복재 [3] Dressing, occlusive, heated 공기 및 세균에의 노출을 방지하기 위해서 창상을 밀봉하는 데 사용하는 것으로서 치유 촉진을 위해 가온하여 사용한다.

B07070.16 비유지놀계치주창상피복재 [2] Dressing, periodontal, non-eugenol 치주치료 후 창상을 보호하기 위해 수술부위에 부착하는 비유지놀계 피복재

B07070.17 유지놀계치주창상피복재 [2] Dressing, periodontal, eugenol 치주치료 후 창상을 보호하기 위해 수술부위에 부착하는 유지놀계 피복재

B07070.18 합성재료흡수성창상피복재 [4] Dressing, absorbable, wound, synthetic polymer 창상의 오염방지 및 보호에 사용되는 피복재로 흡수성 합성재료를 사용한다.

B07080.01 피부보호대 [1] Pad, skin, protective 의료용 시술이나 치료 등에 사용하기 위하여 환자의 피부에 가해지는 압박을 줄이는 목적 등으로 의료기관에서 사용하거나 체액 흡수 등으로 환자의 피부를 보호하기 위한 목적으로 사용하는 기구. 다만, 욕창 등을 방지하고자 사용하는 매트리스, 방석 등의 기구는 여기에서 제외한다.

B07090.02 압박용밴드 [1] Bandage, compression 혈액이 괴는 것을 방지하거나 신체의 일부분을 탄력으로 압박 또는 잡아주는 기구. 보온 또는 흘러내림 방지와 찰과상 예방 및 충격완화 등의 목적으로 사용하는 스포츠 용품은 제외한다.

B07100.01 국소지혈용드레싱 [2] Dressing, topical hemostasis, external 경피적 천자부위 등 국소 부위에 물리적인 압박을 가하여 지혈 등의 출혈 관리에 사용한다.

B07110.01 인공유방삽입용측정자 [2] Sizer, breast prosthesis 유방 성형 및 재건 시술 시 일시적으로 삽입되어 환자에게 적합한 크기의 인공유방을 결정하는 기구

B07120.01 비흡수성체내용지혈용품 [3] Hemostat, internal, non-absorbable 혈관 등 체내 조직의 지혈을 목적으로 사용하는 제품으로 비흡수성 재료를 사용한다.

B07120.02 흡수성체내용지혈용품 [4] Hemostat, internal, absorbable 혈관 등 체내조직의 지혈을 목적으로 사용하는 제품으로 흡수성 재료를 사용한다.

B07130.01 이식형조직재생용지지체 [4] Scaffold for tissue regeneration, internal 조직의 재생을 유도하기 위해 사용하는 이식용 제품으로 치과용은 여기에서 제외한다.

B07130.02 비이식형조직재생용지지체 [2] Scaffold for tissue regeneration, external 조직의 재생을 유도하기 위해 사용하는 비이식용 제품으로 치과용은 여기에서 제외한다.

B07140.01 비멸균의료용겔 [1] Gel for medical use, non-sterilized 의료용 프로브, 전극 등과 인체 사이의 공기를 제거하고 전도성을 높이기 위하여 사용하는 비멸균 겔

B07140.02 멸균의료용겔 [2] Gel for medical use, sterilized 의료용 프로브, 전극 등과 인체 사이의 공기를 제거하고 전도성을 높이기 위하여 사용하는 멸균 겔

B07150.01 의료용윤활제 [2] Lubricant for medical use 진단 또는 치료 등 의료목적으로 의료기기를 체구(body orifice)에 삽입하기 위

한 윤활제
B08000 콘돔 Condom
B08010.01 남성용콘돔 [3] Contraceptive, condom, male 성병 예방 및 피임을 목적으로 남성이 사용하는 기구
B08020.01 여성용콘돔 [3] Condom, female 성병 예방 및 피임을 목적으로 여성이 사용하는 기구
B09000 피임용구 Contraceptive device
B09010.01 피임용페서리 [3] Pessary, contraceptive 피임을 목적으로 사용하는 기구.
B09010.02 이식형피임기 [4] Contraceptive implant, drug-eluting 피임용 호르몬 등 약품이 충전된 기기를 피하에 이식하고, 서서히 방출되게 함으로서 피임 목적을 달성하게 하는 기기.
B09010.03 페서리 [3] Pessary 자궁탈출증(Prolapse) 치료를 목적으로 사용하는 기구
B09020.01 피임용격막 [3] Contraceptive, diaphragm 피임을 목적으로 살정자제를 사용한 자궁 경부 또는 음경을 완전히 덮는 격막. 부속품으로는 삽입 기구가 있다.
B09030.01 자궁내피임기구 [4] Contraceptive, intrauterine device 자궁 내에 삽입하여 피임하는 기구. 피임약을 이용하는 것은 제외한다.
B09040.01 피임용난관폐색기구 [4] Contraceptive, fallopian tube clip/band/insert 피임을 목적으로 난관을 외부에서 폐색하는 밴드 또는 클립, 내부에서 폐색하는 플러그 또는 밸브와 같은 기계적 구조가 있는 기구.

(C) 치과 재료 Dental Materials

C01000 치과가공용합금
C01010.01 치과용귀금속박 [2] alloy, foil, noble metal 귀금속(금, 백금, 팔라듐, 이리듐, 루테늄, 로듐 등)의 합계 75wt% 이상을 함유하며 주로 치관 수복물 제작에 사용하는 박을 말한다.
C01010.02 메탈세라믹용금속박 [2] alloy, metal-ceramic restorative systems, foil 메탈세라믹 코핑을 제작하기 위해 사용하는 금속박
C01020.01 절삭가공용치과금속 [2] Metal, alloy, milling 인레이, 인공치, 크라운, 브릿지 등의 치과수복물을 제작하기 위해서 사용하는 금속으로서 치과용 컴퓨터 지원설계, 제조유닛으로 절삭가공하는 금속
C02000 치과주조용합금
C02010.01 치과주조용귀금속합금 [2] alloy, casting, noble metal (at least 75wt.%) 귀금속의 합계 75wt% 이상을 함유하는 주조용 합금
C02020.01 치과주조용준귀금속합금 [2] alloy, casting, other noble metal (at least 25wt.% but less than 75wt.%) 귀금속의 합계 75wt% 미만, 25wt% 이상을 함유하는 주조용 합금
C02030.01 치과주조용비귀금속합금 [2] alloy, casting, base metal 귀금속(금, 백금, 팔라듐, 이리듐, 루테늄, 로듐 등)의 합계가 25wt% 미만 또는 주 성분이 니켈, 크롬, 코발트, 티타늄 등의 주조용 비귀금속의 합금
C03000 메탈세라믹합금
C03010.01 메탈세라믹용귀금속합금 [2] alloy, metal-ceramic restorative systems, noble metal (at least 75wt.%) 귀금속의 합계 75wt% 이상을 함유하는 메탈-세라믹의 코핑 제작용 주조용 합금
C03020.01 메딜세라믹용준귀금속합금 [2] alloy, metal-ceramic restorative systems, other noble metal (at least 25wt.% but less than 75wt.%) 귀금속의 합계 75wt% 미만, 25wt% 이상을 함유하는 메탈-세라믹의 코핑 제작용 주조용 합금
C03030.01 메탈세라믹용비귀금속합금 [2] alloy, metal-ceramic restorative systems, base metal 귀금속(금, 백금, 팔라듐, 이리듐, 루테늄, 로듐 등)의 합계가 25wt% 미만 또는 주성분이 니켈, 크롬, 코발트, 티타늄등의 메탈-세라믹의 코핑 제작용 주조용 합금
C04000 납착용합금
C04010.01 납착용귀금속합금 [2] alloy,soldering, noble metal (at least 75wt.%) 귀금속의 합계 75% 이상을 함유하는 주조용 합금으로 제작된 치과 보철물의 납착에 사용하는 합금
C04020.01 납착용준귀금속합금 [2] alloy, soldering, other noble metal (at least 25wt.% but less than 75wt.%) 귀금속의 합계 75% 미만, 25% 이상을 함유하는 주조용 합금으로 제작된 치과 보철물의 납착에 사용하는 합금
C04030.01 납착용비귀금속합금 [2] alloy, soldering, base metal 주 성분이 니켈, 크롬, 코발트, 티타늄등의 주조용 비귀금속의 합금으로 제작된 보철물의 납착에 사용하는 합금
C05000 가공용합금
C05010.01 성형된치관 [2] artificial teeth, crown, temporary (austenite alloy or at least 75wt.% noble metal) 오스테나이트 합금 또는 75% 이상 금합금 또는 플라티늄계 금속으로 만든 치관으로 자연 치관이 파손되거나 제거된 후 영구 치관을 설치하기 전 임시로 사용한다. 또한 유치가 심하게 손상되었을 때 기능 회복을 위해 사용하기도 한다.
C05020.01 의치용이장·전장 [2] artificial teeth, facing/backing/clasp 치관 또는 브리지와 같은 고정성 또는 가철성 치과용 보철물을 제작할 때 사용한다. 지지 구조가 의치에 부착되며 세라믹 또는 플라스틱으로 만든 전장을 지지한다.
C05030.01 국소의치용가공용선재 [1] wire, prosthetic 의치와 같은 치과 보철물을 고정하는 금속선 클래스프. 오스테나이트 합금, 금합금 또는 플라티늄계 합금으로 만든다
C06000 직접수복재료
C06010.01 치과용직접금충전재 [2] pure metal, filling, gold 재료를 망치 및 충전기로 전색함에 따라 직접 구강내에서 하는 금충전을 위한 금박, 소결 금가루 또는 양쪽을 조합한 재료
C06020.01 치과아말감용합금 [2] alloy, amalgam 은, 주석 및 동을 주성분으로 하는 미립자상의 합금을 말하며 수은과 섞어서 치과용 아말감을 생성한다.
C06030.01 치과용수은 [2] pure metal, mercury 치과용 아말감의 성분으로 치아 우식증, 파손된 치아의 수복용으로서 사용하는 아말감 합금과 혼합하여 사용하는 고순도 수은
C06040.01 치과수복용시멘트 [2] cement, filling, glass ionomer 와동을 영구적으로 수복하는데 사용하는 시멘트로 주로 글라스 아이오노머 시멘트이다.
C06050.01 심미수복용복합레진 [2] resin, filling, composit 구강 내·외에서 중합하여 심미수복에 사용하는 레진 기질과 무기질 필러 또는 복합필러를 성분으로 하는 복합재료
C06060.01 와동바니쉬 [2] cavity varnish 와동형성 후 표면에 바르는 재료로 약리작용은 없고, 단지 격리막 역할만 한다.
C06070.01 와동베이스 [2] cavity base 와동이 형성된 후 치수면에 축성하는 재료로 열차단 효과와 와동 형태를 형성하는 재료
C06080.01 와동이장재 [2] cavity liner 와동이 형성된 후 치수면에 바르는 재료로 약리작용을 가지고 있는 재료
C06090.01 임시수복재 [2] material, filling, temporary 형성된 와동을 영구 수복하지 않을 경우, 다음 내원시까지 일시적으로 수복하는데 사용하는 재료
C07000 심미치관재료
C07010.01 일반용치과도재 [2] ceramic, all-ceraimc, powder/paste/blank 인레이, 인공치, 크라운, 브릿지 등의 치과수복물을 제작하기 위해서 사용하는 전부도재로 소성한 재료. 금속하부와 같이 사용되는 도재는 여기에서 제외한다.
C07020.01 유리용융침투용치과도재 [2] ceramic, glass 1차 소결한 알루미나에 용융유리를 침투시켜 강화시키는 전부도재 시스템의 코아용 재료
C07030.01 가압주조용치과도재 [2] ceramic, injection 인레이, 인공치, 크라운, 브릿지 등의 치과수복물을 제작하기 위해서 사용하는 도재로서 사출성형법으로 성형하며 소성하는 것을 말한다.
C07040.01 금속도재시스템용치과도재 [2] ceramic, metal-ceramic restorative systems 치과용 금속도재 수복물을 제작하기 위해 사용하는 도재로서 금속제 치관상에 축성하고 소성하는 것을 말한다.
C07050.01 절삭가공용치과도재 [2] ceraimc, milling 인레이, 인공치, 크라운, 브릿지 등의 치과수복물을 제작하기 위해서 사용하는 도재로서 치과용 컴퓨터 지원설계, 제조유닛으로 절삭가공하는 도재
C07060.01 주조용치과도재 [2] ceraimc, casting 인레이, 인공치, 크라운, 브릿지 등의 치과수복물을 제작하기 위해 사용하는 도재로서 원심력 또는 압력에 의해 주형에 주입하여 성형

화 하는것을 말한다.

C07070.01 치관용레진 [2] resin, crown & bridge 영구 수복 피복관, 브릿지 등의 보철물을 제작하기 위한 치과용 고분자 재료

C07080.01 임시레진계치관 [2] resin, crown & bridge, temporary, preformed 영구 수복물이 완성될 때까지 사용하는 이미 성형된 고분자계 임시 피복관

C07090.01 임시치관용레진 [2] resin, crown & bridge, temporary 영구수복물이 완성될 때까지 사용하는 피복관, 브릿지 등의 임시 보철물을 제작하기 위한 치과용 고분자 재료

C08000 의치재료

C08010.01 금속계인공치아 [2] artificial teeth, alloy (austenite or at least 75wt.% noble metal) 오스테나이트 합금 또는 75% 이상 금합금 또는 플라티늄계 금속으로 만든 의치용 치아

C08020.01 세라믹계인공치아 [2] artificial teeth, ceramic 의치에 삽입하는 세라믹제의 인공치아. 보통 각종 치수, 형태, 색조에 따라 전치부(상,하악별) 또는 구치부(상,하악별)의 세트로 제공한다.

C08030.01 레진계인공치아 [2] artificial teeth, resin 의치에 삽입하는 경질 레진제의 인공치아. 보통 각종 치수, 형태, 색조에 따라 전치부(상,하악별) 또는 구치부(상,하악별)의 세트로 제공한다.

C08070.01 화학중합형의치상용레진 [2] resin, denture, chemical-curing 화학중합을 통하여 메틸메타아크릴레이트 등 의치상을 만드는 재료.

C08080.01 비왁스계의치받침 [2] denture cusion, non-wax Denture pad(cushion) 불편하거나 헐렁한 의치의 내면 또는 기저부에 삽입하는 받침(쿠션)주성분이 왁스가 아닌 재료

C08090.01 왁스계의치받침 [1] denture cusion, wax Denture pad(cushion) 불편하거나 헐렁한 의치의 내면 또는 기저부에 삽입하는 받침(쿠션)주성분이 왁스인 일회용 재료.

C08140.01 방사선 촬영용 의치재료 [2] Artificial teeth for x-ray diagnostic 진단용 방사선 촬영을 위해 임시로 사용되는 치아.

C08150.01 의치착색재 [2] Artificial teeth coloring 의치를 환자의 치아색상에 맞도록 착색하기 위해 사용하는 착색제

C09000 의치상재료

C09010.01 의치부착재 [2] material, denture, adhesive 제작된 의치를 구강 내에 착용하기 전에 의치의 베이스에 발라서 의치의 유지와 착용감을 향상하기 위해 사용하는 것. 12% 미만의 붕산나트륨을 함유한 고무(Acasia) 함유 또는 비함유 카라야(karaya) 및 붕산나트륨 의치 접착제, 에틸렌옥시드 호모폴리머 혹은 카르복시에틸 셀룰로오스 소듐계열, 에틸렌옥시드 호모폴리머 혹은 카라야 함유 계열, 카르복시메틸셀룰로오스 소듐 혹은 폴리비닐메틸레더 말레산 칼슘-소듐 더블 솔트 계열의 원자재를 사용한 제품

C09020.01 기타의치부착재 [3] material, denture, other adhesive 제작된 의치를 구강 내에 착용하기 전에 의치의 베이스에 발라서 의치의 유지와 착용감을 향상하기 위해 사용하는기타의 원자재를 사용한 의치 부착재

C09030.01 광중합형의치상용레진 [2] resin, denture, light-curing 광중합을 통하여 메틸메타아크릴레이트 등 의치상을 만드는 재료.

C09040.01 열중합형의치상용레진 [2] resin, denture, heat-curing 열중합을 통하여 메틸메타아크릴레이트 등 의치상을 만드는 재료

C09050.01 자가중합형의치상용레진 [2] resin, denture, self-curing 자가중합을 통하여 메틸메타아크릴레이트 등 의치상을 만드는 재료.

C09060.01 의치상광택·경화제 [2] material, denture, glazing/hardening 레진 의치상 표면에 발라 활택성 및 내마모성을 높이는 재료를 말한다

C09070.01 의치상수리용레진 [2] resin, denture, repair kit 각종 중합법에 의해 의치상의 이장, 개상 또는 파절 의치상의 보수에 사용하는 레진을 말한다.

C09080.01 경질의치상이장재 [2] reliner, denture, hard 경화 후의 성상이 딱딱한 의치상용 이장재

C09090.01 연질의치상이장재 [2] reliner, denture, soft 경화 후의 성상이 부드러운 의치상용 이장재

C09100.01 열가소성의치상용레진 [2] resin, denture, thermoplastic 사출, 압출 등의 방식을 통하여 열가소성 고분자로 경질의 의치상을 만드는 재료

C09110.01 연질의치상용레진 [2] resin, denture, soft, thermoplastic 폴리아마이드 등 고분자를 사용하여 별도의 금속으로 된 의치용이장·전장을 장착하지 않는 연질의치상을 만드는 재료

C10000 근관치료재

C10010.01 고형근관충전재 [2] root canal filler, endodontic, solid, gutta-percha 근관에 충전하는 고상의 재료로서 주로 거타퍼차

C10020.01 연고형근관충전재 [2] root canal filler, endodontic, paste, calcium hydroxide/zinc-oxide eugenol 근관에 충전하는 연고상 재료로서 주로 칼슘하이드록사이드나 산화아연-유지놀 소재이다.

C10030.01 근관용은포인트 [2] point, endodontic, silver 치근관에 영구적으로 충전하는 은 금속

C10040.01 기타근관충전용재료 [2] root canal filler, endodontic, others 기타 근관 충전시 사용하는 재료.

C10050.01 치과용근관충전실러 [2] root canal filler, endodontic, sealer 근관충전 포인트의 병용 유무와 상관없이, 치근관의 영구적인 봉쇄를 위해 사용하는 재료. 본재는 치관측으로부터의 근관충전에 사용할 것을 목적으로 한다.

C10060.01 근관치료용페이퍼포인트 [1] point, endodontic, paper 치근관의 건조, 약제 도포에 사용하는 재료

C10070.01 치과용클린저 [1] cleanser, endodontic, root canal 치근관 내의 치수 조직 등을 제거하거나 거타퍼처 등을 제거하기 위해서 사용하는 재료

C10080.01 치수복조재 [2] pulp capping 직접치수복조술식이나 부분치수절단술 시 치수복조와 같은 천공부위의 수복에 사용하는 재료

C11000 치과접착용시멘트

C11010.01 치과용수성시멘트 [2] cement, water-based, zinc phosphate/zinc polycarboxylate/glass polyalkenoate 인산아연시멘트, 폴리카복실레이트 시멘트, 규산 시멘트, 글라스 아이오노머 시멘트와 같이 수용액을 성분으로 갖는 시멘트

C11020.01 치과용산화아연비유지놀시멘트 [2] cement, zinc-oxide non-eugenol 산화아연과 이와 반응하는 비유지놀을 구성성분으로 하는 시멘트

C11030.01 치과용산화아연유지놀시멘트 [2] cement, zinc-oxide eugenol 산화아연과 이와 반응하는 유지놀을 구성성분으로 하는 시멘트

C11040.01 치과용하이브리드아이오노머시멘트 [2] cement, hybrid ionomer 레진의 중합반응과 수성 시멘트의 산-염기 반응이 동시에 일어나는 레진과 글라스 아이오노머 시멘트의 복합재료

C11050.01 치과용레진계시멘트 [2] cement, resin composit 브라켓, 수복물 등을 치면에 합착하기 위해 사용하는, 레진계 접착재료

C11060.01 치과용산소차단제 [1] agent, oxygen barrier 레진 시멘트의 완전한 중합을 위하여 산소를 차단해 주기 위해 도포하는 재료

C11070.01 레진시멘트색조확인재 [1] material, shade checking, resin cement 접착에 사용할 심미 레진 시멘트의 색깔을 확인하기 위하여 미리 사용해 보는 연고로서 시적해 본 후 제거한다.

C11080.01 세라믹산부식제 [1] agent, restorative, etchant 치과용 도재 또는 세라믹으로 제작한 치과수복물 또는 기기와 레진계 재료를 접착하기 위해 사용하는 불산계 부식제

C11090.01 세라믹프라이머 [1] agent, restorative, sealant 치과용 도재 또는 세라믹으로 제작한 치과수복물 또는 기기와, 레진계 재료를 접착하기 위해 사용하는 씰란계 중개재

C11100.01 치아색상용합성수지 [2] agent, tooth shade, resin 치아의 우식성 병변이나 구조적 결함을 개선하는 데에 사용하는 재료

C11110.01 레진접착보조제 [1] Adhesive, dentine, adjuvant 인공치아가 의치상용레진에 보다 잘 결합되도록 돕거나 레진간의 접착을 돕는 액상 재료.

C12000 치과용접착제

C12010.01 4세대상아질접착시스템 [2] adhesive,

dentine, conditioner/primer/resin 컨디셔너, 프라이머, 접착용 레진으로 구성된 상아질 접착 시스템
C12020.01 5세대상아질접착시스템 [2] adhesive, dentine, conditioner/self priming resin 컨디셔너, 자가 프라이밍 접착용 레진으로 구성된 상아질 접착 시스템
C12030.01 6세대상아질접착시스템 [2] adhesive, dentine, self etching & priming rsin 자가 산부식 프라이머, 접착용 레진으로 구성된 상아질 접착 시스템
C12040.01 7세대상아질접착시스템 [2] adhesive, dentine, self conditioning & priming resin 단일 구성품에 컨디셔너, 프라이머, 접착용 레진의 기능을 모두 담당하는 상아질 접착 시스템
C12050.01 접착용레진 [2] adhesive, dentine, resin 산부식한 법랑질 또는 상아질의 혼성층과 결합하고 레진시멘트 또는 복합레진과 결합시키기 위해 사용하는 흐름성이 좋은 레진 용액
C12060.01 컨디셔너 [1] agent, dentine, conditioner 상아질의 스미어층을 제거 또는 처치하기 위하여 사용하는 산성 물질
C12070.01 프라이머 [1] agent, dentine, primer 스미어 층이 제거된 상아질에 침투하여 혼성층을 형성하는 재료
C12080.01 산부식제 [1] agent, dentine, etchant 치아의 전처리을 목적으로 레진등의 접착을 돕기 위해서 법랑질을 산 부식하는 산성 물질
C13000 치과용인상재료
C13010.01 삭제<2010.12.21>
C13020.01 치과용임프레션콤파운드 [1] impression material, compound 구강내의 인상을 채득하기 위해 사용하는 열가소성 인상재. 천연수지, 필라 및 윤활재의 혼합물로 이루어진다.
C13030.01 인상용왁스 [2] wax, impression 구강 내 온도에서 흐름성을 갖는 인상 채득용 왁스
C13040.01 축합형치과용실리콘인상재 [2] impression material, condensation silicone 축합반응에 따라 인상채득에 적합한 고무상 재료를 형성하는 실리콘을 주재로 하는 탄성재료
C13050.01 치과인상용석고 [2] impression material, gypsum 황산칼슘 반수염을 주성분으로 하는 구강내 인상 채득 재료
C13060.01 치과용산화아연유지놀계인상재 [2] impression material, zinc-oxide eugenol 산화아연 및 유지놀을 주성분으로 하는 인상재
C13070.01 치과용알지네이트인상재 [2] impression material, alginate 겔 형성의 주성분으로서 알긴산염을 함유하는 인상재. 물과 반응하여 인상채득에 적합한 재료가 된다.
C13080.01 치과용폴리설파이드인상재 [2] impression material, polysulfide 반응에 따라 인상채득에 적합한 고무상 재료를 형성하는 폴리설파이드를 주재료로 하는 탄성재료
C13090.01 치과용폴리에테르인상재 [2] impression material, polyether 반응에 따라 인상채득에 적합한 고무상 재료를 형성하는 폴리에테르를 주재료로 하는 탄성재료
C13100.01 치과용한천인상재 [2] impression material, agar 겔 형성성분으로서 가역성 한천 하이드로 콜로이드를 함유하는 인상재
C13110.01 부가중합형폴리비닐실리콘인상재 [2] impression material, addition silicone, polysiloxane, polyvinyl siloxane 반응에 따라 인상채득에 적합한 고무상 재료를 형성하는 폴리시록산을 주 원재료로 하는 탄성재료
C13120.01 치과용인상처치재 [1] impression material, treatment 턱이나 치아의 주형을 만들 때 인상 재료의 경화가 촉진되도록 인상 전후 인상 재료의 처치에 사용하는 재료
C13130.01 삭제<2017.1.24>
C13140.01 삭제<2017.1.24>
C13150.01 탄성교합인기재 [2] material, bite registration, elastomer 구강 내에서 경화되어 탄성을 갖는 교합을 인기할 때 사용하는 재료
C13160.01 교합인기용재료 [1] Bite resistration, polyether/silicone 상하악 관계를 기록하기 위해서 사용하는 치과재료. 왁스를 제외한 폴리이써, 실리콘 등의 재료를 포함한다.
C14000 치과용왁스
C14030.01 삭제<2016.2.1>
C14050.01 치과주조용왁스 [1] wax, casting 로스트왁스법에 의한 고정식 보철 수복물의 납형 제작용 캐스팅 왁스로 환자 구강 내에서 사용하는 왁스
C14060.01 치과용베이스플레이트왁스 [1] wax, base plate 상하악 관계를 기록하기 위해서 가상 또는 본상에 장치된 치열궁의 개형모형. 교합제는 개개의 환자에게 맞춰 세작 또는 조절된다.
C14070.01 쉘락베이스플레이트 [1] wax, base plate, shellac 교합제의 축성 또는 시험적용 의치 제작의 기초가 되는 토대로서 치과용 베이스 플레이트의 성분은 왁스, 쉘락 또는 고분자로 이루어지며 개개의 환자마다 제작된다.
C15000 삭제<2017.1.24>
C15010.01 삭제<2017.1.24>
C15020.01 삭제<2017.1.24>
C15030.01 삭제<2017.1.24>
C16000 예방치과재료
C16010.01 시아노아크릴레이트계치면열구전색재 [2] sealant, pit and fissure, cyanoacrylate-based 소와열구 봉쇄에 사용하는 시아노아크릴레이트계 재료
C16020.01 치과용연마제 [1] abrasive material 치아 및 보철물의 연삭 및 연마에 사용되는 재료
C16030.01 글라스아이오노머계치면열구전색재 [2] sealant, pit and fissure, glass-ionomer 소와열구 봉쇄에 사용하는 글라스 아이오노머 시멘트계 재료
C16040.01 레진계치면열구전색재 [2] sealant, pit and fissure, resin 소와열구 봉쇄에 사용하는 레진계 재료
C16050.01 치아재광화촉진제 [1] agent, tooth remineralization 탈석회화 된 치아의 표면의 재광화를 촉진하는 제재
C16060.01 치과용불소제재 [2] Fluoride for dental 치아우식을 방지하기 위해 사용하는 불소제재
C17000 치과교정재료
C17010.01 교정용밴드 [2] band, orthodontic 치아의 교정을 위하여 치아에 부착하는 금속제 밴드
C17020.01 교정용브라켓 [2] bracket, orthodontic 치아의 교정을 위하여 치아에 부착하는 브라켓으로서 금속, 세라믹, 고분자계 소재로 제작한다.
C17030.01 치과교정용선재 [2] wire, orthodontic 치아의 교정을 위하여 사용하는 선재로 직선형과 호선형이 있다.
C17040.01 치과교정용시멘트 [2] cement, orthodontic 치과 교정용 브래킷이나 밴드 등을 치아에 부착하기 위하여 사용하는 재료
C17050.01 치과교정장치용레진 [2] appliance, orthodontic, resin 치과 교정을 위하여 사용하는 장치제작용 레진
C17060.01 구외교정장치 [1] appliance, orthodontic, extra-oral headgear 환자의 목 또는 머리에 고정하는 밴드등이 있으며 치과 교정에 사용한다
C17070.01 치과교정용장치 [1] appliance, orthodontic, others 교정에 필요한 밴드, 고무 고리 등의 교정기구
C17080.01 치과교정용골신연장치 [3] appliance, orthodontic, bone distractor 골의 성장을 유도하기 위하여 나사를 이용하여 골에 부착하고 늘이는 힘을 부여하는 장치
C17090.01 치과교정용고정장치 [3] appliance, orthodontic, anchor 턱뼈나 치주 조직에 고정되어 교정 치료의 고정점으로 사용하는 장치. 일반적으로 나사, 관 및 판형태 등이 있음
C18000 악안면성형용재료
C18010.01 구강악안면고정용판 [3] implant, fixaion plate 파손된 구강악안면부 뼈를 고정하는 데에 사용하는 판 형태 재료
C18020.01 구강악안면고정용나사 [3] implant, fixation screw 파손된 구강악안면부 뼈를 고정하는 데에 사용하는 나사 형태의 재료
C18030.01 구강악안면고정용줄 [3] implant, maxillofacial, fixation wire/lock 파손된 구강악안면부 뼈를 고정하는 데에 사용하는 줄 형태 재료
C19000 악골치아고정장치
C19010.01 치과용고정용줄 [2] implant, bone, fixation wire 아치바를 치아에 결찰할 때 사용하는 금속 선재
C19020.01 치과용섬유강화형고분자지지대 [2] splint, fiber-reinforced 흔들리는 치아나 골절된 악골을 고정하기 위하여 치아들에 대는 섬유강화형 고분자 지지대

C19030.01 아치바 [2] splint, archwire 흔들리는 치아나 골절된 악골을 고정하기 위하여 치아에 대는 지지대

C20000 치과용임플란트시스템

C20010.01 임시치과용임플란트 [3] implant, endosseous, temporary 임시로 환자의 저작기능 회복을 위해 사용하는 인공 치아와 같은 보철물을 지지하기 위하여 삽입하는 임플란트 고정체

C20020.01 삭제<2017.1.24>

C20030.01 치과용임플란트고정체 [3] implant, endosseous, fixture 환자의 저작 기능 회복을 위해 사용하는 인공 치아와 같은 보철물을 지지하기 위하여 삽입하는 임플란트로서 인체에 삽입되는 하부 구조물

C20040.01 치과용임플란트상부구조물 [2] implant, endosseous, superstructure 환자의 저작 기능 회복을 위해 사용하는 인공 치아와 같은 보철물을 지지하기 위하여 삽입하는 임플란트의 상부 구조물

C20050.01 치과용임플란트시스템 [3] implant, endosseous, system 상부와 하부 구조물을 포함하는 일체형 치과용 임플란트 시스템

C20060.01 특수재질치과용임플란트고정체 [4] implant, endosseous, system, new synthetic surface treatment 환자의 저작 기능 회복을 위해 사용하는 인공 치아와 같은 보철물을 지지하기 위하여 삽입하는 안전성이 확인되지 아니한 재료(생체 재료, 흡수성 재료 등) 사용 또는 특수표면 처리한 임플란트로서 인체에 삽입되는 하부 구조물

C20070.01 특수재질치과용임플란트시스템 [4] implant, endosseous, fixture, with animal and/or human source or biologic component 상부와 하부 구조물을 포함하는 일체형 치과용 임플란트 시스템으로써 안전성이 확인되지 아니한 재료(생체 재료, 흡수성 재료 등)사용 또는 특수표면 처리한 것

C20080.01 치과용임플란트상부구조물홀충전재 [2] Implant, endosseous, superstructure hole filler 치과용임플란트고정체와 상부구조물을 나사로 결합 후 상부구조물 내부공간을 충전하는데 사용하는 재료

C21000 치과임플란트시술기구

C21010.01 치과용임플란트시술기구 [1] implant, endosseous, hand instrument 치과용 임플란트를 시술하는 데에 사용되는 기구

C21020.01 치과임플란트시술용드릴 [1] implant, endosseous, drill/handpiece 임플란트 시술에서 임플란트용 핸드피스에 부착하여 골을 삭제하는 기구

C21030.01 치과임플란트시술용스크루드라이버 [1] implant, endosseous, screw driver 임플란트 시술시 구성품들을 결합하는 과정에서 나사를 조이는 기구

C22000 치과용골이식재

C22010.01 골이식용복합재료 [4] bone graft material, composit 두 가지 이상의 재료를 복합적으로 이용하여 제조한 골이식재. 기능의 향상을 위하여 첨가물을 혼합하여 2차 가공된 인체유래 뼈를 함유한 제품을 포함한다

C22020.01 이종골이식재 [4] bone graft material, animal source 동물 또는 타 생명체에서 유래한 골 이식재

C22030.01 치과용골시멘트 [4] bone graft material, cement 파절된 골을 결합하거나 결손부를 채울 때 사용하는 시멘트

C22040.01 합성골이식재 [4] bone graft material, synthetic 합성하여 제조한 골 이식재

C23000 치주조직재생유도재

C23010.01 비흡수성치주조직재생유도재 [3] Barrier, intra oral, tissue regeneration, non-absorbable 치은과 치조골간의 장벽 역할을 하여 치주 조직의 재생을 유도하는 비흡수성 재료

C23030.01 흡수성치주조직재생유도재 [4] Barrier, intra oral, resorbable 치은과 치조골간의 장벽 역할을 하여 치주 조직의 재생을 유도하는 흡수성 재료로 이차수술이 필요없다.

C23040.01 치주조직재생유도재고정용나사 [3] Barrier fixation screw, intra oral, tissue regeneration 치주조직재생유도재를 고정하기 위해 치조골에 일시적으로 식립하는 나사 등.

C24000 치과용진단제

C24010.01 냉각치수활성감별재 [1] agent, pulp tester, cold 치수의 생활도를 평가하기 위해 사용하는 냉각작용을 갖는 스프레이 등의 재료

C25000 보철물분리재료

C25010.01 보철물철거재 [1] remover, prosthesis, crown 임시 보철물 등을 제거하기 위해서 사용하는 점착성을 지닌 재료

C25020.01 보철물분리재 [1] material, prosthesis, seperating medium 보철물을 제작 또는 임시 접착하는 과정에서 치아에 견고하게 부착되지 않도록 미리 도포하는 제재

C26000 기타보철재료

C26010.01 트레이용레진 [1] resin, impression tray 메틸메타아크릴레이트와 같은 수지로 되어 있으며 인상용 트레이를 만드는 데에 사용한다

C26020.01 인상전처치제 [2] impression, pre-treatment material, gingival retraction cord 인상을 채득하기 전에 치은을 퇴축시키기 위하여 사용하는 gingival cord 등과 같은 재료

C26030.01 치과용어태치먼트패턴 [1] pattern, attachment 수복치의 치관에 고정하거나 가철성 의치를 정확하게 안정시키는 데에 사용하는 장치. 치관 내 고정기, 치관 외 고정기가 있다. 치과 모형 복제용 부착 장치

C26040.01 치과용어태치먼트 [2] attachment, precision 수복치의 치관에 고정하거나 가철성 의치를 정확하게 안정시키는 데에 사용하는 장치. 치관 내 고정기, 치관 외 고정기가 있다.

C26050.01 치과용적합시험재 [1] material, fit checker 수복물의 적합도를 시험하는 실리콘, 왁스 제재 등의 재료

C26060.01 치과용색조가이드 [1] chart, shade guide 보철물의 색조를 결정하기 위하여 사용하는 색 조견표

C27000 기타보존재료

C27010.01 지각과민처치제 [2] material, dentine, desensitizer 치아의 과민 반응을 치료하기 위해 사용하는 재료

C27020.01 금속제근관포스트 [2] post, endodontic, metal 근관치료된 치아에서 수복물을 지지하고 고정하기 위하여 치근관에 접속하는 금속제 기구

C27030.01 비금속제근관포스트 [2] post, endodontic, non-metal 근관치료된 치아에서 수복물을 지지하고 고정하기 위하여 치근관에 접속하는 비금속제 기구

C27040.01 치과용유지용핀 [2] pin, retentive/splinting 치관과 같은 수복이나 치아의 연결상태를 유지하고 고정하기 위하여 치아에 영구적으로 위치시킨다

C27050.01 치과용방습재료 [2] Material, seperating medium, dental 치과 시술 시 구강 내 조직을 보호하기 위해 일시적으로 도포하는 재료로 약리적 작용은 없고 격리막 역할만 한다.

(D) 체외진단용 시약 Reagents for In vitro Diagnostics(IVD Reagents)

D01000 혈액 검사용 시약 IVD reagents for Hematology

D01010.01 혈구검사시약 [2] IVD reagents for blood test 세포의 형태, 표지자 등을 검사하여 혈액내 존재하는 세포(혈구)의 수 확인에 사용되는 시약

D01010.02 유세포분석용보조시약 [1] IVD supportive reagents for flow cytometric test 유세포분석에서 완충액, 세정액 등과 같이 보조적으로 사용되는 시약

D01020.01 적혈구침강속도검사시약 [2] IVD reagents for erythrocyte sedimentation rate(ESR) 적혈구 침강속도 검사(ESR) 시 사용되는 시약(단순 희석 및 전해질시약 제외)

D01030.01 혈구염색검사시약 [1] IVD reagents for hematological stains Wright 염색 등의 혈구 염색검사 시 사용되는 시약

D01040.01 혈액응고일반검사시약 [2] IVD reagents for hemostasis and thrombosis, non-essential tests for clinical decision 의학적 결정을 내리는데 단독으로 사용되지 않는 시약으로 혈액응고인자, 혈액응고인자 분해산물, vWF assay, Anti-thrombin, Protein C & S, Lupus anticoagulant, Platelet factor 4, ß-thromboglobulin test 등의 출혈 및 혈전 질환 검사 시 사용되는 시약(임상증상 및 증후, 다른 검사결과 참조 필요)(Fibrinogen, FDP, D-dimer 검사 등 3등급 혈액응고검사시약 제외)

D01050.01 혈액응고검사시약 [3] IVD reagents

for hemostasis and thrombosis, essential tests for clinical decision 의학적 결정을 내리는데 단독으로 사용될 수 있는 시약으로 PT, aPTT, Thrombin time, Fibrinogen, Platelet function test, Anti-factor Xa, ACT, LMWH, Fibrinolysis test(FDP, D-dimer) 등의 검사 시 사용되는 시약

D01060.01 혈구응집검사시약 [2] IVD reagents for red cell agglutination, not for transfusion 의학적 결정을 내리는데 단독으로 사용되지 않는 시약으로 PNH test 등 수혈의학 이외의 목적으로 사용되는 시약(임상증상 및 증후, 다른 검사결과 참조 필요)

D02000 수혈 검사용 시약 IVD reagents for Transfusion medicine

D02010.01 ABO·RhD혈액형검사시약 [4] IVD reagents for ABO·RhD blood typing, red cell agglutination ABO typing test, RhD typing test 등 ABO(아형 제외), RhD 혈액형 검사에 사용되는 시약

D02020.01 ABO·RhD이외의혈액형검사시약 [3] IVD reagents for blood typing other than ABO·RhD, red cell agglutination ABO 아형, Rh 아형(C, c, E, e), Duffy, Kell, Kidd, MNS 등 ABO, RhD 이외의 혈액형 검사에 사용되는 시약

D02030.01 수혈용혈구응집검사시약 [3] IVD reagents for red cell agglutination Anti-globulin, Polyspecific anti-human globulin, Monospecific anti-human globulin, Coombs test 등 수혈 검사에 사용되는 혈구응집 검사 시약

D03000 요 또는 분변 검사용 시약 IVD reagents for Urine or Feces

D03010.01 요화학검사시약 [2] IVD reagents for urine chemistry Urobilinogen, Protein, Glucose, Blood, Bilirubin, Ketone body, pH, 비중, 아질산염, 백혈구 등 요화학 검사 시 사용되는 시약으로 요를 이용한 마약및독성물질대사검사시약은 제외한다.

D03020.01 분변잠혈검사시약 [2] IVD reagents for fecal occult blood 분변 잠혈 반응검사, 분변 혈색소 정량검사 등의 분변 잠혈 검사 시 사용되는 시약

D04000 면역·화학 검사용 시약 IVD reagents for Clinical Immunochemistry

D04010.01 면역화학검사시약 [2] IVD reagents for clinical Immunochemistry Total protein, Albumin, Cholesterol, Lipid, Free fatty acid, Fe, AST, ALT, LD, Phosphatase, Amylase, Lipase, LAP, Aldolase, Cholinesterase, γ-GTP, Glucose, Bilirubin, BUN, Creatinine, Creatine, Uric acid, Hb A1c, Ammonia, Fructosamine, Apolipoproteins, β-lipoprotein, Ferritin, Transferrin, ALP isoenzyme, Amylase isoenzyme, Cystatin C, TIBC, UIBC, Plasma hemoglobin, ICD, HBD, PHI, ADA, ACE, G6PD, δ-ALA dehydratase, 5-Nucleotidase, Pyruvate kinase, Lactate(유전성대사질환 제외), Ketone body, Bilinogen, Bile acid, AKBR, Lp(a), Folate, Carotene, Carnitine 등 각종 비타민, CK, CK isoenzyme, CRP, Homocysteine, Haptoglobin, Ceruloplasmin, α1-microglobulin, β2-microglobulin, α1-antitrypsin, Immunoglobulin assay(immunoglobulin 아형 검사 포함), Hb electrophoresis, immunoelectrophoresis, anti-steptolysin O(ASO) 등의 면역·화학 검사 시 사용되는 시약 (임상증상 및 증후, 다른 검사결과 참조 필요)

D04020.01 혈액가스분석및전해질검사시약 [2] IVD reagents for blood gas, electrolytes analysis with electrode 혈액가스(pCO_2, pO_2, CO 등)와 전해질농도(N, K, Cl, ionized Ca, Mg, P 등)를 전극 등을 이용하여 동시 또는 단독으로 분석하는데 사용되는 시약

D04030.01 심질환표지자검사시약 [3] IVD reagents for cardiac marker Myoglobin, Troponin, BNP, NT-proBNP, CK-MB 등 심근혈관 표지자 검사 시 사용되는 시약

D04040.01 치료적약물농도검사시약 [3] IVD reagents for therapeutic drug monitoring 항생제, 강심제, 면역억제제 등 치료받는 환자의 약물농도 모니터링 검사 시 사용되는 시약 (Primidone, Phenobarbital, Carbamazepine, Ethosuximide, Phenytoin, Valproic acid, Barbiturate, Benzodiazepine, Digoxin, Digitoxin, Theophylline, Gentamycin, Vancomycin, Methotrexate, Cyclosporine, Tacrolimus, Sirolimus, Haloperidol, Amiodarone, Fluoxetine, Isopropranol, Propranolol, Sulfamethoxazole, Thioridazine, Verapamil, Monoethyl glycine xylidide, Lithium Carbonate 등)

D04050.01 마약및독성물질대사검사시약 [2] IVD reagents for toxin, heavy metal and drugs of abuse 의학적 결정을 내리는데 단독으로 사용되지 않는 시약으로 Paraquat, Ethylene glycol, Benzene, Phenol, Toluene, Styrene, Xylene, Hippuric acid, MIBK, Mandelic acid, Methyl hippuric acid, Methyl ethyl ketone, N-methylformamide, Acetone, Cu, Pb, Hg, Cd, Mn, Zn, Organophosphates, Carbamates, Alcohol, Cannabioids, Opiates, Cocaine, Benzodiazepine(소변 검체) 등의 독물, 중금속, 마약 대사물 검사 시 사용되는 시약(임상증상 및 증후, 다른 검사결과 참조 필요)

D04060.01 종양표지자면역검사시약 [3] IVD reagents for tumor marker, immunological test PSA, Free PSA, CA125, AFP, CA15-3, CEA, CA19-9, HER-2, CA72-4, CA130, PAP, SCC, NSE, TPA, 방광암항원 검사(UBC, BTA TRAK, NMP22), PIVKA-II 등 종양 표지자 검사 시 사용되는 시약

D04070.01 내분비물질검사시약 [2] IVD reagents for endocrinology, hormone 의학적 결정을 내리는데 단독으로 사용되지 않는 시약으로 Growth hormone, Prolactin, Adrenocorticotropic hormone(ACTH), Follicle stimulating hormone, Lutenizing hormone, Thyroid stimulating hormone(T4, T3, rT3, Free T4), TBG, Thryoglobulin, Parathyroid hormone(PTH), Catecholamine, Aldosterone, Cortisol, Renin, Estrogen, Progesterone, Testosterone, Steroid metabolite, Calcitonin, Erythropoietin, Prostaglandin, Pepsinogen, Antidiuretic hormone(ADH), Histamine, Serotonin, Osteocalcin, Vanillylmandelic acid(VMA), 5-Hydroxyindoleacetic acid(5-HIAA), Homovanillic acid(HVA), C-peptide, Insulin, Glucagon, Gastrin, Cholyglycine, hCG, Fibronectin 등의 내분비 또는 호르몬 검사 시 사용되는 시약(임상증상 및 증후, 다른 검사결과 참조 필요)

D04080.01 선천성기형아검사시약 [3] IVD reagents for congenital anomaly screening 산전 검사 또는 선천성 기형아 검사 시 사용되는 시약(Inhibin A, hCG, Unconjugated estrol(uE3), Alpha feto protein(AFP) 등)

D04090.01 유전성대사질환검사시약 [3] IVD reagents for in born error of metabolism Amino acid analysis, Mucopolysacharide, Ferric chloride, Very long chain fatty acid, 유기산 분석(Pyruvic acid, Sialic acid, Lactic acid, Citric acid, Hyaluronic acid) 등 유전성대사질환 검사 시 사용되는 시약

D04100.01 자가면역질환검사시약 [2] IVD reagents for autoimmune disease Rheumatoid Factor, Anti-nulear Ab(ANA), anti-DNA Ab, 각종 Anti-ENA Ab(Sm, RNP, Scl-70 등), Thyroid auto Ab(TPO Ab, Thyroglobulin Ab, Microsomal Ab, Anti-TSHR Ab), Anti-Mitochondria Ab, Anti-Smooth muscle Ab, Anti-Phospholipid Ab(Anti-Cardiolipin Ab), Anti-Neutrophil Ab, Anti-neutrophil cytoplasmic Ab, Anti-Platelet Ab, Anti-Parietal cell Ab, Anti-ß-2-Glycoprotein I Ab, Anti-Insulin Ab, Anti-ICA 512 Ab, Anti-Acetylcholine Receptor Ab, Anti-GBM Ab, GAD Ab 등 자가면역 질환 검사 시 사용되는 시약

D04110.01 알레르기검사시약 [2] IVD reagents for allergy 의학적 결정을 내리는데 단독으로 사용되지 않는 시약으로 Allergen specific IgE for each allergen, Allergen specific IgG for each allergen 등의 알레르기 검사 시 사용되는 시약(임상증상 및 증후, 다른 검사 결과 참조 필요)

D04120.01 비수혈및비이식용조직면역검사시약 [2] IVD reagents for histocompatibility antigen, antibody not for transfusion or transplantation, immunological method HLA-B27, HLA-B51, 혈소판 또는 백혈구의 항원·항체 검사 등 수혈이나 이식 목적이 아닌 조직형(예, 백혈구) 항원·항체 검사 시 사용되는 시약

D04130.01 수혈및이식용조직면역검사시약 [3] IVD reagents for histocompatibility antigen, antibody for transfusion or transplantation, immunological method HLA Ag typing, Screen or Identification test for HLA Ab, Donor HLA specific Ab test 등 수혈이나 이식을 위한 조직형(예: HLA 등) 항원·항체 검사 시 사용되는 시약

D04140.01 HIV·HBV·HCV·HTLV면역검사시약 [4] IVD reagents for diagnosis of HIV, HBV, HCV, HTLV, immunological method Human immunodeficiency virus(HIV), Human hepatitis B virus(HBV), Human hepatitis C virus(HCV), Human T-Lymphotropic virus(HTLV) 감염 여부를 진단하기 위하여 HIV, HBV, HCV, HTLV 관련 항원·항체 검출에 사용되는 시약

D04150.01 HIV·HBV·HCV·HTLV혈청형·아형검사시약 [3] IVD reagents for serotyping or patient monitoring of HIV, HBV, HCV, HTLV, immunological method Human immunodeficiency virus(HIV), Human hepatitis B virus(HBV), Human hepatitis C virus(HCV), Human T-Lymphotropic virus(HTLV)의 혈청형, 아형 확인 및 치료 경과 확인 등을 위해 사용되는 시약

D04160.01 고위험성감염체면역검사시약 [3] IVD reagents for infectious disease marker(Diagnosis of Sexually transmitted disease, Legally designated infectious pathogens other than 'high risk pathogens', Infectious agents with moderate infectivity), immunological method Toxoplasma, Rubella, CMV, Herpes simplex, EBV, Enterovirus, Measles virus, Parvovirus B19, Herpes zoster, Cryptococcus neoformance, Neisseria meningitidis, Chlamydia trachomatis, Neisseria gonorrhoeae, Treponema pallidum, Klebsiella granlomatis, HPV, HPV genotype, Trichomonas vaginalis, Hendra virus, Malaria, Prion disease, Mycobacterium tuberculosis complex, Adenovirus, Rotavirus 등 성매개성질환, 사망이나 기형을 초래하는 재태 감염, 뇌척수액 및 혈액의 감염 질환, 법정전염병의 감염진단을 위하여 감염원, 항원, 항체 또는 기타 유래물질을 검출하는데 사용되는 시약

D04170.01 저위험성감염체면역검사시약 [2] IVD reagents for Infectious disease marker(Detection of low infectivity pathogen), immunological method Widal test, HEV, Helicobacter pylori, Saccharomyces, Clostridium difficile, Giardia lamblia 등의 감염 진단을 위하여 감염원, 항원, 항체 또는 기타 유래물질을 검출하는데 사용되는 시약

D05000 임상미생물 검사용 시약 IVD reagents for Clinical Microbiology

D05010.01 미생물염색및배양시약 [1] IVD reagents for staining or culturing clinical microbiology 각종 미생물 염색 시약 및 미생물 배양용 선택·동정 배지, 혈액 배양 배지

D05020.01 약제감수성및내성미생물검사시약 [2] IVD reagents and media for antibiotic susceptibility 내성미생물 검출을 위한 동정용 배지, 항균성 확인 배지, 항균제 디스크 등 미생물 약제감수성 검사에 사용되는 시약

D05030.01 약제감수성및내성표지자검사시약 [3] IVD reagents for Infectious disease marker(Drug resistant microorganism) 항균제 내성과 관련된 단백질, 유전자(예: PBP2a, mec) 등의 미생물 항균제 내성 검사에 사용되는 시약

D06000 분자유전 검사용 시약 IVD reagents for Molecular Genetics

D06010.01 유전질환검사시약 [3] IVD reagents for congenital or genetic disease Kits for thalassemia mutation, SRY gene, VHL gene mutation, GJB2 gene, CFTR gene, DRPLA, DMD/BMD, Factor V Leiden, Fragile X syndrome, Friedreich's ataxia, Huntington's disease, MTHFR, LHON, Marfan's syndrome, DMPK gene, RB1, Prader-Willi, SMA atrophy 등 선천성 질환 및 유전질환 검사 시 사용되는 시약

D06020.01 종양관련유전자검사시약 [3] IVD reagents for cancer related gene Kits for BRAF gene mutation, PMP22 sequencing, BRCA1,2, hMLH1,2 gene, RET gene, N-myc, p53, AML1/ETO, BCR/ABL, CBF ß, MYH11, PML·RARA, TEL·AML1, MLL, FLT3-TKD·ITD, JAK2 gene, NPM1, K-ras, EGFR, PIK3CA 등 종양 관련 유전자 검사 시 사용되는 시약

D06020.02 유전자변이검사시약 [2] IVD reagents for mutation testing 사람 유전자 검사 시약으로 정상 유전자와의 차이를 단순 구분하는 변이검사용 시약(다른 품목으로 정의된 유전자검사시약 제외

D06030.01 약물유전자검사시약 [3] IVD reagents for pharmacogenetics CYP2C19, CYP2C9, VKORC1 등 약물유전학 검사 시 사용되는 시약

D06040.01 비수혈및비이식용조직유전검사시약 [2] IVD reagents for histocompatibility test not for transfusion or transplantation, nucleic acid test 의학적 결정을 내리는데 단독으로 사용되지 않는 시약으로 HLA-B27 DNA typing, HLA-B51 DNA typing, genotype 등의 수혈이나 이식 목적이 아닌 조직형 또는 유전형 검사 시 사용되는 시약(임상증상 및 증후, 다른 검사결과 참조 필요)

D06050.01 수혈및이식용조직유전자검사시약 [3] IVD reagents for histocompatibility test for transfusion or transplantation: Other than ABO, RhD, nucleic acid test HLA Class I & II 등 수혈 및 이식을 위한 검사 중 ABO와 RhD 이외의 검사 시 사용되는 시약으로 유전자 검출에 사용되는 시약

D06060.01 HIV·HBV·HCV·HTLV유전자검사시약 [4] IVD reagents for Infectious disease marker(Screening or Diagnosis of HIV, HBV, HCV, HTLV for donor or patient), nucleic acid test Human immunodeficiency virus(HIV), Human hepatitis B virus(HBV), Human hepatitis C virus(HCV), Human T-Lymphotropic virus(HTLV) 감염 여부를 진단하기 위하여 HIV, HBV, HCV, HTLV 관련 유전자 검출에 사용되는 시약

D06070.01 HIV·HBV·HCV·HTLV유전형검사시약 [3] IVD reagents for Infectious disease marker(Genotyping or Patient monitoring of HIV, HBV, HCV, HTLV) Human immunodeficiency virus(HIV), Human hepatitis B virus(HBV), Human hepatitis C virus(HCV), Human T-Lymphotropic virus(HTLV)의 유전형, 아형 결정, 치료 경과 확인 등을 위해 분자유전 검사에 사용되는 시약

D06080.01 고위험성감염체유전자검사시약 [3] IVD reagents for infectious disease marker(Diagnosis of Sexually transmitted disease, Legally designated infectious pathogens other than 'high risk pathogens', Infectious agents with moderate infectivity), nucleic acid test Toxoplasma, Rubella, CMV, Herpes simplex, EBV, Enterovirus, Measles virus, Parvovirus B19, Herpes zoster, Cryptococcus neoformance, Neisseria meningitidis, Chlamydia trachomatis, Neisseria gonorrhoeae, Treponema pallidum, Klebsiella granlomatis, HPV, HPV genotype, Trichomonas vaginalis, Hendra virus, Malaria, Prion disease, Mycobacterium tuberculosis complex, Adenovirus, Rotavirus 등 성매개성질환, 사망이나 기형을 초래하는 재태 감염, 뇌척수액 및 혈액의 감염 질환, 법정전염병의 감염진단을 위하여 감염원 등의 유전자를 검출하는데 사용되는 시약

D06090.01 저위험성감염체유전자검사용시약 [2] IVD reagents for Infectious disease marker(Detection of low infectivity pathogen), nucleic acid test HEV, Helicobacter pylori, Saccharomyces, Clostridium difficile, Giardia lamblia 등 감염 질환 진단을 위하여 감염원 등의 유전자를 검출하는데 사용되는 시약

D06100.01 유전자추출시약 [1] IVD reagents for extracting nucleic acids 인체유래 검체에서 유전자 검사를 위하여 특정 유전자(DNA, RNA 등)를 추출하는 시약

D07000 체외진단 검사지 IVD Strip

D07010.01 개인용체외진단검사시약 II [3] IVD Reagents for self testing II 내분비 물질에 대한 자가검사용 시약으로 혈당, 혈액응고시간 등 신속 처치가 요구되는 검사에 사용되는 시약

D07010.02 개인용체외진단검사시약 I [2] IVD Reagents for self testing I 내분비 물질에 대한 자가검사용 시약으로 콜레스테롤, 젖산,

요화학검사 등 지속 관리가 필요한 검사에 사용되는 시약

D08000 병리 검사용 시약 IVD reagents for Pathology

D08010.01 세포및조직병리검사용염색시약 I [1] IVD reagents for tissue stain, histopathology I 병리학적 진단을 위해 조직절편 및 세포도말 검체를 일반염색(Romanowsky, H&E 등), 특수염색(Sudan, Black B) 또는 면역조직화학염색하는데 사용되는 시약 (Wright 염색 등의 혈구 염색검사에 사용되는 시약 제외)

D08010.02 세포및조직병리검사용염색시약 II [2] IVD reagents for tissue stain, histopathology II 내·외인성 질환의 병리학적 진단을 위하여 특정 단백질(ER, PR, p53, CMV항원, IgG 등)의 발현을 검사하는데 사용되는 면역조직화학염색시약

D08010.03 세포및조직병리검사용염색시약 III [3] IVD reagents for tissue stain, histopathology III 환자 치료제 선택을 위하여 동반진단(항암제 Trastumab 처방을 위한 Her2 단백질 검사 시약 등)에 사용되는 면역조직화학염색시약

D08020.01 핵산제자리부합검사용염색시약 I [1] Nucleic acid in situ hybridization(FISH, SISH) I 핵산제자리부합 원리를 이용한 유전자검사에 사용되는 발색제, 완충액, 세정액 등 보조시약

D08020.02 핵산제자리부합검사용염색시약 II [2] Nucleic acid in situ hybridization(FISH, SISH) II 핵산제자리부합 원리를 이용하여 유전자 변이, 미생물 등 감염 유무, 환자의 예후 검사에 사용되는 시약

D08020.03 핵산제자리부합검사용염색시약 III [3] Nucleic acid in situ hybridization(FISH, SISH, etc.) III 핵산제자리부합 원리를 이용하여 태아의 유전질환 검사, 동반진단 검사에 사용되는 시약

D09000 기타 검사용 시약 IVD reagents for Other tests

D09010.01 기타검사용시약 [1~4] IVD reagents for Other tests 기타 검사용 시약

D09010.02 정도관리물질 [1~4] Calibrators, controls or standards 검사장비의 성능 검증과 검사결과의 확인을 위해 사용되는 물질

| 참고자료 |

1. Andrew D.A. Maidment PhD, "The Digital Debate", Imaging economics Issue : Spring 2001
2. 범희승, 원격진료[Telemedicine]. WebHealth Research May Volume 4 2001 ISSN 1226-8461
3. MARK D. ANDREWS, M.D., Wake Forest University School of Medicine, Winston-Salem, North Carolina : Cryosurgery for Common Skin Conditions
4. 의료기기법
5. http://www.kfda.go.kr/index.html
6. SIMEMNS Webzine NewWorld 1/2002 ; The Complete Picture
7. Paul Shreve MD., PET-CT : Lessons Learned in Clinical Practice, IMAGING ECONOMICS Issue:March 2005(http://www.imagingeconomics.com/issues/articles/2005-03_03.asp)
8. http://www.cshs.org/6953.html
9. http://www.bidmc.harvard.edu/display.asp?node_id=3547
10. Ronald Boellaard, Department of Nuclear Medicine & PET Research, VU University Medical Cneter, Amsterdam, The Netherlands, Obtaining cardiac images from positron emission tomography, computed tomography, and magnetic resonance imaging: physical principles
11. Yasuo Yamao, HORIBA Technical Reports, Automatic Blood Cell and CRP Counter with Three-Part Differential Measurement of White Blood Cells, The LC-170 CRP
12. 유태우, 첨단의학 : 원격진료 시대의 도래. 대한의사협회지 1997;40912) : 1678-95
13. 류지곤, 내시경의 구조, 대한소화기내시경학회지 2004:29(Suppl. 1) : 179-183
14. www.welchcancercenter.org
15. William A. Friedman, M.D., Kelly D. Foote, M.D., Linear Accelerator-Based Radiosurgery for Vestibular Schwannoma from Neurosurgical Focus Posted 06/24/2003
16. 손은화, 강현무, 김은선, 김경란, 인공장기, 한국과학기술정보연구원 심층정보분석보고서
17. 조윤정, 3차원 초음파 진단장치의 특허 동향, 한국특허정보원 조사분석3팀
18. 권동수, 경기욱, 의료용 로봇의 연구 현황과 전망, 대학기계학회 기계 저널 2002년 3월호, 38~44
19. Chakhlov V. L., Moskalyov Ju. A., Temnik A. C., System of digital radiography for nondestructive testing in the radiation energy range 1-20 MeV
20. 한국 의공학 실무 조직 카페(MEASK)(http://cafe.daum.net/realbiomedical)
21. 조장희, "분자영상시대의 퓨전영상 PET-MRI", Molecular and Cellular Biology News 9. 2005, 제17권 제3호 : 43-57
22. Putting PET In Perspective by Robert L. Bridges MD, IMAGING ECONOMICS Issue: April 2005
23. 성건용, 장문규, 정문연, 김승환, 박수준, 박선희, 유비쿼터스 라이프케어 기술동향, 전자통 신동향분석 제22권 제5호 2007년 10월
24. 조선대학교 의과대학 외과 김권천, "수술 전 조직검사의 방법", 2002년도 한국유방암학회 추계학술대회 : 2
25. 조준경, 최준휘, 정현섭, "바이오칩, 바이오센서의 시장 동향"
26. http://www.ccmtutorials.com/rs/mv/page2.htm
27. Judy Temes, Incubator enter intensive care, NEW YORK BUSINESS.
28. 고려대학교 의과대학 흉부외과 선경, 인공장기
29. http://www.exactdynamics.nl/
30. John E. Speich(Virginia Commonwealth University, Richmond, Virginia, U.S.A.), Jacob Rosen(University of Washington, Seattle, Washington, U.S.A.), Medical Robotics
31. http://www.curlinmedical.com/Patient/UsingCurlinProducts/

32. http://www.aapm.org/meetings/06AM/VirtualPressRoom/SingleTopic/ICyberknife.asp
33. http://www.stanfordhospital.com/clinicsmedservices/coe/cyberknife/default
34. http://www.hrspatients.org/patients/heart_tests/electrocardiogram.asp
35. http://www.csmc.edu/3032.html
36. Mounzer Y. Kassab, MD, MA; Arshad Majid, MD; Muhammad U. Farooq, MD; Hend Azhary, MD; Linda A. Hershey, MD; Edward M. Bednarczyk, PharmD; Dion F. Graybeal, MD; Mark D. Johnson, MD, Transcranial Doppler: An Introduction for Primary Care Physicians, Posted 02/09/2007 From Journal of the American Board of Family Medicine
37. http://www.rah.sa.gov.au/nucmed/BMD/bmd_info.htm
38. http://www.radiologyinfo.org/en/info.cfm?pg=-DEXA
39. http://health.msn.com/health-topics/articlepage.aspx?cp-documentid=100056046
40. http://www.edap-tms.com/en_US/products-services/sonolith-eswl/electroconductive.html
41. http://www.soton.ac.uk/~fifede/ESWL.htm
42. http://www.uzleuven.be/UZroot/content/Home/wieiswie/diensten/urologie/patient/patientenfolders/eswl/
43. 전남대학교 의과대학 비뇨기과학교실 오병석, 황의창, 채명정, 오경진, 강택원, 권동득,박광성, 류수방, 박양일, 제3세대 체외충격파쇄석기 Piexolith 3000의 요석치료 효과, 대한비뇨기과학회지 제46권 제12호 2005.
44. Anthony T. Barker and Ian Freeston(2007), Transcranial magnetic stimulation, Scholarpedia, 2(10):2936.
45. Clinical Interpretations of Fetal Monitor Patterns and the Detailed Implications Regarding Fetal Health, American Academy of Family Physicians: May 1, 1999.
46. http://www.pennhealth.com/health_info/pregnancy/000138.htm
47. http://www.utsouthwestern.edu/patientcare/healthlibrary/healthtopics/0,,P07776,00.html
48. Internal Fetal Heart-Rate Monitoring, by Lisa Rodriguez, R.N. and Marjorie Greenfield, M.D., reviewed and revised by Marjorie Greenfield, M.D.
49. 한국생산기술연구원 디지털성형공정팀 이혜진, 이낙규, 고휘도 마이크로 광 부품/모듈의 신뢰성 분석기술(V)
50. http://library.med.utah.edu/kw/ecg/ecg_outline/Lesson1/index.html
51. www.universalbiosensors.com
52. Nobuo Shimojo,1,3 Keiichi Naka,1 Harumi Uenoyama,2 Katsumi Hamamoto,2 Katsunobu Yoshioka,1 and Kiyoshi Okuda1, Electrochemical Assay System with Single-Use Electrode Strip for Measuring Lactate in Whole Blood, “Clinical Chemistry”, Vol. 39, No. 11, 1993
53. JOACHIM HONES, Dr. rer. nat.,1 PETER MULLER, Dr. rer. nat.,1 and NIGEL SURRIDGE, Ph.D.2, The Technology Behind Glucose Meters: Test Strips, DIABETES TECHNOLOGY & THERAPEUTICS, Volume 10, Supplement 1, 2008
54. 서울대학교 심리학과 안구운동연구실 홈페이지 (http://eye.snu.ac.kr)
55. http://www.newscientist.com/article/dn6291-crash-victims-head-injuries-spotted-by-pupilometer.html
56. http://www.medicaldevicemanagement.com/pupilometer.html
57. Comparison of three different technologies for pupil diameter measurement, Graefe’s Arch Clin Exp Ophthalmol, (2003) 241:472?477
58. 박소은.의료기기 품질관리와 인허가 실무.여문각.2011
59. 김영수,“의료용 로봇의 현재와 미래”, 대한병원협회지, 제302호, 2006, pp.82-91

| 찾아보기 |

ㅅ

ㅇ

ㅈ, ㅊ

ㅋ, ㅌ, ㅍ

ㅎ

기타

A

B

C

I, J

K, L, M, N

O, P

Q, R, S

T, U

V, W, X, Z